DICTIONNAIRE

DE MÉDECINE.

PARIS. — DE L'IMPRIMERIE DE RIGNOUX,
RUE DES FRANCS-BOURGEOIS-S.-MICHEL, N° 8.

DICTIONNAIRE

DE MÉDECINE,

PAR MM. ADELON, ANDRAL, BÉCLARD, BIETT, BRESCHET, CHOMEL, H. CLOQUET, J. CLOQUET, COUTANCEAU, DESORMEAUX, FERRUS, GEORGET, GUERSENT, LAGNEAU, LANDRÉ-BEAUVAIS, MARC, MARJOLIN, MURAT, OLLIVIER, ORFILA, PELLETIER, RAIGE-DELORME, RAYER, RICHARD, ROCHOUX, ROSTAN, ROUX ET RULLIER.

TOME DIX-NEUVIÈME.

S—STY.

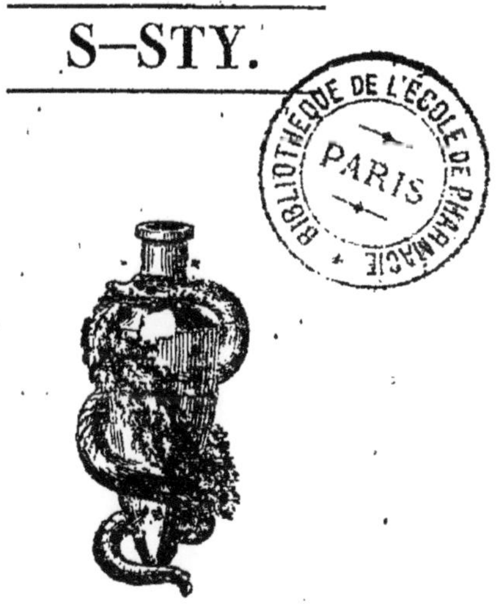

A PARIS,

CHEZ BÉCHET JEUNE, LIBRAIRE,

PLACE DE L'ÉCOLE DE MÉDECINE, N° 4.

SEPTEMBRE 1827.

DICTIONNAIRE DE MÉDECINE.

S.

S DU COLO, *voyez* COLON.

SABINE, s.f., *juniperus sabina*, L., Rich., *Bot. méd.*, t. 1, p. 144. Arbrisseau appartenant à la famille des conifères et à la monœcie monadelphie, et croissant dans les lieux secs et pierreux des provinces méridionales de la France. Ses rameaux, plus ou moins alongés, sont recouverts de feuilles extrêmement petites, squammiformes opposées, imbriquées, ovales, aiguës, non épineuses, comme dans plusieurs autres espèces du même genre. Ses fruits sont charnus, pisiformes, un peu ovoïdes, d'un bleu noirâtre, renfermant un ou deux petits noyaux osseux.

Les feuilles et les jeunes rameaux de la sabine, qui sont les parties employées en médecine, ont une saveur âcre, térébenthacée, amère, et une odeur forte et aromatique. Ce médicament agit comme un stimulant très-énergique, lorsqu'on l'administre, même à faible dose, telle que de deux à six et huit grains. Mais si la dose en est plus forte, il provoque alors tous les phénomènes et tous les accidens des médicamens irritans. On a employé quelquefois la sabine pour combattre les vers intestinaux, et ce médicament a souvent réussi dans ce cas, soit en tuant immédiatement ces animaux parasites, soit en les expulsant par son action purgative. Mais c'est plus particulièrement comme exerçant une action stimulante spéciale sur l'utérus que la sabine a été plus souvent employée autrefois. C'est un très-puissant emménagogue : donnée à la dose de deux à six grains en poudre, elle active et favorise le travail de la menstruation, dans le cas où la suspension de cet écoulement naturel n'est pas due à un état d'irritation ou de phlogose de l'utérus. Mais administrée à des doses plus fortes, elle peut occasioner des accidens extrêmement graves, tels que l'inflammation et l'ulcération de l'estomac et des intestins, l'inflammation de l'utérus, l'avortement et l'expulsion prématurée du produit de la conception. Trop souvent même on s'est servi de ce moyen dans des vues criminelles, et le plus souvent aussi les malheureuses qui en ont abusé en ont été les victimes. On ne doit donc administrer la sabine qu'avec les plus grandes précautions, ou, pour mieux dire, il serait plus prudent de s'en abstenir entièrement, comme le font la plupart des praticiens modernes. (A. RICHARD.)

SABURAL, adj., *saburalis;* qui tient aux saburres : état saburral de l'estomac, de l'intestin.

SABURRE, s. f. de *saburra,* gros sable, gravier. Ce mot a été employé par les humoristes modernes pour désigner les matières crues, mal élaborées, les liquides altérés contenus dans l'estomac et l'intestin. Suivant les médecins de cette secte, ces matières formaient un foyer morbifique, d'où provenait une foule de maladies. L'école de Pinel, sans donner peut-être autant d'extension à cette cause morbifique et sans y attacher tout-à-fait les idées humorales qu'on avait précédemment, a conservé en partie cette théorie des saburres gastriques. Elle a seulement changé les termes, et a adopté ceux d'*embarras gastrique et intestinal. Voyez* ces mots.

SAC, *saccus,* s. m., enveloppe ou cavité à parois membraneuses : tels sont les *sacs herniaires* (*Voyez* HERNIE), le *sac lacrymal. Voyez* LACRYMAL.

SACCHARIN, adj., *saccharinus,* qui est de la nature du *sucre. Voyez* ce mot.

SACCHO-LACTIQUE (acide), s. m., ainsi nommé, parce qu'on l'obtient en traitant le sucre de lait par l'acide nitrique; il est le même que l'acide mucique. *Voyez* ce mot. (ORFILA.)

SACCOGOMMITE. *Voyez* GLYCYRRHIZINE.

SACRÉ, ÉE, adj., qui appartient à l'os sacrum.

SACRÉES (les artères) sont au nombre de trois, l'une antérieure ou moyenne, et les deux autres latérales.

L'artère sacrée moyenne naît de la partie postérieure de l'aorte, au devant de la quatrième vertèbre lombaire, au niveau de la division des artères iliaques primitives, qui quelquefois lui donnent aussi naissance. Cette artère se porte de haut en bas au devant de la partie moyenne de la face antérieure de la cinquième vertèbre lombaire, du sacrum et du coccyx, en décrivant quelques flexuosités. Les branches qu'elle fournit dans son trajet sont toutes latérales; la première, qui est en même temps la plus grosse, est désignée sous le nom de *cinquième* ou *dernière artère lombaire gauche;* dans certains cas, elle est bien plus volumineuse que l'artère sacrée moyenne, qui semble au contraire n'en être qu'une division. Cette branche lombaire suit dans sa distribution une marche analogue à celle des autres artères LOMBAIRES, de sorte que lorsqu'elle est arrivée au devant du trou de conjugaison intermédiaire à la cinquième vertèbre lombaire et au sacrum, elle se partage en deux rameaux, dont l'un est postérieur, et se répand dans le canal rachidien et dans les muscles de la région lombaire, tandis que l'autre pénètre dans le muscle carré des lombes, et se distribue aux muscles larges de l'abdomen, psoas et iliaque. Toutes les autres branches qui se détachent de l'artère sacrée moyenne dans le reste de son trajet, correspondent en général à chacune des fausses vertèbres du sacrum, se dirigent transversalement en dehors, donnent beaucoup de ramifications au périoste et au tissu osseux, s'anastomosent avec des rameaux des artères sacrées latérales, s'enfoncent avec elles dans le canal du sacrum par chacun des trous sacrés antérieurs, sortent ensuite par les trous sacrés postérieurs, et se terminent dans le muscle sacro-spinal. Quant à l'artère sacrée moyenne elle-même, elle se perd vis-à-vis l'extrémité du coccyx dans l'épaisseur des parois de la partie inférieure du rectum, et dans le tissu cellulaire et adipeux qui entoure cet intestin. Quelquefois l'artère sacrée moyenne est double : elle se partage, dans ce cas, peu après sa naissance en deux branches, qui descendent au devant du sacrum en s'anastomosant à la fois ensemble et avec les artères sacrées latérales.

Les artères sacrées latérales naissent des iliaques internes : leur description a été donnée avec celle de ces artères. *Voyez* ILIAQUE.

SACRÉ (canal), *voyez* SACRUM.

SACRÉES (gouttières), dépressions longitudinales de la face postérieure du sacrum, qui règnent sur les parties latérales des apophyses épineuses des fausses vertèbres de cet os, faisant suite aux gouttières vertébrales. *Voyez* SACRUM.

SACRÉS (les nerfs) sont au nombre de cinq et de six paires chez la plupart des sujets : ils s'insèrent très-près les uns des autres sur les parties latérales et inférieures du renflement lombaire de la moelle épinière, et sortent du canal sacré par les trous de ce nom, à l'exception de la dernière paire qui passe entre l'extrémité du sacrum et la première pièce du coccyx. Les racines antérieures et postérieures de chaque paire sacrée, très-voisines les unes des autres, se rapprochent de plus en plus en se réunissant au ganglion de la racine postérieure. Les ganglions diffèrent de ceux de tous les autres nerfs rachidiens par leur situation, car ils se trouvent placés dans le canal même du rachis; de plus, ils sont d'autant plus distans des trous sacrés que l'insertion des nerfs auxquels ils appartiennent est plus inférieure sur le renflement lombaire. Le tronc nerveux résultant de la jonction des racines au-delà du ganglion se divise très-près de son origine, et dans la cavité même du canal vertébral, en branches antérieures et postérieures qui ne se réunissent pas habituellement dans ce canal, et qui sortent isolément par les trous sacrés antérieurs et postérieurs.

La branche postérieure de la première paire sacrée est très-déliée, communique avec la deuxième aussitôt après sa sortie par le premier trou sacré postérieur, donne des filets au sacro-spinal, et se termine dans le muscle grand fessier et dans les tégumens. La branche antérieure est très-volumineuse, sort par le trou sacré correspondant, communique avec le grand sympathique par deux filets assez gros et courts, avec le gros tronc lombo-sacré résultant de la jonction du quatrième et du cinquième nerfs lombaires, et avec le second nerf sacré pour concourir ainsi à la formation du plexus sciatique.

La seconde paire sacrée se divise comme la précédente, en branche postérieure et en branche antérieure; la première communique avec celles des première et troisième paires, traverse les muscles et les aponévroses qui recouvrent la partie correspondante du sacrum et le grand fessier, et se répand dans la peau de la marge de l'anus et de la partie interne de la fesse. La seconde branche, ou l'antérieure, sort entre les deux languettes supérieures du muscle pyramidal, et après s'être anastomosée avec le grand sympathique, elle s'unit à la branche antérieure de la première paire sacrée et de la troisième, concourant ainsi également à former le plexus sciatique.

Quant à la troisième paire sacrée, sa branche postérieure est plus grosse que les précédentes, et suit un trajet analogue; sa branche antérieure est au contraire plus petite que les précédentes, communique avec le grand sympathique, envoie des filets multipliés au plexus HYPOGASTRIQUE, et s'anastomose ensuite avec la branche antérieure de la seconde paire et avec une portion de celle de la quatrième, contribuant aussi à former le plexus sciatique. La branche postérieure de la quatrième paire sacrée, unie aux deux branches entre lesquelles elle passe, traverse le grand fessier, et s'épanouit en plusieurs filets; sa branche antérieure fournit de nombreux filets au plexus hypogastrique, et se réunit ensuite au plexus sciatique.

Enfin, les branches postérieures des cinquième et sixième paires sacrées, beaucoup plus petites que les précédentes, sous-cutanées, se distribuent autour de l'anus, tandis que les branches antérieures, concourant peu à la formation du plexus sciatique, se répandent dans les muscles ischio-coccygien, releveur et sphincter de l'anus : celle de la cinquième paire sort entre le sacrum et le coccyx, et celle de la sixième, quand elle existe, par l'échancrure latérale et supérieure du coccyx.

SACRÉ (le plexus), ou sciatique, formé par les branches antérieures du quatrième nerf lombaire et du cinquième, ainsi que par les quatre premières paires sacrées, est situé à la partie latérale et postérieure de l'excavation pelvienne, sur les muscles pyramidal, derrière les vaisseaux hypogastriques, le rectum, la vessie, l'utérus, et beaucoup de tissu adipeux : les branches nerveuses qui en émanent sont antérieures et postérieures; les rameaux hémorrhoïdaux, vésicaux, vaginaux et utérins constituent les premières; les secondes sont le NERF FESSIER ou petit sciatique, et le nerf honteux ou génital. Ce dernier formé par les troisième et quatrième nerfs sacrés, quelquefois aussi par le cinquième, donne d'abord un filet au nerf fessier, se porte ensuite en bas et en dedans, passe au-dessous du pyramidal, s'engage entre les deux ligamens sacro-sciatiques, et se divise en deux rameaux, dont l'un est supérieur et l'autre inférieur. Le premier, chez l'homme, se dirige en haut le long de la branche de l'ischion du pubis, passe sous la symphyse, et se répand dans les tégumens et les différentes parties du pénis dont il suit la face dorsale, et se termine dans le gland et le prépuce après avoir donné des ramifications au bulbo-caverneux et à l'obturateur interne. Chez la femme, ce rameau se distribue d'une manière analogue, mais au clitoris. Le second rameau du nerf génital ou l'inférieur, remonte, chez l'homme, le long de la partie interne de la tubérosité sciatique, puis entre les muscles bulbo et ischio-caverneux qui en reçoivent des filets, ainsi que les muscles de l'anus, pénètre dans le scrotum, et se termine dans le dartos. Chez la femme, le rameau inférieur plus volumineux, s'enfonce dans la grande lèvre, y distribue des filets de même qu'au constricteur et à l'ischio-caverneux, et se porte sur les côtés du clitoris jusqu'au mont de vénus où il se termine.

SACRÉE (la région) postérieure est continue supérieurement avec la portion lombaire de la face spinale du tronc; inférieurement elle s'étend jusqu'au périnée; sur les côtés, elle est limitée par la saillie postérieure de l'iléon. Sa partie moyenne est déprimée, offre le raphé dans le fond duquel on sent facilement, à l'aide d'une légère pression, les saillies des fausses vertèbres du sacrum. Indépendamment de cet os et de la portion des iliaques qui forment la partie solide de cette région, il y existe aussi des ligamens nombreux, et entre autres, le sacro-coccygien postérieur, qui ferme en bas le canal sacré : au-dessus de ces parties on trouve les fibres du sacro-spinal et du transversaire épineux, une partie de l'aponévrose inférieure du grand dorsal, et quelques fibres du grand fessier. Les artères de cette région viennent d'être décrites, ainsi que ses nerfs; les veines s'ouvrent dans les sinus vertébraux. Le tissu cellulaire qui unit toutes ces parties est bien plus dense à la partie moyenne que sur les côtés. Les diverses parties qui composent cette région s'y présentent dans les rapports suivans : la peau, qui d'ailleurs n'offre rien de particulier à noter, est doublée par un tissu cellulaire dense et non adipeux qui la fait adhérer intimement à la crête du sacrum et au coccyx. Au-dessous d'elle on rencontre successivement : l'aponévrose du grand dorsal, à laquelle s'insèrent quelques fibres du grand fessier, l'aponévrose du sacro-spinal, ses fibres charnues, l'os sacrum. Les vaisseaux artériels marchent d'avant en arrière pour se distribuer dans l'épaisseur des tégumens. Cette région est assez souvent le siége des tumeurs qu'on observe dans le spina-bifida, mais elles sont plus fréquemment situées dans la région lombaire.

SACRÉS (trous). *Voyez* SACRUM.

SACRO-COCCYGIEN, adj., *sacro-coccygeus*, qui appartient au sacrum et au coccyx.

SACRO-COCCYGIENNE (l'articulation) résulte de la jonction du sacrum avec le coccyx; elle est analogue à celle des corps des vertèbres entre eux. Les surfaces correspondantes des deux os sont ovalaires, revêtues d'un fibro-cartilage, et maintenues par deux ligamens nommés *sacro-coccygiens :* l'un est antérieur, formé de fibres parallèles qui se portent de la face antérieure du sacrum à la face correspondante du coccyx; l'autre est postérieur, triangulaire, plus large, plus prononcé que l'antérieur, fixé supérieurement aux bords de l'échancrure qui termine le canal sacré, et adhérent en bas à la face postérieure du coccyx. Ce dernier ligament assujétit à la fois l'articulation sacro-coccygienne, et complète en arrière la fin du canal sacré.

SACRO-ÉPINEUX, adj., *sacro-spinosus.* Quelques anatomistes ont appelé ligament sacro-épineux, un faisceau fibreux, très-résistant, alongé, aplati, fixé d'une part à l'épine postérieure et supérieure de l'os iliaque, et adhérant de l'autre part aux parties latérales de la face postérieure du sacrum au niveau du troisième trou sacré. On a nommé aussi ce ligament sacro-épineux supérieur pour le distinguer d'un autre faisceau ligamenteux qu'on appelle sacro-épineux inférieur, qui est plus petit, et qui s'attache à l'épine postérieure et inférieure de l'os iliaque, et à la face postérieure du sacrum.

SACRO-ILIAQUE, adj., *sacro-iliacus;* qui est relatif à la fois au sacrum et à l'os iliaque.

SACRO-ILIAQUE (l'articulation ou la symphyse) résulte de la réunion des surfaces correspondantes de l'os iliaque et du sacrum. *Voyez* BASSIN.

SACRO-ILIAQUES (les ligamens) résultent de l'assemblage de faisceaux ligamenteux qui servent à maintenir l'articulation de ce nom. *Voyez* BASSIN.

SACRO-LOMBAIRE, adj. et s. m., *sacro-lumbalis,* ou *sacro-lumbus,* qui appartient au sacrum et aux lombes.

SACRO-LOMBAIRE (le muscle), intimement confondu inférieurement avec le long dorsal, se fixe par une large aponévrose à la partie postérieure supérieure et interne de la crête iliaque, à la face postérieure du sacrum, aux apophyses épineuses des vertèbres lombaires, des dernières vertèbres dorsales, et au ligament inter-épineux correspondant. Ce muscle adhère encore par des prolongemens tendineux aux apophyses transverses des trois ou quatre dernières vertèbres, au ligament sacro-iliaque, et à la partie interne et postérieure de la crête iliaque.

Arrivé au niveau de la douzième côte environ, la masse charnue se divise en deux portions, dont l'une est interne et constitue le muscle long dorsal, tandis que l'autre est externe et forme le muscle sacro-lombaire. Cette dernière portion diminue graduellement d'épaisseur dans la région dorsale, mais son volume est bientôt augmenté par l'addition de faisceaux secondaires qui se fixent à l'angle supérieur des côtes, et prolongent le muscle jusqu'aux quatre ou cinq dernières apophyses transverses cervicales. Le sacro-lombaire s'attache en dehors par quinze à dix-sept tendons ascendans, au-dessous des côtes supérieures, à la tubérosité de la première, et au sommet des quatre dernières apophyses transverses cervicales; en dedans, les tendons sont au nombre de douze seulement; leur direction est de haut en bas, et ils se fixent à la partie supérieure de l'angle des côtes.

Le muscle sacro-lombaire redresse le rachis quand il a été fléchi en avant, et concourt à le maintenir dans sa rectitude naturelle. Les insertions de ce muscle aux côtes le rangent au nombre des agens musculaires qui favorisent l'acte respiratoire : le muscle sacro-lombaire peut en effet élever ou abaisser ces os suivant qu'il se contracte de haut en bas ou de bas en haut, agissant ainsi tantôt comme inspirateur, tantôt comme expirateur.

SACRO-SCIATIQUE, adj., *sacro-ischiaticus*, qui appartient au sacrum et à l'os ischion.

SACRO-SCIATIQUES (les ligamens) sont deux faisceaux ligamenteux, membraniformes dans une partie de leur longueur, et qui concourent à affermir l'articulation sacro-iliaque. On les a distingués en grand et petit. *Voyez* BASSIN.

SACRO-SPINAL, adj. et s. m., qui a rapport au sacrum et au rachis; M. Chaussier a décrit sous le nom de *muscle sacro-spinal* le faisceau charnu résultant de la réunion des muscles sacro lombaire, long dorsal, transversaire épineux, et intertransversaires.

SACRO-TROCHANTÉRIEN, adj. et s. m., *sacro-trochanterianus*, qui est relatif à la fois au sacrum et au grand trochanter. M. Chaussier a donné ce nom au muscle PYRAMIDAL.

SACRO-VERTÉBRAL, adj., *sacro-vertebralis*, qui appartient au sacrum et aux vertèbres.

SACRO-VERTÉBRALE (l'articulation) résulte de la jonction du

sacrum avec la dernière vertèbre lombaire. L'angle résultant de leur réunion a été nommé *promontoire* ou *angle* sacro-vertébral.

SACRO-VERTÉBRAL (le ligament) est un faisceau ligamenteux très-résistant qui s'étend de la partie antérieure des apophyses transverses de la dernière vertèbre lombaire à la base de l'os sacrum : il concourt puissamment à augmenter la solidité de l'articulation sacro-vertébrale.

(MARJOLIN.)

SACRUM, s. m. Mot latin conservé dans le langage anatomique pour désigner l'os qui forme la partie postérieure du bassin, en faisant suite au rachis auquel il sert d'appui.

Cet os est impair, symétrique, triangulaire, recourbé en devant à sa partie inférieure, et aplati d'avant en arrière. Sa face antérieure ou pelvienne est concave, offrant sur sa partie moyenne quatre rainures transversales, traces de l'union des pièces primitives de l'os. Sur les côtés existent les quatre trous sacrés antérieurs que traversent les branches antérieures des nerfs sacrés, et qui communiquent avec les trous sacrés postérieurs par l'intermédiaire du canal sacré : on remarque en dehors de ces trous une surface concave à laquelle s'attache le muscle pyramidal. La face postérieure ou spinale de l'os sacrum présente sur la ligne médiane quatre saillies inégales qui font suite à la série des apophyses épineuses vertébrales, et au-dessous desquelles on voit une gouttière triangulaire fermée dans l'état frais par le ligament sacro-coccygien postérieur, formant la terminaison du canal sacré, et bornée latéralement par deux bords saillans, surmontés en bas par un tubercule sous lequel passe le dernier nerf sacré. Les parties latérales de la face postérieure du sacrum sont inégales, forment deux gouttières superficielles dans lesquelles correspondent les quatre trous sacrés postérieurs : elles donnent attache aux muscles lombaires. En dehors on remarque une série d'éminences de saillie variable, représentant les apophyses transverses des vertèbres, et deux enfoncemens irréguliers où se fixent les ligamens sacro-iliaques; sur les faces latérales du sacrum, et supérieurement, une surface inégale, ovalaire, qui s'articule avec l'os iliaque, au-dessous de laquelle existent des rugosités sur lesquelles s'insèrent les ligamens sacro-iliaques, et plus inférieurement une échancrure dans laquelle passe la cinquième paire des nerfs sacrés. Le sommet du sacrum est tourné en bas, et présente une surface ovalaire qui s'articule avec le coccyx; sa base, tournée en haut, offre dans sa partie moyenne une surface articulaire plus large transversalement que d'avant en arrière, dirigée obliquement en arrière, et articulée avec la dernière vertèbre lombaire; sur chacun de ses côtés, une surface convexe, recouverte par les ligamens sacro-iliaques antérieurs, continue avec la fosse iliaque, et une apophyse articulaire, concave, tournée en arrière et en dedans, s'articulant avec l'apophyse articulaire inférieure de la dernière vertèbre lombaire. En arrière de la surface qui s'articule avec le corps de cette vertèbre, on trouve l'orifice du canal sacré dont la circonférence donne attache aux derniers ligamens jaunes. Ce canal, dont la cavité est triangulaire, et dans lequel s'ouvrent les trous sacrés antérieurs et postérieurs, règne dans toute la longueur de l'axe vertical du sacrum, et se rétrécit graduellement de haut en bas, particulièrement d'avant en arrière.

Cet os résulte de la soudure de cinq parties primitivement isolées, dont la forme est analogue à celle des vertèbres, jusqu'à six mois après la conception. Vers cette époque, Béclard a observé qu'il se forme au devant des pédicules des masses latérales de la première vertèbre de cette région un autre point d'ossification; vers sept mois, il en paraît un semblable à la seconde, et de huit à neuf mois, il s'en développe également un à côté de la partie latérale du corps de la troisième vertèbre du sacrum et au devant du pédicule de sa masse apophysaire. Ces points osseux, d'abord arrondis, prennent, en augmentant de volume, la forme d'une pyramide triangulaire tronquée, et dont la base est en haut : le premier est le plus volumineux, et le dernier l'est le moins. Ainsi, il y a cinq points principaux d'ossification pour chacune des trois premières vertèbres du sacrum, tandis que les deux dernières ne sont formées, comme les vertèbres en général, que de trois points osseux; à deux ans et demi, ces trois points d'ossification et les cinq de la troisième vertèbre sont réunis entre eux. Vers quatre ans, ceux de la seconde vertèbre sont soudés; vers cinq à six, ceux de la première le sont également. Dans cette jonction, les points osseux des masses latérales s'unissent entre eux avant de s'unir au corps. Jusqu'à dix-huit ou vingt ans les vertèbres du sacrum ne sont unies les unes aux autres que par la substance cartilagineuse. Vers cette époque, on aperçoit dans la surface iliaque du sacrum, qui est cartilagineuse, plusieurs points osseux irréguliers qui, se joignant entre eux, forment une épiphyse aplatie qui se réunit de vingt à vingt-cinq ans aux trois premières vertèbres du sacrum, et les assemble. Au même âge, deux autres épiphyses plus petites, alongées, aplaties, se forment sur la partie postérieure des masses latérales des trois dernières vertèbres, et s'y unissant un peu plus tard, les réunissent ou les assemblent d'une manière analogue. D'ailleurs, le corps des vertèbres du sacrum est complété comme celui des autres vertèbres par des épiphyses circulaires, aplaties, qui se soudent avec le pourtour des surfaces supérieure et inférieure; enfin, les substances intervertébrales du sacrum s'ossifient elles-mêmes, et les cinq vertèbres ne forment plus qu'un seul os. Cette réunion commence entre la cinquième et la quatrième, vers l'âge de seize à dix-huit ans, et s'effectue successivement dans les autres intervalles, en remontant. La seconde et la première ne se réunissent que de vingt-cinq à trente ans.

Telles sont les observations importantes de Béclard sur le développement du sacrum : elles prouvent, comme on voit, la plus grande analogie d'organisation entre cet os et les vertèbres : aussi présente-t-il assez souvent les mêmes vices de conformation que ces dernières. Ainsi, quand le spina-bifida existe dans toute l'étendue du rachis, par suite de la déviation latérale des lames vertébrales, on observe la même déviation dans les pièces du sacrum dont le canal est également converti en une simple gouttière superficielle. Quelquefois aussi le spina-bifida est borné au sacrum seulement; tantôt son canal est ouvert postérieurement dans toute sa longueur, tantôt dans une partie plus ou moins circonscrite, et habituellement alors tout-à-fait inférieure. Il est assez commun aussi de voir des déviations plus ou moins prononcées dans la courbure antérieure du sacrum; quand le rachis est infléchi irrégulièrement, sa déformation contribue beaucoup à rétrécir les diamètres du BASSIN.

(C. P. OLLIVIER.)

SAFRAN, s. m. La substance végétale ainsi désignée se compose de la partie supérieure des styles et des stigmates du *crocus sativus*, L. Rich., *Bot. méd.*, t. 1, p. 107, petite plante bulbeuse, de la famille des iridées et de la triandrie monogynie. Cette plante, qui paraît originaire d'Orient, se cultive en abondance dans plusieurs départemens de la France, et en particulier aux environs d'Avignon et de Montargis, dans l'ancienne province du Gâtinais; et c'est encore de cette partie de la France que l'on tire le safran le plus estimé.

Le safran doit être choisi en filamens longs, souples, élastiques, d'une belle couleur rouge-orangé, d'une odeur forte et très-prononcée, qui lui est particulière. Il est très-léger quand il est bien sec, et colore la salive en jaune clair. Très-souvent on mélange avec le safran les fleurs du carthame, qui ont la même couleur; mais que l'on reconnaît facilement en ce qu'au lieu d'être des filamens planes, elles offrent un tube grêle, évasé dans sa partie supérieure, qui se termine par cinq lanières étroites.

Le safran a été analysé par plusieurs chimistes. Il contient une matière colorante rouge-orangé, une huile volatile odorante, une huile fixe concrète, de la gomme, de l'albumine et quelques sels. MM. Bouillon-Lagrange et Vogel y admettent une substance qu'ils nomment *polycroïte*, parce qu'elle est susceptible de prendre différentes nuances de bleu et de vert par l'action des acides et des alcalis. Mais cette substance, mieux étudiée depuis par M. Henri, a été reconnue pour un composé de matière colorante et d'huile volatile.

Le safran est un médicament énergique. Donné à une faible dose, comme de quatre à huit grains en poudre, il concentre son action sur les organes de la digestion, il excite l'appétit et favorise l'action de l'estomac. Aussi dans quelques pays, comme en Italie, en Espagne, dans l'Inde, etc., est-on dans l'habitude de mêler cette substance à une foule de préparations culinaires, et l'on sait aussi qu'il fait partie de plusieurs liqueurs de table. Mais si la dose est plus élevée, et portée, par exemple, à un scrupule et même à un demi-gros, alors se font sentir un malaise à la région épigastrique, des nausées, qui ne sont suivies ni de vomissemens, ni de déjections alvines; peu après la circulation s'accélère, des hémorrhagies se présentent quelquefois, et il n'est pas rare de voir l'administration de cette substance occasioner l'éruption des menstrues, et même, dans quelques circonstances plus rares, des pertes utérines. Le sang se porte aussi vers le cerveau, où il détermine une congestion plus ou moins abondante; les facultés intellectuelles se trouvent tantôt excitées et augmentées, tantôt, surtout si la dose est plus forte, perverties, et le sujet tombe dans une sorte d'ivresse, qui peut être suivie d'accidens fort graves.

D'après l'énumération des phénomènes produits par l'emploi du safran à faible ou forte dose, on peut déterminer les cas où il peut être utile. Ainsi toutes les fois qu'il s'agit d'activer les forces languissantes de l'estomac, on peut faire usage du safran à petite dose. On l'emploie encore, mais à dose plus élevée, comme antispasmodique et sédatif pour calmer les accidens nerveux ; mais c'est surtout comme emménagogue, c'est-à-dire comme excitant l'utérus, que l'on fait plus souvent usage de ce médicament. Il est important de noter que les principes colorans et odorans du safran pénètrent les humeurs et les tissus vivans. Aussi la sueur, les urines, les crachats des personnes qui font usage du safran à haute dose, sont-ils colorés en jaune ou exhalent l'odeur qui est propre à ce médicament.

Le safran s'administre soit en poudre, soit infusé dans l'eau ou le vin. On en prépare aussi des teintures et un sirop au vin. Il entre dans un grand nombre de préparations officinales, parmi lesquelles nous citerons la thériaque, le laudanum liquide de Sydenham, l'élixir de Garus, la confection de safran composée, etc. Il est aussi très-fréquemment employé dans l'art de la teinture, à cause de son principe colorant jaune.

(A. RICHARD.)

SAFRAN BATARD, ou *safranum*, s. m. On appelle ainsi les fleurs du carthame, qui fournissent également un principe colorant jaune, et que l'on mélange quelquefois au safran. *Voyez* CARTHAME. (A. R.)

SAFRAN DE MARS APÉRITIF. SAFRAN DE MARS ASTRINGENT. *Voyez* FER, t. VIII, p. 519 et 524.

SAGAPENUM, s. m. On ignore quelle est la plante qui fournit cette gomme résine que l'on connaît aussi sous le nom de *gomme séraphique*. Cependant par ses caractères physiques et chimiques, elle se rapproche tellement du galbanum et surtout de l'assa-fœtida, qu'il est assez rationnel de supposer que, de même que ces deux substances, elle découle de quelque plante de la famille des ombellifères et peut être même de celle qu'Olivier, dans son *Voyage dans l'empire ottoman*, a décrite sous le nom de *ferula persica*, et qu'il croyait fournir la gomme ammoniaque. Quoi qu'il en soit de cette opinion qui reste encore enveloppée de quelques doutes, le sagapenum se présente sous la forme de masses plus ou moins volumineuses et très-rarement en larmes. Elles sont demi-transparentes, molles, très-impures, répandant l'odeur alliacée de l'assa-fœtida, dont le sagapenum diffère surtout par son odeur et sa saveur moins fortes, et parce qu'il ne se colore pas en rouge lorsqu'il reste exposé au contact de l'air et de la lumière. Il se rapproche aussi beaucoup du galbanum par son aspect; mais en général sa couleur est plus foncée, et d'ailleurs sa saveur et son odeur alliacée le distinguent facilement de cette autre gomme résine.

Le sagapenum offre la même composition que les autres gommes résines, c'est-à-dire qu'il est formé de gomme, de résine et d'huile volatile; ces deux dernières y prédominent sur la première. Il jouit aussi des mêmes propriétés physiques et chimiques. Il se dissout dans l'alcohol faible, le vinaigre, le jaune d'œuf, etc.; s'enflamme facilement et brûle en répandant beaucoup de fumée. On n'emploie pas le sagapenum seul, mais il entre dans plusieurs préparations pharmaceutiques, parmi lesquelles nous citerons l'emplâtre diachylon gommé et la thériaque. (A. RICHARD.)

SAGE-FEMME, s. f., *obstetrix*. Quelques considérations relatives aux sages-femmes sont également applicables aux accoucheurs; elles ont été exposées au mot *accoucheur*. (Voyez ce mot). Ramazzini et les médecins qui après lui ont traité des maladies des artisans, ont cru devoir parler aussi de celles des sages-femmes, mais en examinant la chose sans prévention, on ne voit pas que les personnes qui se livrent à l'exercice de l'art des accouchemens soient sujettes à des maladies qui leur soient propres et qui dépendent de l'influence de leur profession.

(DESORMEAUX.)

SAGITTAL, adj., *sagittalis*, qui ressemble à une flèche.

SAGITTALE (la gouttière) est située à la partie moyenne de la face interne de la voûte du crâne, s'étendant de la crête frontale à la protubérance occipitale interne; elle est creusée sur l'os frontal, les deux pariétaux le long de leur suture, et sur l'occipital. Elle loge en partie le sinus longitudinal supérieur.

SAGITTAL (sinus). On a donné ce nom au sinus longitudinal supérieur. *Voyez* MÉNINGE.

SAGITTALE (la suture) réunit entre eux les deux os pariétaux, se prolongeant ainsi de la suture fronto-pariétale à la suture lambdoïde. (MARJOLIN.)

SAGOU, s. m. Nom qu'on donne à une espèce de fécule retirée de la partie intérieure de la tige de plusieurs espèces de palmiers, et en particulier du *sagus farinacea* de Rumphius. Le sagou nous vient des moluques. Il est en petits grains irréguliers, blancs-grisâtres ou légèrement rougeâtres, durs et cédant très-difficilement sous la dent ou le choc du pilon, à moins qu'ils n'aient été parfaitement desséchés; insolubles dans l'eau froide, solubles dans l'eau chaude, à laquelle ils communiquent une assez grande viscosité; d'une saveur fade, mais douce.

Le sagou se prépare à peu près comme la fécule de pommes de terre. On abbat l'arbre quand il a pris tout son accroissement, et que ses feuilles commencent à se couvrir d'une exsudation blanchâtre et farineuse. On coupe le stipe par tronçons que l'on fend en morceaux moins volumineux, dont on sépare toute la partie tendre et cellulaire. On écrase celle-ci et on l'agite dans l'eau pendant quelque temps. On passe ensuite le liquide, encore trouble, à travers un tamis de crin pour en séparer la partie fibreuse et cellulaire, et ensuite on la laisse reposer. La fécule se précipite alors au fond du vase; on décante l'eau et l'on obient une pâte très-blanche, que l'on fait sécher à l'ombre, et qui forme une farine ou fécule d'une grande pureté. C'est dans cet état qu'on l'emploie dans les lieux où on la recueille; mais celle que l'on destine à être exportée doit subir une autre préparation. On prend la pâte qui s'est déposée au fond des vases, et tandis qu'elle est encore molle, on la fait passer à travers des plaques percées de petits trous, et les grains irréguliers qu'elle forme alors sont désséchés rapidement sur des plaques de métal chauffées. C'est par suite de cette légère torréfaction qu'ils prennent cette teinte grise et même quelquefois rougeâtre.

Le sagou jouit des mêmes propriétés que toutes les autres fécules; c'est-à-dire qu'il est nourrissant et analeptique. On peut faire cuire les grains entiers dans du lait, du bouillon ou de l'eau, que l'on sucre et que l'on aromatise ensuite; il forme alors des espèces de potages analogues à ceux qu'on prépare avec le riz. Réduit en poudre, on en fait par son ébullition dans l'eau ou le lait des gelées dont on peut prescrire l'usage aux convalescens. *Voyez* FÉCULES. (A. RICHARD.)

SAIGNÉE, s. f., *sanguinis missio*. Ce mot a reçu deux acceptions très-différentes : tantôt on l'emploie pour désigner l'opération par laquelle on ouvre un vaisseau sanguin (*voyez* PHLÉBOTOMIE, ARTÉRIOTOMIE), tantôt pour exprimer le résultat de toute émission sanguine produite artificiellement. D'après cette dernière acception thérapeutique, on distingue les émissions sanguines en générales ou locales, suivant qu'elles agissent plus particulièrement sur la circulation générale ou capillaire; et quoique les unes et les autres impriment une modification plus ou moins prononcée au système circulatoire, elles offrent d'assez grandes différences dans leurs effets, pour qu'il soit nécessaire de les considérer séparément.

Les saignées générales peuvent être pratiquées sur le système vasculaire à sang noir ou veineux, ou sur le système vasculaire à sang rouge ou artériel. La nature du sang qu'on obtient dans ces deux cas est sans doute différente; mais les changemens physiologiques qui en découlent étant à peu près les mêmes, nous les réunirons dans un même tableau, sauf ensuite à indiquer les nuances peu tranchées qu'on observe entre eux. Quel que soit le vaisseau ouvert, il résulte d'abord de la simple incision une légère douleur locale et un afflux de liquides dans les vaisseaux capillaires du tissu cutané et des membranes vasculaires qui sont le siége de la petite plaie. Cette irritation s'accroît encore dans la plupart des saignées par les précautions qu'on est forcé de prendre pour dilater les vaisseaux qu'on doit ouvrir. Les ligatures, les bains locaux, dont on fait usage dans les saignées des membres, et les moyens de compression pour les autres vaisseaux, ajoutent nécessairement à cette disposition fluxionnaire, déterminée par l'opération elle-même; et quoique cette cause cesse presque aussitôt après la saignée, il est vraisemblable néanmoins qu'elle contribue à favoriser les trombus et même les inflammations des veines, qu'on rencontre quelquefois à la suite de cette opération, surtout dans les hôpitaux, où plusieurs autres causes concourent encore à rendre les phlébites assez fréquentes. Ces effets locaux de la saignée sont de peu d'importance; au moins dans la plupart des cas, ils n'ont point d'influence sur la circulation générale. Nous observerons cependant que la ligature des membres qui précède la saignée des extrémités, en comprimant en même temps les veines et les artères, détermine déjà chez quelques individus le ralentissement des battemens du cœur, pourvu toutefois que le sujet sur lequel on opère ne soit d'ailleurs nullement ému par la crainte de la saignée, car dans ce cas l'impression produite par cette émotion devra accélérer le pouls et s'opposer à cet effet de la ligature.

Le ralentissement du pouls est surtout remarquable pendant l'effusion du sang ou peu de temps après; le nombre des pulsations diminue presque toujours alors plus ou moins rapidement; quelquefois on en compte vingt-cinq ou trente de moins par minute. A mesure que le pouls perd de sa fréquence, sa résistance cesse d'être aussi marquée, et dans beaucoup de circonstances, quoique les parois de l'artère soient plus souples, le calibre du vaisseau semble se resserrer sur lui-même, excepté néanmoins dans les cas où le pouls était très-contracté avant la saignée, par l'effet d'une douleur profonde et très-aiguë, ou d'une gêne considérable dans la circulation; car alors on observe au contraire que le pouls se dilate et devient plus fort, tout en diminuant de fréquence, sa petitesse dépendant alors non pas d'une faiblesse réelle, mais de la concentration ou de l'oppression des forces. Tandis que les pulsations deviennent moins fortes et moins fréquentes par l'effet de l'émission sanguine, les inspirations sont aussi plus rares et plus profondes; et si le sujet est très-impressionnable, ou que la saignée soit très-abondante, la faiblesse du pouls et de la respiration s'accompagne bientôt de la pâleur de la face, du refroidissement des extrémités et d'une syncope complète avec évacuation involontaire des urines, et quelquefois des matières fécales : assez souvent même ces syncopes sont suivies de mouvemens convulsifs à la face et dans les membres. Des accidens aussi graves ne sont pas ordinaires à la suite des saignées même assez copieuses; mais presque toujours elles sont accompagnées d'un sentiment plus ou moins prononcé de défaillance qui se propage à tous les organes, et particulièrement aux organes gastro-intestinaux.

La sécheresse de la bouche et la soif succèdent bientôt à la saignée, qui s'accompagne aussi quelquefois de nausées, et même de vomissemens et de diarrhée, lorsque des circonstances particulières obligent de pratiquer cette opération pendant le travail de la digestion. C'est surtout sur le système cutané que la saignée produit un effet plus relâchant; la sécheresse de la peau diminue ou est remplacée par une perspiration cutanée, et souvent par des sueurs plus ou moins abondantes. A ces effets primitifs succèdent des effets secondaires plus ou moins remarquables; la peau se décolore, devient blafarde; le tissu cellulaire s'infiltre de sérosité, surtout aux extrémités inférieures; les forces digestives, et particulièrement celles de l'estomac, languissent. La même impression débilitante se remarque consécutivement sur les organes de relation, sur l'appareil locomoteur et sur les organes des sens; les forces musculaires diminuent, et les malades tombent dans une espèce de faiblesse générale dont la durée varie; les yeux, surtout lorsqu'ils sont déjà primitivement faibles, se ressentent évidemment de l'action débilitante des émissions sanguines locales, et ce préjugé populaire que les saignées affaiblissent la vue n'est pas, comme on le voit, tout-à-fait dénué de quelque fondement. Ces effets consécutifs sont en général d'autant plus prononcés, toutes choses étant égales d'ailleurs, que la perte de sang a été plus abondante et plus répétée. Dans ce cas, en effet, les parties colorantes solides et constituantes du sang ne peuvent se réparer aussi promptement que les parties séreuses; les propriétés de ce fluide sont changées, et toute l'économie animale est plus ou moins modifiée. Il n'est pas toujours nécessaire que les émissions sanguines aient été abondantes et répétées à des intervalles très-rapprochés, pour amener ce résultat; quelquefois une seule saignée, même peu considérable, suffit pour produire cette altération des solides et des liquides pour plusieurs mois : c'est ce qu'on observe en particulier chez les enfans, dans quelques circonstances. La distinction admise par les anciens, des saignées spoliatives dans lesquelles on tire en peu de temps une grande quantité de sang, et des saignées simplement déplétives, dans lesquelles on se propose de dégorger seulement les vaisseaux et d'en évacuer le trop plein, repose donc plutôt sur les conditions dans lesquelles se trouve placé le sujet qu'on saigne, que sur la quantité réelle de sang qu'on extrait. Quoi qu'il en soit, il résulte du rapprochement des effets des saignées générales que lorsqu'elles sont peu abondantes, relativement aux forces de l'individu, elles modèrent la force et la fréquence de la circulation, et déterminent un relâchement au moins momentané de tous les tissus, en même temps qu'une plus grande liberté dans les mouvemens circulatoires; mais que lorsque la saignée a été trop copieuse, comparativement aux forces sur lesquelles elle agit, elle amène souvent une faiblesse profonde, prolonge la convalescence, et jette dans une espèce d'anémie qui peut durer plusieurs mois et même davantage.

On remarque que les effets immédiats des saignées générales pratiquées sur différentes parties ne sont pas toujours absolument les mêmes, abstraction faite de leur manière d'agir sur le siége du mal; ainsi, les saignées de la saphène et celles de la jugulaire déterminant en général une débilité plus prompte que celles du bras et à quantite égale du sang, provoquent plus manifestement la syncope. On en conçoit assez facilement la raison pour la saignée de la jugulaire, qui, par ses communications avec les veines jugulaires profondes, reçoit une partie du sang qui descend de l'intérieur du crâne; mais pourquoi la saignée du pied détermine-t-elle plus fréquemment la syncope que celle du bras? Il est difficile d'en donner d'autre raison plausible que celle de la sympathie qui paraît exister entre les extrémités inférieures et l'appareil cérébral, sympathie telle, que les simples pédiluves qu'on emploie pour pratiquer cette opération produisent quelquefois le même effet débilitant que la saignée elle-même. Quant aux effets des saignées artérielles, ils ne diffèrent pas d'une manière notable de ceux des saignées veineuses. Peut-être cependant les premières, à quantité égale de sang, déterminent-elles encore un relâchement plus prompt et plus évident que les autres, parce que la soustraction du sang rouge, qui est plus stimulant, doit produire une débilité plus prononcée. Mais on emploie, au reste, si rarement l'artériotomie, comparativement à la saignée des veines, qu'il n'est presque pas possible de comparer ces deux genres d'émissions sanguines.

Quels que soient les moyens dont on se serve pour opérer la saignée capillaire, que l'on emploie les sangsues ou que l'on fasse usage des ventouses scarifiées, l'effet local qui en résulte est d'abord une douleur plus ou moins vive, suivant le nombre ou l'étendue des blessures, et le degré de sensibilité du sujet, puis un afflux de liquides dans la partie qui est le siége de l'opération. Dans l'application des sangsues, la rupture des vaisseaux capillaires donne presque toujours lieu à une ecchymose de quelques lignes de diamètre, autour de chaque morsure, particulièrement chez les enfans et les individus dont la peau est très-délicate. Les effets généraux primitifs sont toujours en raison de la quantité de sang que tirent immédiatement les sangsues, et qui s'écoule par les petites plaies. Si donc un grand nombre de ces animaux est appliqué, et surtout si l'écoulement qui a lieu lorsqu'elles sont tombées est favorisé par des moyens convenables et long-temps entretenu, on observera presque tous les phénomènes que nous avons décrits précédemment comme ayant lieu à la suite des saignées générales. Quelquefois même le sang continuant de s'échapper des morsures de sangsues, il en résulte des hémorrhagies dont il est souvent difficile de se rendre maître. C'est surtout chez les enfans et chez les individus dont le réseau capillaire est naturellement ou accidentellement très-developpé, qu'on observe ces hémorrhagies qui ont été plusieurs fois assez considérables pour amener la mort. Dans un des deux cas de ce genre que j'ai eu l'occasion d'observer, deux ou trois sangsues avaient été seulement appliquées, et l'enfant paraissait fort. M. Pelletan cite l'exemple d'un enfant de six ans qui mourut vide de sang, pour six sangsues qu'on lui avait mises à la poitrine : un fait analogue a été aussi rapporté par M. Hallé. M. Rochoux a remarqué que les hémorrhagies à la suite des sangsues ont lieu fréquemment aux Antilles, chez les Européens non acclimatés, par la raison sans doute que la chaleur développe plus facilement leur système capillaire cutané, qui n'a pas encore acquis, par l'insolation, la résistance qu'il doit offrir dans un climat brûlant, pour s'opposer aux effets débilitans d'une transpiration trop abondante. Lorsque, au contraire, on laisse peu couler le sang, et qu'on n'emploie qu'un très-petit nombre de sangsues, les phénomènes de l'irritation de la peau sont plus sensibles, et les effets de la saignée locale diffèrent complétement de ceux de la saignée générale. C'est aussi ce qui arrive par suite de l'application des ventouses scarifiées, l'écoulement sanguin s'arrêtant de lui-même assez promptement, quelque chose que l'on fasse pour l'exciter. Les effets locaux consécutifs des saignées capillaires dépendent principalement de l'irritation qui survient dans la partie qui en est le siége. Suspendue ordinairement pendant l'écoulement du sang, la douleur se reproduit ensuite avec un degré d'intensité variable. Presque toujours les morsures de sangsues sont accompagnées d'une chaleur et d'une démangeaison assez vives, bientôt suivies d'un gonflement plus ou moins considérable. Lorsqu'elles sont très-rapprochées, chacune d'elles devient quelquefois le centre d'une aréole inflammatoire qui s'unit à celles des morsures voisines, de manière à recouvrir toute la partie d'un érythème plus ou moins étendu. Le plus ordinairement cette tuméfaction et cette rougeur se dissipent en peu de temps par résolution; mais d'autres fois il arrive que la plaie s'enflamme et suppure pendant un temps plus ou moins long : dans certains cas aussi, chaque morsure se transforme en furoncle, dont la terminaison se fait long-temps attendre, ou bien, ce qui est plus fâcheux, et ce que nous avons occasion d'observer fréquemment à l'hôpital des Enfans, le derme se gangrène, et l'escarre tombée laisse voir un petit ulcère profond, circulaire, qui pénètre dans le tissu cellulaire sous-cutané et se guérit difficilement. Dans ces sortes de cas, les effets consécutifs des saignées locales sont analogues à ceux des exutoires qui agissent en entretenant à la peau une irritation plus ou moins vive et profonde. L'inflammation qui succède aux scarifications n'est pas communément d'aussi longue durée, et rarement elle est suivie de suppuration, à moins que les incisions n'aient été profondes et multipliées, ou que les individus ne soient mal disposés.

Si nous examinons maintenant les effets secondaires des saignées capillaires, nous verrons qu'ils sont à peu près les mêmes, quoique plus lents à se manifester, que ceux de la saignée générale, lorsque la déplétion sanguine a été abondante. Cette déplétion a lieu, non-seulement de proche en proche, en commençant par les parties les plus voisines de l'application, mais, ce qu'il y a de remarquable, par une sorte d'effet sympathique ou par une action révulsive toute particulière, son influence se fait ressentir sur des parties très-profondes, ayant ou non des rapports de continuité avec la peau : tels sont, par exemple, les bons effets qu'on obtient dans les inflammations abdominales, par l'application de sangsues sur les parois du ventre, sans qu'aucune communication vasculaire bien déterminée entre la peau et les capillaires profonds des organes contenus dans cette cavité puisse en rendre compte suffisamment.

D'après ce qui précède, il est facile d'apprécier la médication qu'on peut obtenir à l'aide de ces différentes saignées. Veut-on dégorger immédiatement tous le système sanguin, s'agit-il d'affaiblir la circulation générale ou de débiliter l'organisation tout entière, ou bien seulement de diminuer la force d'impulsion avec laquelle le sang pénètre tel ou tel organe en particulier, on choisira de préférence la saignée générale, en observant toutefois que ses effets sont d'autant plus tranchés que la veine est plus largement ouverte, et que le sang coule par un jet plus volumineux. Les saignées capillaires ayant pour effet principal, comme nous l'avons vu, de produire une irritation et une déplétion en quelque sorte locales, on devra y recourir quand on ne voudra soustraire qu'une petite quantité de sang, et ne point débiliter le malade, allier en un mot une irritation modérée à une déplétion sanguine faible et graduée, et produire plutôt une médication révulsive que débilitante. Ou bien, au contraire, provoquant à l'aide des sangsues une évacuation sanguine abondante et prolongée, on pourra obtenir une partie des résultats de la phlébotomie; et de plus, une irritation fluxionnaire dont l'effet dérivatif varie par sa durée et l'étendue de la surface sur laquelle on agit.

Parmi les indications et les contre-indications de la saignée, les unes sont indépendantes de la maladie et sont prises de l'âge du sujet, de sa constitution, de ses habitudes, des circonstances au milieu desquelles il se trouve placé, etc.; les autres sont relatives à quelques symptômes particuliers, à l'état du pouls, aux caractères fournis par le sang, etc. etc. Examinons d'abord les premiers : l'enfant étant exposé à beaucoup d'affections qui réclament les émissions sanguines, c'est un grand préjugé de croire qu'il faille s'en abstenir à cet âge. J'ai fait saigner des enfans avec les plus grands avantages quelques jours après leur naissance. Jusqu'à un an ou deux, on est ordinairement obligé de s'en tenir aux saignées capillaires; mais à compter de cette époque, les veines sont susceptibles d'être ouvertes, et c'est un moyen puissant auquel il ne faut pas négliger de recourir, quand il est indiqué. Plus l'enfant est jeune, et plus la quantité de sang qu'on peut tirer doit être petite. La difficulté d'apprécier au juste la quantité de ce liquide qu'on extrait par un nombre donné de sangsues, rend pour ainsi dire impossible de préciser rigoureusement le nombre qu'il faut en appliquer suivant les âges : une sangsue un peu forte peut tirer, suivant les uns, une demi-once à une once de sang, et suivant les autres, guère plus d'un gros ou un gros et demi; mais cette quantité doit varier nécessairement en raison de l'état plus ou moins vasculaire des parties où ces animaux sont apposés, de l'épaisseur du derme qu'ils intéressent, de la profondeur à laquelle ils pénètrent, du degré d'énergie avec lequel ils exercent la succion, du temps pendant lequel ils s'y livrent. Quant à l'écoulement ultérieur du sang, il n'est pas non plus très-facile d'en donner une évaluation exacte, et l'on peut dire, en général, qu'il faut en mesurer la durée sur les forces du sujet et sur la maladie dont il est atteint, plutôt que sur son âge. A l'aide de la lancette, on ne retire guère plus de trois à quatre onces de sang dans les vingt-quatre heures, jusqu'à deux ans : on en peut tirer de dix à douze onces dans le même temps, de la première dentition terminée à la seconde; en ne perdant jamais de vue que l'enfant s'affaisse rapidement, et que si les saignées générales peuvent être quelquefois nécessaires à cet âge, elles ne doivent être ni trop rapprochées, ni trop abondantes. De la seconde à la troisième dentition, l'enfant se rapproche de l'adulte et supporte facilement une perte de huit à vingt onces de sang dans l'espace de vingt-quatre heures. Plus tard, et lorsque le corps a acquis son développement parfait, les saignées peuvent être beaucoup plus abondantes; il est quelquefois indiqué d'extraire quatre livres et plus de sang dans les vingt-quatre heures. M. le docteur Gibert rapporte l'exemple d'un homme chez lequel on soupçonnait l'existence d'une cardite, et qui perdit en moins de dix minutes quatorze palettes de sang; cet individu fut de nouveau saigné le soir du même jour et le lendemain matin : il sortit peu de temps après de l'Hôtel-Dieu, parfaitement rétabli. Le docteur Dewees, de Philadelphie, fit tirer plus de cinq livres de sang en quelques heures à une femme âgée de vingt-trois ans seulement, petite et délicate, qui était en proie à de violentes convulsions vers la fin de sa grossesse. Chez une autre atteinte également de convulsion, au moment du travail, il tira cent vingt onces de sang en moins de cinq à six heures, et vingt onces le jour d'après; la malade guérit très-bien, mais elle resta complétement aveugle pendant quinze jours, et fut six semaines avant d'apercevoir distinctement les objets. L'auteur n'hésite pas à regarder cette perte considérable de sang comme indispensable; et, suivant lui, elle fut même insuffisante pour prévenir une cécité temporaire. Nous pensons, au contraire, que cette évacuation sanguine excessive a dû produire la cécité. M. Dewees cite plusieurs autres cas du même genre, presque tous heureusement terminés et dans lesquels la saignée fut pratiquée avec une semblable profusion.

Dans la vieillesse, il faut être réservé sur l'emploi des émissions sanguines, sans toutefois négliger d'y recourir lorsqu'elles sont indiquées par la nature de la maladie. J'ai fait saigner un homme de quatre-vingt-sept ans deux fois le même jour, dans une maladie inflammatoire, et avec le plus grand succès. Frank rapporte qu'il a pratiqué avec avantage neuf saignées chez un vieillard octogénaire, atteint d'une pneumonie fort grave. L'écoulement des règles ne doit pas empêcher la saignée, lorsqu'une phlegmasie intense la réclame d'ailleurs; attendre pour la pratiquer la disparition du flux menstruel, comme le conseillent quelques praticiens, serait s'exposer à voir la maladie marcher quelquefois rapidement vers une terminaison fatale. La grossesse, et l'état pléthorique qui en est souvent le résultat, indiquent ordinairement l'usage de la saignée; et les phlegmasies qui surviennent pendant sa durée doivent être combattues par ce moyen, sans craindre, comme le font certains auteurs, qu'il en résulte des accidens. Mauriceau rapporte qu'une femme fut saignée dix fois du pied pendant sa grossesse sans avorter.

La constitution, la manière de vivre, les professions, le climat et l'habitation, fournissent aussi des indications propres à diriger le médecin dans l'emploi de la saignée. Ramazzini dit avoir observé que les habitans des campagnes, adonnés à des travaux très-pénibles, supportent moins bien les saignées que les habitans des villes, qui mènent une vie plus tranquille, et font d'ailleurs usage d'alimens plus nutritifs.

Quant aux indications et aux contre-indications de la saignée, qu'on peut tirer de l'existence de tels ou tels symptômes et de leur nature, il en est quelques-uns qui méritent une grande importance : mais n'oublions pas, comme le dit M. Chomel, qu'un seul signe, quelque important qu'il soit par lui-même, n'a de force que par le concours de plusieurs autres. Lorsque le pouls est dur, rebondissant, fort, plein et régulier, ou serré, dur et vibrant, il annonce ordinairement la nécessité des émissions sanguines et de la phlébotomie en particulier. Le pouls faible, facile à déprimer, irrégulier, intermittent, inégal, éloigne ordinairement de cette opération, mais ne la contre-indique pas précisément; en effet, on retrouve presque tous ces caractères du pouls dans certains cas de congestion pulmonaire chez les anévrysmatiques, et les saignées même assez abondantes produisent alors les plus heureux résultats. Un refroidissement général, des syncopes réitérées, ou un sentiment de faiblesse considérable, empêchent communément de pratiquer la saignée; dans les cas de dyspnée arrivant tout à coup et sans phénomènes précurseurs, il faut, avant de se décider pour ou contre ce moyen, examiner attentivement l'état des organes de la respiration et de la circulation; car, dans cette circonstance comme dans beaucoup d'autres, l'indication de la saignée doit moins se tirer peut-être de la nature des symptômes, que de la connaissance de la lésion d'où ils dépendent.

Les indications fournies par la nature du sang peuvent engager à insister sur les saignées ou à les suspendre. En général, toutes les fois que le caillot se trouve recouvert de la couenne dite *inflammatoire*, ou bien quand il est très-ferme, très-résistant, élastique, qu'il présente une teinte d'un rose vif, nuancée de blanc, et qu'il surnage une petite quantité de sérosité trouble ou jaunâtre, il est indiqué de renouveler la saignée, pourvu toutefois que les autres symptômes ne fournissent point d'indications opposées. Lorsqu'au contraire le sang présente un caillot mou, diffluent, et qui se dissout presque en gelée ou en fragmens d'une couleur livide, dans une quantité considérable de sérum, le praticien doit suspendre les émissions sanguines, lors même que d'autres symptômes sembleraient militer en leur faveur. J'avais dit ailleurs qu'on ne retrouvait point de couenne dans les maladies inflammatoires des jeunes enfans, jusqu'à l'époque de la seconde dentition; mais des observations ultérieures me l'ont fait voir dans ces circonstances, bien avant cette époque de la vie.

Sans vouloir entrer ici dans le détail de toutes les maladies dans lesquelles on a conseillé la saignée, ce qui serait s'exposer à passer en revue la pathologie tout entière, nous nous bornerons à examiner succinctement l'emploi qu'on peut faire des émissions sanguines, comme moyen prophylactique, comme palliatif et comme agent thérapeutique, ainsi que les circonstances particulières qui peuvent engager à employer de préférence tel ou tel genre de saignée, et telle ou telle partie pour les appliquer.

Parmi les individus qui ont conservé l'habitude ancienne et si répandue de se faire saigner régulièrement à certaines époques de l'année, et par pure précaution, il en est beaucoup chez lesquels ce moyen doit être complètement inutile, s'il n'est pas nuisible; mais on ne saurait disconvenir qu'il ne puisse être très-avantageux chez les personnes menacées de congestion vers quelque organe intérieur, ou disposées à un état pléthorique.

Employée comme palliative et avec ménagement, la saignée peut contribuer efficacement à retarder les progrès de certaines affections que leur nature ou leur durée a rendues tout-à-fait incurables; telles sont, par exemple, les dégénérescences tuberculeuses et cancéreuses, plusieurs phlegmasies chroniques, les anévrysmes des gros vaisseaux et les hypertrophies du cœur. Mais c'est comme curatives et dans le traitement des inflammations, en général, que les saignées sont avec raison considérées comme le moyen le plus énergique qu'on puisse employer. Du reste, dans ce genre d'affection, comme dans tout autre, on les proportionne à l'intensité de la maladie, à son siége, à sa nature, à ses complications, à sa durée et à sa marche, ainsi qu'à l'âge des individus, à leurs habitudes, aux avantages qu'ils en ont pu déjà retirer, et à une foule d'autres circonstances sur lesquelles il serait superflu d'insister ici. Dans ces états si différens, généralement complexes, et désignés ordinairement sous les noms de *fièvres putrides*, *adynamiques nerveuses* ou *ataxiques*, les émissions sanguines sont pratiquées avec des succès variables, dont il est facile de se rendre compte par la diversité des circonstances dans lesquelles on en fait usage. En effet, existe-t-il une réaction générale très-vive, les malades sont-ils doués d'une constitution robuste, ou bien quelque organe important est-il le siége d'une phlegmasie à laquelle on puisse rapporter le trouble général de l'économie, nul doute que les saignées employées d'une manière convenable ne soient alors très-avantageuses. Le malade, au contraire, a-t-il été soumis à l'influence de causes débilitantes, le pouls est-il faible, déprimé, la respiration languissante, la peau froide, les traits altérés, immobiles, la prostration profonde, ou bien existe-t-il un désordre considérable dans les fonctions du système nerveux, sans lésion manifeste de quelque organe en particulier, toute émission sanguine sera nuisible, et l'on devra s'en abstenir. Dans les fièvres intermittentes et rémittentes simples, les saignées ne conviennent généralement pas; cependant on voit assez souvent les accès cesser complétement ou diminuer au moins, sous leur influence, dans les cas où il existe des signes de phlogose vers quelque organe. J'ai vu, par exemple, une fièvre quarte qui durait depuis plusieurs mois, et qui avait résisté au quinquina, céder promptement à l'administration d'une saignée. Presque toutes les névroses, telles que l'épilepsie, la catalepsie, l'hystérie, l'hypocondrie, les palpitations, etc., à moins qu'elles ne soient accompagnées d'un état d'excitation générale, de pléthore sanguine ou de congestion intérieure, sont très-rarement combattues avec succès par ce moyen, qui réussit quelquefois cependant très-bien dans certaines névralgies. Les hémorrhagies et les hydropisies du genre de celles que l'on nomme *actives* exigent communément l'emploi des évacuations sanguines, contre-indiquées, au contraire, dans le cas où elles sont purement passives. Dans les maladies aiguës ou chroniques de la peau vulgairement désignées sous le nom de *dartres*, on fait, dans quelques circonstances, un usage fort avantageux des saignées locales ou générales. On n'y a pas ordinairement recours dans les fièvres exanthématiques, telles que la variole, la rougeole et la scarlatine, à moins que des indications particulières ne les réclament.

Il est presque universellement reconnu qu'au début, et même dans le cours de toutes les maladies inflammatoires, accompagnées d'une réaction générale très-vive, les saignées générales doivent être employées de préférence. Leurs avantages sont également incontestables, dans les phlegmasies aiguës des organes parenchymateux, et plus particulièrement dans celles du poumon, dans la pléthore sanguine, et dans toutes les affections où il est utile de soustraire rapidement au système vasculaire une grande quantité de sang. Si dans ces cas on fait usage des saignées locales, ce ne doit être que comme moyen auxiliaire. Dans les inflammations des membranes, au contraire, et spécialement des membranes muqueuses et séreuses, les saignées locales produisent ordinairement un soulagement marqué, qu'on demanderait souvent en vain aux saignées générales les plus abondantes employées seules. Lorsque les phlegmasies sont devenues chroniques, ou qu'elles se sont développées à cet état, en vertu de causes peu énergiques, ou bien encore lorsqu'elles existent chez des enfans, des vieillards ou des individus trop faibles pour qu'on ose pratiquer la phlébotomie, c'est encore aux saignées capillaires qu'on a recours. Il ne faut pas oublier toutefois qu'il est des sujets très-irritables chez lesquels ce moyen produit une accélération considérable du pouls, de l'insomnie, et divers accidens nerveux qui éloignent d'en faire usage, même lorsqu'il est indiqué d'ailleurs. Les effets révulsifs et dérivatifs de la saignée locale en font un moyen précieux pour rappeler des hémorrhagies ou en produire de supplémentaires, et pour combattre les fluxions sanguines dépendant du transport d'une irritation sur un organe différent de celui qu'elle occupait.

Les médecins avaient remarqué depuis fort long-temps que telle espèce de saignée attirait le sang vers l'organe déjà malade, tandis que, pratiquée dans une région différente, elle semblait, au contraire, détourner le sang du lieu affecté, quoique la quantité de sang tirée fût la même dans les deux cas; ainsi, dans la métrorrhagie active, par exemple, la saignée du pied augmente ordinairement l'hémorrhagie, tandis que celle du bras la diminue d'une manière constante. C'est sur ce fait et sur plusieurs autres analogues qu'est fondée l'opinion des praticiens sur la dérivation et la révulsion (*voyez* ces mots). On est en conséquence convenu de donner le nom de *saignées révulsives* à toutes celles qui ont pour résultat de détourner le sang de l'organe qui est le siége du mal, et celui de *dérivatives* à toutes celles qui attirent, au contraire, le sang vers un organe déjà affecté ou sain : mais il s'en faut qu'on ait été toujours d'accord sur cette distinction, rejetée même entièrement par certains auteurs, quoiqu'elle découle cependant du rapprochement des faits. Une telle différence d'opinion tient à ce qu'on a voulu considérer la révulsion et la dérivation comme des effets secondaires absolus, isolés et invariables, tandis que ces effets sont presque toujours variables comme tous tous ceux des agens de la thérapeutique, et constamment relatifs d'ailleurs au lieu sur lequel on pratique la saignée et aux différences que présente la maladie. Quoi qu'il en soit, l'observation prouve que dans toutes les maladies du système cérébral et des organes qui dépendent de la tête et de la face, les saignées du pied ont un effet plus prononcé et plus révulsif que les saignées du bras, à leur tour plus avantageuses dans les affections de la poitrine et du ventre. Relativement à ces dernières, cependant il y a telles circonstances où les saignées des extrémités inférieures, locales ou générales, sont préférables. Qu'une femme nerveuse, délicate, soit atteinte d'une inflammation de poitrine au moment des règles, et ne soit pas sensiblement soulagée par une ou plusieurs saignées du bras, une saignée du pied ou l'application de sangsues à la vulve, en agissant comme dérivatives vers la matrice, et provoquant l'écoulement menstruel, produiront une révulsion beaucoup plus marquée sur l'affection de poitrine que toutes les émissions sanguines précédentes. Dans la péritonite puerpérale, à moins qu'il n'y ait en même temps métrite, cas dans lequel il faut commencer par des saignées révulsives du bras, les saignées dérivatives vers la vulve, pourvu qu'elles soient abondantes et déplétives, ont un grand avantage sur toutes les autres, parce qu'elles produisent alors une dérivation soutenue, en entretenant l'écoulement qui doit avoir lieu par les parties génitales.

Les saignées correspondantes au côté du corps où siége le mal ont été préconisées par quelques auteurs. Triller, entre autres, cite plusieurs exemples de pleurésies et de pneumonies dans lesquelles la saignée pratiquée du côté malade a été promptement suivie d'une amélioration dans la maladie, tandis que toutes celles qui avaient été pratiquées auparavant du côté opposé avaient été infructueuses. Ces observations, qui n'offrent d'ailleurs rien de concluant, n'ayant pas été généralement confirmées, tous les praticiens sont d'accord maintenant pour saigner indistinctement des deux côtés dans les phlegmasies thoraciques. On recommande, au contraire, dans les maladies de la tête, de choisir de préférence, pour faire la saignée, le côté correspondant au siége du mal; ainsi, dans les ophthalmies et les otites intenses, dans les hémiplégies dépendantes d'une apoplexie, les saignées ou les sangsues sont ordinairement plus efficaces du côté malade que du côté opposé. On lit dans l'ouvrage de Fréteau, sur les *Émissions sanguines*, un fait très-curieux, qui confirme l'avantage de ces saignées latérales dans les affections cérébrales : une jeune personne de dix-huit ans, en proie à des symptômes d'excitation cérébrale les plus graves, éprouve tout à coup une perte complète de la vue; deux saignées du pied ne produisent aucun effet, on pratique une saignée du bras droit, et l'œil droit recouvre aussitôt la faculté de voir; on saigne ensuite du bras gauche, et la cécité disparaît. Les mêmes accidens se répétant, on revient successivement à l'ouverture des veines de chaque bras, et le même phénomène se reproduit.

Il nous resterait sans doute beaucoup à faire, si nous voulions insister ici sur les avantages et les inconvéniens qui peuvent accompagner et suivre l'emploi des émissions sanguines, dans tous les cas où elles ont été mises en usage ou au moins conseillées; mais outre qu'une discussion de ce genre nous entraînerait trop loin, elle nous conduirait nécessairement aussi à des répétitions inutiles, tous ces détails devant se trouver ou se trouvant déjà dans les différens articles de ce Dictionnaire consacrés à la description de chaque maladie en particulier.

(GUERSENT.)

SAIGNEMENT, s. m., *sanguinis fluxus;* écoulement de sang. On ne se sert guère de ce mot que pour désigner l'hémorrhagie nasale : *saignement du nez. Voyez* ÉPISTAXIS.

SAIN-BOIS, s. m. L'un des noms vulgaires du garou. *Voyez* ce mot. (A. R.)

SAINDOUX. *Voyez* AXONGE.

SAISON, s. f. Dans sa révolution annuelle, la terre, en parcourant doublement l'espace compris entre le tropique du cancer et celui du capricorne, se trouve dans des rapports divers avec les autres astres, et principalement avec le soleil. De la diversité de ces rapports naissent des changemens notables dans les qualités de l'atmosphère, dans la longueur des jours, et par suite, des mutations nombreuses dans les êtres organisés. Ces phénomènes ont reçu le nom de *saisons.*

Il paraît, en effet, que le soleil, dont nous nous rapprochons et dont nous éloignons tour à tour, est la cause des saisons. Il paraît que sa chaleur, et la lumière, dont il est la source inépuisable, sont les principales puissances qui déterminent sur notre terre ces profondes mutations. Je dis *il paraît*, car il est vraisemblable que la succession des temps y entre pour beaucoup. Le printemps et l'automne se ressemblent, en effet, par leur température et par la vivacité de leur lumière, et cependant qui ne sent l'énorme différence qui les sépare? mais l'une est une saison d'espérance : elle succède au triste et froid hiver; l'autre est une saison de regrets : elle succède au chaud et brillant été, elle est la messagère de cet hiver que nous redoutons.

Le printemps comprend l'espace de temps que nous mettons à parcourir la distance de l'équateur au cancer, c'est-à-dire environ depuis le vingt-un mars jusqu'au vingt-un juin; l'été, celui que nous mettons à regagner l'équateur; l'automne, celui que nous employons à atteindre le capricorne; enfin l'hiver, les trois mois qu'il nous faut pour revenir à l'équateur, d'où nous nous étions supposés partis. Cette division, fort naturelle pour la région tempérée que nous habitons, n'est pas admissible pour les habitans des autres zones. Près du cercle polaire, il n'y a véritablement que deux saisons, dont l'une dure huit à neuf mois, c'est l'hiver; et l'autre environ trois mois, c'est l'été. Les deux saisons les plus aimables de l'année sont inconnues aux peuples de ces régions disgraciées. Il en est de même vers les zones équatoriales; on n'y connaît que la saison des pluies et celle de la sécheresse. Enfin, dans les autres hémisphères, à des latitudes analogues aux nôtres, l'ordre des saisons est interverti.

Les anciens ne distinguaient pas les saisons de la même manière que nous. Ce n'était pas les équinoxes et les solstices qui leur servaient de termes, mais bien le lever et le coucher de certaines constellations. L'hiver commençait au coucher des *pléiades*, et finissait à l'équinoxe du printemps, ce qui comprenait un espace de cent-trente-cinq jours, écoulés du 11 novembre au 26 mars. Le printemps commençait à l'équinoxe et finissait au lever des pléiades, c'est à-dire qu'il s'étendait du 26 mars au 13 mai, et n'avait par conséquent que quarante-huit jours. Le commencement de l'été était fixé au lever des pléiades, et cette saison durait jusqu'à celui d'*arcturus*, ou plutôt depuis le 13 mai jusqu'au 13 septembre; mais Hippocrate prolonge quelquefois cette saison jusqu'au 24 septembre, de sorte que l'été était à peu près aussi long que l'hiver. L'automne commençait à l'équinoxe et s'achevait au coucher des pléiades, et était ainsi égal au printemps.

Dans nos climats le printemps signale le réveil de la nature; la lumière du soleil est plus vive; elle se repose doucement sur tous les objets; cet astre qui s'approche de jour en jour davantage a dissipé les brouillards et les autans. L'atmosphère pénétrée de chaleur et de lumière vivifie tous les êtres. Ces deux fluides sont les principales sources de la vie; les végétaux se parent de fleurs et de verdure, et enrichissent l'air de l'oxygène qu'ils exhalent. Le fluide électrique, que l'humidité avait fait rentrer dans le réservoir commun, retourne de nouveau dans l'atmosphère, qui exerce dès-lors sur les organes de la sensibilité la plus étrange influence. La chaleur est tempérée par le souffle léger des vents; et bien que le soleil soit très-voisin de nous, le calorique qu'absorbent la terre refroidie par l'hiver, et les êtres qui se développent, se fait encore faiblement sentir. Mais bientôt cet astre a touché le tropique du cancer, et revient sur lui-même; alors la terre est échauffée, les êtres vivans se sont développés, l'atmosphère est embrasée par des faisceaux de lumière et de chaleur. L'air brûlant tient en dissolution une énorme quantité de vapeurs; il est saturé de fluide électrique, les nuages s'accumulent, se rapprochent de terre, ils ne peuvent être soutenus dans les régions supérieures, et bientôt les orages éclatent et viennent rafraîchir la terre.

L'automne surprend le globe encore chargé de chaleur; aussi, quoique le soleil atteigne bientôt le tropique du capricorne, une température douce règne encore. Mais cette cause de chaleur n'étant plus entretenue, celle-ci ne tarde pas à s'épuiser, et le soleil n'envoyant plus sur la terre que des rayons obliques, rares et fortement divergens, cède son empire aux frimas qui viennent régner dans nos contrées avec leur triste cortége. Les êtres animés, privés de leur parure ou de leurs mouvemens, semblent frappés de mort, mais ce n'est là que le sommeil, que le repos de la nature.

Les saisons n'ont pas toujours cette marche régulière; le printemps n'est pas toujours serein, doux, tempéré; il est quelquefois pluvieux et froid; l'été peut être aussi fort humide, surtout dans ce pays. L'automne peut être froid et sec, quoiqu'il soit plus fréquemment humide et tempéré; enfin l'hiver, la moins constante des saisons, est tantôt sec et très-froid, tantôt humide et froid, enfin humide et tempéré. Il peut tomber beaucoup de neige, ou des vents continuels peuvent agiter l'atmosphère. Ces constitutions des saisons avaient attiré l'attention du père de la médecine, qui en recommandait l'observation aux médecins. Hippocrate mettait un soin extrême à distinguer les saisons régulières des saisons irrégulières. Il pensait qu'elles étaient régulières, lorsque le printemps était chaud et tempéré par des pluies douces, l'été chaud et sec, l'automne froid et sec, et l'hiver froid et humide; dans nos pays, ce ne serait pas là leur marche la plus régulière. L'effet des saisons sur le corps humain est bien différent selon ces diverses circonstances, comme nous aurons occasion de le dire incessamment.

Le changement des saisons a lieu parce que l'axe du globe est incliné sur le plan de l'écliptique. Cette inclinaison, de 23° 27′ 50″, est cause que la terre présente au soleil tantôt son pôle austral, tantôt son pôle boréal.

La révolution diurne varie selon les saisons, ainsi que nous l'avons dit; nous avons aussi noté la différence de température.

On pense bien que nous ne devons parler ici que des saisons de notre zone tempérée.

Les effets que les saisons exercent sur l'organisme doivent être considérés sous le rapport de l'hygiène, de l'étiologie, du pronostic et de la thérapeutique; nous allons nous borner à indiquer sommairement les points principaux de ces divers sujets.

Rien n'a plus exercé l'esprit d'observation des médecins de l'antiquité, et la plume de leurs prolixes et fastidieux commentateurs, que l'influence des saisons sur l'économie animale. On doit placer au premier rang, sous le double rapport et du génie et de l'ancienneté, le père de la médecine. Hippocrate revient continuellement sur ce genre d'observations, et une grande partie de ses ouvrages, et principalement de ses aphorismes, sont consacrés à tracer les effets des saisons sur le corps humain. Il s'y montre surtout habile observateur des maladies qui affectent l'homme dans les diverses saisons de l'année, dans les diverses constitutions de l'air.

L'homme, ainsi que les autres animaux, est loin d'être le même dans les différentes saisons de l'année. Au printemps, où une température douce et modérée succède à une température froide et rigoureuse, une force générale d'expansion se manifeste, et l'homme éprouve à un haut degré les effets que nous avons décrits en parlant de l'air tempéré, et sur lesquels nous ne reviendrons pas. Ces effets sont rendus plus manifestes encore par l'abondance de chaleur et de lumière qui inonde l'atmosphère dans cette époque brillante de l'année. Nous avons dit que dans nos climats les maladies inflammatoires, les congestions, l'état pléthorique général ou local, étaient le partage de cette température; mais le scorbut règne souvent au printemps; ce n'est pas que cette saison le favorise comme on pourrait le croire. Le scorbut, qui n'est qu'une atteinte profonde portée sur les fluides et les solides de l'économie animale, ne peut être le résultat d'une cause instantanée, telle que ce renouvellement d'une saison; mais l'hiver froid et humide a agi profondément sur des individus incapables de réagir, et c'est au printemps que les symptômes de la maladie se manifestent. Le printemps est très-favorable à la résolution des maladies, bien que plusieurs auteurs aient écrit que c'était la saison de l'année la plus meurtrière.

Nous avons exposé suffisamment à l'article AIR CHAUD les effets de l'été sur l'homme; on pourra appliquer à l'automne et à l'hiver ce que nous avons dit de l'air humide chaud, et humide et froid, et à l'hiver ce que nous avons dit du froid. Pour que ces données soient complètes, on devra y ajouter les effets que nous avons attribués à l'électricité et à la lumière. On ne devra pas oublier non plus que l'influence des saisons varie non-seulement par la qualité de l'air, la quantité de lumière, de chaleur et d'électricité, mais encore par le spectacle que la nature nous présente à chacune de ces époques; par le genre de productions qu'elle nous offre, et aussi par la saison à laquelle la saison nouvelle succède. D'après ce que nous avons exposé, chacun peut aisément remplir ce cadre par la pensée. Hippocrate a remarqué que lorsque le cours des saisons était régulier, il y avait peu de maladies, mais qu'elles étaient au contraire très-multipliées lorsque la constitution de l'atmosphère était irrégulière. Il est pour nous hors de doute que la même maladie est loin d'offrir le même danger dans toutes les saisons. Les inflammations du thorax, les rhumatismes, la syphilis, guérissent bien plus facilement dans l'été que dans l'hiver. Si nous voulions passer en revue toutes les maladies contenues dans le cadre nosographique, nous en verrions un grand nombre qui reçoivent de la température régnante la plus puissante influence. Nous pouvons dire d'une manière générale que les maladies sont généralement moins graves, plus régulières dans les saisons tempérées que dans les saisons extrêmes. Toutes choses égales d'ailleurs, le pronostic sera donc plus favorable dans les unes que dans les autres.

La saison la plus meurtrière est, sans contredit, l'hiver; nous avons souvent dit que l'hiver était mortel pour les vieillards, et nous en avons déduit les raisons des modifications organiques qui surviennent chez eux. Nous avons dit que la gêne de la circulation produite par l'ossification des vaisseaux en était sinon l'unique, au moins la principale cause: nous avons expliqué comment le froid, en resserrant la périphérie du corps, refoulait vers l'intérieur le sang, qui produisait ainsi les congestions de toute espèce et des inflammations de tous les viscères, surtout ceux de la respiration; comment la même cause qui favorisait ces maladies s'opposait par la même raison à leur guérison. Nous ne reviendrons pas davantage sur ce sujet.

Lorsque l'hiver est humide, quoique l'opinion contraire soit généralement répandue, il est moins funeste aux gens vieux et faibles, que lorsqu'il est froid et sec. La différence de la mortalité est extraordinaire à la Salpêtrière; lorsqu'il gèle à 8° — o R, pendant les mois de janvier et de février, il meurt plus de cent individus par mois; il en meurt environ le cinquième lorsque la température est humide.

Après l'hiver, la saison la plus meurtrière, c'est l'été. Les grandes chaleurs développent des maladies graves; mais cependant moins que l'hiver, dans nos climats. Il règne souvent des gastro-entérites et des affections cérébrales. Dans l'hiver ce sont aussi des maladies du cerveau, mais plus particulièrement des affections thoraciques.

Le printemps, lorsqu'il est doux et tempérée, tel qu'il doit être, est une saison inoffensive : il en est de même de l'automne, et si quelques affections chroniques se terminent par la mort à cette époque, il faut l'attribuer à l'impression des premiers froids qui peuvent passer pour les préludes de l'hiver naissant. — S'il est incontestable que les qualités de l'air exercent de l'influence sur l'organisme dans l'état sain, qu'elles peuvent le modifier, l'altérer, il demeurera incontestable qu'il pourra, à plus forte raison, en exercer dans l'état de maladie. La conséquence à tirer de ces propositions est qu'il faut soustraire le malade à l'action nuisible de l'air. On peut y parvenir de deux manières : 1° en déplaçant le malade; 2° en corrigeant ses qualités malfaisantes.

Ce n'est guère qu'en le déplaçant, en le faisant changer de pays, qu'on peut soustraire un malade à l'influence de l'air; ce ne peut donc être que dans les maladies de long cours, et lorsque l'air jouit long-temps des mêmes propriétés, qu'on peut remplir cette indication. Lors donc que certaines qualités de l'air paraîtront agir comme causes prédisposantes, ou dans le sens d'une prédisposition déjà existante, il faudra changer le malade de climat. On a bien souvent arrêté de la sorte des maladies organiques portées à un très-haut degré, et menaçant même les malades d'une mort prochaine.

Lorsque l'air a simplement agi comme cause occasionelle, en passant, il existe peu d'indications à remplir. Néanmoins, si le froid intense a déterminé une pneumonie, une pleurésie, un rhumatisme, la raison veut qu'on élève jusqu'à un certain degré la température des chambres des malades. Il faut ordinairement 15° + 0 R. dans leurs appartemens; mais cette règle est surtout indispensable pour les affections thoraciques aiguës ou chroniques, pour le rhumatisme, la goutte, la syphilis et quelques autres; pour les maladies de l'encéphale, au contraire, une température fraîche est plus convenable.

Lorsque la chaleur vive a produit une maladie, il serait à désirer qu'on pût placer le malade dans un endroit frais. Malheureusement il est beaucoup plus difficile d'abaisser la température que de l'élever. Dans ce cas, on placera le malade du côté du nord, dans un appartement vaste, et dans lequel on ne permettra pas accès à la lumière; on pourra y placer des branches de végétaux couvertes de feuilles et imbibées d'eau, dont l'évaporation absorbera une certaine quantité de calorique.

Hippocrate avait observé que le traitement des maladies elles-mêmes devait différer suivant les saisons; l'abstinence lui paraissait plus facile à supporter en été qu'en hiver. Il est encore vrai de dire que l'hiver et le printemps sont plus fertiles en maladies inflammatoires et dont le caractère exige les émissions sanguines. Ces indications fournies par les saisons, le sont également par l'air chaud et l'air froid. *Voyez*, pour le complément de cet article, les mots AIR, CALORIQUE, CLIMATS, GALVANISME, LUMIÈRE, etc.

(ROSTAN.)

SALEP, s. m. Geoffroy est le premier qui nous ait fait connaître la véritable nature de cette substance. On sait, depuis cet habile médecin, que le médicament connu sous ce nom est formé par des tubercules charnus provenant des différentes espèces du genre *orchis*. Les tubercules que l'on recueille en Orient et dans l'Asie mineure ont la plus grande analogie avec ceux de l'*orchis mascula*. Pour préparer le salep, on lave ces tubercules, on les enfile pour en former des espèces de chapelets que l'on plonge dans l'eau bouillante, pour les faire ensuite sécher au soleil. Ils deviennent alors semi-transparens, durs, cornés, conservant une légère odeur aromatique, que l'on a comparée à celle du mélilot, et une saveur mucilagineuse et un peu salée. On peut avec nos espèces d'orchis indigènes, particulièrement avec celles qui ont les tubercules entiers, préparer un salep entièrement analogue à celui qui nous vient de l'Asie mineure. Ce médicament est presque entièrement composé de fécule et de fibre végétale. Il se dissout dans l'eau bouillante, et forme, comme les autres fécules, des gelées analeptiques. Quelquefois on le mélange au chocolat. *Voyez* FÉCULES. (A. RICHARD.)

SALICINÉES, s. f. pl. Nom donné à une famille naturelle de plantes dicotylédones apétales et hypogynes, et dont le genre saule peut être considéré comme le type. Cette famille se compose de grands arbres, d'arbrisseaux, ou plus rarement de petits arbustes rampans, qui croissent dans les lieux humides, sur le bord des ruisseaux et dans les prairies. Leurs feuilles sont simples, alternes, et accompagnées de stipules; elles ne se développent en général qu'après les fleurs qui paraissent les premières. Ces fleurs sont dioïques, formant des chatons globuleux ou cylindriques, et alongés; les fleurs mâles consistent en une écaille de forme variable, sur laquelle sont implantées les étamines, dont le nombre varie d'une à vingt-quatre. Le plus souvent on observe à la base des étamines une petite écaille glanduleuse, quelquefois concave et en forme de calice. Les fleurs femelles offrent aussi une écaille, à la base interne de laquelle est attaché un pistil fusiforme, à une seule loge, renfermant plusieurs ovules attachés à deux trophospermes pariétaux, qui occupent principalement la base de la loge; cet ovaire se termine par un style très-court, surmonté de deux stigmates profondément bipartis. Le fruit est une petite capsule ovoïde terminée en pointe à son sommet, s'ouvrant en deux valves dont les bords rentrans simulent quelquefois une capsule biloculaire. Les graines qui sont fort petites sont environnées de longs poils soyeux.

L'écorce, dans la plupart des espèces de saule et de peuplier, a une saveur très-astringente. On peut l'employer avec avantage au tannage des cuirs. Elle est également tonique, et quelques médecins regardent l'écorce des jeunes rameaux du saule blanc comme un succédané indigène du quinquina. C'est avec les jeunes bourgeons du peuplier noir que l'on prépare l'onguent *populeum*, dont les propriétés calmantes sont dues aux plantes narcotiques qui entrent aussi dans sa composition.

(A. RICHARD.)

SALIVAIRE, adj., *salivarius*, qui a rapport à la salive.

SALIVAIRE (l'appareil) se compose de glandes disposées par paires, au nombre de trois de chaque côté, et distinguées par les noms de PAROTIDE, SOUS-MAXILLAIRE et SUBLINGUALE. Quelques anatomistes y ont réuni, mais à tort, les glandes molaires, buccales et labiales, qui ne sont autre chose que des agglomérations de follicules muqueux disséminés dans l'épaisseur ou au-dessous de la membrane buccale, ainsi qu'on en observe dans les autres membranes muqueuses.

Les glandes salivaires, dont les fonctions sont particulièrement relatives à la digestion, ont dans leur organisation des caractères communs assez nombreux, qui les rapprochent du pancréas, et qui sont indépendans de ceux qu'elles peuvent offrir en particulier; ainsi, dans toutes, les vaisseaux y pénètrent après s'être divisés en nombreuses ramifications au lieu d'y arriver en un tronc unique; parmi les nerfs qu'elles reçoivent, beaucoup ont leur insertion centrale sur la moelle alongée. Le tissu des glandes salivaires est rougeâtre ou grisâtre, ferme, assez résistant, et la disposition glanduleuse y est bien plus apparente que dans les autres organes de ce genre. Un tissu celluleux condensé les enveloppe, et se continue dans l'intervalle des lobes et des lobules, mais ne forme pas à leur surface de capsule membraneuse particulière et complète: elles n'adhèrent que faiblement aux parties qui les avoisinent. La cavité buccale est le réservoir commun où viennent s'ouvrir tous les conduits excréteurs des glandes salivaires; le liquide secrété, la salive, y est versé immédiatement sans avoir séjourné dans un réservoir intermédiaire, comme on l'observe dans les autres glandes: le pancréas est sous ce rapport semblable aux organes secréteurs de la salive. Quant à la structure intime des organes salivaires, elle a été décrite ailleurs (*voyez* GLANDE). L'identité de la salive sécrétée dans l'un ou l'autre de ces organes ajoute encore à l'analogie qu'ils ont entre eux. *Voyez* SÉCRÉTION.

Les glandes salivaires présentent aussi quelques caractères communs relatifs à leur situation et à leur forme. Toutes sont placées près de parties très-mobiles dont les mouvemens exercent nécessairement une influence sur l'exécution de leurs fonctions, soit par les pressions répétées qui doivent en résulter, soit en activant la circulation du sang dans leur tissu, d'où résulte une sécrétion plus abondante de salive. Quant à la forme de ces glandes, quoique généralement arrondie, elle est peu régulière, parce que leur circonférence n'est point circonscrite également chez les différens individus et dans le même sujet: cette disposition résulte très-probablement de ce que ces glandes n'ont pas d'enveloppe spéciale qui les isole, et borne les différens points de leur surface; aussi n'est-il pas rare de les voir se confondre par leurs bords voisins. Quoi qu'il en soit de ces analogies, chacune de ces glandes présente une configuration, une grosseur, une situation qui lui est particulière, et pour la connaissance desquelles on peut consulter les divers articles où leur description détaillée se trouve exposée. *Voyez* PAROTIDE, SUBLINGUALE, SOUS-MAXILLAIRE.

Les glandes salivaires offrent rarement des vices de conformation; le plus ordinaire consiste dans la réunion de la parotide à la glande sous-maxillaire : Haller a vu la première n'exister que d'un côté. Il n'est pas commun d'observer un accroissement pur et simple de leur volume. Leur conduit excréteur peut être oblitéré; l'occlusion de l'orifice de l'un d'eux produit la maladie nommée *grenouillette*. (C. P. OLLIVIER.)

SALIVATION, s. f., *salivatio*, nommée aussi *ptyalisme*, du mot grec πτυάλον ou πτύελον, crachat : sécrétion de salive excédant de beaucoup ce qu'on observe dans l'état ordinaire, laquelle peut être déterminée par des causes très-différentes, mais qui, le plus communément, est due à l'usage du mercure, ce métal jouissant de cette singulière propriété à un plus haut degré qu'aucune autre substance connue. Cette surabondance d'excrétion salivaire est aussi parfois symptomatique de différens états morbides ou purement physiologiques, tels que certaines phlegmasies de la gorge et de l'estomac, la grossesse, la chlorose, et quelques autres aberrations des fonctions de l'utérus. Il ne sera question dans cet article que de la salivation mercurielle.

Cet accident du traitement par les mercuriaux a été pendant plusieurs siècles regardé comme essentiellement nécessaire pour la guérison des affections syphilitiques; car l'ignorance et le défaut d'habitude dans l'emploi de ces remèdes donnant presque toujours lieu à sa manifestation, on se croyait autorisé à lui attribuer tout le succès qu'on obtenait dans ces sortes de traitemens. Quelques médecins, observateurs éclairés, et entre autres Massa, avaient pourtant osé s'élever contre la croyance commune, en conseillant, pour éviter le ptyalisme, de laisser deux ou trois jours d'intervalle entre les frictions, qui étaient alors le seul mode de traitement en usage; mais l'autorité de leur exemple n'avait pu l'emporter sur une routine, d'autant plus généralement suivie, qu'elle trouvait un puissant appui dans les idées de médecine exclusivement humorale répandues alors dans la société, et qui ont si long-temps prévalu parmi les médecins eux-mêmes. Ce ne fut qu'en 1718 que Chicoineau, chancelier de l'Université de Montpellier, après avoir tracé un tableau hideux des désordres qu'entraînait cette dégoûtante et souvent dangereuse évacuation, essaya de prouver qu'elle était complétement inutile pour l'élimination du virus syphilitique. Il proposa, en conséquence, d'adopter le traitement par extinction, c'est-à-dire, sans salivation, en remplacement de celui usité jusque-là. Son exemple fut bientôt suivi par les professeurs de la célèbre école dont il faisait partie, et peu après par tous les médecins français, à un petit nombre d'exceptions près. Alors, plusieurs auteurs réclamèrent la priorité pour cette pratique, malgré qu'elle fût assez clairement recommandée par différens écrivains du xvie siècle, et, si l'on en croit Planque, au mot *Mercure*, de la Peyronie lui-même s'en attribuait hautement le mérite. Quoi qu'il en soit de ces prétentions, hâtons-nous de reconnaître que celui qui a fait adopter ce grand changement dans la thérapeutique des maladies vénériennes a fait une chose très-utile à la science, ainsi qu'à l'humanité, et qu'il lui a fallu quelque courage, et par-dessus tout, une profonde conviction, pour attaquer une croyance médicale aussi enracinée que celle qui faisait regarder l'action du mercure sur les glandes salivaires comme indispensable pour la destruction de la syphilis.

Les écoles étrangères n'ont pas accueilli avec autant d'empressement la méthode par extinction, et l'on trouve encore en Allemagne, en Italie, en Espagne, et surtout en Angleterre, bon nombre de praticiens qui pensent qu'il est toujours avantageux d'entretenir jusqu'à parfaite guérison un certain degré d'excitation mercurielle vers la bouche, bien qu'ils ne répugnent pas à convenir des graves inconvéniens que peut avoir la salivation immodérée. Cette pratique, adoptée comme un terme moyen, prouve combien il faut d'efforts à l'esprit humain pour s'affranchir des idées routinières et de l'influence des vieux préjugés. Elle trouve sa base principale dans l'opinion, depuis long-temps rejetée, qui tendait à nous montrer dans le ptyalisme une crise salutaire, la seule capable d'éliminer complétement le contagium syphilitique.

Nous voyons pourtant tous les jours les infections les mieux caractérisées se dissiper sans le secours de cette évacuation, que la médecine moderne, plus rationnelle, cherche, au contraire, à prévenir par tous les moyens possibles. Et d'ailleurs, n'avait-on pas autrefois, aussi bien qu'aujourd'hui, beaucoup d'exemples de guérisons solides obtenues sur des personnes chez lesquelles le mercure administré à très-haute dose et sous toutes les formes n'avait jamais pu provoquer la moindre irritation des gencives ni des glandes salivaires?

Si, d'après ces faits, que personne ne conteste, on est obligé de convenir que le ptyalisme n'est pas indispensable pour expulser ou neutraliser l'élément morbide connu sous le nom de *virus syphilitique*, et si, d'une autre part, il est tout aussi clairement prouvé qu'une foule de malades, pendant tout le traitement desquels on s'est attaché d'une manière scrupuleuse à entretenir la salivation, n'ont pourtant pas laissé que d'être repris de nouveaux symptômes après un temps plus ou moins long d'une guérison en apparence radicale, comment se fait-il qu'on s'obstine à la provoquer sans avoir aucun égard aux inconvéniens qu'elle entraîne, tels que la malpropreté, le déchaussement des dents, et les vives souffrances qu'en ressentent les malades, même dans les cas où elle est peu intense? Il est vrai que les partisans actuels de cette évacuation veulent qu'elle soit modérée. Mais qu'on ne se fasse pas illusion sur l'efficacité des moyens que nous croyons propres à maîtriser, à contenir dans certaines limites l'action des mercuriaux sur l'économie; car il se présente encore d'assez fréquens exemples dans lesquels la fraction la plus légère de ce métal l'a immédiatement occasionée avec une extrême violence, de même aussi qu'on en rencontre d'autres où il est de toute impossibilité d'interrompre la marche souvent si rapide de cet accident, pour peu que le stimulus porté sur les glandes salivaires soit prononcé.

Les exemples de guérisons obtenues en excitant le ptyalisme chez des syphilitiques qui avaient déjà infructueusement subi plusieurs traitemens par extinction, exemples dont se plaisent à s'appuyer les détracteurs de cette dernière méthode, ne sont pas suffisans pour l'emporter sur les raisons motivées que je viens d'alléguer, puisque nous voyons aussi tous les jours des personnes qui, après avoir été déjà traitées plusieurs fois sans succès, et même après avoir salivé, le sont enfin une dernière avec meilleur résultat, sans que pour cela ils aient été pris de salivation mercurielle. Seulement, dans ces cas, l'administration des remèdes aura été plus méthodique, c'est-à-dire plus régulière, suffisamment prolongée, et que ces malades auront enfin mieux senti la nécessité du régime et d'un genre de vie approprié à leur situation. Il me serait facile de citer un grand nombre de faits de cette espèce.

Mais, dira-t-on, comment se rendre compte de la portion d'influence qu'on peut attribuer au ptyalisme dans la plupart des cas où il a paru favoriser les effets du mercure? On le peut de deux manières : et d'abord, il faut s'empresser de dire que ce ne sera jamais en admettant, comme on l'a cru pendant assez long-temps, que le virus soit expulsé avec les flots de salive qu'amène cet accident. Il agit, au contraire, ainsi que l'a fort bien remarqué feu Cullerier, en fixant le plus ordinairement sur la bouche et l'appareil salivaire une excitation dont l'effet dérivatif peut détourner efficacement l'irritation syphilitique locale d'un symptôme d'infection qui se sera jusque-là montré rebelle, résultat qu'on pourrait d'ailleurs souvent obtenir à l'aide d'un vésicatoire ou d'un cautère placé à quelque distance du point affecté, comme on le fait journellement pour la guérison des maux d'yeux ou d'oreilles en établissant un exutoire à l'un des bras, à la nuque ou aux régions mastoïdiennes. Dans d'autres circonstances, l'utilité d'un commencement de salivation peut être expliquée, chez les sujets difficilement influencés par le mercure, parce qu'on acquiert, en raison de sa seule manifestation, la certitude d'un haut degré de saturation de l'économie par le spécifique, circonstance qui doit alors devenir favorable, si l'infection est très-ancienne, et surtout si la marche rapide de quelques symptômes locaux donne de l'inquiétude pour la conservation de parties très-importantes, telles que le nez, le palais ou la voûte palatine. Dans ces deux hypothèses, il suffit communément du début du ptyalisme pour amener l'amélioration désirée, toute l'attention du médecin devant ensuite se porter sur les moyens de l'arrêter, pour continuer le reste du traitement par la méthode de l'extinction.

Il n'est aucune des nombreuses préparations mercurielles connues qui ne soit susceptible d'exciter la salivation; mais toutes n'ont pas cette propriété au même degré. Le sublimé et le cyanure de mercure la déterminent plus rarement que les autres, et peut-être le doivent-ils à ce qu'à raison de leur extrême activité on ne les donne qu'à des doses très-faibles. Les frictions, au contraire, ont surtout cet inconvénient, qu'elles partagent d'ailleurs avec le mercure administré sous forme de vapeurs, avec l'usage intérieur des oxydes de ce métal, des composés qui résultent de son union à la gomme, au chlore dans certaines proportions, ou avec différens acides. Il est même à remarquer que, parmi les sels et autres espèces de préparations qu'on obtient par ces dernières combinaisons, le proto-chlorure (mercure doux), et spécialement l'acétate de mercure, excitent peut-être encore plus facilement le ptyalisme que la plupart des autres, et que cet accident est même alors plus orageux que lorsqu'il se déclare pendant d'autres modes de traitement. On a fait aussi une pareille observation pour les salivations occasionées par l'absorption pulmonaire à laquelle sont exposés les doreurs sur métaux, ainsi que les individus qui ramonent les cheminées de leurs ateliers, lesquelles sont ordinairement incrustées d'une grande quantité de mercure à l'état d'oxyde et sous forme saline. Du reste, malgré cette dangereuse faculté des remèdes hydrargyreux, et quoiqu'il n'y ait pas, dans le plus grand nombre de circonstances, possibilité de faire un choix entièrement libre de celui qui conviendrait le mieux pour le traitement antisyphilitique, on ne doit cependant pas renoncer à leur usage. Il convient seulement de les administrer avec une prudence extrême, en s'assurant jour par jour des effets qu'ils produisent sur la bouche, pour en suspendre momentanément l'emploi dès qu'ils y occasionent la moindre irritation.

Les parties affectées dans la salivation sont les glandes maxillaires, sublinguales et parotides, ainsi que toute la membrane interne de la bouche, depuis et y compris les lèvres et les gencives, jusqu'au voile du palais. Cet accident se déclare pour l'ordinaire du quatrième au huitième jour du traitement, soit par les onctions ou les fumigations, soit par l'usage interne des préparations qui viennent d'être signalées comme les plus sujettes à le produire. Quelquefois pourtant, il survient plus tard, et l'on a même des exemples desquels on est autorisé à conclure qu'il peut se manifester un ou plusieurs mois après la cessation des mercuriaux.

Les signes précurseurs de cette évacuation sont une chaleur

insolite, une légère douleur et un commencement de tuméfaction aux gencives, qui deviennent d'un rose pâle, excepté vers les points qui embrassent immédiatement le collet des dents, où elles sont d'un rouge plus foncé; la langue se salit, le malade se plaint d'une saveur métallique, son haleine prend une fétidité remarquable, tout-à-fait particulière aux cas où l'on fait usage du mercure, et il éprouve, en serrant les mâchoires, une sensation incommode qui lui semble dépendre de l'alongement des dents, quoiqu'elle ne puisse être attribuée en réalité qu'à la sensibilité accrue des gencives, à leur gonflement, ainsi qu'à la propagation de l'état inflammatoire dont elles sont affectées jusque dans les cavités alvéolaires.

Si l'on ne renonce pas aussitôt à l'emploi du mercure, la tuméfaction des gencives augmente rapidement, s'étend à l'intérieur des joues, aux glandes maxillaires, aux parotides et même à la langue, dont le volume devient quelquefois si considérable, qu'elle est à peine contenue en dedans des arcades dentaires; la sécrétion de la salive devient plus abondante; ce liquide est clair et d'une odeur infecte; les gencives saignent à la plus légère pression; la langue et les dents elles-mêmes se couvrent d'une couche épaisse de saburre jaunâtre et d'une puanteur insupportable. Lorsque, malgré tous les soins, le mal continue à faire des progrès, il survient de la céphalalgie, de l'insomnie, les forces et l'appétit diminuent; le gonflement de la bouche s'étend au pharynx, et bien souvent le malade ne peut ni mâcher, ni avaler, ni parler; il a même de la peine à entendre, parce que l'irritation s'étend, par les trompes d'Eustache, jusqu'aux oreilles internes. Enfin, la membrane muqueuse des joues, des gencives et de la langue est parsemée d'ulcères plus ou moins douloureux, et la quantité de salive qui s'écoule d'une manière continue de la bouche, presque toujours béante, de ces malades, s'élève jusqu'à quatre ou cinq livres dans l'espace de vingt-quatre heures.

Ces ulcérations diffèrent de celles qui dépendent de l'influence du virus syphilitique en ce qu'elles se manifestent à la suite du stimulus appelé sur la bouche par l'action du mercure; qu'elles sont communément en beaucoup plus grand nombre que les chancres vénériens, qui s'observent rarement au delà de deux ou trois, et surtout parce qu'elles sont superficielles et couvertes d'une pellicule ou escarre blanche, si ce n'est en arrière des dents molaires, où, par le fait du rapprochement fréquent des mâchoires, qui compriment et déchirent les parties tuméfiées, leur surface est parsemée de points rouges sanguinolens; leurs bords étant d'ailleurs toujours d'un rose pâle et blafard, comme le reste de l'intérieur de la bouche, tandis que les ulcères syphilitiques sont profonds, ont des bords élevés, enflammés, d'un rouge foncé, et que leur surface, au lieu d'être d'un blanc laiteux comme ceux dus au mercure, est d'un gris sale, jaune, ou bien tout-à-fait brune. Une autre différence qui existe entre ces deux sortes d'ulcérations, c'est que celles qui accompagnent le ptyalisme s'observent principalement à l'intérieur des joues et sur les bords de la langue, où la pression que les dents exercent sur ces parties, très-tuméfiées dans ce cas, paraît les déterminer plus encore que l'action spécifique des préparations hydrargyreuses, qui ne peut être regardée ici que comme donnant lieu à une prédisposition; tandis que celles dues au virus vénérien affectent le plus ordinairement la partie interne ou le bord des lèvres, les commissures, la face supérieure de la langue ou le voile du palais.

Enfin, le ptyalisme est parfois accompagné d'une inflammation si vive que les gencives tombent en putrilage, que les dents s'ébranlent et tombent, qu'une portion du bord alvéolaire est frappée de nécrose, et que les joues se gangrènent. Rarement, il est vrai, les accidens sont portés à ce point de nos jours, surtout en France, puisqu'il est infiniment peu de praticiens dans ce pays qui regardent l'irritation mercurielle de la bouche comme propre à assurer le succès du traitement, et qu'on y fait, en général, tout ce qu'il est possible pour la prévenir. Cependant, comme il est des sujets chez lesquels des salivations excessivement orageuses peuvent se déclarer, ainsi que je l'ai observé un petit nombre de fois, après l'administration d'une très-faible quantité de mercure, le seul tableau des désordres qui peuvent en résulter doit faire sentir de quelle importance est le conseil donné plus haut de bien graduer les doses du remède, et de ne les augmenter qu'après s'être assuré que les gencives ne commencent pas à être affectées.

Traitement de la salivation.—Il se divise en prophylactique et en curatif. Toutes les méthodes proposées jusqu'à ce jour, pour le premier, peuvent se rapporter à cinq principales et fort distinctes : 1° Il y a près de quatre-vingts ans que Raulin recommanda, dans la vue de conjurer cet accident, de faire les frictions avec un mélange de vingt-cinq grains de camphre pour chaque once d'onguent napolitain; mais malgré les éloges pompeux que ce médecin donnait à ce mode de traitement, il a été promptement abandonné; car il ne remplissait pas le but qu'on s'en était proposé. On peut en dire tout autant des onctions faites avec la pommade mercurielle unie au soufre. L'addition du sulfure de chaux ammoniacé dans la proportion d'une partie sur trois d'onguent mercuriel, conseillée plus récemment par M. Pihorel, n'a pas encore été l'objet d'expérimentations assez suivies pour qu'on puisse juger du degré d'efficacité qu'il faut lui attribuer pour priver le mercure de sa vertu sialagogue.

2° La seconde méthode préservative de la salivation consiste à faire suivre avec rigueur les préparations ordinairement et depuis long-temps usitées avant l'emploi des mercuriaux; car en favorisant les fonctions cutanées par l'usage des bains chauds, des frictions sèches et de l'exercice, chez les sujets dont la peau est aride et la transpiration peu abondante, on détournera d'autant la tendance du mercure vers la bouche; on affaiblira encore les effets de cette vicieuse prédilection du remède en diminuant par la saignée un état de pléthore *générale*, en évacuant, avec prudence, les premières voies dans les cas d'embarras gastro-intestinal sans irritation vive, ou en provoquant l'action sécrétoire des reins. Or, si je me borne ici à arrêter l'attention sur ces préservatifs dont les effets sont les plus évidens et les plus faciles à expliquer, il sera aisé de juger quelle devra être la manière d'agir de tous les autres, en faisant remarquer que le mercure, dont les vertus stimulantes s'exercent toujours, quoiqu'à des degrés différens, sur la peau, le canal alimentaire ou l'appareil urinaire, aussi bien que sur les glandes salivaires, aura moins de propension à affecter ces dernières si les autres organes, avec lesquels elles sont pour ainsi dire solidaires, reçoivent, par une médication quelconque, un surcroît de vitalité qui en exalte les fonctions. Bien entendu que, dans le choix des moyens à employer pour atteindre ce but, il faut constamment avoir égard à la constitution générale du malade; ainsi qu'à l'état particulier des organes sur lesquels on devra faire porter la dérivation.

3° La troisième méthode, et à mon avis la plus sûre de toutes, est celle qui a pour objet de prévenir le ptyalisme en réglant les doses du mercure avec prudence, et d'après la susceptibilité individuelle, c'est-à-dire en commençant par de très-faibles quantités, qu'on augmente ensuite d'une manière lente et progressive, jusqu'à ce qu'on soit arrivé à celle qu'exige la nature de la maladie et l'état de santé habituel du sujet. Si l'on est arrêté pendant ce début de traitement, qui en est pour ainsi dire le temps d'exploration, par des signes d'irritation vers la bouche, on suspend l'usage des mercuriaux, sauf à le reprendre plus tard, mais à une dose moindre que celle qui aura occasioné cette irritation.

4° L'administration d'un purgatif tous les sept ou huit jours, pendant le cours du traitement, doit encore être mise au nombre des plus puissans prophylactiques de la salivation, et l'on ne saurait trop la recommander, surtout chez les personnes qui, ayant d'ailleurs les viscères digestifs en bon état, sont disposées à cet accident.

5° La cinquième méthode consiste à prescrire, à assez haute dose, l'usage de l'opium à l'intérieur, par exemple, un demi-grain trois ou quatre fois par jour, dès qu'on aperçoit la plus légère tendance au ptyalisme, ce remède agissant en calmant l'irritation dont la bouche commence à être affectée, mais beaucoup plus encore en diminuant notablement la susceptibilité générale.

6° Enfin, par la dernière méthode de traitement prophylactique de la salivation, on cherche, en agissant directement sur la bouche par le moyen de gargarismes astringens, alumineux ou acidules, à en émousser, en quelque sorte, la sensibilité, et, par là, s'opposer à la manifestation de l'accident en question.

Le traitement curatif du ptyalisme devient nécessaire aussitôt que, malgré les précautions et les remèdes qui viennent d'être indiqués, cette évacuation est définitivement et irrévocablement établie. Les différens moyens proposés jusqu'à ce jour pour y procéder peuvent se diviser en trois classes : les uns agissent directement sur la bouche; d'autres exercent leur influence d'une manière indirecte sur cette partie, en appelant un surcroit de forces vitales sur un point du corps qui en est plus ou moins éloigné; et les derniers, qu'on suppose devoir agir d'une manière plus générale par la voie de la circulation, ont été conseillés dans la vue de neutraliser la propriété sialagogue du mercure par de nouvelles combinaisons chimiques.

1° Les remèdes qui agissent directement sur la bouche ont été pris dans des catégories différentes, suivant l'opinion qu'on s'était faite de l'accident qu'on avait à combattre. D'abord quelques médecins conseillèrent exclusivement l'emploi des gargarismes adoucissans, tandis que d'autres préconisaient avec non moins d'exagération les seuls astringens. On y a mis de l'entêtement de part et d'autre, parce que des deux côtés on s'obstinait à ne pas vouloir distinguer deux phases bien remarquables de la salivation mercurielle, le temps d'excitation, et celui d'atonie qui lui succède. Aujourd'hui il est démontré jusqu'à la dernière évidence que les premiers remèdes, les adoucissans, conviennent toutes les fois que l'irritation locale est très-vive, les seconds étant, au contraire, beaucoup plus efficaces aussitôt que l'inflammation à perdu sa première violence.

Les gargarismes opiacés, composés avec six onces d'une décoction émolliente, à laquelle on ajoute de dix à vingt gouttes de laudanum liquide de Sydenham, sont en conséquence fort convenables tant que la sensibilité morbide de la bouche est très-exaltée. Mais dès qu'elle a cédé bien manifestement et que les parties boursoufflées tendent à l'atonie, les gargarismes alumineux ou aiguisés avec le suc de citron, le vinaigre, ou l'acide sulfurique, sont de beaucoup préférables. L'eau à la glace, longtemps conservé dans la bouche, et les applications de glace pilée sur les côtés des mâchoires ont souvent paru utiles en pareille circonstance. Les sangsues posées dans le voisinage des glandes tuméfiées sont encore d'un grand secours quand cette espèce d'inflammation est très-intense. Enfin, les ulcérations mercurielles, après avoir été méthodiquement et successivement traités par les émolliens et par les astringens, arrivent quelquefois à un tel degré d'indolence, qu'on est forcé, pour en obtenir la cicatrisation, de les toucher avec le sulfate de cuivre, le collyre de Lanfranc, ou le nitrate d'argent fondu. Deux ou trois cautérisations légères suffisent ordinairement pour atteindre ce but.

2° Les moyens propres à arrêter le ptyalisme en agissant sur des parties plus ou moins distantes de la bouche sont assez nombreux. Les purgatifs tiennent parmi eux le premier rang.

Ils appellent vers le canal intestinal un certain degré d'irritation, qui tend à diminuer d'autant celle dont l'appareil salivaire est le siége. Les sels neutres et les aloétiques méritent par conséquent la préférence sur tous les autres pour remplir cette indication, quoique, dans beaucoup de cas, les potions faites avec le séné, un sel quelconque et la manne, paraissent bien suffire. Les bains généraux et les demi-bains, pris à un degré de chaleur convenable, exercent aussi, quoique d'une manière également indirecte, une influence avantageuse sur l'état de la bouche, en augmentant l'activité des fonctions de la peau. Les pédiluves répétés ont aussi cette propriété, surtout si leur effet dérivatif devient plus prononcé par l'addition d'un quarteron de bonne moutarde en poudre ou de deux onces d'acide hydrochlorique. Les ventouses sèches et scarifiées, appliquées à la nuque, entre les épaules ou sur les bras, ne sont pas d'une efficacité moindre; ainsi que les sinapismes et les frictions sèches, mais avec plus de force, elles contribuent puissamment à transporter l'irritation de l'appareil salivaire sur des parties éloignées. Les vésicatoires agissent avec encore plus d'énergie. Mais comme les malades répugnent ordinairement à leur application, on n'y a le plus souvent recours que lorsque le ptyalisme persiste avec violence malgré l'emploi des autres moyens.

3°. Les remèdes proposés pour combattre la salivation en détruisant, par des combinaisons chimiques nouvelles, la propriété qu'a le mercure d'occasioner et d'entretenir cette évacuation, sont en assez grand nombre. Brassavole et Fallope avaient déjà recommandé, dans cette vue, vers la fin du seizième siècle, l'usage de l'or. Ils faisaient tenir long-temps dans la bouche une pièce ou un anneau de ce métal, espérant par là, en obtenant un amalgame qui n'a pas lieu, opérer la soustraction du mercure qui pouvait être contenu dans la salive. Ce moyen est tout-à-fait nul, si j'en juge d'après les nombreuses expériences que j'ai faites il y a plus de vingt ans sur cet objet. Et en effet, quand bien même, en pareil cas, le mercure se porterait sur le métal, il n'est pas probable qu'il en puisse résulter le moindre avantage pour arrêter la marche du ptyalisme, puisqu'on n'a plus à redouter alors l'action sialagogue des préparations mercurielles ainsi dissoutes ou suspendues dans la salive, mais bien celle qu'elles peuvent signaler tant qu'elles sont contenues dans le sang qui apporte aux glandes salivaires les matériaux de leurs sécrétions.

Le soufre administré à l'intérieur est assurément un remède plus rationnel; car son affinité pour le mercure est assez généralement connue des médecins. On le donne sous forme de pastilles, au nombre de dix ou douze par jour, et je dois dire que je l'ai vu réussir dans plusieurs circonstances. Son usage d'ailleurs ne présente aucun danger quand il est bien réglé.

Les sulfures de chaux et de magnésie ont aussi été préconisés comme d'excellens remèdes contre le ptyalisme. On les donne depuis un scrupule jusqu'à un gros par jour, délayés dans l'eau commune, et par dessus, le malade boit une seconde tasse d'eau, à laquelle on doit ajouter une ou deux cuillerées d'acide citrique ou acéteux. La dose peut être divisée en deux, moitié pour le matin, et le reste pour le soir. Ce mode de traitement a paru d'abord avoir quelques partisans; mais bientôt l'illusion s'est dissipée, et il y aurait aujourd'hui de la témérité à compter sur lui. On peut en dire tout autant de l'acétate de plomb liquide qui a été conseillé à la dose de douze grains par jour; à prendre dans sept à huit onces d'eau, ou d'une tisane mucilagineuse quelconque. Comme les sulfures alcalins, il est pris, le plus ordinairement, sans qu'il en résulte le moindre soulagement du côté de la bouche, et s'il a paru quelquefois être de quelque utilité sous ce rapport, c'est qu'alors il a été porté à assez haute dose pour déterminer de vives coliques, par le moyen desquelles il agissait comme dérivatif.

Personne ne sera disposé, je pense, à méconnaître ici les dangers qui peuvent résulter de cette irritation des intestins, le plomb et ses diverses préparations développant ordinairement sur ces viscères des affections plus graves que ne pourrait l'être, dans aucune circonstance, la salivation elle-même. Prescrit sous forme de gargarisme, et souvent à assez forte dose, ce remède a néanmoins pu être parfois avantageux, quoique l'on n'ait pas encore, sur le parti qu'on peut définitivement en tirer dans l'accident en question, des notions assez exactes et des faits assez nombreux. On peut du moins assurer à l'avance qu'ainsi administré, il ne doit pas exposer aux fâcheuses conséquences qui peuvent naître de son introduction dans l'estomac.

L'acide sulfurique donné à la dose de six à huit gouttes trois ou quatre fois le jour, dans une certaine quantité d'eau, a réussi, au dire de Pearson, mieux qu'aucun autre moyen antisialagogue. Je l'ai souvent employé moi-même en pareil cas, ainsi que les acides végétaux, ajoutés aux boissons ordinaires jusqu'à agréable acidité, mais sans lui reconnaître une efficacité aussi prononcée. Toutefois, comme on ne peut cependant pas lui contester un certain degré d'utilité, son usage me semble devoir être d'autant plus encouragé, qu'il ne s'oppose nullement à l'administration de quelques-uns des autres médicamens qui viennent d'être énumérés.

Il résulte de tout ce qui précède qu'il n'existe aucun agent thérapeutique d'une efficacité constante contre la salivation, aucun moyen qu'on puisse regarder comme spécifique. Néanmoins, avec de la prudence, on peut encore espérer, par l'emploi bien entendu et diversement combiné de ceux proposés jusqu'à ce jour, d'en arrêter promptement le cours, ou tout au moins d'en diminuer notablement la violence. Voici d'ailleurs, en résumant ce qui vient d'être dit, comment on doit se conduire dès que cet accident est déclaré : 1° Cesser l'usage du mercure; éloigner les malades des salles de traitement; les faire changer de linge et renouveler souvent l'air de l'appartement; 2° prescrire une tisane délayante édulcorée et, de plus, légèrement acidulée avec le citron, la groseille, ou avec huit ou dix gouttes d'acide sulfurique par pinte; 3° agir directement sur les parties surexcitées, par des gargarismes émolliens ou plus ou moins opiacés, qu'on remplacera, vers le déclin de l'irritation, par des décoctions astringentes et toniques, de quinquina, de tan, ou autres remèdes semblables; 4° poser des sangsues aux environs de la mâchoire inférieure, quand l'inflammation est violente; 5° prescrire chaque jour huit ou dix pastilles soufrées; 6° donner tous les trois ou quatre jours un purgatif; 7° ajouter aux effets dérivatifs et à l'action de tous les moyens ci-dessus relatés, en prescrivant des bains chauds, des pédiluves, des fomentations chaudes sur les jambes, et de fréquentes applications de glace autour de la mâchoire inférieure, ou tout au moins des compresses trempées dans l'oxicrat; 8° enfin, recourir aux rubéfians placés sur des parties un peu éloignées de la bouche, et même aux vésicatoires, si, malgré une médication un peu moins active, la salivation se prolonge avec trop d'intensité.

Le ptyalisme léger cède pour l'ordinaire du cinquième au huitième jour; mais quand il est plus considérable, il dure souvent depuis quinze jusqu'à vingt-cinq jours, quel que soit, du reste, le mode de traitement qu'on lui oppose, lequel a, au moins, toujours l'avantage d'empêcher les accidens de parvenir à un degré extrême de violence. (L. V. LAGNEAU.)

SALIVE, s. f., *saliva*. Humeur sécrétée par les glandes salivaires et versée dans la cavité buccale : elle est liquide, inodore, insipide, transparente, visqueuse, spumeuse par l'agitation, et verdit le sirop de violettes : étendue d'eau, elle laisse précipiter tout le mucus qu'elle contient. Suivant M. Berzélius, elle est composée d'eau 992,9; d'une matière animale soluble dans l'eau, insoluble dans l'alcohol, et qui s'y trouve dans la proportion de 2,19; de mucus 1,4; d'hydrochlorate de potasse et de soude 1,7; de lactate de soude et de matière animale 0,9; de soude 0,2 : en incinérant le mucus de la salive, on obtient beaucoup de phosphate de chaux et un peu de phosphate de magnésie. Ce liquide favorise la digestion des alimens en se mêlant à eux dans la bouche, et leur faisant ainsi subir un commencement d'élaboration. *Voyez* DIGESTION.

SALPÊTRE. *Voyez* POTASSE (nitrate de).

SALPINGO-MALLÉEN, adj., *salpingo-malleus;* nom donné par quelques anatomistes au muscle interne du marteau parce qu'il s'attache à la trompe d'Eustachi et à cet osselet de l'oreille interne. *Voyez* OREILLE.

SALPINGO-PHARYNGIEN, adj., *salpingo-pharyngeus;* Valsalva et Douglas ont ainsi nommé un faisceau charnu qui se fixe à la trompe d'Eustachi, et s'étend de là au pharynx.

SALPINGO-STAPHYLIN, adj., *salpingo-staphylinus;* plusieurs anatomistes ont donné ce nom au muscle *péristaphylin interne*, d'après Valsalva et Santorini; Winslow et Dumas l'ont appelé *salpingo-staphylin interne*, et M. Chaussier *petro-staphylin*. (MARJOLIN.)

SALSEPAREILLE, s. f. *sarsaparilla*. On appelle ainsi la racine de plusieurs espèces du genre *smilax* de la famille des smilacées ou asparaginées, et de la diœcie hexandrie, et en particulier des espèces désignées sous le nom de *smilax sarsaparilla*, L., *smilax syphilitica*, Willd., et *smilax officinalis*, Humboldt. Toutes les espèces de ce genre, qui nous fournit aussi la squine, sont des plantes sarmenteuses, dont les tiges et les feuilles sont presque toujours armées de crochets épineux. Leurs fleurs, assez petites, sont disposées en grappes ou en cimes, et leurs fruits sont des petites baies globuleuses et pisiformes.

Dans le commerce on distingue plusieurs sortes de salsepareille, qui toutes nous viennent des diverses parties de l'Amérique méridionale. Ces sortes peuvent être distinguées, d'après leur couleur extérieure, en *grises* et en *rouges*. Les premières sont : 1° la *salsepareille de Honduras.* D'une souche ligneuse et irrégulière naissent un très-grand nombre de fibres très-longues, de la grosseur d'une plume à écrire, d'une teinte grise plus ou moins foncée, avec des stries longitudinales et irrégulières formées par la dessiccation. Ces fibres se composent d'une partie corticale d'un blanc rosé, recouvrant un axe ligneux, cylindrique, blanchâtre, d'une saveur fade et amylacée. La partie corticale paraît être plus active; sa saveur est mucilagineuse et plus ou moins amère.

2° La *salsepareille caraque.* — Comme la précédente, elle est formée de fibres très-longues qui tiennent encore à leur souche commune. Mais ces fibres sont moins striées, plus pleines, d'une teinte grise plus pâle. Sa partie corticale est d'un rose plus foncé, son axe ligneux presque blanc; mais elle est presque insipide, et par conséquent moins active.

On compte aussi deux sortes de salsepareille rouge, savoir :

1° *La salsepareille rouge de la Jamaïque.* — Il serait bien possible que cette racine fût celle de l'espèce que M. de Humboldt a décrite sous le nom de *smilax officinalis.* Elle croît sur les rives du fleuve de la Madeleine. Selon ce célèbre voyageur on en exporte tous les ans une très-grande quantité à Carthagène et à Mompox, et de là à la Jamaïque. Composée de souches irrégulières et de fibres cylindracées d'une longueur considérable, cette racine se distingue au premier coup d'œil des précédentes par la teinte rouge-orangée de ses fibres; quelquefois cette teinte est d'un gris-rougeâtre. En général ses fibres sont plus grêles, moins sèches. Leur saveur, légèrement mucilagineuse, est plus amère et plus aromatique, et il paraît que c'est l'espèce la plus active et celle par conséquent à laquelle on doit accorder la préférence.

2° On appelle *salsepareille de Portugal* une sorte qui nous vient du Brésil par la voie du Portugal. Elle se compose de fibres séparées de leur souche, cylindriques, peu striées, d'un rouge terne à l'extérieur, blanches intérieurement et d'une saveur faiblement amère. Elle est peu estimée.

Telles sont les sortes principales de salsepareille qu'on rencontre dans le commerce. On a pu voir par ce que nous avons dit de chacune d'elles, que c'était la salsepareille rouge qui méritait la préférence, à cause de sa saveur beaucoup plus prononcée que dans toutes les autres espèces.

La salsepareille contient une très-grande quantité d'amidon. M. Galileo Palotta en a retiré une matière particulière, qu'il regarde comme le principe actif et à laquelle il a donné le nom de *parigline*. Il la considère comme une nouvelle base salifiable et lui attribue les caractères suivans : elle est blanche, pulvérulente, légère, inaltérable à l'air atmosphérique ; sa saveur est amère, très-austère, peu astringente et nauséeuse ; son odeur est particulière. Pure, elle est insoluble dans l'eau froide, peu soluble dans l'eau chaude et dans l'alcohol froid et concentré, mais soluble dans l'alcohol bouillant. Elle rougit faiblement le papier de curcuma, se décompose à la manière des substances végétales non azotées, quand on la place sur une lame de fer chauffé au rouge. Tous les acides s'unissent à cette substance pour former des sels.

La salsepareille s'administre en décoction, soit seule, soit mélangée aux autres substances sudorifiques. On met environ deux ou trois onces de salsepareille coupée en petits morceaux et fendus, bouillir dans une pinte et demie d'eau, que l'on fait réduire d'un tiers. Quelques praticiens s'appuyant sur le peu de saveur de cette racine, pensent qu'elle doit être peu active et en font peu de cas. Mais d'autres au contraire la regardent comme un de nos médicamens les plus puissamment sudorifiques. On l'emploie dans toutes les maladies qui réclament l'usage des sudorifiques (*Voy.* ce mot), et en particulier dans les maladies syphilitiques, le rhumatisme chronique, etc.

Plusieurs autres racines ont aussi reçu le nom de *salsepareille*, telles sont : *la salsepareille d'Allemagne*, qui est la racine du *carex arenaria*, plante de la famille des cypéracées, commune dans les lieux sablonneux de la France et de l'Allemagne.

La *salsepareille grise* ou *fausse*, racine de l'*aralia nudi-*

caulis, de la famille des araliacées. Cette racine, qui a une saveur douceâtre et légèrement amère, est employée dans l'Amérique septentrionale comme diurétique et sudorifique.

On nomme encore *salsepareille* au Mexique la racine de l'*agave cubensis*, Jacquin; mais cette espèce n'est pas répandue dans le commerce. (A. RICHARD.)

SALSIFIX, s. m., *tragopogon porrifolium*, L. C'est une plante appartenant à la tribu des chicoracées dans la famille des synanthérées, qui croît naturellement dans les pâturages de quelques parties de la France, et que l'on cultive très-abondamment dans les jardins comme plante potagère. Sa racine est pivotante, cylindrique, simple, noirâtre à l'extérieur, très-blanche en dedans; ses feuilles sont étroites, linéaires, ses fleurs purpurines. Cette plante offre très-peu d'intérêt sous le point de vue médical, et nous ne la mentionnons ici que parce que sa racine sert d'aliment après avoir été cuite dans l'eau. Elle a une saveur douce et légèrement sucrée. Nous pourrions en dire autant du salsifix sauvage; *tragopogon pratense*. L. Rich., *Bot. Méd.*, t. I, p. 399, qui se distingue surtout du précédent par ses fleurs jaunes. Dans quelques provinces on mange non-seulement sa racine, mais ses feuilles. (A. RICHARD.)

SALUBRITÉ, s. f., *salubritas*; qualité de ce qui est sain, salubre, de ce qui concourt à maintenir la santé. La salubrité, soit particulière ou domestique, soit publique, est par conséquent le but de l'hygiène et de la police médicale. *Voyez* ces deux articles.

SALVATELLE, s. f., *salvatella* de *servare*, sauver.

SALVATELLE (la veine), située sur la face dorsale de la main près de son bord interne, commence à la face postérieure des doigts et à la face dorsale de la main par un réseau que forment des veinules extrêmement nombreuses. Ces ramifications veineuses, en se réunissant en dedans de la main, constituent la veine salvatelle, qui remonte elle-même le long de la partie interne de l'avant-bras, où elle prend le nom de CUBITALE POSTÉRIEURE. Le nom de *salvatelle* a été donné à cette veine par les anciens, qui attribuaient à la saignée de ce vaisseau une efficacité très-grande dans la cure de certaines maladies.

(MARJOLIN.)

SANDARAQUE, s. f. C'est une résine qui découle en Afrique du *callitris quadrivalvis*, Rich., *Conif.*, p. 46, t. VIII, ou *thuya articulata* de Desfontaines, arbrisseau qui appartient à la famille des conifères, et à la diæcie monadelphie. Pendant longtemps on avait cru qu'elle était produite par le *juniperus communis;* mais le professeur Desfontaines, lors de son voyage en Barbarie, a reconnu que cette substance résineuse découlait de l'arbre que nous avons nommé.

La sandaraque est en morceaux peu volumineux ou en larmes, d'un jaune clair, irrégulièrement alongées, à cassure nette et vitreuse. Ces larmes sont recouvertes d'une sorte d'efflorescence ou poussière très-fine comme l'oliban. Son odeur et sa saveur sont extrêmement faibles et presque nulles : elle est friable sous la dent, soluble dans l'alcohol, et forme de très-beaux vernis; elle jouit des mêmes propriétés que les autres substances du même genre, mais néanmoins elle est très-peu employée en médecine. Pulvérisée elle forme une poudre très-blanche, dont on se sert pour frotter le papier déchiré par le grattoir, afin de l'empêcher de *boire*. (A. RICHARD.)

SANG, s. m., *sanguis* (chimie). Fluide composé chez l'homme d'eau, d'albumine, de fibrine, d'une matière grasse analogue à celle qui existe dans le cerveau, d'un principe colorant, et de différens sels. Les matières grasse et colorante du sang n'ayant pas été décrites dans ce Dictionnaire, nous croyons devoir les faire connaître pour mieux faire concevoir l'histoire de ce fluide important.

Matière grasse du sang. — Cette matière, qui existe aussi dans le cerveau, comme l'ont prouvé Jordan, John, et surtout M. Vauquelin, a été séparée de la fibrine du sang par M. Chevreul, où elle se trouve à peu près dans la proportion de quatre pour cent. Elle paraît formée d'oxygène, d'hydrogène, de carbone, d'azote, et de *phosphore*, composition qui la fait différer notablement des autres matières grasses. Elle est solide, incolore, molle, et poisseuse, d'un aspect satiné, brillant, sans action sur les couleurs végétales; elle tache le papier à la manière des huiles. Lorsqu'on la décompose par la chaleur elle fournit un produit ammoniacal, et laisse un charbon qui contient de l'acide phosphorique libre, surtout si l'opération a eu lieu au contact de l'air, ce qui annonce évidemment la présence du phosphore dans cette matière, puisqu'avant de la décomposer elle n'était pas acide, et qu'elle ne renfermait pas de phosphate d'ammoniaque. L'alcohol et l'éther la dissolvent à merveille à l'aide de la chaleur. Elle donne avec l'eau froide une sorte d'émulsion. La potasse ne la saponifie pas même au bout de douze heures d'ébullition. On l'obtient en traitant par l'alcohol bouillant la fibrine du sang parfaitement lavée, et en évaporant la dissolution.

Principe colorant du sang. — Tous les chimistes admettent aujourd'hui que la matière colorante du sang constitue un principe immédiat des animaux; mais tous ne sont pas d'accord sur les propriétés de ce principe, ce qui tient probablement au mode de préparation employé pour l'obtenir. M. Brande, qui l'a fait connaître le premier, le prépare en agitant le sang pendant sa coagulation; par ce moyen une portion considérable de ce principe se mêle au sérum, et s'en sépare ensuite par le repos. On voit alors qu'il est rouge, soluble dans l'eau froide, dans les acides hydrochlorique, sulfurique étendu, dans plusieurs acides végétaux, et dans les alcalis caustiques et carbonatés; ces dissolutions offrent différentes teintes rouges, dont la plupart ont un aspect verdâtre particulier quand on les voit par lumière transmise; l'acide nitrique les brunit instantanément. La dissolution aqueuse, si on la fait bouillir, dépose, en refroidissant, un sédiment brun de matière colorante altérée.

D'après M. Vauquelin, le principe colorant du sang serait solide, inodore, insipide, d'un rouge pourpre, et même violacé lorsqu'il est récemment séparé du sang, noir comme du jayet quand il est sec. Distillé il fournirait, entre autres produits, du sous-carbonate d'ammoniaque, et une *huile rouge pourpre;* il serait inaltérable à l'air et insoluble dans l'eau; mais délayé dans ce liquide il lui communiquerait une couleur vineuse; les acides et les alcalis deviendraient pourpres en le dissolvant; l'acide gallique ni l'hydrocyanate ferruré de potasse ne précipiteraient aucune de ces dissolutions. On l'obtiendrait en chauffant pendant cinq à six heures à la température de 70°, thermomètre centigrade, une partie de caillot du sang égoutté sur un tamis de crin, avec quatre parties d'acide sulfurique préalablement étendu de huit parties d'eau; la liqueur est évaporée jusqu'à réduction de moitié de son volume, puis traitée par une assez grande quantité d'ammoniaque pour qu'il ne reste plus qu'un léger excès d'acide : le principe colorant se dépose par l'agitation; on le lave pour le débarrasser de l'acide sulfurique qu'il pourrait retenir.

Les différences qui existent entre les propriétés du principe colorant du sang obtenu par ces deux procédés ne tiennent-elles pas à ce qu'il éprouve de la part de l'acide sulfurique une altération quelconque qu'il ne doit point subir lorsqu'il est préparé par la méthode de Brande? Quoi qu'il en soit, nous ne terminerons pas ce sujet sans faire remarquer combien les opinions sont partagées sur la composition intime de ce corps. Berzélius croit qu'il constitue les $\frac{64}{100}$ du caillot, et le trouve composé d'oxygène, d'hydrogène, de carbone, et d'azote; il regarde ses cendres comme contenant 50 parties sur 100 de fer oxydé, qui contribue, suivant lui, à la coloration du sang. MM. Brande et Vauquelin n'admettent point le fer au nombre des principes constituans de ce principe, tandis que MM. Prévost et Dumas le considèrent comme étant formé d'une matière animale combinée au péroxyde de fer.

Propriétés physiques du sang humain. — Elles varient suivant que le sang est veineux ou artériel. Le premier est d'un rouge brun, d'une odeur faible et moins coagulable que l'autre; sa température est de 31° R.; sa capacité pour le calorique 852 (celle de l'eau étant 1000), et son poids spécifique 1051. Le sang artériel est d'un rouge vermeil, d'une odeur forte et très-coagulable; sa température est presque de 32° R.; sa capacité pour le calorique 839, et son poids spécifique 1049.

Composition et propriétés chimiques du sang humain. — Le *caillot* est entièrement composé de fibrine, de matière grasse, d'albumine et de principe colorant. Le *serum* contient sur 1000 parties, d'après M. Berzelius, 905 parties d'eau, 80 d'albumine, 10 de substances solubles dans l'alcohol, savoir: 6 d'hydrochlorate de potasse et de soude, et 4 d'acétate de soude, uni à une matière animale et regardé d'abord comme du lactate, parce qu'on admettait un acide lactique qui ne paraît réellement pas exister; 4 parties de substances solubles seulement dans l'eau, savoir: soude carbonatée, phosphate de soude et un peu de matière animale. M. Marcet, tout en reconnaissant à peu près l'existence des mêmes substances dans le sérum du sang humain, indique des proportions un peu différentes. Ajoutons que M. Trail dit en avoir retiré aussi 4,5 pour 100 d'une matière huileuse. Brande compte l'acide carbonique au nombre des principes constituans du sang, ce qui s'accorde avec les expériences de Vogel sur le sang de bœuf. Enfin, d'après Proust, le sang humain renfermerait de l'ammoniaque et du soufre à l'état d'hydrosulfate, et du benzoate de soude.

Examiné au microscope, le sang peut être considéré, d'après MM. Prévost et Dumas, comme du *serum* tenant en suspension de petites particules régulières et insolubles : chacune de ces particules offre à son centre *un corps blanc transparent sphérique* ou *ovoïde*, entouré d'un *sac membraneux coloré* en rouge, sorte de gelée moins transparente que le corps central blanc, qui se sépare toujours après la mort ou par le repos.

Voici maintenant le sommaire des principaux résultats obtenus par ces physiologistes : 1° on trouve un plus grand nombre de particules dans le sang artériel que dans le sang veineux; 2° les oiseaux sont les animaux dont le sang en contient le plus; viennent ensuite les mammifères, et les carnivores semblent en avoir plus que les herbivores; 3° en général leur nombre présente une certaine relation avec la chaleur développée par l'action vitale; 4° les animaux à sang froid sont ceux dont le sang est le moins riche en particules. Mille parties de sang contiennent :

Sang de la veine basilique de *callitriche*, 7760 d'eau, 1461 de particules, 779 d'albumine et de sels solubles. Sang des veines du bras d'un *homme*, 7839 d'eau, 1292 particules, 369 d'albumine et de sels solubles. *Cochon d'Inde*, 7848 d'eau, 1280 particules, 872 d'albumine. Sang de la jugulaire d'un *chien*, 8107 d'eau, 1238 particules, 655 d'albumine. *Chat*, 7953 d'eau, 1204 particules, 843 d'albumine. Sang de la saphène d'une *chèvre*, 8146 d'eau, 1020 particules, 834 d'albumine. *Veau* (mélange de sang veineux et artériel) 8260 d'eau, 912 particules, 828 d'albumine. *Lapin* (jugulaire) 8379 d'eau, 938 particules, 683 d'albumine. *Cheval* (sang veineux) 8183 d'eau, 920 particules, 897 d'albumine. *Pigeon* (jugulaire), 7974 d'eau, 1557 particules, 469 d'albumine. *Canard* (jugulaire), 7652 d'eau, 1501 particules, 847 d'albumine. *Poule* (jugulaire), 7799 d'eau, 1571 particules, 630 d'albumine. *Corbeau*, 7970 d'eau, 1466 particules, 564 d'albumine. *Héron* (jugulaire), 8082 d'eau, 1326 particules, 592 d'albumine. — *Animaux à sang froid. Truite*, 8637 d'eau, 638 particules, 725 d'albumine. *Lotte*, 8862 d'eau, 481 particules, 657 d'albumine. *Grenouille*,

8846 d'eau, 690 particules, 464 d'albumine. *Tortue terrestre* (jugulaire), 7688 d'eau, 1506 particules, 806 d'albumine. *Anguille commune* (aorte), 8460 d'eau, 600 particules, 940 d'albumine. (*Voyez* pour plus de détails, les *Annales de physique et de chimie*, tomes XVIII et XXIII.)

Propriétés chimiques du sang humain. — Lorsqu'on élève la température, le sang se coagule et fournit un caillot brun violet dans lequel se trouvent tous les principes immédiats de ce fluide; le liquide qui surnage est à peine coloré. Si on chauffe plus fortement, le sang se décompose à la manière des substances azotées, et fournit surtout beaucoup de sels ammoniacaux. Abandonné à lui-même, le sang se sépare en deux parties; l'une liquide, constitue le sérum, l'autre, solide, est le *caillot;* la cause de cette coagulation, qui arrive sans que la température s'élève sensiblement, n'est pas encore parfaitement connue : on sait que le phénomène est favorisé par le contact de l'air et par le repos, et on est disposé à admettre qu'il dépend particulièrement de ce que le sang n'est plus doué de vie. Le gaz oxygène et l'air atmosphérique agités avec du sang lui communiquent une couleur rouge-rose, l'ammoniaque le fait passer au rouge cerise; le gaz azote, le protoxyde d'azote, le gaz hydrogène et le gaz acide carbonique au rouge brun; le gaz oxyde de carbone, le deutoxyde d'azote et l'hydrogène carboné au rouge violacé; l'hydrogène arsénié et l'acide hydrosulfurique au violet foncé, passant peu à peu au brun verdâtre; le gaz acide hydrochlorique au brun marron; le gaz acide sulfureux au brun noir; le chlore au brun noirâtre, qui passe peu à peu au blanc jaunâtre; ces trois derniers gaz le coagulent en même temps. Les alcalis, loin de précipiter le sang, le rendent plus fluide. Les acides, surtout ceux qui coagulent l'albumine, coagulent également le sang, à moins qu'ils ne soient très-faibles. La plupart des sels des quatre dernières classes sont dans le même cas. L'alcohol s'empare de l'eau qu'il contient et en précipite l'albumine, la fibrine, le principe colorant et plusieurs sels. Le sang de bœuf ne diffère, suivant Berzelius, du précédent que par la plus grande difficulté que l'on éprouve à incinérer la fibrine, l'albumine et le principe colorant qui en proviennent; ce qui suppose, dit Berzelius, qu'il renferme une plus forte proportion d'azote : or, ce fait doit surprendre d'autant plus que la nourriture de l'homme est infiniment plus azotée que celle du bœuf. Quoi qu'il en soit, le sang humain n'a point d'usages; celui de bœuf est employé pour faire le boudin, pour clarifier les sirops et obtenir le sucre, pour préparer le cyanure de potasse, l'acide hydrocyanique. Dès l'année 1802, M. Carbonell a composé avec le *serum* de ce sang et la chaux vive un mélange très-utile pour peindre les grands emplacemens, les ustensiles en bois, les pierres, les murs, etc.

Sang considéré sous le rapport de la médecine légale. — Les médecins sont souvent requis par les tribunaux pour déterminer si des taches que l'on remarque sur des instrumens en fer ou en acier, ou sur du linge, sont produites par du sang. Cette matière ayant fait l'objet d'un travail publié par M. Lassaigne, en 1825, nous croyons, pour ne pas être accusés de plagiat, devoir annoncer que, dès l'année 1823, nous l'avions traité dans une de nos leçons à la Faculté de Médecine : du reste, si nos expériences ont quelque analogie avec celles de ce chimiste distingué, on verra qu'elles en diffèrent sous plusieurs rapports, et surtout qu'elles embrassent la question d'une manière bien plus vaste. Nous croyons devoir examiner successivement les *lames de fer* ou *d'acier* et les *étoffes* tachées.

Lames de fer ou d'acier. — Les taches produites par le sang sur ces instrumens peuvent être confondues avec celles que déterminent le jus de citron et la rouille. Il importe par conséquent de les étudier comparativement.

Caractères des taches de sang desséché. — Les points de la lame sur lesquels il n'y a eu qu'une petite quantité de sang sont d'un rouge clair; ils offrent, au contraire, une couleur brune foncée partout où le sang a été déposé en plus grande quantité. En exposant à une température de 25 à 30° les portions de cette lame où se trouve une couche de sang d'une épaisseur appréciable, celui-ci se soulève par écailles, et laisse le métal assez brillant. En chauffant dans un petit tube de verre une portion de sang desséché, on obtient un produit volatil *ammoniacal* qui ramène au bleu la couleur du papier de tournesol, que l'on a préalablement disposé à la partie supérieure du tube. Lorsqu'on verse sur la tache de sang desséché une goutte d'acide hydrochlorique pur, la tache ne jaunit pas, ne disparaît pas, et le fer ne devient pas brillant, comme cela a lieu avec la tache produite par le jus de citron ou par la rouille. En plongeant dans l'eau distillée la portion de la lame tachée, on ne tarde pas à apercevoir des stries rougeâtres, qui vont de haut en bas, et bientôt la matière colorante se trouve ramassée au fond du liquide : celui-ci reste incolore, excepté dans sa partie inférieure : si, à cette époque, on retire la lame, on observe que les parties tachées qui ont été ainsi traitées par l'eau offrent des filamens blanchâtres ou d'un blanc légèrement rougeâtre; ces filamens, formés par la fibrine du sang, pourraient très-bien n'être pas aperçus si la tache sur laquelle on a opéré était peu épaisse. Le liquide aqueux dont a retiré la lame de fer étant agité avec un tube de verre, acquiert une couleur rosée ou rouge, suivant qu'il a entraîné une plus ou moins grande quantité de matière colorante. Il jouit de propriétés remarquables : il ne rétablit pas même au bout de quelques heures la couleur du papier de tournesol rougi par un acide; le chlore, employé en petite quantité, le verdit sans le précipiter; si on en ajoute davantage il le décolore sans lui faire perdre sa transparence; mais bientôt après il le rend opalin, et finit par y former un dépôt de flocons blanchâtres : l'ammoniaque ne change pas sensiblement sa couleur, tandis qu'elle altère plusieurs couleurs rouges végétales, comme la cochenille, le bois de Brésil, etc.; l'acide nitrique y fait naître un précipité blanc grisâtre, et la liqueur est à peu près décolorée; l'acide sulfurique concentré n'y occasione un précipité semblable que lorsqu'il est employé en assez grande quantité; l'hydrocyanate ferruré de potasse ne le trouble point; l'infusion aqueuse de noix de galle y détermine un précipité de la même nuance que celle du liquide; aussi celui-ci se décolore-t-il, ou du moins ne conserve-t-il après avoir été filtré que la couleur jaunâtre de l'infusion de noix de galle étendue : soumis à l'action de la chaleur, le liquide dont nous parlons se coagule, à moins qu'il ne soit très-étendu d'eau, car alors il devient simplement opalin d'abord, et ne se coagule que lorsqu'on a évaporé une quantité notable d'eau par l'ébullition. Si au lieu de retirer la lame de fer tachée de sang au moment où le liquide est coloré en rouge à sa partie inférieure, on la laisse pendant plusieurs heures dans l'eau avec le contact de l'air, le fer passe à l'état de tritoxyde jaune rougeâtre, qui reste en grande partie suspendu dans la liqueur et lui communique une teinte jaunâtre; une autre portion de ce tritoxyde en se déposant se mêle à la matière colorante rouge qui occupe le fond du vase et en altère la couleur; mais il suffit de filtrer pour séparer tout le tritoxyde, et alors la liqueur passe limpide, colorée en *rose clair*, en *rose foncé* ou en *rouge*; et partage toutes les propriétés que nous venons d'assigner à l'eau teinte par le sang. Si l'eau dans laquelle on a plongé l'instrument taché par le sang ne contenait qu'une très-petite quantité de matière colorante, ou, en d'autres termes, si la tache sur laquelle on agit était peu sensible, la liqueur se troublerait encore par la noix de galle et par l'acide nitrique.

Caractères de la tache formée par du jus de citron (citrate de fer). — Lorsque du jus de citron est déposé sur une lame de fer exposée à l'air, il ne tarde pas à se former du citrate de fer d'un brun rougeâtre, qu'il est possible au premier abord de confondre avec du sang desséché. Un homme était soupçonné dernièrement d'en avoir assassiné un autre; on trouve sur sa cheminée un couteau qui paraît ensanglanté; cette nouvelle charge semblait accabler le prévenu, lorsqu'il fut reconnu au laboratoire de la Faculté que les prétendues taches de sang n'étaient que du citrate de fer produit par l'action simultanée de l'air et de l'acide citrique sur un couteau non essuyé, avec lequel plusieurs jours auparavant on avait coupé un citron. — Les points de la lame de fer sur lesquels il n'y a eu qu'une petite quantité de jus de citron sont d'un rouge jaunâtre, tandis qu'ils offrent une couleur brune foncée semblable à celle du sang desséché, lorsque le jus a été employé en plus forte proportion : dans ce dernier cas la tache s'écaille, le citrate de fer se détache et laisse le métal brillant quand on élève la température à 25° ou 30°. Si on chauffe dans un petit tube de verre une portion de ce citrate, on obtient un produit volatil acide : aussi un papier de tournesol placé à la partie supérieure du tube, et préalablement humecté, ne tarde-t-il pas à devenir rouge. En versant sur la tache dont nous parlons une goutte d'acide hydrochlorique pur, le liquide jaunit et le fer devient brillant dans le même instant; il s'est formé de l'hydrochlorate de fer : aussi l'eau distillée avec laquelle on lave cette tache déjà traitée par l'acide hydrochlorique fournit-elle par l'hydrocyanate ferruré de potasse et la noix de galle des précipités semblables à ceux que l'on obtient avec une dissolution saline de fer. En plongeant dans l'eau distillée la portion de la lame tachée, le citrate de fer ne tarde pas à se dissoudre, et le liquide se colore en *jaune :* cette dissolution rougit le papier de tournesol, précipite en violet plus ou moins foncé par la noix de galle, en vert ou en rouge par les alcalis, suivant que le fer y est à l'état de deutoxyde ou de tritoxyde, et en bleu par l'hydrocyanate ferruré de potasse : quelquefois pour obtenir cette dernière nuance il faut ajouter un peu de chlore.

Caractères de la tache de rouille (sous-carbonate de tritoxyde de fer). — La couleur de cette tache est rouge jaunâtre, jaune d'ocre ou rouge. Exposée à la température de 25 à 30° la lame ainsi rouillée ne s'écaille pas, comme cela a lieu avec les taches de sang et de citron. Chauffée dans un tube de verre, la rouille fournit de l'*ammoniaque*, comme l'ont démontré MM. Vauquelin et Chevallier; aussi le papier de tournesol rougi que l'on a placé à la partie supérieure du tube dans lequel se fait l'expérience devient-il bleu. Une goutte d'acide hydrochlorique pur versée sur la rouille devient jaune dans le même instant, la tache se dérouille, et en étendant d'eau distillée l'acide employé, on obtient une dissolution jaunâtre qui se comporte avec les réactifs comme les sels de fer. Mise dans l'eau distillée, la rouille ne s'y dissout point ; toutefois elle se détache et reste en partie suspendue dans l'eau, en partie au fond du vase; la liqueur jaunit par suite de la portion de rouille qu'elle tient en suspension ; mais il suffit de la filtrer pour l'avoir incolore, ce qui n'a jamais lieu avec une lame de fer tachée par du sang ou par du citrate de fer. Cette liqueur filtrée ne tenant point de fer en dissolution, lorsqu'on l'examine quelques heures après le commencement de l'expérience, ne se trouble ni par les alcalis, ni par la noix de galle, ni par l'hydrocyanate ferruré de potasse.

Étoffes tachées par du sang. — Si la couche de sang desséché offre une certaine épaisseur, que la tache soit formée par tous les matériaux du sang, excepté l'eau, on coupera le morceau de l'étoffe taché en rouge brun, et on le fera plonger dans de l'eau distillée; bientôt après on verra la matière colorante du sang se détacher, parcourir le liquide de haut en bas sous forme de stries rouges, et se ramasser au fond du vase, tandis que l'eau qui la surnage sera à peine colorée. Au bout de quelques heures, lorsque la matière colorante sera dissoute, du moins pour la plus grande partie, on trouvera sur l'étoffe, à la place de la tache, la fibrine du sang sous la forme d'une matière molle, s'enlevant facilement avec l'ongle, d'un blanc grisâtre ou d'un blanc rosé : cette couche de fibrine sera d'autant plus apparente au premier abord, qu'elle aura été mieux blanchie par l'eau, et que l'étoffe sur laquelle le sang avait été appliqué offrira une couleur plus brune : dans le cas où elle serait d'une nuance trop foncée pour pouvoir être reconnue, on plongerait de nouveau le linge dans l'eau distillée pure pendant quelques heures pour lui enlever une autre portion de matière colorante. La liqueur au fond de laquelle se trouverait ramassée cette matière étant agitée avec un tube de verre présenterait une couleur rougeâtre et se comporterait avec la chaleur, les acides, le chlore et les autres réactifs, comme celle que nous avons déjà fait connaître à l'occasion de la lame de fer tachée par du sang.

Si la tache, au lieu d'offrir une épaisseur notable, est le résultat de la simple imbibition de l'étoffe, comme cela arrive lorsqu'on examine les parties du linge qui entourent les portions sur lesquelles le sang a été appliqué, ou bien si elle provient d'autres taches de sang qui, après avoir été desséchées, ont été frottées ou lavées, il sera impossible de constater la présence de la fibrine, parce que celle-ci n'existe jamais dans les taches qui sont le résultat de l'imbibition, et qu'elle aura été détachée dans les cas où la tache aura été frottée ou lavée. On se bornera alors à séparer par l'eau distillée la matière colorante, on agira sur la dissolution comme dans le cas précédent, et si elle jouit des caractères déjà énoncés, on affirmera que la tache est formée par la matière colorante du sang, attendu qu'aucune des substances qui jouissent de la propriété de colorer l'eau en rouge ou en rose (cochenille, bois de Brésil, carthame, garance, etc.) ne fournit un liquide se comportant avec tous les réactifs ci-dessus mentionnés, comme la dissolution aqueuse du sang.

Nous ne croyons pas inutile en terminant ce travail d'annoncer que les expériences qui précèdent ont été faites tour à tour avec du sang humain et avec du sang de bœuf, de mouton, de chien et de pigeon. (ORFILA.)

SANG (pathologie). Le sang peut être modifié, soit dans sa quantité, soit dans ses qualités. Les altérations qu'il est susceptible d'éprouver dans sa quantité, soit en plus, soit en moins, les états morbides qui peuvent en résulter, ont été déjà indiqués aux mots PLÉTHORE et ANÉMIE. Parmi les altérations des qualités du sang, telles qu'on les connaît dans l'état actuel de la science, les unes sont appréciables par la seule inspection ou par des moyens chimiques; elles résultent d'un changement dans la nature, dans la proportion, dans le rapport ou dans le mode d'union des élémens du sang. Les autres altérations consistent dans un dérangement de l'influence exercée normalement par le sang sur les solides. Tantôt d'ailleurs ce dérangement peut être expérimentalement constaté, et son existence est réellement démontrée; tantôt on ne l'admet que par induction, en se fondant soit sur l'analogie, soit sur la considération des causes de la maladie et de ses symptômes, soit enfin sur l'examen de l'altération éprouvée par les organes qui servent à former le sang ou à le dépurer.

Parmi les principes immédiats qui existent dans le sang, la fibrine, l'albumine et la matière colorante, sont ceux dont les altérations ont été particulièrement constatées.

La fibrine peut se trouver d'abord en plus grande proportion que les autres principes, et surtout que l'albumine et que l'eau; alors le sang extrait d'une veine forme dans le vase qui le reçoit un caillot avec peu ou point de sérosité. Ici d'ailleurs, il faut distinguer deux cas : il peut d'abord arriver que la fibrine, par laquelle est formé le caillot, y soit encore mêlée à une notable quantité de sérum qu'on en sépare par la pression; alors le coagulum a peu de densité. Dans un second cas, au contraire, le caillot est très-dense, et l'on en sépare à peine quelque peu d'albumine liquide. Dans le premier cas, l'augmentation relative de la quantité de fibrine n'est qu'apparente; elle est réelle dans le second. Le sang très-fibrineux est vulgairement connu sous le nom de *sang riche;* il peut être simplement lié à une constitution vigoureuse, ou à certains phénomènes morbides, à ceux en particulier qui accompagnent la pléthore (*Voyez* ce mot). Il est d'autres individus dont le sang n'offre, au contraire, qu'un caillot très-peu considérable et beaucoup de sérosité. Mais ici encore il y a deux cas à distinguer : la quantité de fibrine peut n'être non plus diminuée qu'en apparence; cela arrive si, très-fortement condensées, ses molécules se tiennent beaucoup plus rapprochées que dans leur état normal; le caillot, en même temps qu'il est très-petit, est alors d'une fermeté remarquable; dans ce cas, par exemple, se trouvent beaucoup d'individus atteins de rhumatisme articulaire ou de pleurésie. D'autres fois le caillot, très-petit, est en même temps très-mou; alors il y a diminution réelle de la quantité de fibrine; c'est ce qu'on peut observer, 1° dans beaucoup de cas de maladies chroniques; 2° dans les maladies aiguës, après plusieurs saignées répétées; 3° dans l'état même de santé chez un certain nombre d'individus.

Au lieu d'être augmentée, la force d'agrégation, qui maintient réunies les molécules de la fibrine du sang, peut être diminuée, et de là résulte soit une tendance moindre du sang à se réunir en caillot, soit une absence complète de ce caillot. Si celui-ci existe encore, il est d'une mollesse remarquable; une agitation légère suffit pour détruire sa consistance, et le ramener à l'état liquide. Ailleurs il n'y a plus de coagulum; on trouve la fibrine disséminée en parcelles qui tantôt restent suspendues dans la sérosité, et tantôt se précipitent au fond du vase où le sang a été reçu. Ailleurs enfin, on n'observe même plus ces parcelles fibrineuses, mais la fibrine reste intimement mêlée au sérum, et le sang tiré de la veine ne forme plus qu'une masse entièrement liquide. Sur le cadavre on retrouve aussi ces différens aspects du sang; tantôt on le rencontre coagulé dans tous les vaisseaux; tantôt ceux-ci ne contiennent qu'un sang liquide, semblable à de l'eau chargée d'une matière colorante rouge, brune ou noire. En pareil cas, la chimie a démontré que le sang contenait encore de la fibrine; mais, altérée dans sa nature, elle n'est plus spontanément coagulable. Cet état du sang a été particulièrement observé, soit dans le scorbut, soit dans plusieurs des maladies complexes, que l'on appelle *fièvres putrides*, *typhoïdes*, *pestilentielles*, soit même chez des individus atteints d'une simple phlegmasie, mais placés dans des conditions spéciales d'hématose et d'innervation.

Dans un certain nombre de cas où le caillot existe bien formé, on voit la portion de fibrine située à sa partie supérieure se dépouiller de matière colorante, et cette disposition produit, à la face supérieure du caillot, une couche blanchâtre, jaunâtre ou légèrement verdâtre, dont l'épaisseur peut être de moins d'une ligne ou de plusieurs pouces. Cette couche est connue sous le nom de *couenne;* elle est formée de fibrine pure avec mélange d'une certaine quantité de sérum, qui, d'après les recherches de Dawler et de M. Gendrin, contiendrait beaucoup plus d'albumine que le sérum du reste du sang extrait. Il y a une analogie bien remarquable sous le rapport des propriétés physiques et chimiques entre cette couenne et la substance qui constitue les pseudo-membranes des séreuses. Dans ces derniers temps, mon ami M. le docteur Ratier, et après lui MM. Belhomme et Gendrin, se sont livrés à d'utiles recherches sur l'évaluation des diverses circonstances qui favorisent ou empêchent l'apparition de la couenne. Elle se forme d'autant plus facilement que le vase dans lequel le sang est reçu présente à la fois plus d'étroitesse et de profondeur, que l'ouverture de la veine est plus grande, et que le sang qui s'en échappe a un jet plus continu et plus fort, mais en même temps peu élevé. D'après M. Gendrin, la température élevée du vase en favorise aussi la formation. M. Ratier a constaté que la matière des récipiens n'avait aucune influence. Il arrive quelquefois que le sang d'une même saignée est couenneux au commencement, et ne l'est plus à la fin, bien qu'il le redevienne aux saignées suivantes. Suivant M. Gendrin, lorsqu'une saignée couenneuse est interrompue par une syncope, le sang extrait après la syncope n'est plus ordinairement couenneux; d'ailleurs, l'apparition de la couenne ne dépend pas uniquement des circonstances purement accidentelles qui viennent d'être indiquées. Il faut, pour qu'elle se montre, qu'il existe chez l'individu certaines conditions physiologiques ou pathologiques; mais ce qu'il ne faut pas oublier, c'est que dans ces conditions mêmes, la couenne peut être très-considérable ou très-peu prononcée, suivant la grandeur et la forme du vase, sa température, la grandeur de l'incision faite à la veine, la manière dont le sang coule. La couenne, que les anciens regardaient comme appartenant à un état inflammatoire du sang lui-même, peut s'observer dans l'état de santé chez des individus éminemment pléthoriques; on dit aussi l'avoir observée assez fréquemment chez les femmes enceintes; je n'ai pas vérifié ce dernier fait; mais c'est surtout dans certaines phlegmasies, spécialement dans l'inflammation des membranes séreuses, dans celle du parenchyme pulmonaire, dans le rhumatisme, que la couenne existe d'une manière très-prononcée.

L'albumine, qui, unie à de l'eau, constitue à peu près exclusivement le sérum du sang, peut éprouver, comme la fibrine, plusieurs modifications. Ainsi, par exemple, il est des cas où l'on trouve dans ce sérum la quantité d'albumine notablement augmentée, celle de l'eau ne l'étant pas. C'est ce qu'ont observé en particulier MM. Traill et Gendrin dans plusieurs cas d'inflammation. Le sérum est alors remarquable par sa grande viscosité. D'autres fois, en chauffant ce sérum, on le voit s'évaporer presque en totalité, et l'on constate ainsi qu'il contient beaucoup plus d'eau et beaucoup moins d'albumine que de coutume.

Tandis que chez certains individus le sang est fortement coloré, chez d'autres, au contraire, il est remarquable par sa pâleur : le caillot est d'un blanc rosé, et le sérum ressemble à de l'eau; il y a évidemment, en pareil cas, diminution dans la quantité de la matière colorante du sang, ou altération dans sa nature; cela coïncide le plus souvent avec une prédominance de la partie séreuse du sang. Les mêmes causes qui produisent l'anémie sont généralement celles qui tendent aussi à diminuer la quantité de la matière animale particulière à laquelle le sang doit sa couleur. L'homme, sous ce rapport, semble redescendre l'échelle zoologique, et son rang alors tend à devenir analogue au sang naturellement incolore d'un certain nombre d'animaux. Sorti de ses vaisseaux, et rassemblé en masse solides dans la trame des tissus, le sang se dépouille souvent de sa matière colorante; la fibrine qui, seule, reste épanchée, peut, en ce cas, subir diverses modifications, soit dans sa consistance, qui, augmente ou diminue, soit dans sa texture intime, de manière à parcourir les divers degrés de l'organisation, depuis celui où elle n'est qu'une trame sans forme régulière, semblable à la trame vivante de certains zoophytes, jusqu'à celui où elle devient le siége d'une véritable circulation, et où des phénomènes plus ou moins compliqués de nutrition, de sécrétion, d'absorption, s'accomplissent dans son intérieur. Je crois qu'un certain nombre de productions accidentelles (*voyez* ce mot) ne sont ainsi à leur origine qu'un peu de fibrine épanchée : dans la rate, par exemple, je n'ai vu autre chose dans plusieurs masses dites cancéreuses de cet organe qu'une décoloration du sang contenu dans un certain nombre des cellules spléniques, avec altération de sa consistance.

Dans quelques cas pathologiques, comme, par exemple, chez plusieurs hydropiques, le sang, privé d'une partie de ses élémens constituans, ne paraît plus contenir ni fibrine ni matière colorante; ce sang ne semble plus être alors que de l'eau albumineuse dans laquelle sont dissous quelques sels. J'ai cité ailleurs (*Clinique médicale*, t. III) quelques cas d'individus morts hydropiques chez lesquels, tous les solides paraissant intacts, je n'ai trouvé d'autre lésion appréciable que cette sorte de dégénération aqueuse du sang.

Diverses substances peuvent se trouver accidentellement mêlées à la masse du sang, soit qu'elles y soient nées, soit qu'elles y aient été introduites, et en altérer la nature. Ainsi, l'on y a rencontré 1° plusieurs élémens des fluides de sécrétion, tels que la matière colorante de la bile chez les ictériques, l'urée chez des animaux dont les reins avaient été enlevés; 2° plusieurs matières morbides, telles que du pus, des productions cancéreuses, des entozoaires, des concrétions calculeuses. Dans quelques cas enfin ce n'est plus véritablement du sang qui remplit les vaisseaux. A la place de ce liquide, il m'est plus d'une fois arrivé de ne trouver qu'une matière de consistance variable, grumeleuse, friable, d'un gris sale, assez semblable soit au pus demi-concret de certains abcès froids, soit à la sanie qui s'écoule d'ulcères de mauvaise nature, soit encore à certaines masses dites cancéreuses du foie lorsqu'elles sont réduites en détritus, et rougies par un peu de sang. Tantôt je n'ai trouvé une matière semblable que dans quelques vaisseaux; tantôt elle existait dans la plus grande partie de l'arbre circulatoire. Le plus souvent il y avait en même temps, dans la trame de plusieurs solides, des sécrétions morbides, purulentes ou autres, constituées par une matière qui avait la plus grande analogie avec celles trouvées dans les vaisseaux. Voici quelques cas de ce genre : chez une femme qui succomba à la Charité, avec tous les signes d'une affection chronique du poumon et des voies digestives, je trouvai, au devant de la colonne vertébrale, une énorme tumeur résultant de l'agglomération de ganglions lymphatiques, qui, à la place de leur tissu normal, n'offraient plus qu'une bouillie d'un gris rougeâtre. Une semblable matière existait 1° dans le foie, où elle constituait des masses arrondies et isolées; 2° dans la rate, où elle était comme déposée au milieu de plusieurs cellules; 3° en plusieurs points du poumon, où elle infiltrait plusieurs lobules; mais de plus, dans les deux poumons, un grand nombre de rameaux de l'artère pulmonaire contenaient, au lieu de sang, une matière grumeleuse, d'un gris rougeâtre, d'un aspect semblable à celui de la matière morbide trouvée dans les ganglions mésentériques, le foie, la rate et les poumons. En outre, les cavités droites du cœur, l'artère pulmonaire et ses premières divisions, contenaient un sang peu coloré, mal lié. Chez une autre femme, atteinte d'un cancer utérin en détritus, toutes les veines de la matrice, et le tronc de la veine cave jusqu'à son passage sous le foie, étaient remplis par une matière sanieuse, de consistance de bouillie, d'un gris rougeâtre, semblable au détritus utérin. Chez un homme encore jeune, qui avait dans un grand nombre d'organes des masses cancéreuses ramollies, les veines cave inférieure, rénale, splénique, quelques rameaux des veines sus-hépatiques et des vaisseaux pulmonaires, étaient remplis par une bouillie d'un gris rougeâtre, sans adhérence aux parois veineuses qui, dans ce cas, d'ailleurs, non plus que dans les précédens, n'offraient aucune trace d'altération appréciable. Des faits analogues aux précédens ont été vus par MM. Bouillaud, Dugès, Velpeau, etc.; Bichat en a cité un semblable dans son *Anatomie générale*. On a trouvé deux fois cette année à la Charité une matière purulente au sein d'un caillot contenu dans une des cavités du cœur, sans qu'il y eût d'ailleurs, dans celui-ci, aucune trace de maladie; et avec mon ami et collaborateur M. Reynaud, j'ai rencontré plusieurs fois une substance pareille à du pus, disséminée au milieu du sang concret qui occupe les cellules de la rate.

Mais ce n'est pas seulement par la simple inspection ou par l'analyse chimique que peuvent être constatées les altérations du sang. S'il est des cas où le sang d'un individu malade, introduit dans le corps d'un individu sain, devient pour celui-ci un véritable poison, ne sera-ce pas une preuve qu'il y a altération réelle dans la nature de ce sang? Or, c'est ce qui a été plus d'une fois observé; ainsi, MM. Dupuy et Leuret ont développé le charbon chez un cheval sain, en introduisant dans son tissu cellulaire, et en injectant dans ses veines, du sang provenant de chevaux atteints de charbon. M. Gendrin a déterminé chez plusieurs animaux une mort prompte, précédée de l'ensemble des phénomènes morbides, que déterminent ordinairement les poisons septiques, en déposant dans plusieurs points de leurs organes du sang tiré de la veine d'un écarisseur atteint d'une affection grave, que M. Gendrin désigne sous le nom de *fièvre putride avec pustules gangréneuses*. Ce même médecin rapporte qu'ayant injecté, dans les veines d'animaux, du sang d'individus qui avaient une variole confluente, il a vu se manifester des accidens très-graves, rapidement mortels, et, à l'ouverture des cadavres, il a trouvé plusieurs organes fortement enflammés. Pourrai-je ne pas rappeler ici ce que Duhamel a consigné, dans les mémoires de l'Académie des sciences, sur les accidens remarquables auxquels donna lieu le sang d'un bœuf surmené? Ainsi, un boucher qui mit dans sa bouche un couteau qui avait servi à tuer l'animal, succomba au bout de quatre jours, après avoir eu un notable gonflement de la langue, une grande dyspnée, et une éruption de pustules noirâtres sur tout le corps. Un autre individu se blessa avec un os du même bœuf à la paume de la main : il en résulta un sphacèle du bras, et la mort au bout de sept jours. Enfin, deux femmes ayant reçu quelques gouttes de sang de ce même animal, l'une sur la main, l'autre sur la joue, ces parties furent frappées d'une inflammation qui se termina rapidement par gangrène.

Les altérations du sang que je viens de passer en revue ne sauraient être révoquées en doute, puisqu'elles peuvent être toutes expérimentalement constatées. Il en est d'autres qui ne peuvent plus être admises que par voie d'induction. Comment ne pas reconnaître, par exemple, que la respiration habituelle d'un air chargé de miasmes délétères, qu'une alimentation malsaine ou insuffisante, doivent modifier les qualités du sang? Que si d'ailleurs, l'on injecte, dans les veines d'animaux, diverses matières organisées en putréfaction, on voit que le sang ne sert pas seulement de véhicule, mais qu'il est réellement altéré; ainsi, il se putréfie plus rapidement; il a perdu la faculté de se coaguler; la force d'agrégation qui unit ses molécules est singulièrement diminuée, et la plupart des tissus deviennent comme des filtres, à travers lesquels il suinte de toutes parts. Divers venins, comme celui de plusieurs ophidiens, paraissent encore agir sur le sang de la même manière. L'action trop faible, ou trop énergique des organes sécréteurs, l'altération des instrumens médiats ou immédiats de l'hématose, ne doivent-elles pas aussi modifier le sang, sous le rapport de la nature, ou de la proportion de ses principes constituans? Enfin, en vertu de cette loi de solidarité, qui lie entre eux tous les points de l'économie, qui de tant d'élémens divers ne fait qu'un seul tout, et de tant de vies partielles une seule vie, ne serait-on pas porté à admettre l'existence d'une modification possible de l'hématose pendant le cours de toute affection chronique? Plusieurs auteurs ont aussi beaucoup parlé d'une influence directe qu'exercerait le système nerveux sur le sang. Cette idée semble dénuée de fondement, lorsqu'on ne considère le sang que dans ses gros vaisseaux; mais, dans les réseaux capillaires, où ce sang est au point de contact avec les solides, où il se confond réellement avec eux, où, suivant les expériences de Shulze et d'autres, il manifeste des phénomènes de vitalité, où, conjointement avec les nerfs, il va faire vivre les organes qu'il parcourt, qui osera poser la ligne de démarcation entre la molécule soumise à l'influence nerveuse et celle qui lui échappe? Récemment le docteur Mayer a essayé de soumettre ces vues théoriques à l'épreuve des expériences. Ayant lié sur des animaux les deux nerfs pneumo-gastriques, il a vu, comme phénomène constant, la coagulation du sang de tout l'arbre circulatoire pulmonaire, et la séparation instantanée de la matière colorante d'avec la fibrine. Il faudrait d'ailleurs que ces expériences fussent répétées et variées pour qu'on pût en tirer quelque conséquence.

Après avoir indiqué les principales altérations que le sang peut subir, soit celles peu nombreuses encore dont l'observation a constaté l'existence, soit celles que l'induction physiologique semble porter à admettre, après avoir signalé les cas dans lesquels ont été spécialement rencontrées ces altérations, une autre tâche me resterait à remplir; je devrais chercher à apprécier le rôle que jouent les modifications du sang dans la production des maladies; je devrais examiner jusqu'à quel point, dans celles-ci, elles sont primitives ou secondaires, cause ou effet. Mais ce serait faire un double emploi que de me livrer ici à la discussion de cette question, puisque déjà elle a été traitée avec détail à l'article PATHOGÉNIE. (ANDRAL fils.)

SANGDRAGON, s. m. On appelle ainsi une résine solide d'un brun rougeâtre, que l'on extrait de végétaux très-différens les uns des autres par le pays où ils croissent et l'ordre naturel auquel ils appartiennent. Parmi ces végétaux, nous citerons: 1° les *pterocarpus draco* et *ptero. santalinus*, dont on obtient, par le moyen d'incisions faites à leur tronc, un suc rougeâtre qui se concrète, et est versé dans le commerce sous le nom de *sangdragon*. Ces deux arbres, qui sont rangés dans la famille des légumineuses, croissent naturellement dans l'Amérique méridionale et les îles de la Sonde; 2° le *calamus rotang*, L., palmier des Indes-Orientales, dont les fruits, avant leur maturité, contiennent un suc résineux et astringent que l'on extrait au moyen de l'eau bouillante, et que l'on place ensuite dans des cylindres ou tubes faits avec les feuilles de l'arbre, que l'on noue de distance en distance, de manière à former des espèces de colliers; 3° enfin on extrait encore une sorte de sangdragon du *dracœna draco*, L., arbre de la famille des asparaginées, également originaire de l'Inde et dont le stipe ou tronc laisse exsuder une résine rouge également connue sous le nom de *sangdragon*.

Quoique l'on connaisse parfaitement les différens végétaux qui fournissent le sangdragon, cependant on n'est pas encore parvenu à trouver les caractères qui appartiennent à chacune de ces sortes suivant les végétaux dont on les tire. Nous ne doutons pas cependant qu'il ne doive exister quelques différences entre un suc extrait du tronc d'un arbre dicotylédone et celui que fournissent les fruits d'un palmier, entre ce dernier et la résine qui découle du stipe d'un arbre de la famille des asparaginées. C'est un point de chimie analytique, qui appelle l'attention des expérimentateurs.

Dans le commerce, le sangdragon se présente sous trois formes principales. Tantôt il est en masses irrégulières, plus ou moins volumineuses; tantôt il forme des morceaux irrégulièrement arrondis, renfermés dans des feuilles de palmiers, et formant quelquefois des espèces de chapelet. Enfin on le trouve parfois en bâtons plus ou moins alongés également enveloppés de feuilles de végétaux monocotylédons.

Le sangdragon est d'une couleur brune rougeâtre, formant une poudre d'un beau vermillon; il est friable et se réduisant facilement en poudre sous les doigts : sa cassure est nette et résineuse; son odeur presque nulle; sa saveur très-astringente. Projeté sur des charbons ardens, il brûle et répand une fumée épaisse et âcre, que quelques chimistes considèrent comme de l'acide benzoïque. Aussi M. Thompson l'a-t-il placé au nombre des baumes.

La saveur astringente de cette résine l'a fait considérer par tous les pharmacologistes comme un médicament tonique et astringent. C'était surtout dans les hémorrhagies dites *passives*, dans les flueurs blanches, la diarrhée, et en général dans toutes les maladies qui réclament l'usage des astringens qu'on la prescrivait. Mais aujourd'hui ce médicament est à peu près inusité.

On administrait sa poudre à la dose d'un scrupule à un demi-gros, dont on formait des bols, en l'incorporant avec suffisante quantité de conserve de cynorrhodon. On préparait aussi une teinture alcoholique de sangdragon dont la dose était de vingt à quarante gouttes, dans un véhicule approprié. Aujourd'hui cette résine entre encore dans la poudre et les pilules dites *astringentes*. C'est également un des ingrédiens des différens opiats dentifrices. (A. RICHARD.)

SANGLOT, s. m., *singultus*; c'est une modification ou mieux une altération des phénomènes respiratoires, qui est produite par une vive affliction. Le sanglot consiste en une ou plusieurs contractions spasmodiques du diaphragme pendant lesquelles l'air se précipite avec plus ou moins de bruit et d'une manière saccadée à travers la glotte. Il a lieu, malgré la volonté de l'individu, et sous l'influence d'une madification cérébrale particulière.

SANGSUE, s. f., *sanguisuga*, *hirudo*. Lié intimement au plus cher de nos intérets, à celui de notre santé, l'animal informe qui fait le sujet de cet article a acquis le droit d'être examiné avec le soin le plus scrupuleux. Quoique placé sur les derniers degrés de l'échelle zoologique, sans attirer les regards par une parure éclatante, sans les fixer par l'élégance ou la bizarrerie des formes, par la masse du corps, par l'excessive petitesse des proportions, par la vivacité des mouvemens ou par l'aspect imposant de puissans moyens d'attaque ou de défense; d'une teinte sombre, au contraire, sans activité, sans organes bien évidens des sens, un ver obscur est devenu, par rapport à tout ce qui le concerne, un objet de vive et générale curiosité. Recueilli avec soin, avec avidité même, et non sans quelque danger; versé, depuis plusieurs années, dans le commerce avec une profusion telle que déjà ceux qui ont besoin de l'employer éprouvent de la peine à se le procurer; objet d'un négoce étendu avec l'étranger; produisant entre les mains du médecin les effets les plus opposés; retenant souvent le malade au bord du précipice où va l'entraîner une excitation vitale qui le menace de la dissolution prochaine de son être, et d'autres fois servant d'instrument à une présomptueuse et criminelle ignorance qui hâte, par un malheureux affaiblissement, les derniers momens d'une existence que bien des maux ont déjà signalée, il ne commande pas seulement toute l'attention de l'homme de l'art, qui doit avoir approfondi tous les points de son histoire; il offre encore au naturaliste, au physiologiste, des phénomènes tout-à-fait particuliers.

Les zoologistes ont fait de la sangsue véritable, celle du commerce, celle des officines, celle que tout médecin a eu ou doit avoir eu occasion d'employer, et que nous avons à faire connaître ici, le type d'un genre parmi les annelides abranches de la deuxième famille de M. Cuvier, ou parmi les endobranches de M. le professeur Duméril, genre qui renferme un grand nombre d'espèces, toutes plus ou moins aquatiques, et que l'on reconnaît facilement à l'absence de squelette véritable, à la teinte rouge du sang en circulation dans un double système vasculaire compliqué, à la mollesse du corps, qui d'ailleurs est plus ou moins alongé et aplati, et se trouve composé d'un grand nombre de segmens, au défaut absolu d'organe de respiration apparens à l'extérieur, à celui des soies qui servent à la progression dans les autres abranches, à celui, par conséquent, de toute espèce d'appendices locomoteurs.

Les caractères de ce genre sont, d'ailleurs, tellement remarquables, que beaucoup de zoologistes modernes, MM. Savigny, de Blainville, Oken, de Lamarck, le regardent comme constituant à lui seul une petite famille, qu'ils appellent famille des *hirudinées* ou des *sanguisugaires*.

L'espèce principale du genre, la sangsue médicinale, *hirudo officinalis* de Linnæus, a le corps oblong, déprimé, mutique, très-contractile, composé d'un grand nombre d'anneaux, terminé par deux extrémités tronquées, susceptibles chacune de se dilater en un disque charnu, qui, de même qu'une ventouse, se fixe en opérant le vide par une forte succion.

Son dos est convexe, noirâtre, rayé de jaune; son ventre est plat, jaunâtre, tacheté de noir, avec deux séries de pores, orifices d'autant de petites poches intérieures dont l'usage n'est pas connu.

Sa peau, quoiqu'assez rude, paraît toujours lisse au toucher, parce qu'il en transsude une humeur visqueuse, destinée à faciliter les mouvemens.

Son anus est dorsal et non terminal.

Sa tête, dans son état de contraction, est beaucoup plus pointue que son extrémité postérieure.

Sa bouche est une ouverture triangulaire placée au fond de

la ventouse antérieure, et armée de trois petites mâchoires ou dents dures, très-aiguës, assez fortes pour entamer la peau des animaux du sang desquels la sangsue se nourrit, et offrant chacune soixante denticules.

La taille de cette espèce d'annelide varie entre trois et six pouces.

Nous ne devons pas nous occuper ici des autres particularités de son histoire anatomique; les naturalistes et plusieurs médecins de renom ont publié sur ce sujet des traités spéciaux, que le lecteur curieux consultera avec fruit.

Nous rappellerons donc immédiatement que la sangsue officinale se trouve dans toute l'Europe, au sein des eaux stagnantes et pures, où elle nage à la manière des anguilles, par un mouvement vermiculaire, qui offre cela de particulier qu'il s'opère uniquement de bas en haut, ou du moins très-rarement par les côtés. Quand elle veut marcher, elle se fixe par la partie postérieure, s'alonge en devant, fixe sa bouche, détache sa ventouse postérieure, se contracte, se fixe de nouveau, et, par ces mouvemens toujours répétés, arpente, à proprement parler, avec une assez grande rapidité, des espaces considérables. C'est pendant le jour qu'elle est surtout active; la nuit elle reste fixée aux végétaux immergés.

Elle croît, non-seulement par développement, mais encore par augmentation, c'est-à-dire que les vieilles sangsues ont un plus grand nombre d'anneaux que les jeunes.

Elle paraît pouvoir vivre plusieurs années, mais elle est atteinte par un grand nombre de causes de destruction; poursuivie sans cesse par une foule d'ennemis qui cherchent à s'en nourrir. La dessiccation des mares, la putréfaction des eaux qu'elle fréquente durant les chaleurs de l'été, le bec des oiseaux d'eau, la dent acérée des poissons agiles, menacent sans cesse son existence, à laquelle nuisent encore les larves de certains insectes, et sa propre voracité, puisque les sangsues qui sont à jeun sucent sans miséricorde celles qui sont gorgées de nourriture, ainsi qu'il conste des observations de Vauquelin et de plusieurs autres savans.

La sangsue suce le sang des animaux vertébrés qui fréquentent les eaux où elle a établi son domaine. A défaut de ce genre de nourriture, elle suce aussi les larves des insectes et des vers aquatiques.

Elle peut vivre plusieurs mois sans manger, et c'est ce qui lui arrive en particulier pendant l'hiver.

Lorsqu'on coupe une sangsue transversalement, les deux parties séparées ne meurent pas sur le champ : celle où se trouve la tête vit quelques jours de plus que l'autre.

La sangsue médicinale offre deux variétés de coloration, l'une *noire* et l'autre *verte ;* à Paris, on préfère la première ; dans les provinces méridionales, on fait plus de cas de l'autre.

L'intérêt qu'inspire cette espèce d'annelide, sa haute importance dans la thérapeutique, l'ont rendue, depuis Pline, l'objet des travaux d'une foule de naturalistes distingués, parmi lesquels nous citerons Belon, Rondelet, Linnæus, Muller, Gmelin, Shaw, MM. Leach, Dutrochet, Savigny, Oken, Johnson, Carena. L'étude de son organisation intérieure même n'a point été négligée, et les anatomistes qui nous l'ont fait connaître sont, entre autres, Morand le père, Durondeau, Thomas, Bibiana, Vitet, Spix, Home, Bojanus, Kuntzmann, Virey, Dutrochet, Johnson, Huzard fils, Pelletier, etc. Nous ne faisons qu'indiquer ici ce point de son histoire ; des. détails plus étendus nous forceraient à sortir du cadre dans lequel nous devons nous resserrer.

Jusqu'à ces derniers temps, une autre partie de cette même histoire avait été négligée, je veux parler du mode de reproduction des sangsues, qu'on n'a étudié que par suite de la grande cherté de ces animaux. En 1821, M. Lenoble, médecin de Versailles, nous a appris, le premier très-vraisemblablement, que la sangsue officinale formait une espèce de cocon, ce que Bergmann avait déjà observé pour l'*hirudo octoculata ;* MM. P. Rayer, Bertrand, Charpentier, pharmacien de Valenciennes, Collin de Plancy, Guyon, Achard, se sont occupés du même sujet avec un véritable succès, en quoi ils avaient du reste, été dévancés par les simples paysans de la Bretagne, qui s'occupent habituellement de la pêche des sangsues.

Quoi qu'il en soit, les commerçans en gros de cette singulière sorte de denrée, et les pharmaciens qui conservent chez eux les sangsues par milliers, après les avoir déposées dans des espèces de marais artificiels ou dans des réservoirs simplement, ont observé que ces animaux s'y conservent et s'y reproduisent dans une assez grande proportion, pour que ce genre d'industrie soit à la fois utile et lucratif.

C'est ainsi qu'on est venu à bout de savoir que ces annelides expulsent leurs œufs dans des capsules membraneuses, revêtues d'une seconde enveloppe spongieuse extérieure. Chacun de ces cocons représente un ovoïde, dont le plus grand diamètre varie de six à douze lignes, dont le poids s'élève de vingt-quatre à quarante-huit grains, et dont l'intérieur renferme du mucus et des œufs, ou même des sangsues déjà formées.

L'enveloppe spongieuse a une épaisseur de deux lignes environ : le tissu qui la forme est demi-transparent, composé de fibres solides, fines et déliées, très-régulièrement entrelacées, de manière à former des prismes creux hexagonaux, à travers lesquels l'eau et l'air peuvent aisément pénétrer. Elle n'est point attaquable par l'eau froide.

La seconde capsule est une poche sans ouverture, formée par une membrane mince, blanchâtre, transparente, assez résistante, et de nature albumineuse.

Le nombre des germes renfermés dans chaque capsule varie de six à quinze au plus. Les jeunes animaux s'échappent de la capsule ordinairement par le petit bout du cocon, s'engagent dans le tissu spongieux, serpentent dans son intérieur, et sortent par divers points de sa surface.

Soit que l'on ait l'intention de remplacer la phlébotomie opérée par la lancette, soit que l'on veuille plus particulièrement agir sur le système capillaire, l'emploi des sangsues en médecine est des plus familiers et des plus fréquens, comme le lecteur peut s'en convaincre, pour ainsi dire, à chaque page du présent dictionnaire. Ce serait abuser et de son temps et de sa patience que de signaler ici de nouveau les cas multipliées qui exigent l'application de ce moyen thérapeutique, dont Hippocrate n'a point parlé, dont on trouve la première mention dans Thémison de Laodicée, le chef de la secte des méthodiques, et dont aujourd'hui on abuse si souvent. Nous ne parlerons donc que de la *récolte*, du *choix*, de la *conservation*, de l'application des *sangsues* et des *accidens* qu'elles peuvent déterminer dans certains cas.

La sangsue est devenue, dans plusieurs contrées, un animal presque domestique. Elle est assez commune en Russie, en Bohème, en Suède, en Norvège, en Hongrie, dans toute l'Allemagne, la Hollande, l'Italie et l'Espagne, pour suffire à la consommation locale. Il n'en est pas de même de toute la France, quoique le département du Cher ait le privilége de l'exporter en quantité considérable dans des tonneaux où l'animal est disposé par couches alternatives avec des lits d'argile humide, et de la fournir ainsi aux Anglais, qui manquent de sangsues, et qui en font, à leur tour, le commerce avec les Indes et l'Amérique, où le prix d'une sangsue s'élève par fois à trois francs et même à une guinée.

On recueille généralement les sangsues au printemps, dans des marécages, dans des mares et dans des fossés. Les plus estimées sont celles qu'on a prises dans une eau courante et très-vive : ces dernières piquent plus rapidement la peau sur laquelle on les pose, et tirent plus de sang, mais elles sont plus rares que celles des eaux stagnantes.

Communément, les collecteurs de sangsues, hommes, femmes, enfans, vont, les jambes nues, dans les eaux qu'elles habitent, et s'emparent de celles qui nagent à leur portée, qui les piquent ou qui sont fixées sur les corps solides submergés. Ils les déposent ensuite dans des vases remplis d'eau ou dans des sacs mouillés. D'autres fois, pour les attirer, on se sert d'appâts, et on dépose le soir, dans les marais, des cadavres d'animaux plus ou moins corrompus, sur lesquels on va recueillir les sangsues le lendemain : mais ce moyen a des inconvéniens; les sangsues que l'on obtient ainsi, déjà gorgées de sang, mordent mal ou même ne mordent pas du tout.

On conserve les sangsues dans des pots de grès presque remplis d'eau de rivière et couverts d'une toile. Elles y vivent très-long-temps sans aucune nourriture; mais parfois elles s'entre-sucent, rougissent leur eau, et y périssent par suite de la putréfaction : aussi faut-il avoir la précaution de changer souvent cette eau, c'est-à-dire tous les huit jours en hiver, et deux fois par semaine en été, et même de deux jours l'un dans les grandes chaleurs.

Quand, pour l'usage habituel, on les loge dans des bocaux de verre, il faut en mettre le moins possible dans chaque bocal, et en calculant à peu près la quantité de six pintes d'eau par chaque centaine d'individus.

Une précaution importante est d'enlever au fur et mesure toutes celles qui succombent.

Il est convenable aussi, comme l'a recommandé M. Cresson, de tenir les sangsues dans un lieu frais, à l'abri des rayons du soleil, de les changer avec une eau de la même température que celle qu'on leur fait quitter, et constamment très-propre.

En général, le chaud, surtout dans un temps de sécheresse, leur est plus contraire que le froid, et M. Dubuc l'aîné, pharmacien à Rouen, a même vu des sangsues gelées depuis plus d'un mois, revenir à la vie et être encore propres à l'usage médicinal. Il faut cependant remarquer qu'en hiver elles s'enfoncent dans la vase ou se cachent sous les pierres et y restent engourdies.

Plusieurs pharmaciens, surtout en province, gardent, et même, à proprement parler, *parquent* leurs sangsues dans un bassin pratiqué exprès dans leur jardin. D'autres les placent dans leur cave : tous en général mettent une grande importance à la conservation de ces animaux, objet d'un commerce étonnant, puisque d'après les *Tableaux de Statistique* publiés pour Paris, par M. le comte de Chabrol, l'Hôtel-Dieu de cette ville, en 1826, n'en a pas consommé moins de deux cent mille.

Les sangsues que l'on doit préférer sont celles d'une taille moyenne, qui offrent le plus de vivacité, qui s'attachent facilement à la main qui les saisit, qui ne sont retirées que depuis quatre, six ou quinze jours des marais où elles vivaient naturellement.

Les sangsues, au contraire, qui sont très-grosses, qui se meuvent lentement, qui vivent en grand nombre dans un même bocal, dont l'eau n'est que rarement changée, et surtout qui ont déjà sucé du sang humain, sont peu disposées à mordre promptement.

A l'exception de la paume des mains et de la plante des pieds, les sangsues peuvent être appliquées sur tous les points de la surface du corps; cependant, comme les cicatrices de leurs morsures demeurent apparentes durant un long laps de temps, l'on doit, autant que possible, éviter, surtout chez les femmes, de les poser sur les parties qui sont toujours à découvert, comme le visage, le cou, la partie supérieure et antérieure de la poitrine, l'avant-bras, le dos de la main.

Si l'on a recours aux sangsues pour opérer le dégorgement du réseau capillaire d'une partie, il faut les appliquer sur cette partie même, à moins qu'elle ne soit dans un état de phlogose évident, cas auquel l'irritation occasionée par leur piqûre augmenterait l'inflammation.

Dans un tel état de choses, c'est vers le voisinage du lieu malade qu'il faut diriger leurs attaques.

Si l'application des sangsues a pour but d'amener le dégorgement du système capillaire d'un organe intérieur lié par des communications vasculaires plus ou moins directes avec les parties extérieures, comme la plèvre, le péritoine, etc., c'est constamment sur le siége apparent du mal qu'il convient de la faire.

Si, par le même moyen, on désire diminuer la masse du sang et suppléer à la saignée générale, on doit les faire mordre sur une partie du corps recouverte d'une peau fine, et où les vaisseaux veineux sont très-apparens. C'est dans cette intention que le plus souvent on choisit la marge de l'anus *ou la partie* supérieure et interne des cuisses.

Quoi qu'il en soit, l'application des sangsues est une opération ordinairement fort longue, et qui demande une certaine habitude dans ceux qui la pratiquent.

Avant d'appliquer celles que l'on a cru devoir choisir, il convient de les laisser hors de l'eau pendant quatre à cinq heures en hiver, et pendant deux ou trois en été, et de les frotter dans un linge bien sec. En même temps on prépare la place sur laquelle elles doivent mordre, c'est-à-dire que si elle est enduite de quelque matière grasse ou emplastique, on la lave, et que si elle est couverte de poils, on la rase avec soin, et qu'on la mouille avec un liquide doux, du lait frais, de l'eau sucrée, du jaune d'œuf, ou mieux encore, avec du sang tiré de quelque animal.

Avant de les poser à l'anus, il convient ordinairement de faire administrer un lavement. Quelquefois, pour les faire prendre avec plus de facilité, on est obligé de les enfermer dans des tubes de cristal, ou de les placer sous des verres à pate, qui ne leur permettent nullement de s'éloigner du lieu désigné pour leur application : mais le plus communément on les pose une à une en les saisissant par la queue au moyen du pouce et du doigt indicateur.

Une fois que les sangsues ont mordu, il convient de les laisser tranquilles. Lorsqu'elles sont gorgées du sang qu'on a intérêt de tirer de l'économie, c'est-à-dire au bout de trois quarts d'heure ou d'une heure, elle se détachent naturellement, tombent sans mouvement et succombent le plus habituellement. Si, contre l'ordinaire, elles continuent à sucer ou restent adhérentes à la peau, on leur pince la queue ou on les saupoudre légèrement de sel marin ou de tabac pulvérisés.

On croit assez vulgairement qu'en coupant l'extrémité postérieure des sangsues en action, on procure un plus grand écoulement de sang; cette opinion est erronée, car l'animal se détache presque toujours au moment de la section, et le sang coule de la morsure en moindre quantité que s'il s'était détaché volontairement.

Le plus ordinairement après la chute des sangsues qui ont été appliquées, on a intérêt à entretenir l'écoulement du sang, et pour parvenir à ce but, on étuve les petites plaies qu'elles ont produites avec une éponge fine imbibée d'eau tiède; on dirige vers elles, si le lieu le permet, la vapeur d'un décoctum aqueux de plantes émollientes; on les plonge même dans l'eau à une température moyenne, ou bien, enfin, on les recouvre d'un cataplasme de farine de graine de lin ou de riz, et dans certaines occasions, on pose au-dessus d'elles une ventouse, moyen déjà connu des disciples de Thémison.

Nous ne devons pas oublier de noter ici que les sangsues n'ont pas absolument la même manière d'agir sur les enfans, les adultes, les vieillards, les hommes et les femmes.

Chez les premiers, par exemple, elle mordent avec promptitude, tirent beaucoup de sang en peu de temps, et laissent après elles des plaies qui saignent abondamment, et pour lesquelles on est obligé de recourir aux antihémorrhagiques, aux astringens, à la compression, et même aux caustiques.

Chez les jeunes gens et les adultes, elles prennent beaucoup moins facilement, et cela est surtout remarquable pour les vieillards, sur lesquels elles font constamment des piqûres plus petites et moins profondes, et qu'elles refusent même quelquefois de mordre.

Sous ce rapport, comme sous tant d'autres, les femmes se rapprochent beaucoup des enfans.

Quand on veut fermer les plaies faites par les sangsues, plaies qui représentent d'abord la réunion de trois angles égaux accolés par leur sommet, et qui prennent plus tard une figure triangulaire, quand on a dessein de suspendre l'écoulement du sang qui s'en échappe souvent depuis plusieurs heures, on recouvre chacune d'elles ordinairement d'un morceau d'agaric de chêne préparé, par-dessus lequel on applique de petites compresses et un bandage contentif.

Il est rare que ce moyen ne suffise point; quelquefois néanmoins l'hémorrhagie se renouvelle avec assez de violence pour jeter le malade dans une excessive faiblesse, et même pour causer sa mort, comme on en a eu quelques exemples, particulièrement chez les enfans, et surtout après l'application des sangsues au cou, partie sur laquelle on ne peut exercer qu'une faible compression.

C'est alors qu'il faut mettre sa confiance dans les autres procédés ci-dessus indiqués, et parmi les astringens et anti-hémorrhagiques préconisés en pareille occurrence, nous citerons l'eau de Rabel, le baume du Commandeur, la colophone, le sangdragon, le tabac, les poudres absorbantes, qui font une pâte avec le sang, etc., au défaut de succès desquels il faudrait remédier par des applications de nitrate d'argent fondu ou par l'introduction dans la plaie d'un stylet de fer rougi au feu. Jamais je ne me suis trouvé dans le cas d'avoir recours à ces deux derniers moyens, et les hémorrhagies les plus rebelles de ce genre ont constamment cédé entre mes mains à l'application de morceaux d'agaric ou de bourdonnets de charpie imbibés d'un alcoholat aromatique et roulés ensuite dans une poudre fine composée de bois de quinquina et de quassia amara, de sangdragon, de colophone, de bol d'Arménie et d'alun calciné.

Quand l'écoulement du sang est arrêté par les simples forces de la nature ou par les secours de l'art, les bords des piqûres, légèrement douloureux, se tuméfient un peu, et au bout de vingt à quarante heures, plus ou moins, la portion environnante des tégumens acquiert une teinte violette, puis une couleur jaunâtre, qui s'efface insensiblement dans l'espace de douze à quinze jours.

Le lendemain de la morsure, le petit caillot contenu dans la plaie devient sec et noirâtre, en même temps qu'on voit les lèvres de celle-ci s'enflammer et être le siége d'une démangeaison des plus insupportables. Ordinairement le caillot desséché se détache bientôt et fait place à une cicatrice triangulaire et blanche, dont on aperçoit les traces pendant plusieurs années de suite.

Quelquefois, cependant, l'inflammation dont il vient d'être question est beaucoup plus vive, la plaie suppure et se change en un petit ulcère; l'on peut voir aussi les cicatrices se convertir en tubercules larges et aplatis, qu'il faut toucher à plusieurs reprises avec le nitrate d'argent, et qui, sans cela, pourraient subsister pendant toute la vie. Dans son bel ouvrage sur les *Maladies chirurgicales*, le professeur Boyer cite un exemple remarquable de ce dernier genre d'accident.

L'inflammation ne se borne point toujours aux environs de la piqûre des sangsues : parfois, elle devient érysipélateuse ou phlegmoneuse, et s'étend au loin avec une grande intensité; c'est ce qui arrive plus particulièrement lorsqu'on a posé un grand nombre de sangsues dans un espace peu étendu, sur une personne disposée aux maladies inflammatoires ou placée actuellement sous l'influence d'une diathèse quelconque. On combat cette inflammation par l'application de cataplasmes émolliens ou anodyns, ou par des fomentations de même nature.

C'est évidemment à tort que l'on a attribué les accidens de cette espèce à la nature de la sangsue employée. La sangsue médicinale pouvant seule servir à extraire du sang, et la sangsue noire, que l'on redoute généralement, ne pouvant mordre, comme l'a démontré M. Huzard fils. Il est de même douteux qu'on puisse les rapporter à la sangsue de cheval, *hirudo sanguisuga*, qui, dit-on, mord plus fort, et aux sangsues qui auraient déjà servi sur d'autres individus.

Il est, du reste, très-difficile, et peut-être même impossible d'estimer au juste la quantité du sang auquel l'application des sangsues a donné lieu de sortir de l'économie. On pourrait bien, en pesant ces animaux, avant et après l'opération, apprécier la dose de celui qu'ils ont avalé, mais il n'en saurait être de même de celui que versent les piqûres, et qui se perd dans les linges, les compresses, les bandes et les diverses pièces de l'appareil. On peut dire, néanmoins que, comme terme moyen, une sangsue vigoureuse a tiré environ une demi-once lorsqu'elle est bien pleine, en sorte qu'il en faut à peu près huit pour en évacuer quatre onces ou une palette.

Un des accidens les plus fâcheux qui puissent arriver pendant l'application des sangsues est leur introduction dans une des cavités naturelles du corps, et plus particulièrement dans les voies digestives par la bouche.

Lorsqu'un malheur de ce dernier genre est arrivé, ce qui peut avoir lieu aussi quand on se désaltère avec avidité dans les mares ou dans les sources avec l'eau desquelles il est facile d'avaler de ces animaux, il convient, si possible est, de les saisir avec des pinces, et, dans le cas contraire, de faire boire en abondance de l'eau salée, du vin ou de l'oxycrat, suivant le judicieux conseil du docteur Double.

Le même traitement convient quand on les suppose arrivées dans l'estomac, mais alors il convient d'administrer de plus un vomitif. Si les sangsues se sont engagées dans le rectum ou dans le vagin, il faut prescrire en lavemens ou en injections le solutum aqueux d'hydrochlorate de soude.

Quand on a donné à une sangsue le temps de s'attacher aux parois des viscères dans lesquels elle est entrée, une hémorrhagie fort dangereuse peut survenir, et même causer la mort, comme on en trouve un exemple dans les ouvrages du médecin portugais Abraham Zacuto, si connu sous le nom de *Zacutus Lusitanus*.

Dans sa *Relation chirurgicale de la Campagne d'Égypte*, le baron Larrey raconte que plusieurs soldats de l'armée française, en buvant l'eau saumâtre du désert de Syrie, avalèrent de petites sangsues, d'une espèce que M. de Blainville appelle *hirudo ægyptiaca*, et éprouvèrent en conséquence un picotement douloureux dans le pharynx, une toux fréquente, une expectoration copieuse de mucosités sanguinolentes, et même d'abondantes hémorrhagies.

Enfin, à Ceylan, il existe une sangsue de la longueur et de la grosseur d'une épingle, d'une couleur rouge tachetée, qui vit hors de l'eau dans les bois humides, et qui se fixe sur les animaux et sur les hommes eux-mêmes, quelquefois en assez grand nombre pour déterminer leur mort, surtout pendant le sommeil.

Les Chinois ont, comme nous les avons en Europe et comme il en existe dans le reste du monde, des sangsues de mer, d'eau douce et de terre : ils savent fort bien les distinguer les unes des autres, et ils emploient celles d'eau douce aux mêmes usages que nous. Pour ce faire, ils en renferment un certain nombre dans un morceau de bambou, qu'ils appliquent sur la partie où ils veulent les faire mordre. (HIPP. CLOQUET.)

SANGUIFICATION, s. f., *sanguificatio*, *hematosis*; composition, fabrication du sang. On donne cette dénomination, ainsi que celle d'*hématose*, à l'acte par lequel le sang artériel est fait ou composé. C'est le but de la grande fonction de la *respiration. Voyez* ce mot.

SANGUIN, adj., *sanguineus*, qui est relatif au sang. Ainsi, on dit les *vaisseaux sanguins*, en parlant des veines ou des artères, et cette dénomination distingue ces vaisseaux de ceux qui contiennent la lymphe. — *Tempérament sanguin* : manière d'être du corps humain, dont les traits sont généralement attribués à la prédominance du système sanguin, à l'intensité de l'hématose. *Voyez* TEMPÉRAMENT.

SANGUINOLENT, adj., *sanguinolentus*; qui est teint de sang; *pus sanguinolent*, *crachats sanguinolens*, *etc.*

SANICLE, s. f., *sanicula europæa*, L., petite plante vivace de la famille des ombellifères et de la pentandrie digynie, très-commune dans nos bois, où elle fleurit dès le printemps. Ses feuilles ont une saveur amère et acerbe. Autrefois elles jouissaient d'une très-grande vogue et étaient employées contre une foule de maladies : telles que les flueurs blanches, les hémorrhagies de toute nature, la dysenterie, les ulcérations, etc. Mais les médecins modernes en ont justement abandonné l'usage; et cette plante aujourd'hui ne figure plus que dans le vulnéraire suisse. (A. R.)

SANIE, s. f., *sanies*, *ichor*; matière liquide, ténue, séreuse, sanguinolente, exhalant une mauvaise odeur, ou susceptible de se corrompre rapidement; c'est le produit d'une suppuration de mauvaise nature. *Voyez* SUPPURATION.

SANITAIRE, adj., qui a rapport à la santé, à l'hygiène publique ou privée : *établissement*, *police sanitaire*.

SANTAL (BOIS DE), s. m. On distingue dans le commerce trois sortes de bois de santal, auxquels on donne les noms de *santal blanc*, *santal citrin*, et *santal rouge*.

1° SANTAL BLANC. — Bois blanchâtre, très-dur, et susceptible d'un beau poli, se jaunissant un peu par le temps, recouvert d'une écorce grisâtre, foncée, très-compacte. Le cœur de ce bois a une faible odeur aromatique, analogue à celle du santal citrin. Il nous vient en général de l'île de Timor.

2° SANTAL CITRIN. — Il est en bûches plus ou moins volumineuses, tortueuses, tantôt munies et tantôt dépourvues d'aubier, selon qu'elles proviennent de la tige ou de la racine. Ce bois est d'un beau jaune, quelquefois légèrement fauve, ou même rougeâtre, généralement plus foncé à son centre; son odeur est très-aromatique et ressemble beaucoup à celle de la rose; sa saveur est amère; sa dureté est moins grande que celle du santal blanc, mais néanmoins il est encore susceptible d'un beau poli. Ce bois nous vient de la Chine, du royaume de Siam, etc. Il est produit par le *santalum album*, L., grand arbre auparavant placé dans la famille des onagres, et qui aujourd'hui est devenu le type d'une famille nouvelle à laquelle on a donné le nom de *santalacées*. On croit généralement que le santal blanc est le bois du même arbre pris sur des sujets ou des branches plus jeunes. Le santal citrin est un de nos bois aromatiques les plus précieux. Outre l'emploi qu'on en fait pour les ouvrages de tour et d'ébénisterie, il entre encore dans plusieurs préparations officinales, telles que l'électuaire de safran composé, le sirop de rhubarbe, etc.; mais du reste on ne le prescrit jamais seul.

3° Le SANTAL ROUGE est le bois du *pterocarpus santalinus*, L., arbre de la famille des légumineuses, et qui croît à Timor, à Ceylan, et dans plusieurs autres parties de l'archipel indien. Il est en morceaux très-gros, dépouillés de leur écorce, et équarris, d'un brun rougeâtre à l'extérieur, et d'un rouge très-vif à l'intérieur. Il présente intérieurement un grand nombre de points résineux; sa saveur est faiblement astringente, son odeur presque nulle. C'est un des bois d'où l'on retire le sangdragon. La matière colorante qu'il renferme est très-abondante; elle est de nature résineuse; aussi l'eau a-t-elle peu d'action sur ce principe, tandis que l'alcohol rectifié le dissout en totalité. Aujourd'hui on fait très-peu usage de ce bois dans les pharmacies; mais il est fort recherché par les teinturiers. (A. RICHARD.)

SANTÉ, s. f., *sanitas*. Prise dans l'acception la plus générale, la santé est cet état de l'économie humaine dans lequel toutes les fonctions s'exercent avec régularité. Conserver cette heureuse situation ou y ramener quand on en est sorti, forme les buts également importans de deux branches de la médecine, l'hygiène et la thérapeutique. Mais cette régularité dans l'exercice des fonctions, dont nous avons fait la condition de la santé, n'existe jamais d'une manière absolue. Il suffit, pour qu'on en reconnaisse l'existence, qu'il n'y ait pas trop de désaccord entre l'action des organes, qu'il n'y ait pas de dérangement incompatible avec la conservation de la vie ou susceptible d'occasioner des souffrances ou un malaise continuel. De plus, chaque individu a en quelque sorte sa santé, c'est-à-dire un état dans lequel l'action de ses organes a lieu d'une manière plus ou moins étendue. Cette santé individuelle varie à raison d'une multitude de circonstances, et peut exister bien qu'une ou plusieurs fonctions ne s'exercent pas convenablement. C'est ainsi qu'un aveugle, un boiteux, etc. ont la santé, lorsqu'ils jouissent de l'intégrité de leurs fonctions, si l'on excepte la vue et la locomotion dont la privation ou la gêne leur sont habituelles. (R. D.)

SANTOLINE, s. f., *santolina chamæcyparissus*, L., plante vivace de la famille des synanthérées, tribu des corymbifères, qui croît communément dans les lieux secs et pierreux des provinces méridionales de la France. Ses tiges sont soufrutescentes inférieurement, hautes d'environ deux pieds, divisées dès leur base en un grand nombre de rameaux simples et dressés, portant des feuilles alternes très-nombreuses, rapprochées les unes contre les autres, divisées en lobes très-petits et pinnatifides. Les capitules de fleurs sont flosculeux, jaunes, presque globuleux, solitaires au sommet des ramifications de la tige.

Toute cette plante répand une odeur fortement aromatique et assez peu agréable. Sa saveur est âcre et chaude. C'est un médicament fortement excitant, et qui contient une très-grande quantité d'huile volatile très-odorante. On emploie surtout cette plante comme vermifuge. On l'administre soit en infusion, soit en poudre, dont on fait un électuaire ou des bols; mais elle est peu employée. (A. RICHARD.)

SAPHÈNE, s. f., *saphena*, de σαφης, manifeste, évident.

SAPHÈNE (le nerf) est un rameau considérable du nerf POPLITÉ interne.

SAPHÈNES (les veines) sont au nombre de deux, distinguées en grande et petite.

La grande veine saphène, ou saphène interne, commence par des ramuscules nombreux situés au-dessous du tissu cellulaire sous-cutané de la plupart des orteils internes, forme sur le coude-pied tantôt une arcade transversale, tantôt un réseau assez considérable qui s'anastomose avec la saphène externe, et constituée par un tronc unique, elle se porte ensuite en haut, et d'avant en arrière, le long de la partie interne et supérieure du tarse, au devant de la malléole interne, se dirige le long de la face interne de la jambe, passe derrière le condyle interne du fémur, et se prolonge ainsi en dedans de la cuisse, au devant du muscle grêle interne, en recevant plusieurs veines secondaires; enfin, elle s'ouvre dans la veine crurale à un pouce au-dessous de l'arcade de ce nom. Dans ce long trajet, la veine saphène interne reçoit différentes veines sous-cutanées abdominales, les veines honteuses externes, et une autre branche plus considérable, tout-à-fait sous-cutanée, provenant de la partie interne et antérieure de la jambe, et qui s'ouvre dans la veine saphène immédiatement au-dessous de sa réunion avec la veine fémorale.

La petite veine saphène, ou saphène externe, bien moins grosse que la précédente avec laquelle elle communique à son origine, commence sur la partie externe du dos du pied : ses veinules d'origine sont très-nombreuses. Elle se porte en arrière et en haut sous la malléole externe, se rapproche du tendon d'Achille, et parvenue au haut de la jambe, vis-à-vis la partie moyenne de sa face postérieure, elle se trouve placée dans le creux du jarret, près du nerf poplité interne, et s'ouvre dans la veine poplitée. (MARJOLIN.)

SAPIN, s. m., *abies pectinata*, D. C. Rich. *Conif.* p. 73, t. XVI. Grand arbre de la famille des conifères, qui croît dans les Alpes, les Pyrénées, et en général toutes les chaînes de montagnes élevées. Son tronc, qui acquiert quelquefois jusqu'à cent pieds de hauteur, porte latéralement des rameaux étalés, qui vont en décroissant de longueur de la base au sommet, de manière que l'arbre dans sa totalité a une forme pyramidale; ses feuilles sont semi-cylindriques, étroites, blanchâtres à leur face inférieure, disposées sur deux rangées latérales. Les cônes sont dressés, cylindriques, obtus; leurs écailles sont munies d'un appendice dorsal et subulé.

On retire de cet arbre les mêmes substances résineuses que des diverses espèces de pins. Ainsi il fournit une térébenthine connue sous le nom de *térébenthine de Strasbourg*. On en retire aussi de la résine, de l'essence, etc. *Voyez* TÉRÉBENTHINE.

On fait aussi usage en médecine des bourgeons du sapin, infusés dans du vin ou dans de la bierre. Dans ce dernier cas, ils servent à la préparation de la *bierre sapinette*, dont l'usage a surtout été recommandé dans les affections scorbutiques.

(A. RICHARD.)

SAPONAIRE, *saponaria officinalis*, L., Rich., *Bot. méd.* t. 2, p. 778. Plante vivace de la famille des caryophylées et de la décandrie digynie, qui croît naturellement dans les champs cultivés aux environs de Paris. Ses tiges sont dressées, cylindriques, presque simples, articulées, noueuses, glabres, portant des feuilles opposées, sessiles, ovales, aiguës, entières, marquées de cinq nervures longitudinales. Les fleurs sont rosées, assez grandes, disposées en une sorte de panicule terminal. Leur corolle est formée de cinq pétales longuement onguiculés, et offrant une petite lame saillante. L'ovaire est surmonté de deux styles et de deux stigmates linéaires, et le fruit est une capsule uniloculaire, polysperme, s'ouvrant seulement par sa partie supérieure.

Toutes les parties de la saponaire ont une saveur légèrement amère et mucilagineuse; elles communiquent à l'eau, par le moyen de la chaleur, l'apparence mousseuse de l'eau de savon; de là le nom de *saponaire* sous lequel cette plante est désignée. On emploie assez souvent la saponaire en décoction comme légèrement sudorifique dans le traitement des maladies chroniques de la peau, le rhumatisme et même la syphilis. Le suc extrait de la plante fraîche est employé aux mêmes usages. Il en est de même de son extrait, dont la dose est d'un à deux scrupules. Mais on emploie beaucoup moins aujourd'hui ce médicament, dont les anciens avaient par trop exagéré les effets salutaires. (A. RICHARD.)

SARCOCÈLE, s. m., *sarcole*, de σάρξ, σαρκος chair, et de κηλη, tumeur. Il existe parmi les chirurgiens une divergence très-grande d'opinion sur ce qu'on doit entendre par le mot *sarcocèle*. Les uns, et c'est le plus grand nombre, l'appliquent seulement à l'affection cancéreuse ou carcinomateuse du testicule; et, comme de toutes les affections qui peuvent réclamer l'extirpation de cet organe, cette dernière est incontestablement la plus fréquente, comme elle est aussi la plus grave, ils ont presque entièrement négligé l'étude des autres, dont il eût été convenable cependant de chercher à faire connaître les différences ou les analogies avec le *cancer* proprement dit du *testicule*. Cette expression de *sarcocèle* a été employée par d'autres pour désigner indistinctement toute espèce de tumeur solide des bourses. Il en est enfin qui ne s'en servent que pour désigner certaines maladies des bourses, qui sont le plus souvent étrangères au testicule : tel est en particulier M. Larrey qui ne donne le nom de *sarcocèle* qu'à ces productions accidentelles énormes développées au milieu du tissu cellulaire du scrotum.

Toute vague qu'elle est, comme on voit, et bien que n'ayant d'autre sens que celui qu'il plaît à chaque chirurgien de lui donner, cette expression *sarcocèle* est consacrée par l'usage; on ne pourrait peut-être pas sans inconvénient la rayer du vocabulaire chirurgical. Mais quelle acception convient-il de lui donner? La voici. Je pense que par elle il faut entendre toute affection du testicule ou de ses annexes se présentant sous la forme d'une tumeur solide, plus ou moins volumineuse, dans laquelle l'altération organique des parties malades est portée si loin que leur extirpation devient, le plus ordinairement au moins, absolument indispensable.

I. *Des différentes sortes de sarcocèle.* — Toutes ou presque toutes les parties qui entrent dans la composition des bourses peuvent être le siége d'affections qui se rapportent à la définition que nous venons de donner du sarcocèle; et je n'entends pas dire seulement que, développé primitivement dans l'une de ces parties, le sarcocèle est susceptible de s'étendre consécutivement à toutes les autres, mais bien qu'il peut se développer en premier lieu dans chacune d'elles : il y a des sarcocèles : 1° de la peau; 2° du tissu cellulaire; 3° du cordon spermatique; 4° du péridydime ou de la tunique vaginale; 5° enfin du testicule lui-même : et ces différens sarcocèles, déjà très-distincts les uns des autres par leur siége primitif, offrent encore des différences assez grandes dans la nature intime de la maladie : à quoi il faut ajouter que chacun d'eux, et celui du testicule plus particulièrement, est susceptible de se montrer sous des formes assez variées.

1° La peau du scrotum est quelquefois le siége d'une affection cancéreuse que P. Pott a le premier décrite sous le nom de *cancer des ramoneurs*, laquelle, bornée d'abord à l'epaisseur de la couche cutanée du scrotum, est susceptible de s'étendre aux parties circonvoisines et aux testicules eux-mêmes. Serait-il convenable de refuser à cette affection, ainsi que l'ont fait la plupart des chirurgiens, le nom de *sarcocèle*? Non, assurément. N'est-elle pas due à cette espèce de dégénération, qui, développée dans le testicule lui-même, donne lieu au sarcocèle proprement dit? N'arrive-t-elle pas jusqu'à envahir cet organe et toutes les parties environnantes, quand on l'abandonne aux progrès qu'elle doit faire inévitablement? Et les indications thérapeutiques qu'elle présente ne sont-elles pas absolument les mêmes que pour le sarcocèle qui a son siége dans des parties plus profondes? Dans l'un comme dans l'autre cas, il y a nécessité de faire l'extirpation des parties malades. Par une dernière et fâcheuse similitude, l'opération n'est que trop souvent suivie de la récidive dans l'une comme dans l'autre circonstance.

Le sarcocèle de la peau nommé par Pott *cancer des ramoneurs* n'a guère été observé jusqu'ici ailleurs qu'en Angleterre. Presque particulier à cette contrée, et ne se montrant ordinairement que sur des individus soumis tous à l'influence des mêmes causes, il paraît tenir à l'action particulière qu'exerce sur la peau des bourses la suie de charbon de terre, action favorisée sans doute par la négligence de tout soin de propreté. D'après ce que dit Pott, la maladie commence à la partie inférieure du scrotum, où elle produit un ulcère superficiel, douloureux, à bords durs et dentelés, qui présente un mauvais aspect. Les ramoneurs l'appellent le *poireau de la suie*. On ne l'a jamais vue avant l'âge de la puberté; c'est à cause de cela sans doute qu'elle est prise communément pour un ulcère vénérien, et traitée en conséquence de cette opinion par les mercuriaux. Le mal s'irrite promptement et devient très-mauvais; en peu de temps il détruit la peau, le dartos, toutes les membranes du scrotum, et attaque le testicule, qui s'altère véritablement, et devient gros et dur: delà il s'étend en haut le long du trajet des vaisseaux spermatiques, et jusque dans la cavité du ventre, en dévastant souvent les glandes inguinales, et en occasionant leur induration. Enfin lorsqu'il est parvenu jusque dans l'abdomen, il attaque quelques-uns des viscères, et fait très-promptement périr le malade au milieu des plus cruelles douleurs.

2° On voit quelquefois se développer au milieu des parties molles qui constituent le cordon spermatique des tumeurs de nature cancéreuse, susceptibles de s'étendre d'un côté vers le testicule, de l'autre vers la cavité abdominale, où se développent promptement des engorgemens squirrheux dans les ganglions lymphatiques. Ces tumeurs forment une espèce de sarcocèle, en tout semblable au cancer du testicule: seulement dans le petit nombre de cas où les sarcocèles du cordon ont été observés, ils ont paru suivre une marche très-rapide. Pott en cite un cas qu'il décrit avec une grande sagacité. M. Boyer en rapporte également deux exemples, et j'ai eu moi-même deux fois l'occasion d'enlever de pareilles tumeurs.

3° Un sarcocèle d'une troisième espèce est celui qui a son siége dans le tissu cellulaire des bourses, dans ce que les anatomistes appellent *le dartos* Il se montre sous l'apparence de tumeurs ordinairement très-considérables, vraiment remarquables sous le rapport du volume qu'elles peuvent acquérir, et auxquelles, suivant M. Larrey, conviendrait seulement le nom de *sarcocèle*, qu'on devrait, suivant lui, refuser à toute autre tumeur des bourses. Ces tumeurs sont presque toujours bornées à un seul des deux dartos : et ce qui établit d'une manière incontestable qu'elles appartiennent au tissu cellulaire, c'est surtout ce qu'a appris leur examen anatomique; dans presque tous les cas, en effet, où cet examen a été fait d'une manière convenable, le testicule a été trouvé sain, ou seulement affaissé, au milieu de la tumeur, ne participant point à la dégénération des parties environnantes, ou n'y participant que d'une manière secondaire. Cette espèce de sarcocèle était connue de M. A. Severin, qui en parle; mais en des temps plus rapprochés de nous, des faits nombreux ont été observés et décrits par Dionis, Cheselden, Walther, Hale de Manchester, Lassus, Morgagni, Méhée de la Touche, Imbert de Lonnes, Larrey, etc. Plusieurs cas se sont offerts à moi : j'en ai rapporté un premier dans mes *Mélanges de Physiologie et de Chirurgie*.

Les sarcocèles du tissu cellulaire, beaucoup plus rares que la plupart des autres, au moins dans le pays où nous vivons, sont au contraire assez fréquens en Afrique, dans l'Inde particulièrement, sur la côte de Malabar et de Coromandel, en Égypte, où ils ont été observés par M. Larrey. Ils se développent ordinairement sans cause connue : quelquefois ils succèdent à une légère percussion des bourses. M. Larrey pense que leur développement si fréquent en Égypte peut être favorisé par la forme et l'ampleur des vêtemens sous lesquels les bourses sont pendantes et dépourvues de soutien : il croit en outre qu'ils se manifestent surtout chez les individus adonnés à des professions qui les obligent à rester continuellement assis. Les sarcocèles de ce genre forment des tumeurs énormes, égalant souvent en volume la tête d'un adulte, mais susceptibles de présenter une grosseur bien plus considérable encore : quelques-uns sont assez volumineux pour couvrir la plus grande partie des cuisses; on en a vu qui s'étendaient jusqu'au-delà des genoux, ou même jusques aux malléoles. Ils ont le plus ordinairement la forme d'une pyramide dont le sommet répond au pubis. Leur poids est en rapport avec leur volume : quelques-uns, et ce sont pour ainsi dire les plus petits, pèsent dix, douze, quinze ou vingt livres; on en a vu qui pesaient jusqu'à quarante, soixante, quatre-vingts, et même cent livres. Ces tumeurs considérables, qui présentent dans certains cas une résistance considérable, et dans d'autres une mollesse plus ou moins marquée, sont le plus souvent indolentes, sans inflammation, sans changement de couleur à la peau, laquelle est seulement quelquefois couverte de croûtes jaunâtres ou d'ulcérations superficielles : on peut les presser, les comprimer, sans faire souffrir le malade, qui n'est incommodé que par leur poids. A mesure que la tumeur fait des progrès, elle attire sur elle, pour s'en couvrir, la peau de toutes les parties voisines. Par suite de cette traction de la peau, la verge se trouve couchée sur le côté correspondant de la tumeur, et ne tarde point à disparaître presque tout-à-fait : l'on n'aperçoit bientôt plus que son extrémité antérieure et le repli du prépuce sous l'apparence d'une petite saillie, d'une espèce de mamelon, d'où s'écoule l'urine, qui ruissèle sur la tumeur. Du reste, il serait nécessaire que de nouvelles observations bien faites permissent d'étudier et de faire connaître d'une manière positive la nature intime de ces énormes productions des bourses; très-certainement on en a vu qui étaient de nature cancéreuse; mais d'autres paraissent se rapprocher du mal des Barbades, et semble n'être qu'une variété de l'éléphantiasis; cela est surtout incontestable pour celles que M. Larrey a observées en Égypte. Une seule chose positive, c'est qu'elles se développent dans le tissu cellulaire des bourses, et que, dans le principe au moins, le testicule est étranger à l'affection, puisque nombre de fois cet organe a été trouvé tout-à-fait sain au centre de la tumeur, ou simplement affaissé par la compression à laquelle il avait été soumis.

4° La tunique vaginale, ou ce que j'aimerais mieux nommer *le péridiḋyme*, est assez souvent le siége d'une altération organique dans laquelle les parois de cette poche membraneuse sont transformées en une substance épaisse, blanchâtre, compacte, quelquefois même comme fibro-cartilagineuse, contenant çà et là dans son épaisseur de petits foyers remplis de pus ou d'un liquide sanieux, en même temps que la surface interne est inégale, et le plus ordinairement parsemée de fongosités rougeâtres. Voilà ce qu'il faut appeler *sarcocèle de la tunique vaginale* ou *du pérididyme*, l'altération dont il s'agit approchant beaucoup en effet, et présentant plusieurs traits de la dégénération squirrheuse ou cancéreuse. Qu'on se garde bien toutefois de considérer comme sarcocèle tout épaississement des parois du pérididyme, et de s'en laisser imposer par les apparences : dans quelques hydrocèles anciens, et plus ou moins volumineux, les parois de la poche qui contient le liquide ont beaucoup d'épaisseur, et ce qu'on prendrait facilement au premier abord pour une véritable induration de ces parois est un état provenant d'un simple dépôt de fausses membranes à leur surface interne : il est arrivé ici consécutivement à une inflammation lente ou à des inflammations répétées de la tunique vaginale proprement dite, ce qui arrive sous l'influence de la même cause dans les autres membranes séreuses. Peut-être même que séduits et entraînés par les progrès récens de l'anatomie pathologique, quelques chirurgiens seraient disposés à penser que c'est cela, et cela seulement, qui a lieu dans l'affection dite *sarcocèle de la tunique vaginale*, et qu'ainsi l'on a souvent pratiqué la castration dans des cas où l'on aurait pu se borner soit à l'excision, soit même à l'incision de la tunique vaginale : mais non, certaines dégénérations de la tunique vaginale et du pérididyme me paraissent portées trop loin pour qu'on puisse n'y voir qu'un simple dépôt de fausses membranes, et pour ne pas reconnaître une véritable altération organique, altération pour laquelle il faut en venir à l'extirpation du testicule, parce qu'elle s'étend toujours trop immédiatement jusqu'à cet organe, alors même qu'il n'y participe pas.

5° Vient enfin le sarcocèle le plus fréquent de tous, celui qui affecte le testicule ou l'épididyme, ou le testicule et l'épididyme : en effet, ces deux parties du même organe sont susceptibles d'être atteintes isolément ou simultanément : c'est ce qu'avaient déjà reconnu les anciens, qui nommaient *caro adnata ad testem* le sarcocèle du corps même du testicule, tandis qu'ils avaient donné le nom de *caro adnata ad vasa spermatica* à celui de l'épididyme. Considérée sous le rapport de la nature intime de l'altération organique qui la constitue, la maladie présente ici des variétés presque infinies : nulle part, dans aucun autre organe, dans aucune autre affection du même genre, la dissection ne fait voir de plus nombreuses combinaisons, des associations plus diverses entre les différentes productions sans analogues dans l'économie animale qu'on rencontre dans les masses cancéreuses; à peine trouve-t-on deux sarcocèles du testicule parfaitement semblables l'un à l'autre : cela est vrai surtout de ceux qui appartiennent à l'espèce vraiment cancéreuse. Il existe, en effet, deux sortes très-distinctes de sarcocèle du testicule, l'une cancéreuse, l'autre simplement tuberculeuse. Ce sont deux maladies qui, jusqu'à présent, ont été confondues l'une avec l'autre, bien qu'elles offrent de notables différences sous le rapport de leur développement, de leur marche, de leurs symptômes, de leurs terminaisons, et même des moyens thérapeutiques à leur opposer. Il convient de les décrire séparément.

II. *Sarcocèles du testicule en particulier. Sarcocèle cancéreux : causes.* — Peu fréquent dans la jeunesse, le cancer du testicule est surtout commun chez les adultes depuis la vingt-cinquième jusqu'à la cinquantième année, époque qui répond à la période de grande activité des fonctions génératrices, temps pendant lequel les irritations des testicules causées par l'abus ou la privation des plaisirs vénériens, les maladies syphilitiques, peuvent être pour beaucoup dans la production de la maladie : cependant on l'a observé quelquefois chez des individus non encore parvenus à l'âge de la puberté. Quoi qu'en ait dit Fabrice de Hilden, les deux testicules sont aussi souvent malades l'un que l'autre; et ce chirurgien, en prétendant que le sarcocèle se développe plus souvent dans le testicule droit que dans le gauche, a mis en avant un fait que les observations ultérieures n'ont point confirmé. La maladie attaque bien rarement les deux testicules à la fois, ou même successivement; et même lorsqu'après la castration faite d'un côté pour un véritable sarcocèle, il y a reproduction d'une affection cancéreuse, ce n'est presque jamais dans le testicule qui a été conservé, lequel reste sain, mais bien au contraire dans d'autres organes plus ou moins éloignés, dans ceux surtout que renferme la cavité abdominale, où se développent sur le trajet des cordons spermatiques des masses squirrheuses ou cancéreuses plus ou moins considérables. L'influence de tel ou tel tempérament sur la production du sarcocèle cancéreux a, sans doute, été exagérée; mais il ne faut pas non plus la rejeter entièrement : il est incontestable que cette affection se manifeste bien plus souvent chez les individus lymphatiques et sanguins que chez ceux qui présentent les caractères ou les traits de tout autre tempérament. Certaines professions peuvent être rangées au nombre des causes prédisposantes de la maladie qui nous occupe; toutes celles, par exemple, dans lesquelles les testicules sont exposés à être plus ou moins fréquemment heurtés ou contus. Il en est de même de l'habitude de l'équitation, dont l'influence sur le développement de la plupart des affections des testicules, et sur celui du sarcocèle en particulier, ne saurait être révoquée en doute. Faut-il encore, à l'exemple de certains auteurs, ranger au nombre des prédispositions au sarcocèle cancéreux, l'habitation de lieux malsains, l'usage d'une mauvaise nourriture, l'abus des liqueurs spiritueuses ou alcoholiques, et surtout ces affections si vives de l'âme, ces chagrins si profonds auxquels sont également soustraits les enfans par l'extrême mobilité de leur caractère, et les vieillards par l'affaiblissement graduel de leur sensibilité physique et morale?

Le sarcocèle cancéreux peut être déterminé par l'action de toute cause mécanique susceptible de produire quelque irritation du testicule. Il succède souvent aux contusions, aux froissemens éprouvés par le testicule, à des attouchemens réitérés sur ces organes, doués comme on le sait, d'une grande sensibilité, à une compression brusque ou lentement exercée sur eux. Lassus rapporte avoir inutilement extirpé un sarcocèle développé par suite de la compression qu'exerça pendant longtemps un bandage herniaire appliqué sur un testicule arrêté au niveau de l'anneau inguinal, et formant une tumeur qui fut prise pour une hernie. J'ai vu un cas semblable. Enfin on voit quelquefois le sarcocèle succéder à une inflammation du testicule, surtout quand elle est passée à l'état chronique. Le temps n'est plus où l'on regardait la macération du testicule dans la sérosité d'une hydrocèle comme une cause susceptible d'amener sa dégénération cancéreuse. Telles sont les causes les plus fréquentes du sarcocèle cancéreux : mais leur action a été si légère dans la plupart des cas, et, dans d'autres, cette maladie se développe si manifestement sans l'intervention d'aucune cause extérieure, qu'on ne peut guère se refuser à admettre un certain état intérieur de l'économie, une prédisposition cachée, sous l'influence de laquelle le sarcocèle dans la plupart des cas naît, se développe, et repullule après l'extirpation des parties primitivement malades.

Marche et symptômes. — La maladie commence le plus ordinairement par le corps même du testicule et ne s'étend que plus tard à l'épididyme. L'organe malade augmente un peu de volume en même temps que de légères douleurs s'y font sentir à des époques plus ou moins éloignées. Le toucher révèle au malade l'existence d'un léger engorgement, d'une petite dureté qui augmente peu à peu. Dans les premiers temps, cet engorgement paraît borné à une partie du testicule : mais plus tard il envahit la totalité de l'organe, s'étend même à l'épididyme, et se présente alors sous l'apparence d'une tumeur dure, pesante, et quelquefois irrégulièrement bosselée à sa surface. Dans cet état, où les douleurs sont peu intenses et paraissent causées presque uniquement par le tiraillement mécanique que fait éprouver au cordon spermatique la tumeur abandonnée à son poids, la maladie répond au premier degré du cancer (à ce que les pathologistes ont appelé *squirrhe indolent*). Mais bientôt la scène change, et les accidens deviennent plus pressans et plus graves. La tumeur devient le siége d'élancemens douloureux, vifs et passagers que le malade compare à des piqûres d'aiguilles, et qu'exaspère tout attouchement indiscret, un choc quelconque, l'exercice, sans qu'il soit poussé jusqu'à la fatigue. Ces douleurs lancinantes ne se manifestent d'abord que de temps à autre; puis elles deviennent et plus fréquentes, et plus intenses, au point même de troubler le sommeil. La tumeur acquiert plus de volume; elle se ramollit, tantôt en quelques points seulement, où l'on voit se former des saillies fluctuantes, tantôt d'une manière plus générale, ce qui pourrait faire croire à l'existence d'un simple hydrocèle avec épaississement de la tunique vaginale. Pour peu que la maladie soit plus long-temps abandonnée à elle-même, la peau du scrotum qui, jusqu'alors était restée saine et mobile sur la tumeur, contracte avec elle des adhérences plus ou moins intimes, et prend ensuite une teinte violacée : les veines sous-cutanées se dilatent et deviennent variqueuses. La tumeur contracte aussi des adhérences avec le corps caverneux et le canal de l'urètre, et attire sur elle, pour s'en couvrir, la peau de toutes les parties environnantes. Chaque jour les douleurs deviennent plus vives; bientôt elles ne sont plus bornées au testicule malade, mais s'étendent du côté du ventre, dans tout le trajet du cordon testiculaire, jusque dans la région lombaire. Dans le principe, le cordon ne participait nullement à la maladie du testicule; mais bientôt il s'engorge, devient gros, dur, inégal et noueux tant au-dessous qu'au-dessus de l'anneau. Là où la peau avait pris une teinte rouge violacée, il se forme de petites fissures, desquelles s'échappe un peu de sérosité : ce sont bientôt de véritables ulcères cancéreux, qui amènent l'engorgement des glandes lymphatiques inguinales du côté correspondant au testicule malade.

Une chose digne de remarque, toutefois, c'est que la peau dans le sarcocèle ne s'altère en général qu'à une époque fort avancée de la maladie, et beaucoup plus tard que dans les autres affections cancéreuses, que dans le cancer de la mamelle, par exemple : cela tient sans doute à ce que le testicule, séparé, isolé des parties extérieures par plusieurs membranes, et en particulier par la tunique vaginale, reçoit tous ses vaisseaux de l'intérieur de la cavité abdominale où il était primitivement placé, et n'a que des liaisons fort secondaires avec les parties molles des bourses, et surtout avec la peau du scrotum : c'est par la même raison, sans aucun doute, que dans le sarcocèle du testicule, le cordon spermatique s'engorge, au contraire, si promptement, que l'irritation se communique aussitôt aux glandes lymphatiques de l'abdomen, et qu'un principe d'engorgement existe déjà le plus ordinairement dans ces glandes, lorsqu'on pratique l'opération de la castration, alors même qu'elle paraît faite dans les circonstances les plus favorables. On dirait que dans les affections cancéreuses, indépendamment de l'influence que peut exercer la cause intérieure sur l'engorgement des glandes lymphatiques, cet engorgement se manifeste d'autant plus promptement, sous l'influence de l'affection locale, que par quelque circonstance d'organisation, celle-ci se propage moins facilement aux parties circonvoisines de celle qui en a été le siége primitif. J'ai déjà émis cette idée il y a long-temps; de nouvelles méditations, et l'observation d'un grand nombre de faits, l'ont rendue plus probable encore à mes yeux. C'est presque toujours à la partie antérieure de la tumeur que les tégumens du scrotum adhèrent d'une manière plus ou moins intime au testicule, et que s'établit leur ulcération; ce qui dépend probablement de ce que, dans l'état naturel, le testicule est placé plus immédiatement sous la peau en devant du scrotum qu'en arrière; de ce que, dans ce dernier sens, il en est séparé par une couche plus épaisse de tissu cellulaire; et principalement aussi de ce que, par la situation naturelle des testicules et du scrotum qui les contient, non entre les cuisses, mais un peu à leur partie antérieure, la tumeur placée dans le scrotum est poussée en avant à mesure qu'elle se développe. Avant même que le sarcocèle ait passé de l'état de *cancer occulte* à celui de *cancer ulcéré*, et bien plus encore lorsque des ulcérations se sont établies à la surface du scrotum, l'état général du malade s'altère d'une manière remarquable : l'appétit se perd, les fonctions digestives languissent et se dépravent; la peau prend une teinte jaune-paille plus ou moins prononcée; la physionomie devient triste; le moindre exercice est promptement suivi de fatigue; une toux sèche se déclare; les membres inférieurs s'œdématient, en même temps qu'un affreux marasme s'empare du reste du corps. Bientôt le malheureux affecté d'un sarcocèle parvenu au degré que je suppose ne peut sortir du lit, et les souffrances horribles auxquelles il est en proie ne lui permettent pas d'y trouver le moindre repos. Les ulcérations du scrotum, en s'agrandissant, envahissent, rongent, et détruisent indistinctement toutes les parties environnantes : pour en rendre l'aspect encore plus repoussant, des escarres se manifestent même quelquefois à leur surface, et la chute de ces escarres produit d'abondantes hémorrhagies qui ne soulagent un moment les souffrances du malade que pour augmenter la faiblesse dans laquelle il est plongé : ce n'est qu'épuisé par la continuité des douleurs et la fièvre hectique qu'il trouve enfin dans les bras de la mort la fin de tous ses maux.

Telle est bien en général la marche du cancer du testicule et de l'épididyme, ou du sarcocèle proprement dit, abandonné a lui-même : mais que de variétés ne présente pas cette affection dans la rapidité avec laquelle elle parcourt ses différentes périodes, et cela relativement à l'âge, au tempérament du sujet, aux causes de la maladie, etc.! et combien ne s'en faut-il pas aussi que le sarcocèle se montre toujours avec la même physionomie, toujours accompagné des mêmes phénomènes, et surtout des mêmes phénomènes locaux ! Passons rapidement en revue les principales différences qu'il présente sous ce dernier rapport.

Le plus ordinairement la tumeur parvient seulement au volume du poing; quelquefois seulement elle dépasse ce volume, et plus rarement encore voit-on le sarcocèle du testicule égaler le volume de la tête d'un enfant nouveau-né. Dans quelques circonstances, fort rares à la vérité, les dimensions du testicule semblent avoir diminué en même temps que cet organe a pris une consistance très-grande : M. Boyer, qui rapporte une observation d'un pareil sarcocèle, regarde cette forme de la maladie comme étant une des plus graves de toutes celles sous lesquelles elle peut se présenter, comme indiquant presque infailliblement la reproduction du cancer dans le cas où l'on pratiquerait l'opération de la castration.

Un testicule devenu cancéreux conserve bien dans la plupart des cas la forme ovoïde; mais fort souvent aussi il est presque parfaitement sphérique : quelquefois aussi sa surface paraît égale, régulière, tandis que le plus ordinairement elle présente des bosselures, des saillies plus ou moins considérables et plus ou moins marquées, lesquelles bosselures se montrent dès le principe de la maladie, ou ne commencent à se manifester que lorsque le mal a déjà fait de grands progrès. La consistance de la tumeur est extrêmement variable : tantôt le sarcocèle paraît formé d'un tissu mollasse sans soutien, cédant facilement sous le doigt, et présente une demi-fluctuation, qui souvent en a imposé à des praticiens peu exercés, au point de leur faire croire à l'existence d'une hydrocèle : dans d'autres cas la tumeur offre une consistance comparable à celle de certaines tumeurs fibreuses, ou même qui approche de la dureté d'un corps cartilagineux : très-souvent aussi la consistance varie dans les différens points de la tumeur.

Rien de constant non plus quant à la durée de la maladie abandonnée à elle-même : tantôt quelques mois suffisent pour qu'un sarcocèle parvienne à son terme funeste; cela se voit surtout chez des individus encore peu avancés en âge, lorsque la maladie paraît s'être développée sous l'influence d'une cause générale, ou qu'on a dirigé contre elle un traitement mal approprié à sa nature : tantôt, au contraire, et dans des circonstances opposées, un sarcocèle persiste pendant plusieurs années, non-seulement sans amener la mort, mais même sans produire d'altération bien notable dans la santé de celui qui le porte. En général, les sarcocèles très-durs sont plus lents dans leurs progrès que ceux qui se présentent avec une consistance très-molle ou comme pulpeuse. On a vu des sarcocèles parvenus à un certain degré rester stationnaires pendant un temps fort long, et même pendant toute la vie.

Le plus ordinairement, à mesure que le sarcocèle du testicule fait des progrès, et que la tumeur devient plus considérable, des adhérences s'établissent entre le feuillet pariétal de la tunique vaginale et celui qui recouvre la surface du testicule, de manière à produire l'oblitération complète de cette poche séreuse : mais dans quelques cas ces adhérences n'ont pas lieu, et presque toujours alors l'irritation inséparable des progrès de la maladie fait naître un épanchement de sérosité dans la tunique vaginale : une hydrocèle plus ou moins considérable complique donc, ou plutôt accompagne l'affection organique du testicule. L'hydropisie, dans ce cas, n'est véritablement qu'un épiphénomène : le sarcocèle produit ici l'épanchement de la sérosité dans la cavité de la tunique vaginale de la même manière que les maladies organiques des viscères abdominaux, du cœur ou des poumons amènent communément à leur suite l'hydropisie ascite, celle du péricarde, et l'hydrothorax ; de la même manière qu'on voit chez les enfans l'hydrocéphale n'être dans certains cas que symptomatique d'une lésion organique développée dans le cerveau ou dans le cervelet. La circonstance dont il s'agit pour le sarcocèle ne se présente jamais dans celui du tissu cellulaire, et doit être des plus rares dans celui du cordon et dans le sarcocèle de Pott, ou cancer des ramoneurs. Quand elle se présente dans le sarcocèle du testicule, comme dans celui du pérididyme, la maladie prend le nom d'*hydrosarcocèle :* pour plus d'exactitude, il serait mieux de dire qu'il y a *sarco-hydrocèle,* puisque le sarcocèle, c'est-à-dire l'affection organique, soit du testicule, soit de l'épididyme, ou de la tunique vaginale, est toujours la maladie première, l'affection principale ou dominante, et que l'hydrocèle, à quelque degré qu'il soit porté, n'est toujours que secondaire ou symptomatique. Il n'est, en effet, que secondaire, non-seulement dans l'enchaînement des phénomènes pathologiques, mais encore par rapport aux indications curatives : la coïncidence d'un hydrocèle avec un sarcocèle ne change rien aux indications que présente cette dernière maladie. Rien de plus variable, au reste, que la quantité de liquide épanché dans la tunique vaginale.

Anatomie pathologique. — Terminons la description du sarcocèle cancéreux du testicule en indiquant d'une manière rapide ce qu'apprend, ce que fait voir la dissection des parties affectées, soit après une castration faite pendant la vie, soit après la mort des sujets qui n'ont subi aucune opération. Examine-t-on un sarcocèle à sa première période, la tumeur est formée à la fois par une substance d'un blanc-grisâtre, luisante, légèrement demi-transparente, dont la consistance varie depuis celle de la couenne de lard jusqu'à la dureté du cartilage (c'est le tissu squirrheux à l'état de crudité); et par des masses plus ou moins considérables d'une matière moins dure que la précédente, opaque, d'un blanc un peu rougeâtre, partagée en lobules que séparent de petites cloisons celluleuses traversées en tous sens par des vaisseaux sanguins (c'est la matière encéphaloïde ou cérébriforme, également à l'état de crudité). Ces deux substances sont, en effet, presque toujours réunies : ce sont celles que l'on rencontre le plus ordinairement : elles forment ensemble une masse lardacée au milieu ou sur un des points de laquelle on rencontre quelquefois une portion de la substance du testicule, présentant encore son aspect, sa coloration, et quelques-uns de ses caractères naturels, mais offrant en général cependant plus de consistance que dans l'état normal, et ayant acquis une sorte de friabilité qui s'oppose à ce qu'on puisse développer les innombrables filamens dont elle est composée. S'agit-il d'un sarcocèle plus avancé, qui était depuis long-temps le siége de douleurs lancinantes, en un mot, d'un sarcocèle parvenu à l'état de squirrhe douloureux ou de cancer occulte; on retrouve encore les deux substances dont nous venons de parler, mais dans un état plus ou moins complet de ramollissement : le tissu squirrheux, moins transparent et moins dur, paraît plus abreuvé de liquide, et si on le comprime, on en fait suinter des gouttelettes d'une sérosité épaisse et jaunâtre, assez semblable à de la crème; çà et là aussi il contient de petits foyers remplis d'un liquide sanieux et plus ou moins coloré : la substance encéphaloïde se présente avec tous les caractères de la pulpe cérébrale ramollie, et comme dans un état de putréfaction, offrant une foule de petits épanchemens d'un sang altéré plus ou moins, selon qu'il y a plus ou moins de temps qu'il est sorti de ses vaisseaux. C'est à cette dégénérescence que quelques chirurgiens ont donné le nom de *sarcome médullaire*, et dont ils ont voulu faire une espèce particulière de sarcocèle. Dans quelques cas le ramollissement est porté si loin que la matière encéphaloïde se présente sous l'aspect d'un liquide un peu épais, d'un blanc jaunâtre, sali par le sang, et qui s'écoule aussitôt qu'on divise la tunique albuginée. Cette membrane, qui a éprouvé une distension plus ou moins considérable, suivant les cas, présente en général une épaisseur plus grande que celle qui lui est naturelle, une véritable hypertrophie à laquelle on voit quelquefois participer les prolongemens fibreux, qui, dans l'état naturel, se détachent de sa surface interne pour soutenir la substance délicate du testicule, et qui forment alors de véritables loges renfermant les nouvelles productions. L'augmentation d'épaisseur de la tunique albuginée n'est pas toujours la même dans tous les points de son étendue; souvent cette membrane est plus mince en certains points que dans d'autres; c'est là que la tumeur présentait des bosselures, des élévations plus ou moins saillantes.

Après l'ulcération du sarcocèle la dégénération paraît encore portée plus loin; et le ramollissement de la tumeur, qui, précédemment, pouvait être bornée à quelques points, en comprend alors la totalité. Les bords et la surface de l'ulcère sont assis sur une substance comme charnue, de consistance variable, ayant le même aspect que la surface ulcérée, et au-dessous de laquelle on voit les substances squirrheuse et encéphaloïde. Lorsque l'altération est portée à ce point, on rencontre assez souvent au milieu de ces dernières des masses ordinairement peu volumineuses de mélanoses, qui sont probablement le résultat d'une transformation éprouvée par du sang sorti de ses vaisseaux. Quelquefois encore, mais rarement, le sarcocèle est formé par une substance molle, transparente, ou bien jaunâtre, et analogue à de la gêlée de viande, ou bien rougeâtre et semblable à de la gêlée de groseilles; substance à laquelle Bayle et Laennec ont donné le nom de *squirrhe gélatiniforme* ou *colloïde*.

Enfin, dans un petit nombre de circonstances, le sarcocèle, qui presque toujours alors a pris un grand volume, paraît dû au développement accidentel d'un tissu spongieux, aréolaire, mollasse, rougeâtre et gorgé de sang, absolument analogue aux tissus de la rate ou du corps caverneux; c'est ce que les chirurgiens anglais nomment *fongus hématode du testicule*, en considérant cet état comme n'ayant aucune analogie avec l'état cancéreux (*voyez* FONGUS HÉMATODE et TUMEUR FONGUEUSE SANGUINE). Du reste, j'ai vu l'extirpation de pareils sarcocèles suivie du développement de la même altération dans la substance des poumons et du foie.

Nous avons parlé d'engorgemens qui se forment sur le trajet ou dans l'épaisseur même du cordon spermatique, tant au-dessus qu'au-dessous de l'anneau, lorsqu'un sarcocèle cancéreux est trop long-temps abandonné à lui même : on en constate bien l'existence pendant la vie des malades, mais ce n'est qu'après la mort qu'on peut en connaître toute l'étendue. Ils se montrent sous l'apparence de masses plus ou moins volumineuses, présentant des altérations, des dégénérations semblables à celles du testicule; on les trouve jusque dans la cavité abdominale, vers la fosse iliaque, sur les côtés du psoas et de la colonne vertébrale, au niveau des reins, qui en sont quelquefois enveloppés, et encore dans les ganglions lympathiques du mésentère. J'ai même vu quelquefois ces masses squirrheuses pénétrer dans la poitrine en suivant l'œsophage et la partie antérieure de la colonne vertébrale, et se porter jusqu'à la partie supérieure de cette cavité.

Sarcocèle tuberculeux. — C'est la seconde espèce principale de sarcocèle du testicule et de l'épididyme que nous avons admise. Il résulte du développement de la matière tuberculeuse au milieu de ces parties, sans la moindre tendance à la dégénération cancéreuse. Presque tous les chirurgiens, ou tous même, l'ont confondu jusqu'ici avec le sarcocèle du genre précédent. Cette erreur, grave sans doute, et qu'il eût été bon de ne pas commettre, n'a peut-être pas été aussi fâcheuse cependant qu'on pourrait le croire au premier coup d'œil, puisque, de même que le sarcocèle cancéreux, l'affection tuberculeuse du testicule nécessite le plus ordinairement l'extirpation de l'organe malade. Et pourtant cette affection tuberculeuse du testicule ne doit pas s'étendre à des parties plus ou moins éloignées; elle reste bornée le plus ordinairement au testicule primitivement malade; dans quelques cas même elle se termine favorablement par les seuls efforts de la nature.

Les enfans, les adolescens sont sujets au sarcocèle tuberculeux; mais le temps de la vie où on l'observe le plus souvent c'est après la puberté, durant la première période de l'âge adulte. Il se développe de préférence sur les individus d'une constitution faible et délicate, et plus encore chez les sujets scrofuleux. Dans quelques cas on le voit attaquer les deux testicules, soit simultanément, ce qui est rare, soit successivement, et à des époques plus ou moins rapprochées. L'épididyme est aussi souvent affecté que le corps du testicule, souvent même il est facile de reconnaître que ce dernier est dans une intégrité parfaite, la tumeur de l'épididyme ayant déjà fait des progrès considérables.

La maladie se déclare tantôt sans cause extérieure, tantôt sous l'influence de quelqu'une des mêmes causes éventuelles que nous avons admises pour le sarcocèle cancéreux. Assez souvent aussi elle succède à l'engorgement inflammatoire, aigu ou chronique du testicule, et surtout à celui qui survient pendant le cours de la blennorrhagie. Son invasion est ordinairement lente. Une fois qu'elle est développée, l'épididyme seul, ou le testicule seul pareillement, ou bien ces deux parties en même temps, sont légèrement tuméfiées et dures : de prime-abord on y distingue des bosselures, des inégalités, et comme de petites tumeurs isolées : il y a peu de douleur soit dans le premier temps de la maladie, soit dans les périodes subséquentes; jamais surtout cette maladie ne produit ces douleurs lancinantes si vives qui accompagnent la dégénération cancéreuse. Plus tôt ou plus tard des abcès qui ont leur foyer principal dans l'épaisseur de l'épididyme ou du testicule, et que précède une inflammation généralement peu intense, se manifestent à la surface du scrotum, le plus ordinairement à la partie antérieure et inférieure, mais fort souvent aussi sur les côtés et en arrière. L'ouverture de ces abcès, toujours peu volumineux, calme la douleur, qui avait un peu augmenté depuis le développement de l'inflammation à laquelle ils succèdent, procure la sortie d'un liquide séro-purulent entraînant avec lui quelques flocons jaunâtres peu consistans, et évidemment formés par la matière tuberculeuse : des fistules s'établissent; elles fournissent chaque jour une petite quantité d'un pus séreux et mal élaboré; peut-être même une certaine quantité de liqueur séminale s'écoule-t-elle par ces ouvertures fistuleuses, qui, dans certains cas, je le crois au moins, mériteraient le nom de fistules spermatiques. Parvenue à ce degré ou à cet état, qui constitue une sorte de phthisie du testicule, la maladie n'est plus guère susceptible de nouveaux progrès, mais elle tend à persister, et persiste en effet dans le plus grand nombre des cas, accompagnée d'une suppuration plus ou moins abondante et de douleurs peu vives, mais assez importunes et assez fréquentes pour faire désirer aux malades d'en être délivrés par l'extirpation du testicule. Heureux ceux chez lesquels la même maladie ne se reproduit pas dans le testicule conservé! Toutefois, une terminaison moins fâcheuse du sarcocèle tuberculeux n'est pas sans exemple. Il est des cas, en effet, dans lesquels on voit la suppuration du testicule diminuer par degrés, puis cesser complétement : mais pour cela le testicule ne revient pas à son état naturel; il reste presque toujours dans un tel état d'induration chronique ou d'atrophie, qu'on peut le considérer comme tout-à-fait impropre à la sécrétion de la semence.

Le sarcocèle tuberculeux, de même que le sarcocèle cancéreux, peut être accompagné d'un épanchement plus ou moins considérable de sérosité dans la tunique vaginale. Une chose plus importante à savoir, c'est qu'avec l'affection dont il s'agit coïncident souvent dans d'autres parties de l'économie des affections de même nature, dues comme elle à l'influence d'une constitution scrofuleuse, et au développement de la matière tuberculeuse, telles que la phthisie pulmonaire, la phthisie mésentérique, des tumeurs blanches des articulations, etc.

Lorsqu'on fait l'examen anatomique d'un sarcocèle de l'espèce que nous venons de décrire, on trouve la matière tuberculeuse à tous les états dont elle est susceptible, depuis celui de crudité jusqu'au parfait ramollissement : tantôt elle est infiltrée tellement, et en si grande quantité au milieu de la substance de l'épididyme ou du testicule, que toute trace de l'organisation primitive de ces parties a disparu; tantôt elle est réunie en masses plus ou moins considérables, éparses çà et là sous la forme de tubercules proprement dits, à côté desquels se trouvent des parties saines ou à peu près saines de l'organe. Existe-t-il depuis long-temps des ulcères fistuleux à la surface du scrotum, alors on ne rencontre presque plus de matière tuberculeuse, on ne voit plus que la cavité dans laquelle elle était contenue, cavité inégale, anfractueuse, à parois engorgées et dures, et dont la surface interne est tapissée par une couche mollasse et grisâtre : souvent le canal déférent a sensiblement augmenté de volume; ses parois sont manifestement hypertrophiées, et sa cavité renferme un liquide jaunâtre et purulent.

Que faut-il penser d'une affection singulière du testicule que prétendent avoir observée Callisen, S. Cooper, Lawrence, etc., et à laquelle ils ont donné les uns le nom de *lipome*, et les autres celui de *fongus superficiel du testicule?* et faut-il la considérer comme une espèce distincte de sarcocèle? D'après ce qu'en dit Lawrence (voyez *Edim. méd. and. surg. Journ., July*, 1808), c'est toujours une chute, un coup qui donne lieu au développement de la maladie : elle débute par une tuméfaction douloureuse du testicule, accompagnée d'une dureté particulière; le scrotum s'épaissit et s'ulcère, et l'ulcération livre bientôt passage à une excroissance fongueuse, solide, ordinairement peu sensible. La douleur et la tuméfaction du testicule diminuent beaucoup dès l'instant où le scrotum est ouvert; et si l'on détruit la fongosité par le caustique, les tégumens se rapprochent, la cicatrisation s'opère. Selon Callisen ce serait une tumeur lipomateuse développée à la surface même du testicule, et prenant naissance de l'albuginée ou de la tunique vaginale. M. Lawrence prétend, au contraire, que la fongosité adhère à la substance même de cet organe, dont les tuniques sont détruites dans une certaine étendue : il affirme avoir suivi la continuité de l'excroissance avec la substance pulpeuse du testicule, dont une partie reste intacte. Ce que cette affection aurait de très-remarquable, c'est la possibilité de sa guérison, soit seulement par les seuls efforts de la nature, soit d'une manière plus prompte, et sans qu'il soit besoin d'en venir à l'ablation du testicule, en liant la tumeur au niveau du scrotum, ou bien en l'enlevant avec l'instrument tranchant, ou enfin en la détruisant avec des caustiques. Sans vouloir en aucune manière contredire ce qu'ont avancé des chirurgiens aussi instruits, des observateurs aussi sages que ceux que je viens nommer, il me semble nécessaire cependant que de nouvelles observations viennent à l'appui de ce qu'ils ont avancé. Je ne sache pas qu'on ait observé en France aucun fait analogue à ceux dont ils rapportent l'histoire. Jusqu'ici ma pratique ne m'a rien offert de semblable.

Diagnostic. — En général, il est facile de reconnaître un sarcocèle, et même d'en caractériser l'espèce. Quelques cas cependant offrent de l'obscurité; et des circonstances se présentent dans lesquelles on pourrait prendre un sarcocèle pour quelque autre affection du scrotum, ou, ce que l'on voit plus souvent encore, dans lesquelles telle ou telle autre tumeur du scrotum revêt les apparences d'un sarcocèle : à quoi il faut ajouter que les différentes affections du scrotum n'étant point incompatibles les unes avec les autres, et que certains individus étant assez malheureusement nés pour porter en même temps plusieurs de ces maladies, comme une hernie inguinale volumineuse, un hydrocèle du cordon, un hydrocèle de la tunique vaginale, un sarcocèle, ou toute autre tumeur appartenant au testicule, etc.; un tel concours de maladies dans un même lieu, et dans un espace très-resserré, est bien propre à faire naître quelque embarras dans l'esprit d'un chirurgien même très-expérimenté. Mais ne parlons ici que des méprises et des erreurs de diagnostic auxquelles pourrait donner lieu, par rapport au sarcocèle, quelques autres affections du testicule lui-même; les autres ont été signalés ailleurs (*voyez* HERNIE, HYDROCÈLE, etc.)

On a vu l'hypertrophie simple de l'un des deux testicules, ou de ces deux organes en même temps, portés à un degré qui pouvait faire présumer l'existence d'une altération organique. En pareil cas on éviterait l'erreur en remarquant que le volume insolite du testicule existait déjà d'une manière relative dans l'enfance, qu'il est depuis long-temps tel qu'on l'observe maintenant, que l'organe est léger proportionnément à sa grosseur, qu'il n'est le siége d'aucune douleur, etc. Quels ne seraient pas les regrets d'un chirurgien, qui, par une légèreté tout-à-fait inexcusable, croyant extirper un sarcocèle, enlèverait un testicule entièrement sain, mais seulement volumineux, et remplissant avec une énergie peut-être plus qu'ordinaire les fonctions que lui a départies la nature!

L'inflammation du testicule, qu'elle qu'en ait été la cause, laisse souvent après elle, soit au corps même du testicule, soit et plus souvent à l'épididyme, un léger engorgement, un état d'induration, qui, dans un grand nombre de cas, reste long-temps stationnaire, ou même persiste indéfiniment : gardez-vous de craintes mal fondées, ou tout au moins prématurées, et ne croyez pas à l'existence d'un sarcocèle commençant : sans doute un tel état peut être le principe d'une affection grave du testicule; mais aussi il est possible que cette affection ne se déclare point.

Un état pathologique qu'on a, je n'en doute pas, très-souvent confondu avec le sarcocèle, et pour lequel on a bien souvent aussi pratiqué sans nécessité l'extirpation du testicule, c'est l'engorgement chronique de cet organe développé sous l'influence du vice vénérien. Un grand nombre de faits m'ont démontré que cet engorgement vénérien chronique est un état pathologique beaucoup plus fréquent qu'on ne le pense communément; du moins ai-je eu de nombreuses occasions de l'observer, et dans des cas où, d'après le conseil que leur avaient donné d'autres praticiens, les malades étaient sur le point de se soumettre à la castration, qui leur avait été présentée comme l'unique ressource de l'art contre leur maladie : leur guérison complète par un traitement antivénérien m'a fourni la preuve la moins équivoque de l'erreur de diagnostic dans laquelle on était tombé à leur égard. L'aspect de la tumeur, sa configuration, si l'on peut ainsi dire, peuvent fournir quelques indices, mettre sur la voie de soupçonner son origine vénérienne, et éloigner l'idée de l'existence d'un véritable sarcocèle. J'ai remarqué depuis long-temps, et d'autres praticiens ont fait la même observation, que dans l'engorgement vénérien chronique du testicule, la tumeur est moins pesante, proportionnément à son volume, que dans le sarcocèle : la surface en paraît plus égale et moins bosselée : anticipant un peu sur le cordon spermatique, ou plutôt comprenant la partie inférieure de ce cordon, qui dans le reste de son étendue conserve une parfaite intégrité, elle est plus grosse en bas qu'en haut, et présente, pour ainsi dire, une forme pyramidale. Sans doute, ces indices ne sont pas infaillibles; mais quand ils se présentent, il n'y a aucun inconvénient à temporiser, et à ne pas prononcer sur la nécessité d'un parti extrême sans avoir tenté l'usage des remèdes antivénériens. Qu'on étende tous les jours sur le scrotum du côté de la tumeur une petite quantité, un quart de gros environ de pommade mercurielle, et qu'on tienne continuellement la partie couverte avec un cataplasme émollient; si ce qui se montre sous l'apparence d'un sarcocèle n'est qu'un engorgement vénérien du testicule, la tumeur devient bientôt moins volumineuse et plus molle au toucher : après douze ou quinze jours de ces applications, surtout si l'on assujétit le malade au repos, le changement dans la tumeur est remarquable : on est dès-lors autorisé à associer les remèdes intérieurs ou généraux aux topiques; et c'est une chose remarquable que la promptitude avec laquelle, dans la plupart des cas, le testicule revient à son état naturel. Cette épreuve laisse un vrai sarcocèle dans le même état; les frictions mercurielles ajoutent même quelquefois à l'irritation dont la tumeur est le siége, et donnent à la douleur plus d'intensité : c'est un fait bien connu des praticiens, que de quelque manière qu'ils soient administrés, les mercuriaux exaspèrent plutôt qu'ils ne calment les symptômes des affections de nature cancéreuse.

La réserve que je viens de prescrire est encore plus de rigueur s'il s'agit de prononcer sur la nécessité d'une castration complète, parce que les deux testicules sont affectés en même temps, ou sur la nécessité d'une seconde opération de sarcocèle chez un individu qui a déjà subi cette opération une première fois. Il est vrai que l'affection des deux testicules simultanément ou successivement chez le même individu est bien propre à faire présumer qu'il s'agit d'un engorgement vénérien de chaque testicule plutôt que d'un sarcocèle double, ou de deux sarcocèles développés l'un après l'autre. Suivant moi, cette circonstance exclut presque entièrement l'idée d'une affection cancéreuse : j'ai peine à croire que les deux testicules puissent en être atteints tous deux ensemble, ou successivement; du moins cela me semble devoir être une chose fort rare. Qu'on en juge par analogie : aux mamelles chez les femmes, organes pairs, comme les testicules, a-t-on vu le cancer affecter ces deux organes ensemble, ou l'un après l'autre, aussi souvent qu'on prétend avoir observé des sarcocèles doubles? Non, à beaucoup près. Et quand une première opération faite à un sein ne procure pas une guérison parfaite, voit-on souvent la maladie se reproduire du côté opposé? Non encore; cette affection successive des deux seins est tout aussi rare que leur affections simultanée. J'ai eu fort souvent à m'applaudir d'avoir réglé ma conduite d'après ces vuës, et je suis encore à faire une double opération de sarcocèle, ou cette opération deux fois au même homme.

Peut-être devrais-je, pour compléter ce qui a rapport au diagnostic du sarcocèle, indiquer comment on peut distinguer les différens sarcocèles les uns des autres : mais les signes propres à chacun d'eux ressortent assez clairement dans le tableau qui a été présenté de l'origine, du développement, de la marche et des symptômes de la maladie, selon qu'elle affecte telle partie ou telle autre, et qu'elle est de telle sorte ou de telle autre.

Que dire aussi sur le pronostic du sarcocèle qui ne se présente naturellement à l'esprit d'après tout ce qui a été exposé jusqu'à présent sur cette affection, affection éminemment grave, puisque, dans le plus grand nombre des cas, elle nécessite au moins le sacrifice de la partie malade, sans que pour cela la vie soit toujours assurée? Observons cependant que les différentes espèces de sarcocèle ne présentent pas ou ne paraissent pas présenter toutes le même degré de gravité : il n'y a pas dans toutes absolument la même disposition primitive à une issue funeste, la maladie étant abandonnée à elle-même; ni, lorsqu'on enlève l'organe affecté, la même tendance du mal à se reproduire dans d'autres parties plus ou moins éloignées. Cela est vrai, non-seulement pour des sarcocèles différens les uns des autres sous le rapport du genre d'altération organique qui les constitue, et, par exemple, du sarcocèle tuberculeux et du sarcocèle cancéreux du testicule; mais aussi de sarcocèles de même nature, et qui ne diffèrent entre eux que relativement à la partie qui en est le siége principal. C'est ainsi qu'entre les sarcocèles vraiment cancéreux, celui du pérididyme est le plus bénin : vient ensuite celui du scrotum : le sarcocèle du testicule, et celui, peu commun, à la vérité, du cordon spermatique sont ceux qui portent le caractère le plus fâcheux, toutefois encore avec des nuances relatives aux variétés que nous avons notées pour chacun d'eux dans son origine et dans son organisation.

III. *Traitement.*—Sous le rapport de la thérapeutique, le sarcocèle tuberculeux du testicule réclame quelques considérations particulières, tandis que tous les autres peuvent être confondus dans des considérations communes. En effet, l'ablation de l'organe malade n'est pas dans tous les cas, et de prime abord surtout, l'unique ressource de l'art contre l'affection tuberculeuse du testicule, affection peu connue et mal décrite avant ces derniers temps, et que les chirurgiens, moins éclairés qu'on ne l'est de nos jours par les lumières de l'anatomie pathologique, avaient confondu avec le sarcolèle vraiment cancéreux. Une première période de la maladie est le plus ordinairement marquée par des symptômes inflammatoires plus ou moins intenses : il y a dès-lors nécessité de recourir aux moyens antiphlogistiques. On emploie les saignées locales, les bains locaux et généraux, les cataplasmes émolliens, etc.; le malade doit garder le repos le plus absolu. Plus tard, et lorsque s'est opéré le ramollissement de la matière tuberculeuse, il peut être indiqué d'ouvrir les petits abcès qui se montrent à la surface du scrotum. Puis, après que des ouvertures fistuleuses se sont établies, comme aussi dans le principe de la maladie, alors qu'il y a tuméfaction indolente du testicule et de l'épididyme, avant la manifestation des symptômes inflammatoires, on doit exciter par tous les moyens possibles la résolution de l'engorgement, ou, pour autrement dire, la résorption de la matière tuberculeuse. Dans ce but, le testicule est tenu continuellement recouvert avec quelque emplâtre fondant ou résolutif, comme sont ceux de diachylon, de savon, de Vigo *cum mercurio, etc.* On a recours aux frictions locales avec l'onguent mercuriel, moyen résolutif très-puissant. On emploie tant à l'intérieur qu'à l'extérieur l'hydriodate de potasse, si vanté pour la guérison des engorgemens scrofuleux; les bains et les douches légères avec des eaux minérales sulfureuses ou légèrement alcalines, etc.; moyens divers dont on doit suspendre l'usage lorsque l'organe malade paraît en ressentir une trop vive irritation. Et comme ici, de même que dans toutes les autres affections locales de nature tuberculeuse, il est permis de supposer l'existence d'une disposition vicieuse de l'organisme, d'un vice général de la constitution, il est bon d'associer au traitement local l'usage des remèdes internes consacrés au traitement des différentes affections scrofuleuses. Les ressources de l'hygiène ne sont pas non plus à négliger : ce ne sera pas sans avantage que le malade sera transporté d'un pays froid ou humide dans des lieux plus chauds et plus secs, ni qu'on lui fera respirer un air vif et pur, qu'on lui donnera une bonne nourriture, etc. On peut mettre beaucoup de persévérance dans ce traitement de l'affection tuberculeuse du testicule, puisque cette affection n'est pas susceptible, comme l'est, au contraire, le sarcocèle cancéreux, de faire des progrès qui pourraient rendre superflues les dernières ressources de la chirurgie. Mais bien qu'on obtienne la guérison d'un assez grand nombre de sarcocèles tuberculeux sans en venir à l'extirpation du testicule, il n'est que trop de cas encore dans lesquels la persistance de la maladie et les nombreuses incommodités qui l'accompagnent rendent cette opération indispensable.

Comme le sarcocèle cancéreux du testicule, de même que chacune des autres affections des bourses que nous avons réunies sous la dénomination commune de *sarcocèle*, ne se montre dans le principe que sous les apparences et avec les caractères d'un simple engorgement chronique, ou d'une tumeur dont rien n'indique encore positivement la nature squirrheuse ou cancéreuse, il convient d'entreprendre la résolution de cet engorgement. Le même traitement, ou un traitement imité de celui dont nous avons posé les bases pour le sarcocèle tuberculeux, est parfaitement indiqué pendant une certaine période, et jusqu'à une certaine époque de la maladie. Mais la tumeur, au lieu de diminuer sous l'influence d'un traitement de ce genre, fait-elle de nouveaux progrès, acquiert-elle un volume plus considérable; le malade est-il plus incommodé par son poids, et commence-t-il à y ressentir des douleurs lancinantes; et à plus forte raison, ces douleurs, qui d'abord étaient très-légères et ne se manifestaient qu'à de longs intervalles, deviennent-elles plus vives et plus fréquentes; ces circonstances, et d'autres qui ont été exposées dans la description du sarcocèle cancéreux, indiquent de reste que le mal a perdu le caractère de bénignité qu'il avait d'abord, ou qu'on s'était plu à lui prêter, qu'il ne peut que faire de nouveaux progrès, et devenir de plus en plus grave. Dès-lors il y a nécessité, et nécessité pressante, d'en venir à l'ablation de la partie affectée : on ne peut pas temporiser ici comme on peut le faire à peu près impunément dans le sarcocèle tuberculeux : dès l'instant qu'il n'y a plus de doute sur la nature squirrheuse, et à plus forte raison sur l'état plus ou moins avancé de dégénération cancéreuse d'une tumeur des bourses, tout retard apporté à l'opération devient funeste; le moindre délai ne peut être que préjudiciable. Combien d'individus affectés de sarcocèle sont victimes, les uns de leur insouciance ou de leur pusillanimité, les autres de la négligence ou de l'impéritie des hommes dont ils ont suivi les conseils! combien n'en voit-on pas auxquels l'art ne peut offrir que des consolations et quelque allégement à leurs souffrances, leur maladie étant arrivée à un point qui ne permet plus d'entreprendre aucune opération!

Castration. — L'opération applicable aux affections diverses qui ont été passées en revue dans cet article est dite *opération du sarcocèle* : on la nomme aussi *castration*, bien qu'on ne fasse qu'assez rarement l'ablation des deux testicules à la fois, ou même successivement et à deux époques différentes. Pour être l'unique ressource de l'art contre tout sarcocèle bien caractérisé, la castration n'est cependant pas indiquée dans tous les cas sans exception : je le faisais pressentir à l'instant, il n'en est que trop dans lesquels on doit éloigner toute idée d'opération, soit à cause de l'extension qu'a prise la maladie, soit à cause du mauvais état général du malade. Les contre-indications ne dérivent jamais de l'état sous lequel peut se présenter la tumeur elle-même : qu'elle soit très-volumineuse ; qu'elle adhère plus ou moins fortement aux parties voisines, à l'urètre, au corps caverneux ; que la peau qui la recouvre soit ulcérée ; ces circonstances peuvent exiger des modifications dans le procédé opératoire ; elles peuvent faire naître des difficultés dans l'exécution même de l'opération, mais ne la contre-indiquent point. Il n'en est pas de même lorsque la maladie, quel qu'en ait été le siége primitif, a envahi le cordon spermatique : et pourtant encore, il faut distinguer à cet égard deux cas. L'engorgement du cordon peut être borné à l'ouverture inférieure du canal inguinal ; on doit encore tenter alors l'opération, dans laquelle toutefois, indépendamment de l'incertitude plus grande d'un résultat avantageux, il faut s'attendre à des difficultés pour la ligature des artères spermatiques : mais c'est le cas d'agir d'après l'adage de Celse : *Melius anceps remedium experiri quàm nullum.* L'engorgement du cordon s'étend-il, au contraire, audelà du canal inguinal, ou seulement jusque dans l'intérieur de ce canal, il n'est plus permis d'entreprendre l'opération : faire autrement, ce serait encourir le reproche d'une coupable témérité, j'ai presque dit d'ignorance et d'impéritie ; je le dirais, si je ne savais pas que dans un cas du genre de ceux que je suppose, Ledran s'est décidé à fendre le canal inguinal dans toute sa longueur, et à faire la ligature du cordon spermatique au niveau de la crête de l'os des îles. Bien entendu qu'on ne prendra pas pour un engorgement squirrheux du cordon spermatique certains états accidentels de cette partie qui peuvent coïncider avec un sarcocèle sans en dépendre, sans le compliquer réellement, et qui surtout n'apportent aucun empêchement à l'opération qu'il nécessite; tels que sont l'engorgement œdémateux du cordon, son état variqueux porté à un haut degré, la tuméfaction qui résulte de la présence d'un hydrocèle enkysté, ou bien d'une hernie ancienne irréductible, surtout d'une hernie épiploïque, etc. La castration est encore bien plus positivement contre-indiquée quand, en explorant avec soin l'abdomen on découvre une tumeur, un engorgement dans l'un des viscères que cette cavité renferme, ou dans quelqu'une des régions occupées par les ganglions lymphatiques. Elle ne l'est pas moins dans les cas où, alors même que le cordon spermatique paraît jouir d'une intégrité parfaite, alors aussi qu'on ne découvre dans l'abdomen aucune altération organique coïncidant avec le sarcocèle, le malade est en proie à des symptômes bien caractérisés de cachexie cancéreuse.

Il s'agit bien, dans toute castration, d'enlever le testicule en le séparant des parties auxquelles il est naturellement uni, et en faisant la section du cordon spermatique plus ou moins près de l'anneau inguinal : cette opération serait même soumise à des règles invariables si le sarcocèle se montrait toujours sous la forme d'une tumeur d'un moyen volume, mobile sous la peau qui la recouvre, séparée de l'anneau par un intervalle assez grand dans lequel le cordon spermatique est sain ou à peu près sain, et n'étant accompagnée ni d'ulcérations au scrotum, ni d'engorgement dans les glandes inguinales, etc. Telle est, à la vérité, sa manière d'être dans le plus grand nombre des cas où l'opération est indiquée. Mais diverses circonstances dont le sarcocèle est assez fréquemment accompagné exigent, chacune en particulier, qu'on s'éloigne plus ou moins, pour l'opération, du procédé le plus généralement applicable : tels sont le volume extraordinaire de la tumeur; l'ulcération des tégumens, avec ou sans engorgement des glandes inguinales; la présence d'une certaine quantité de sérosité dans la tunique vaginale; l'engorgement du cordon spermatique jusque très-près de l'anneau, ou même jusqu'au dessus de cette ouverture; enfin, une disposition telle du testicule avant le développement de la maladie que la tumeur, au lieu d'être placée au-dessous de l'anneau, et d'y tenir par le cordon ou sain ou engorgé, est en contact immédiat avec cette ouverture et les parties circonvoisines des parois de l'abdomen. Disons tout de suite quelles modifications doit subir l'opération dans chacune de ces circonstances; nous la décrirons ensuite telle qu'on la pratique dans les cas les plus ordinaires et les plus simples.

Quand la tumeur présente un grand volume, et c'est ce qui a lieu surtout dans le sarcocèle du tissu cellulaire, il serait désavantageux de conserver toute la peau qui la recouvre : il faut en emporter une portion plus ou moins considérable, selon que la tumeur est plus ou moins volumineuse; et cette partie de la peau qu'on retranche reste attachée à la tumeur après qu'on l'a circonscrite entre deux incisions semi-elliptiques réunies à l'anneau et à la partie la plus déclive du scrotum: l'opération est continuée comme si l'on avait fait à la peau des bourses une seule incision longitudinale.

On se conduit de la même manière lorsque la peau qui recouvre le sarcocèle, sans avoir éprouvé une énorme distension, a seulement contracté en devant, comme cela est assez fréquent, des adhérences intimes avec la tumeur; et aussi lorsqu'elle est le siége d'ulcérations. Toutefois dans ces deux cas il n'est pas toujours nécessaire de retrancher une grande portion de peau, ni d'y faire deux incisions semi-elliptiques de même forme et de même grandeur exactement. On peut, après avoir fait une première grande incision recourbée en dehors ou en dedans de l'axe de la tumeur, commencer la seconde sur un point quelconque de la première, et à une distance plus ou moins grande de l'anneau.

Si des glandes inguinales sont engorgées, complication qui n'a jamais lieu que dans le cas de sarcocèle ulcéré, il faut faire l'extirpation de la tumeur qui en résulte immédiatement avant ou immédiatement après l'ablation du testicule. Il est à remarquer que cette complication est rare, même dans les cas d'ulcérations au scrotum. Je ne l'ai vue encore que deux fois : du moins deux fois seulement ai-je dû joindre une seconde opération à la castration proprement dite; et dans l'un de ces deux cas, l'ablation de la tumeur de l'aîne n'a pas été sans présenter quelques difficultés à cause de l'application immédiate des glandes engorgées sur l'artère crurale.

Une autre source de particularités dans l'opération du sarcocèle, c'est la présence d'une certaine quantité de sérosité autour du testicule dégénéré; c'est le cas d'un sarco-hydrocèle. Quelquefois il reste au chirurgien des doutes sur la nature de la tumeur, c'est-à-dire sur l'existence du sarcocèle; alors on doit commencer par faire une simple ponction, et d'après l'état dans lequel on trouve le testicule après l'issue de la sérosité, on se décide, ou bien à poursuivre l'opération ordinaire de l'hydrocèle, ou bien à pratiquer la castration pour laquelle tout avait été préparé. Dans ce dernier cas, on a soin de faire tomber l'incision des tégumens sur la plaie qui a été faite avec le trois-quarts: il faut s'attendre à éprouver quelques difficultés dans la dissection de la tumeur à cause de la flaccidité des parois du péridi-dyme, naguère distendues par la sérosité. D'autres fois, malgré la présence d'une quantité plus ou moins grande de sérosité dans la tunique vaginale, on est bien certain qu'il existe un sarcocèle; une ponction préliminaire est donc inutile : on doit de prime abord inciser la peau, la disséquer en avant et sur les côtés de la tumeur; mais avant d'isoler entièrement cette dernière, on y plonge la pointe du bistouri. Le liquide qu'elle contenait étant écoulé, on juge encore plus sainement de l'état du testicule : l'ablation devant en être faite, il devient plus facile d'isoler le cordon spermatique, souvent caché par la tunique vaginale qui s'étend jusque vers l'anneau inguinal, comme aussi d'achever l'entière séparation de la tumeur, dont on a diminué le volume : et si, par hasard, la maladie consistait en un hydrocèle seulement, on éviterait la faute grave d'enlever un testicule sain; mais alors il faudrait terminer l'opération pour l'hydrocèle en excisant le péridìdyme.

Le cordon testiculaire peut être engorgé dans une grande étendue, sans que cela contre-indique absolument l'ablation du sarcocèle : dans ce cas, on doit, après avoir isolé la tumeur principale, disséquer soigneusement ce cordon, et le séparer des parties auxquelles il est uni jusqu'au-delà des limites de l'engorgement. Il se peut même qu'on soit dans la nécessité de fendre l'anneau pour atteindre à une partie saine; et que de soins ne faut-il pas pour se prémunir contre la rétraction de ce qui reste du cordon après qu'il est coupé, jusqu'à ce qu'on ait fait la ligature des artères qui entrent dans sa composition!

Ces dernières précautions doivent encore être portées plus loin, et sont bien autrement nécessaires dans les cas où, le cordon même étant sain, la tumeur que représente le testicule malade, au lieu d'être pendante dans le scrotum, touche immédiatement à l'anneau inguinal, sur lequel elle est appliquée, ou, ce qui est plus, se trouve à demi-engagée dans cette ouverture, ou appliquée en partie sur la paroi antérieure de l'abdomen. Vraiment alors la castration diffère autant que possible, sous tous les rapports, de ce qu'elle est dans les circonstances ordinaires; elle sort tout-à-fait des règles communes : il y a plus, dans chacun des cas de ce genre qui se présentent, il faut y procéder d'une manière particulière; c'est du moins la nécessité où je me suis trouvé trois ou quatre fois déjà : c'est ce qui fait que je m'abstiens d'établir à cet égard aucun précepte général.

Maintenant que nous avons exposé rapidement certaines particularités de l'opération du sarcocèle, il s'agit de décrire cette opération telle qu'on la pratique le plus ordinairement, et surtout dans les cas où l'état des parties affectées permet d'y procéder par extirpation, c'est-à-dire en conservant toute la peau du scrotum.

Tout importante qu'elle paraît, la castration expose bien rarement par elle-même à des accidens graves; aussi n'est-il pas besoin d'y préparer longuement l'individu qui doit la subir : il suffit que la veille du jour où l'opération doit lui être faite, il prenne un peu moins d'alimens qu'à l'ordinaire, et qu'on lui administre un ou deux lavemens. Immédiatement avant l'opération, le pénil et le scrotum doivent être rasés, soit du côté malade seulement, soit, et mieux encore, des deux côtés. Tant pour l'opération elle-même que pour le pansement qui doit suivre, on prépare un ou deux bistouris droits ou convexes, des pinces à ligatures, quelques fils cirés, des éponges, un petit linge destiné à envelopper les extrémités réunies des ligatures, une autre grande pièce de linge fin qui doit couvrir la surface même de la plaie, de la charpie en boulettes et en gâteaux, plusieurs compresses longuettes, une bande longue de sept à huit aunes et roulée à un seul globe. Le malade doit être couché en supination sur son lit ou sur une table garnie d'un matelas : on lui élève le bassin en plaçant sous les fesses un oreiller ou un coussin recouvert d'une alèze pliée en plusieurs doubles. L'opérateur se place à sa droite, de quelque côté qu'existe la maladie; plusieurs aides sont chargés de prévenir les mouvemens que le patient pourrait faire, et l'un d'eux, placé à sa gauche, est chargé de seconder immédiatement le chirurgien dans presque toutes les manœuvres de l'opération. Tels sont les apprêts immédiats de la castration, dont l'exécution même comprend quatre choses principales et très-distinctes les unes des autres : 1° l'incision des tégumens du scrotum depuis un peu au-dessus de l'anneau inguinal jusqu'à la partie la plus déclive de la tumeur; 2° l'isolement de celle-ci et du cordon spermatique; 3° la section de ce cordon à une hauteur différente, selon qu'il est sain ou malade; 4° enfin, la ligature des vaisseaux assez nombreux contenus dans l'épaisseur de ce dernier, ou disséminés à la surface de la plaie. Ces temps divers de la castration ne doivent pas se succéder nécessairement et toujours dans l'ordre suivant lequel nous venons de les indiquer. Déjà il est avantageux de suspendre un moment le jeu du bistouri immédiatement après avoir incisé la peau et le tissu cellulaire sous-cutané, pour procéder à la ligature des artères honteuses externes divisées dans le premier temps de l'opération : le sang qui s'écoulerait de ces vaisseaux, ou les doigts des aides qu'on chargerait de les comprimer jusqu'à la fin de l'opération, si l'on n'en pratiquait pas immédiatement la ligature, embarrasseraient l'opérateur. Quelques chirurgiens ont proposé de disséquer et de couper le cordon spermatique immédiatement après avoir incisé la peau, et avant de procéder à la dissection de la tumeur. C'est ce que conseillait Sabatier, et c'est ainsi qu'il décrit la castration dans son ouvrage; c'est ce que je me rappelle avoir vu faire à la plupart des chirurgiens anglais, lorsque je visitai Londres en 1814. On avance deux choses en faveur de ce procédé : la première, que le cordon n'ayant encore éprouvé aucune rétraction au moment où il est divisé, la section peut en être faite aisément au-dessus des limites de la maladie; la seconde, que la dissection de la tumeur sera moins douloureuse, parce qu'avant d'y procéder on aura coupé les troncs de beaucoup de filets nerveux ramifiés à la surface du périd idyme. Mais ces avantages sont tout-à-fait nuls, ou se réduisent à fort peu de chose : d'une part, en effet, les principaux filets nerveux qui se perdent dans le tissu cellulaire du scrotum ne viennent pas des nerfs du cordon spermatique; et d'un autre côté, si l'opération du sarcocèle est faite dans des circonstances favorables, la rétraction légère que peut éprouver le cordon avant d'être divisé, et par le fait de l'isolement de la tumeur, ne fait jamais naître la moindre difficulté pour la section de ce cordon au-dessus des limites de la maladie. Il y a plus, la section du cordon faite avant que la tumeur soit isolée du scrotum a des inconvéniens réels : qu'on se représente, en effet, la tumeur ayant un volume un peu considérable, et le cordon ne conservant son intégrité que dans un petit espace au-dessous de l'anneau, ce ne serait pas sans peine qu'on parviendrait à saisir ce faisceau vasculaire et nerveux au fond de la plaie, à l'isoler pour en faire la section; et si la tumeur était en contact immédiat avec l'anneau, les difficultés seraient plus grandes encore : puis, en supposant cette section faite méthodiquement, à moins qu'on n'embrasse le cordon tout entier dans une seule ligature, il faudra ou faire sur-le-champ la ligature immédiate des artères qui entrent dans sa composition, ce qui peut éloigner beaucoup le terme des plus vives souffrances du malade, ou bien confier à un aide le soin de retenir et de comprimer la portion du cordon qu'on a pu conserver au-dessous de l'anneau inguinal jusqu'à ce que l'opération soit terminée, au risque d'être gêné pour la dissection de la tumeur par les doigts de cet aide, ou encore de voir le cordon lui échapper, et se rétracter jusqu'au-dessus de l'anneau inguinal, qu'on sera peut-être dans la nécessité d'inciser. Assurément le mieux serait d'entourer le cordon d'une ligature d'attente, et c'est ainsi qu'il faudrait faire si l'on tenait beaucoup à le couper avant de disséquer la tumeur.

Au lieu de pratiquer l'incision de la peau en avant, et depuis l'anneau jusqu'à la partie la plus déclive du scrotum, on peut la faire en bas et en arrière seulement, de manière à n'ouvrir que le fond de la poche qui renferme la tumeur. C'est ce qu'avait proposé M. Aumont pour les cas dans lesquels le testicule malade est peu volumineux, et mobile dans le scrotum. Alors, en effet, la tumeur, poussée ou pressée de haut en bas, s'échappe entre les bords de la plaie : et quelques brides celluleuses étant coupées, on arrive aisément jusqu'au cordon spermatique, dont il est facile de faire la section, surtout si cette section ne doit pas être faite trop au-dessus de la tumeur. Par ce procédé, l'opération peut être exécutée promptement, d'autant qu'on ne divise point, et que dès-lors on est dispensé de lier les artères honteuses externes : il n'est pas besoin de donner à la plaie beaucoup d'étendue : cette plaie, qui occupe la partie la plus déclive du scrotum, se prête à être réunie par première intention; et la trace en est à peine visible. Tels sont du moins les avantages que M. Aumont attribuait à sa manière de pratiquer la castration. Je l'ai déjà essayée six fois : dans tous les cas, l'opération elle-même a été aussi simple qu'on pouvait le désirer; mais deux fois seulement la marche de la plaie n'a été entravée par aucun accident : dans les quatre autres cas, des abcès se sont formés à la partie antérieure et supérieure du scrotum; à ces abcès ont succédé des trajets sinueux pour lesquels il a fallu faire des incisions, ou qui ont même nécessité que j'excisasse des portions de peau : en sorte que je ne sais que dire encore positivement du mérite réel du procédé de M. Aumont.

Cela posé sur les temps divers dont se compose l'opération du sarcocèle, et sur les différentes manières dont on peut les faire succéder les uns aux autres, voici comment il convient de procéder à l'opération elle-même. On commence donc par inciser la peau : pour cela on la soulève immédiatement au-dessous de l'anneau; le chirurgien forme là un pli ou tout-à-fait transversal, ou, ce qui est mieux, tant soit peu oblique de dedans en dehors et de haut en bas, dont il retient avec sa main gauche l'extrémité qui lui correspond, tandis qu'il confie l'autre extrémité à l'aide qui se trouve placé en face de lui. On divise ce pli dans toute sa hauteur, et du même trait d'instrument on prolonge l'incision de la peau jusqu'au bas du scrotum. Pour inciser la peau de cette manière, un bistouri droit est préférable à un bistouri à tranchant convexe; ce dernier instrument, au contraire, est celui qu'il faut employer quand l'embonpoint de la personne qu'on opère, ou le volume de la tumeur, ne permettent point de soulever la peau au devant du cordon, et qu'il faut la diviser en la laissant appliquée sur les parties qu'elle recouvre. C'est ordinairement après cette première section, ou lorsque par un second coup d'instrument l'on a mis plus exactement à découvert le cordon spermatique, que les artères honteuses externes sont divisées; le sang qu'elles fournissent s'échappe en jets de la lèvre externe de l'incision : pour la raison que j'ai indiquée, on doit en pratiquer incontinent la ligature, et avoir soin, en disséquant la tumeur, de ne porter le bistouri qu'en dedans du fil par lequel elles sont embrassées.

Vient ensuite le second temps de l'opération, la dissection de la tumeur. C'est d'abord la peau de la partie antérieure du scrotum qu'on détache de la tumeur en soulevant chacune des lèvres de la plaie qui a été faite en commençant; puis c'est la tumeur elle-même qu'on sépare du reste du scrotum. Tant de filets nerveux sont répandus au milieu du tissu cellulaire du scrotum, et cette dissection de la tumeur fait éprouver au patient de si vives douleurs, qu'on ne saurait trop s'attacher à la terminer promptement. Attendez-vous toutefois, pour peu que la tumeur soit volumineuse, à ne pouvoir en commencer la dissection qu'avec une certaine lenteur, tandis qu'on peut aller plus vite en finissant, et cela, parce que le tissu cellulaire est plus dense en avant qu'en arrière, et que la tumeur est plus lâchement unie au scrotum dans ce dernier sens que dans l'autre. On doit laisser uni à la peau du scrotum le plus possible du tissu cellulaire au milieu duquel la tumeur est plongée, et diriger le tranchant de l'instrument toujours du côté de la tumeur, pour ne point risquer de faire au scrotum une ou plusieurs ouvertures. Il faut également être attentif à ne pas diviser la cloison du dartos, et à ne pas ouvrir le péridìdyme du côté opposé : mais ce qu'il faut surtout éviter dans la dissection de la tumeur formée par le testicule, c'est la lésion du corps caverneux ou de l'urètre auxquels adhère quelquefois un sarcocèle très-volumineux. Après avoir isolé complétement la tumeur, on isole pareillement le cordon spermatique en le détachant de la partie postérieure du scrotum et de la branche horizontale du pubis jusqu'à l'anneau inguinal.

Cela fait, le chirurgien confie la tumeur au même aide qui l'a secondé jusqu'alors, et se dispose à couper le cordon spermatique. Sans la présence de plusieurs artères dans l'épaisseur de ce cordon, et la nécessité de se prémunir contre l'hémorrhagie dont ces artères pourraient être la source; et de plus, sans la tendance qu'il a à revenir sur lui-même, à se retracter, sa section ne mériterait pas l'attention qu'y ont apportée les chirurgiens, de tout temps divisés de sentiment, non-seulement sur la manière d'y procéder, mais aussi sur les moyens à employer pour se rendre maître du sang. Les uns ont préconisé la ligature médiate : en l'adoptant, on ne divise le cordon spermatique qu'après l'avoir entouré d'une ligature composée de plusieurs fils, ligature que quelques-uns ne serrent que modérément, que d'autres, au contraire, serrent très-fortement dans la vue d'éteindre sur-le-champ toute sensibilité dans les parties qu'elle embrasse : Sharp avait proposé de la faire en traversant le cordon avec une aiguille enfilée d'un fil double, pour lier ensuite isolément chacune des deux moitiés de ce cordon. Ce procédé, qui rend nuls les effets de la rétraction du cordon spermatique, puisque celui-ci n'est coupé qu'après avoir été lié, mériterait certainement la préférence s'il n'exposait pas à quelques dangers : mais on a vu la ligature médiate du cordon spermatique suivie dans quelques cas, rares à la vérité, d'une violente inflammation des parties contenues dans la cavité abdominale, d'abcès dans l'épaisseur du cordon spermatique, de mouvemens convulsifs, et même du tétanos, etc. Ce sont les mêmes accidens qu'on a vus survenir anciennement après certaines opérations employées pour la guérison radicale des hernies, dans lesquelles le cordon spermatique et le sac herniaire étaient simultanément soumis à une très-forte constriction. Les chirurgiens modernes ont presque tous abandonné la ligature médiate du cordon dans l'opération du sarcocèle, et lui préfèrent la ligature immédiate des artères spermatiques.

Cette dernière, que M. Pelletan croit avoir faite le premier, dont Lassus révendique l'honneur en faveur de Cheselden, et que Pouteau, qui la blâme, rapporte à A. Petit, n'est tant soit peu embarrassante qu'à cause de la rétraction que le cordon spermatique est susceptible d'éprouver. Si cette rétraction, sur la possibilité de laquelle je ne conçois pas qu'on ait pu élever le moindre doute, et qui est d'autant plus considérable que la tumeur plus volumineuse, plus pesante; ou abandonnée tout-à-fait à elle-même, a déterminé un alongement plus grand du cordon spermatique, si cette rétraction, dis-je, n'avait jamais lieu, ou si l'on pouvait toujours couper le cordon à une certaine distance au-dessous de l'anneau, on pourrait toujours apercevoir les orifices des artères spermatiques, saisir ces artères et en faire aisément la ligature. Mais alors que les difficultés qui peuvent résulter, soit de la tendance du cordon spermatique à se rétracter fortement, ou de sa rétraction réelle, soit de la nécessité où l'on est d'en faire la section très-près de l'anneau, ou même au-dessus de cette ouverture, sont aussi grandes que possible, elles sont de celles dont un opérateur, même ordinaire, triomphe avec un peu d'attention et de patience : et je ne conçois pas comment, pour s'en affranchir, on renonce à un procédé si avantageux sous tout autre rapport.

Il s'agit donc de faire la section du cordon testiculaire et de pratiquer ensuite la ligature isolée et immédiate des petites artères qui entrent dans sa composition. Ce cordon est-il sain dans une grande étendue; comme on peut alors en conserver une portion considérable, il n'est pas besoin de prendre beaucoup de précautions en le coupant; car après même qu'il a éprouvé une rétraction assez forte, il proémine encore assez au-dessous de l'anneau pour qu'on puisse saisir facilement chacune des petites artères qui s'y rencontrent. L'opérateur le saisit au-dessous de l'anneau avec le pouce et le doigt indicateur de la main gauche, s'entend avec l'aide placé vis-à-vis de lui, et auquel il confie la tumeur, pour le mettre dans un certain état de tension, et le coupe d'un seul trait d'instrument, s'il se peut, soit de dessus en dessous, soit, au contraire, de dessous en dessus. Je me sers quelquefois, au lieu d'un bistouri, de ciseaux à deux tranchans concaves, instrument avec lequel il me semble que cette section du cordon est plus nette, et se fait plus promptement. L'opérateur, sans abandonner l'extrémité coupée du cordon testiculaire, saisit ensuite et lie séparément chaque artériole d'où il voit jaillir le sang: ordinairement il y en a trois ou quatre; l'une d'elles existe toujours immédiatement derrière le canal déférent. Est-on obligé, au contraire, de faire la section du cordon assez près de l'anneau inguinal; c'est alors qu'on doit être en garde contre les effets de sa rétraction, laquelle est d'autant plus à craindre dans ce cas, que fort souvent on juge convenable de faire tirer un peu sur la tumeur afin de se donner plus d'espace: on doit être attentif, après qu'il est coupé, à ne diminuer la compression exercée avec les doigts qu'autant que cela est nécessaire pour voir jaillir ou sourdre le sang de chacune des petites artères dont il faut faire la ligature. Arrive-t-il par une circonstance quelconque, que le bout du cordon coupé fuie sous les doigts qui le retenaient; on parvient encore aisément à le saisir de nouveau, soit en enfonçant le pouce et le doigt indicateur d'une main dans l'anneau, soit en portant une pince dans cette ouverture. Supposons que l'engorgement du cordon soit porté à une hauteur plus considérable encore, et s'étende jusqu'à l'anneau, on ne doit pas renoncer pour cela aux avantages de la ligature immédiate: voici comment on peut surmonter les difficultés. D'abord on pourrait, sans aucun danger présent, mettre à découvert le cordon spermatique dans la partie que renferme le canal inguinal, en agrandissant l'orifice inférieur de ce canal, et se mettre ainsi à même de le saisir au-dessus du point où l'on doit en faire la section: mais on craint, avec raison, d'affaiblir une région déjà si disposée aux hernies, et l'on se décide bien rarement à user du moyen dont nous venons de parler. Je ne me suis trouvé qu'un très-petit nombre de fois dans la nécessité d'y avoir recours. Autant que cela peut suffire, il vaut mieux, dans ces circonstances, ne diviser le cordon qu'à petits coups de bistouri, et en plusieurs fois, ce qui permet de faire la ligature isolée de chacune de ses artères au moment même où elles sont divisées. On peut encore suivre le procédé indiqué par Bichat, qui consiste à diviser d'abord d'un seul coup les parties constituantes du cordon, à l'exception, toutefois, du conduit déférent, qui, ainsi conservé momentanément, s'oppose à la rétraction du cordon lui-même, puis à couper ce conduit après qu'on a lié toutes les artères, moins celle qui l'accompagne. Quand il m'est arrivé de faire ainsi la section du cordon en deux temps, j'ai pris encore la précaution de saisir avec une pince le conduit déférent près de l'anneau, pour pouvoir, après l'avoir coupé, pincer et lier son artère satellite. Toutefois ce procédé de Bichat convient bien mieux lorsqu'il reste une petite portion saine du cordon au-dessous de l'anneau.

Comme il s'agit, dans un ouvrage de la nature de celui-ci, de tracer des préceptes avoués par l'expérience, plutôt que de faire l'histoire de l'art, je m'abstiens d'indiquer les procédés bizarres que Ledran et Pouteau avaient proposé pour arrêter le sang et prévenir l'hémorragie après la section du cordon, entraînés qu'ils étaient par le désir d'éviter les inconvéniens de la ligature de tout le cordon, et de s'affranchir des difficultés que peut présenter la ligature immédiate des artères. Je me borne donc aux considérations précédentes sur l'acte ou le temps de la castration qui comprend à la fois la section du cordon spermatique et la ligature des artères qui entrent dans sa composition.

Après avoir fait cette ligature des vaisseaux du cordon, on a presque toujours à lier quelques artérioles, d'où l'on voit le sang couler en nappe de différens points de la surface de la plaie, particulièrement du côté de la cloison des dartos. Cela fait, on retranche très-près du nœud les deux bouts de chacune de ces dernières ligatures; on conserve, au contraire, les fils qui ont servi à lier les artères spermatiques, et ces fils, enveloppés dans un linge fin, sont placés sur un des bords ou vers l'angle supérieur de la plaie.

L'instant est venu d'appliquer l'appareil, ou, pour autrement dire, de procéder au pansement de la plaie. Il est physiquement possible, et cela dans tous les cas sans exception, de rapprocher les deux bords ou les deux côtés de cette plaie, et de faire ce qu'on nomme la réunion immédiate, dans le but d'obtenir une prompte guérison. Mais cette réunion immédiate, si avantageuse dans un si grand nombre d'autres plaies, à la suite d'un si grand nombre d'autres opérations, et pour laquelle, je l'avoue, j'ai peine à me défendre d'une certaine prévention, ne convient point ici. Je n'ai point été heureux dans les essais que j'en ai faits, et j'y ai renoncé après l'opération du sarcocèle. Presque toujours la suppuration s'établit dans le tissu cellulaire si lâche du scrotum ; et comme la plaie a pu se réunir à l'extérieur, il devient souvent nécessaire, ou de détruire le travail de réunion qui déjà s'était opéré, ou de faire une incision pour donner issue au pus. De tels inconvéniens sont à peine compensés par l'espoir d'une guérison de la plaie plus prompte seulement de quelques jours quand la réunion immédiate est suivie de succès. Je pense donc qu'il vaut mieux livrer la plaie au travail de la suppuration, et attendre le rapprochement lent et progressif des parties qui ont été divisées. On couvre cette plaie avec une pièce de linge fin assez grande pour en dépasser les bords, et sur laquelle on entasse, en les pressant un peu fortement les unes contre les autres, de petites boulettes de charpie qu'on recouvre ensuite de gâteaux ou de plumasseaux. On remplit ensuite avec de la charpie mêlée l'intervalle qui de chaque côté sépare le scrotum de la partie interne des cuisses : on en place même du côté du périnée, afin de soutenir le scrotum, et pour faire qu'il soit plus uniformément comprimé par le bandage : on met ensuite par-dessus la charpie plusieurs compresses étroites, et assez longues pour s'étendre jusqu'au périnée dans un sens, et jusque sur l'abdomen dans l'autre. On laisse la verge libre et à nu entre ces compresses, comme entre les jets de bande dont elles vont bientôt être couvertes. Un simple bandage triangulaire ou en T pourrait suffire pour maintenir ces différentes pièces d'appareil : cependant pour le premier appareil, et c'est celui dont il s'agit actuellement, mieux vaut un bandage fait avec une bande, et composé de quelques tours circulaires sur l'abdomen, au-dessus des crêtes iliaques, d'un plus grand nombre de tours obliques, embrassant de chaque côté la hanche et la partie supérieure de la cuisse, et de plusieurs jets partant des tours circulaires et appliqués directement sur le scrotum, de chaque côté de la verge.

Immédiatement après l'opération, le malade est reporté dans son lit, où il doit garder le repos le plus parfait, et où il doit rester, sinon jusqu'à la parfaite guérison de la plaie, au moins jusqu'à ce que celle-ci soit réduite à de très-petites dimensions. Il n'est pas besoin de le tenir pendant long-temps à un régime très-sévère, la castration n'étant pas du nombre des opérations qui exposent à des accidens graves. A moins d'une hémorrhagie qui, ne cédant pas à une pression un peu forte exercée sur l'appareil, obligerait à mettre la plaie à découvert pour faire la ligature de quelque artériole, on ne doit lever le premier appareil qu'après quatre ou cinq jours. Le traitement ultérieur de la plaie est celui de toute plaie avec ou sans perte de substance, qui, n'ayant point été réunie immédiatement, doit guérir par le rapprochement lent de ses bords ou par voie de cicatrisation.

Je ne terminerai point cet article sans mentionner ce que deux chirurgiens justement célèbres, l'un qui n'est plus, c'est Pouteau, l'autre que la science possède encore, M. Maunoir, de Genève, ont proposé, pour suppléer à la castration proprement dite dans le sarcocèle, même dans le sarcocèle cancéreux.

Pouteau, dans un cas qui semblait commander l'ablation du testicule, imagina de fendre la peau des bourses assez seulement pour pouvoir saisir la partie saine du cordon, puis de couper ce cordon purement et simplement. Il arrêta l'hémorrhagie par la compression faite au-dessus de la section. Dès le lendemain, la tumeur avait par flétrissure perdu un sixième à peu près de son volume; il se fit aux tégumens qui l'enveloppaient une escarre à travers laquelle sortit le testicule gangréné : la guérison fut complète. Enhardi par ce premier succès, Pouteau saisit une autre occasion pour employer le même moyen : cette fois le résultat ne fut point aussi heureux; l'hémorrhagie fut également arrêtée, et le testicule, comme dans le cas précédent, sortit par une ouverture qui se fit au bas du scrotum : mais ces premiers effets furent suivis d'une suppuration sanieuse qui ne cessa qu'avec la vie du malade. Pouteau s'était borné à ces deux essais.

M. Maunoir n'a pas fait revivre le procédé de Pouteau : il propose et dit avoir pratiqué plusieurs fois, avec succès, la ligature isolée et immédiate des artères spermatiques à la faveur d'une incision sur le trajet du cordon. Suivant M. Maunoir, cette ligature des artères spermatiques détermine le retour de l'organe à son état naturel, en rendant moins active l'exhalation de la lymphe qui s'interpose dans le parenchyme du testicule, pour donner lieu au sarcocèle, et en favorisant l'absorption de la substance déjà déposée. Mais est-il bien facile de lier ainsi isolément et immédiatement les différentes branches artérielles du cordon spermatique en conservant intactes les autres parties constituantes de ce cordon? Cette ligature ne doit-elle pas entraîner, comme celle de tout le cordon, la gangrène du testicule, conséquemment la perte de cet organe tout aussi bien que si l'on avait fait la castration? Et si la vie s'y maintient, le mouvement vicieux qui a déterminé l'invasion et les progrès de la dégénération cancéreuse ne doit il pas persister? (ROUX.)

SARCOCOLLINE, s. f. Nom donné à un principe immédiat des végétaux qui forme la majeure partie de la sarcocolle du commerce (*penœa sarcocolla*). Elle est sous forme de petits gâteaux bruns, demi-transparens, fragiles, incristallisables, d'une saveur sucrée d'abord, puis amère. Elle n'a point d'usages. (ORFILA.)

SARCO-HYDROCÈLE ou HYDRO-SARCOCÈLE, s. f., *sarco-hydrocele* ou *hydro-sarcocele*; de σάρξ, chair, ὕδωρ, eau, et κήλη, tumeur. Nom donné à la tumeur formée au scrotum par la dégénérescence cancéreuse des organes qu'il contient, et par l'épanchement séreux ou séro-purulent qui accompagne quelquefois cette dégénérescence. Dans ce cas, la principale ou plutôt la seule maladie est l'affection cancéreuse du testicule ou de ses enveloppes. L'hydrocèle n'est qu'un symptôme accessoire; le traitement doit uniquement porter sur le *sarcocèle*. *Voyez* ce mot.

SARCOLOGIE, s. f., *sarcologia*; de σάρξ, chair, et λογός, discours, traité; partie de l'anatomie qui traite des chairs ou parties molles.

SARCOMATEUX, adj., qui tient de la nature du sarcôme : on caractérise ainsi les polypes durs qui ont de la tendance à la dégénérescence cancéreuse, pour les distinguer des autres espèces de polypes, des polypes mous ou vésiculeux, et des polypes fibreux. *Voyez* POLYPE et SARCÔME.

SARCOME, s. m., ou SARCOSE, s. f., *sarcoma*, *sarcosis*,

σάρκωμα, σάρκωσις; de *σάρξ*, chair. Les anciens ont désigné en général sous ces deux dénominations les excroissances qui ont la consistance de la chair. Ainsi, certains polypes d'une des fosses nasales ou de toute autre partie, les dégénérations qu'on a nommées si vaguement *môles*, étaient rapportés aux sarcômes. Ces expressions ne sont plus usitées maintenant. Le mot *sarcose* était quelquefois pris dans une autre acception, et signifiait *génération de la chair*. Mais le plus souvent il était employé comme synonyme de *sarcôme*.

SARCOPTE. Beaucoup de naturalistes et de pathologistes, parmi lesquels il faut compter Abynzoar, Moufet, Cestoni, Rédi, De Géer, et, dans ces derniers temps, MM. Latreille, Duméril, Cuvier, Galès de Betbèse, ont reconnu dans les boutons de la gale de l'homme la présence d'un insecte qu'ils regardent comme la cause du mal et surtout comme son moyen de contagion.

Le nom de SARCOPTE a été donné par M. Latreille à cet insecte, qui, sous celui d'*acarus*, avait d'abord été confondu avec les mites ou les cirons, et qui appartient à la famille des arachnides trachéennes holètres.

Le *sarcopte* de la gale, dont l'existence dans le plus grand nombre des cas de cette maladie est incontestable, quelle que soit l'opinion que l'on ait sur sa nature et sur les effets qu'il occasione, offre, lorsqu'on l'examine avec une forte loupe, un corps globuleux, luisant, vésiculeux, un peu transparent; des membres au nombre de huit s'il est adulte, au nombre de six seulement, s'il est jeune; des poils rares, isolés, sur le corps et sur les membres; une pelotte vésiculeuse au bout des tarses. Il n'a que le volume du plus petit grain de sable et échappe le plus habituellement à la vue simple.

Les ulcères de la gale propre à telle ou telle espèce d'animal paraissent nourrir des espèces différentes de sarcoptes. Depuis long-temps on l'a dit pour le cheval, le chien, le chat, et dans ces dernières années, M. Duméril a vérifié ce fait sur un phascolome de la Nouvelle Hollande, qui avait communiqué à plusieurs employés du Jardin du Roi, la gale qui l'attaquait.

Nous bornerons ici l'histoire naturelle de cet insecte, tout ce qui le concerne ayant été, du reste, exposé avec un soin tout particulier dans l'article GALE de ce Dictionnaire.

(HIPP. CLOQUET.)

SARDONIEN, SARDONIQUE, adj. On a donné le nom de *ris sardonien* ou *sardonique* à un mouvement convulsif des lèvres et des joues qui simule le rire. Cette dénomination vient de ce qu'on a vu, dit-on, ce genre de convulsion se manifester chez des individus qui avaient mangé une espèce de renoncule croissant en Sardaigne. *Voyez* RIRE.

SARRASIN, s. f., *polygonum fagopyrum*, L., Rich. *Bot. méd.*, t. 1, p. 160. Cette plante annuelle, qui appartient à la famille des polygonées et à l'octandrie trigynie, est aussi connue sous le nom de *blé noir*. Elle est originaire d'Asie; introduite en Europe vers la fin du quinzième siècle, elle y est devenue presque indigène, et aujourd'hui elle y est abondamment cultivée comme plante céréale dans plusieurs provinces, particulièrement dans une partie de la Bretagne et de la basse Normandie. Cette petite plante en effet a le grand avantage de pouvoir réussir dans les terrains les plus maigres et les plus sablonneux, dans ceux où ne pourrait croître aucune espèce de graminées. Il lui faut aussi un temps fort court pour mûrir ses fruits. Ceux-ci sont très-nombreux, triangulaires, composés d'une farine très-blanche, d'une saveur douce et agréable et contenant beaucoup de principes nutritifs. Aussi dans les contrées où on cultive le sarrasin, fait-on avec cette farine des galettes ou des pâtes qui servent de base à la nourriture des habitans des campagnes. Les mêmes fruits légèrement concassés et bouillis dans l'eau forment une tisane rafraîchissante, analogue à celle que l'on prépare avec l'orge. On peut aussi faire des cataplasmes émolliens avec cette farine délayée dans de la décoction de graines de lin. (A. RICHARD.)

SASSAFRAS, s. m. Nom d'une espèce de laurier, *laurus sassafras*, L., Rich. *Bot. méd.*, t. 1, p. 182, de la famille des laurinées et de l'ennéandrie monogynie, qui croît dans différentes parties de l'Amérique septentrionale, et que l'on pourrait facilement naturaliser sur le sol de la France, ainsi que le prouvent les beaux individus que l'on voit dans quelques jardins où ils ont acquis presque les mêmes dimensions que dans leur patrie.

La partie dont on fait usage en médecine est la racine de l'arbre. On nous l'apporte d'Amérique en bûches souvent du volume de la cuisse ou du bras, mais quelquefois beaucoup plus petites. L'écorce est grisâtre extérieurement, brune à l'intérieur, ayant d'une à trois lignes d'épaisseur, d'une texture fibreuse, mais assez friable. Le bois est jaunâtre, très-poreux, léger, d'une odeur et d'une saveur très-marquées, surtout dans l'écorce, saveur qui rappelle beaucoup celle de l'estragon, mais encore plus forte. On retire du sassafras, par la distillation, une huile volatile plus pesante que l'eau et incolore au moment de son extraction. Six livres de racine de sassafras fournissent environ une once à une once et demie de cette huile. Quelquefois on trouve dans le commerce l'écorce de sassafras séparée de la racine. On doit lui donner la préférence comme étant plus énergique que le bois lui-même. Cette écorce est avec ou sans son épiderme, ce qui change beaucoup sa couleur extérieure. Lorsqu'on emploie le bois de sassafras, il doit être préalablement râpé, avant d'en faire usage.

Le sassafras est un médicament excitant. On l'administre en général pour stimuler l'action perspiratoire de la peau. Il est avec la salsepareille et le gaïac un des sudorifiques les plus usités. Mais comme son principe actif est très-volatil, on l'administre en général en infusion. Le plus souvent on l'associe aux autres sudorifiques à la dose de deux à trois gros pour deux à trois livres d'eau. Si on l'employait seul on pourrait en porter la dose à une demi-once et même une once, que l'on ferait infuser dans une livre d'eau bouillante. Si on fait usage du bois privé de son écorce, cette dose peut être augmentée.

(A. RICHARD.)

SATELLITE, subst. pris adject., *satelles*, qui garde, qui avoisine. On appelle ainsi les troncs veineux qui accompagnent les artères : les veines satellites sont souvent au nombre de deux et même trois pour une seule artère. (MARJOLIN.)

SATYRIASE ou SATYRIASIS, s. m., *satyriasis*, *satyriasmus*; cette dénomination dérive du mot *satyrus* ou *σάτυρος*, noms sous lesquels sont connus ces êtres mythologiques dont l'attribut principal est une lubricité extraordinaire. On l'a donc employée pour désigner, chez l'homme, l'érection continuelle du pénis avec penchant irrésistible et presque insatiable à exercer l'acte vénérien. Ce dernier caractère distingue, suivant la plupart des auteurs modernes, le satyriasis du priapisme, dans lequel on n'observe pas le désir de rapprochement sexuel. Plusieurs auteurs anciens n'ont pas établi cette distinction, et ont employé les deux mots comme synonymes. Le penchant irrésistible à répéter fréquemment l'acte vénérien tient souvent à une disposition organique naturelle; cet état ne peut pas être considéré comme morbide. Il peut aller jusqu'à la lubricité la plus dégoûtante, sans devoir prendre le nom de satyriasis. C'est dans les préceptes de l'hygiène physique et morale que les personnes douées de cette fâcheuse exubérance de faculté génératrice puiseront les secours les plus puissans pour la combattre. Mais le satyriasis, proprement dit, doit avoir pour caractère de se montrer accidentellement, et est chez les hommes ce qu'est la nymphomanie pour les femmes. Le satyriasis est rare, surtout dans nos climats, tandis que la nymphomanie s'observe assez fréquemment. On a remarqué avec raison que la réserve des mœurs, chez les femmes, la contrainte qu'elles sont presque toujours obligées d'imposer à leurs penchans, rendaient raison de cette différence. Une continence absolue chez un individu jeune, pléthorique, qui n'a jamais connu les plaisirs de l'union sexuelle, et dont l'imagination ardente lui en retrace incessamment l'idée, ou bien une continence inaccoutumée, est le plus souvent la cause du satyriasis. Lorsque le besoin de l'acte vénérien en est venu au point d'être irrésistible, il s'accompagne ordinairement du dérangement des facultés intellectuelles, et constitue un genre de folie particulier (*voyez* FOLIE). On connaît l'histoire, racontée par Buffon, de ce prêtre qui, après plusieurs années passées dans une chasteté à laquelle son âge et son tempérament le rendaient peu propre, et à la suite d'une foule d'épreuves soutenues avec la plus grande vertu, fut poussé par la violence de ses désirs et des efforts tentés pour les combattre à un satyriasis accompagné d'un délire intense et des hallucinations les plus extraordinaires. Chez la plupart des individus qui ont fourni des exemples de cette maladie, il survient plusieurs accès de délire érotique, qui se calment et reviennent spontanément ou sous l'influence de la moindre circonstance excitante. Ils sont précédés d'érections fréquentes et facilement provoquées; l'esprit est obsédé d'images lascives reproduites par les rêves pendant le sommeil; de fréquentes pollutions viennent l'interrompre. Bientôt, si cet état ne se calme pas, il se manifeste un délire avec des caractères variés, tantôt doux, tantôt furieux. Le malade est en proie aux hallucinations les plus bizarres; le pouls bat avec force et rapidité; la face est rouge et animée, les yeux brillans. Le malade se livre à des propos et des gestes lascifs les plus éloignés de ses manières habituelles. On dit avoir vu quelquefois le satyriasis porté à un degré tel que la continuité et la violence du délire, les actes réitérés produits par les désirs vénériens, l'inflammation et la gangrène du pénis, ont occasioné la mort.

La source du satyriasis est presque toujours dans des excitations cérébrales plus ou moins fortes, et non dans des excitations locales des organes génitaux. Cette opinion n'est pas contredite par les observations d'empoisonnement par les cantharides, dans lesquelles on voit l'irritation ou l'inflammation des organes génitaux et urinaires accompagnée d'un besoin irrésistible et insatiable de l'acte vénérien. En effet, dans le plus grand nombre de ces sortes d'empoisonnemens, on observe le priapisme et non le satyriasis. Toutefois on ne saurait nier sans absurdité qu'une excitation des organes génitaux ne puisse déterminer et entretenir l'affection cérébrale qui donne naissance au désir immodéré du coït.

D'après les causes différentes du satyriasis, on voit que le traitement appliqué à cette maladie devra subir quelques modifications. Dans le cas d'empoisonnement par les cantharides, tous les moyens seront dirigés vers les organes qui éprouvent l'impression de cette substance vénéneuse (*voyez* EMPOISONNEMENT et POISON). Si une continence absolue ou relative fait craindre le développement du satyriasis, il est facile d'indiquer le moyen de le prévenir. Tantôt par un régime physique et moral, on cherchera à atténuer, à combattre la violence des désirs; tantôt, lorsque l'état de la personne le permettra, on recommandera de les satisfaire avec modération. Quand le satyriasis s'est manifesté, on emploie, suivant son intensité et suivant l'âge et les forces de l'individu, les remèdes débilitans plus ou moins énergiques. Les bains généraux, les saignées, les boissons émollientes, les topiques réfrigérans sur les parties génitales, des saignées locales sur ces parties ou aux environs, formeront la base du traitement. M. Gall, qui prétend que le siége des désirs vénériens est dans le cervelet, conseille l'application de sangsues ou de ventouses scarifiées à la nuque. Ce moyen n'est point à négliger, et peut être utile lors même que l'opinion de ce célèbre physiologiste ne serait pas aussi fondée que le fait croire un grand nombre de faits. Des auteurs anciens, dans des cas semblables, avaient conseillé la saignée des veines qui rampent derrière les oreilles. (R. D.)

SAUGE, s. f., *salvia officinalis*, L., Rich., *Bot. méd.*, t. 1, p. 246. C'est un petit arbuste de la famille des labiées et de la diandrie monogynie, qui croît naturellement dans les provinces méridionales de la France, et que l'on cultive souvent dans les jardins. Les tiges sont hautes d'environ un pied, ligneuses inférieurement, donnant naissance dans leur partie supérieure à des rameaux herbacés et carrés. Les feuilles sont opposées, pubescentes, ovales lancéolées, dentées et pétiolées. Le pétiole offre souvent deux petites folioles à sa base. Les fleurs sont violacées, disposées en une sorte d'épi, formé de faisceaux réunis aux aisselles des feuilles supérieures. Ces fleurs ne renferment que deux étamines.

Toutes les parties de la sauge répandent une odeur forte et aromatique. De même que toutes les autres plantes de la famille des labiées, cette espèce est excitante et employée sous forme d'infusion pour faire soit des boissons diaphorétiques, soit pour préparer des lotions ou des bains excitans. Plusieurs autres espèces de sauge jouissent des mêmes propriétés, telles sont la sauge des prés (*salvia pratensis*), si commune dans nos prés et sur le bord des chemins; la sclarée ou orvale (*salvia sclarea*, L.) des provinces méridionales de la France, et quelques autres espèces analogues. (A. RICHARD.)

SAULE, s. m. C'est un genre de plantes autrefois placé dans la grande famille des amentacées, mais qui est devenu le type d'un ordre naturel nouveau sous le nom de *salicinées* (*voyez* ce mot). Toutes les espèces de ce genre sont des arbres assez élevés, à bois blanc et poreux, se plaisant de préférence dans les lieux bas et humides, au voisinage des eaux. L'écorce récoltée sur les jeunes branches a, en général, une saveur amère et astringente. L'espèce dans laquelle ces qualités sont le plus marquées est le SAULE BLANC, *salix alba*, L., Rich., *Bot. méd.*, t. 1, p. 149. C'est un arbre de vingt-cinq à trente pieds de hauteur, qui croît en abondance dans les prairies et sur le bord des ruisseaux. Ses jeunes branches sont lisses et jaunâtres, ses feuilles alternes linéaires, lancéolées, aiguës, finement dentées, glabres à leur face supérieure, finement soyeuses inférieurement; leurs fleurs sont dioïques et disposées en chatons. L'écorce des jeunes branches a une saveur astringente et très-amère; elle contient entre autres principes du tannin, de l'extractif et du gluten. C'est un médicament tonique très-recommandable, et parmi les substances indigènes, c'est un des meilleurs succédanées du quinquina, parce qu'il réunit à la fois l'amertume à l'astringence. Aussi, dans les circonstances où le quinquina était très-rare et d'un prix très-élevé, a-t-on proposé de le substituer à cette écorce exotique, dans le traitement des maladies qui réclament l'usage du quinquina, et en particulier, des fièvres intermittentes; et un grand nombre d'observations ont constaté qu'il n'était pas sans efficacité. On administre l'écorce de saule en décoction, à la dose d'une once à une once et demie pour deux livres d'eau, que l'on fait réduire d'un tiers. La poudre se donne depuis un scrupule jusqu'à une once, suivant qu'on veut qu'elle agisse comme simplement tonique ou comme fébrifuge. (A. RICHARD.)

SAUT, s. m., *saltus;* mouvement par lequel le corps se détache du sol et s'élève perpendiculairement ou obliquement. *Voyez*, pour le mécanisme de ce mouvement, l'article PROGRESSION.

SAVEUR, s. f., *sapor*, qualité des corps qui est l'objet spécial du goût, et dont nous avons traité au mot *goût*, auquel nous nous contenterons dès lors de renvoyer. *Voyez* GOUT.

(RULLIER.)

SAVON, *sapo*, s. m. On devrait appeler ainsi tout sel composé d'une base et d'un ou de plusieurs acides gras, tels que les acides oléïque, margarique, stéarique, phocénique, butyrique, hircique, caprique, caproïque, etc.; mais on donne plus particulièrement ce nom au produit que l'on obtient en traitant les graisses et les huiles par la potasse ou la soude caustiques, et dissoutes dans l'eau; dans ce cas, par suite de l'action de l'alcali sur le corps gras, celui-ci se transforme en plusieurs acides gras qui se combinent avec l'alcali et forment le savon. (*Voyez* BEURRE, BUTYRIQUE, ÉLAINE, OLÉIQUE, GRAISSE, GRAS DES CADAVRES, PHOCÉNINE, PHOCÉNIQUE et STÉARINE). Nous ne nous occuperons ici que du *savon médicinal*, du *savon animal* et du *savon acétique*.

SAVON MÉDICINAL OU AMYGDALIN. Savon préparé avec la soude caustique et l'huile d'amandes douces, et formé d'oléate, de margarate et de stéarate de soude. Pour l'obtenir, on met dans une terrine vingt parties d'huile d'amandes douces filtrée, et l'on y mêle peu à peu, à la température de 10 à 12°, en agitant, dix parties de lessive des savonniers à 36 degrés, c'est-à-dire de soude préalablement décarbonatée au moyen de la chaux vive; on remue jusqu'à ce que le mélange offre l'aspect d'un beurre un peu liquide. Deux ou trois jours après, on le verse dans des moules en papier, ou, ce qui vaut mieux, en faïence; on les abandonne à eux-mêmes à la température de 20° pendant un mois environ : à cette époque le savon a acquis la dureté convenable.

Propriétés de ce savon. — Il est solide, blanc, consistant, d'une odeur et d'une saveur fort douces, plus pesant que l'eau. Chauffé, il fond, se boursoufle et se décompose comme les autres matières végétales. Exposé à l'air, il se dessèche et finit par jaunir et s'altérer. Il se dissout très-bien dans l'eau bouillante, mais si on laisse refroidir la liqueur, surtout lorsqu'on a employé une très-grande quantité d'eau, il se décompose et laisse déposer du surmargarate, du surstéarate et un peu de suroléate de soude, sous la forme d'une gelée demi-transparente, qui par la dessiccation se réduit en pellicules d'un blanc jaunâtre; la dissolution contient alors de la soude unie à une petite quantité d'acides stéarique et margarique et à beaucoup d'acide oléique. L'eau froide dissout aussi ce savon, mais moins bien que celle qui est bouillante. Ce *solutum* est décomposé : 1° par les acides qui s'emparent de la soude et précipitent les acides oléique, stéarique et margarique sous forme d'une émulsion; 2° par une dissolution de sel commun, qui agit à l'instar de l'eau, en précipitant sur-le-champ du bimargarate, du bistéarate et du bioléate de soude, tandis que la liqueur contient de la soude; 3° par tous les sels solubles autres que ceux à base de potasse, de soude et d'ammoniaque; l'acide de ces sels se porte sur la soude du savon pour former un sel soluble, tandis que la base en s'unissant aux acides gras, donne naissance à un sel insoluble à triple acide. Le savon médicinal se dissout très-bien dans l'alcohol chaud et dans les éthers.

Usages. Il est souvent employé en médecine lorsqu'il s'agit d'exciter le système lymphatique. Les anciens le considéraient comme un des meilleurs fondans et comme un excellent dissolvant de la lymphe et de la bile. On l'administre sous forme de pilules, associé à quelques gommes résines, au calomélas, à la saponaire, à l'extrait de fiel de bœuf, à l'aloës ou à quelques autres substances analogues, dans certains engorgemens chroniques de la rate et du foie, dans le carreau, dans certains cas de tumeurs scrofuleuses, graisseuses et laiteuses. On l'a aussi préconisé pour combattre les caculs biliaires, certains catarrhes chroniques de la vessie, la dysenterie muqueuse, la goutte ancienne avec tophus, etc. On a renoncé depuis long-temps à son emploi comme lithontriptique. La dose est depuis quatre ou six grains par jour jusqu'à deux ou trois scrupules. L'eau de savon peut être utile dans l'empoisonnement par les acides forts, parce qu'elle leur cède la soude et les neutralise; on peut encore l'employer pour déterminer si une eau que l'on croit être ou ne pas être potable, contient une forte proportion de sels calcaires; en effet, le sel de chaux dissous dans l'eau sera décomposé par le savon qui se décomposera à son tour, et il en résultera un précipité blanc plus ou moins abondant de margarate, de stéarate et d'oléate de chaux. Le savon médicinal sert aussi à l'extérieur sous forme de lotion, de cataplasme, d'emplâtre, ou dissous dans l'eau de vie pour favoriser la résolution de certaines tumeurs œdémateuses, contre les contusions, etc.

SAVON ANIMAL. Savon composé de graisse purifiée et de soude; c'est avec lui qu'on prépare le baume opodeldoch.

SAVON ACÉTIQUE ÉTHÉRÉ. On l'obtient en faisant dissoudre à la chaleur du bain-marie un gros et demi de savon animal dans une once d'éther acétique, en filtrant et en laissant refroidir. On peut diminuer la quantité de savon et ajouter un peu de camphre et d'huile volatile. Ce savon est employé en frictions dans les affections rhumatismales, et en général toutes les fois que l'application extérieure de l'éther acétique est jugée utile.

SAVON DE STARKEY. Savon préparé avec la potasse et l'huile de térébenthine. Il n'est plus employé. (ORFILA.)

SAXIFRAGE, s. m., *saxifraga, granulata*, L., Rich., *Bot. méd.*, t. II, p. 503. Petite plante vivace de la famille des saxifragées, qui croît dans les lieux sablonneux aux environs de Paris. Au collet de sa racine sont rassemblés un grand nombre de petits tubercules rougeâtres, charnus et pisiformes. Les feuilles radicales sont pétiolées, réniformes à cinq ou sept lobes très-obtus et velus. La tige, simple inférieurement, est rameuse à sa partie supérieure; les fleurs sont assez grandes et blanches, formant, par leur réunion, une sorte de panicule terminale.

Ce sont les petits tubercules radicaux, dont on fait usage

dans cette espèce. Ils sont charnus, mucilagineux, amers, légèrement âcres et astringens. Donnés en décoction, à la dose d'une demi-once pour une livre d'eau, ils exercent quelque action sur l'appareil urinaire, et on les employait tantôt comme simplement diurétiques, tantôt pour combattre les affections calculeuses; mais aujourd'hui on a beaucoup moins de confiance dans ces prétendus lithontriptiques, et l'on fait très-peu usage des tubercules de saxifrage.

Les autres plantes de la famille des saxifragées ne nous offrant aucune espèce d'intérêt sous le point de vue de leurs propriétés médicales, nous croyons inutile de tracer ici les caractères de cette famille. (A. RICHARD.)

SCABIEUSE, s. f., *scabiosa arvensis*, L. Rich., *Bot. méd.*, t. 1, p. 406. C'est une plante vivace très-commune dans les champs et les lieux incultes, et appartenant à la famille des Dipsacées et à la pentandrie monogynie; ses feuilles s'étalent et forment une rosace à la base de la tige; celles que portent la tige sont opposées, connées à leur base, pétiolées, profondément pinnatifides et lyrées, poilues. La tige est dressée, cylindrique, rameuse, poilue, haute de dix-huit pouces à deux pieds. Les fleurs d'un violet très-pâle forment des capitules hémisphériques à l'extrémité des ramifications de la tige.

Le nom de scabieuse donné à cette plante et évidemment dérivé de *scabies*, atteste que les anciens croyaient lui avoir reconnu quelque propriété dans le traitement de la gale. En effet, pendant long-temps les feuilles de scabieuse, qui ont une saveur acerbe et un peu amère, ont eu une très-grande renommée dans le traitement des maladies cutanées chroniques, et surtout de la gale. Mais M. le professeur Alibert, qui a bien fréquemment employé ce médicament, ne lui a reconnu aucun des avantages que plusieurs auteurs lui avaient attribués. Aussi, aujourd'hui emploie-t-on très-rarement la décoction des feuilles de scabieuse.

Il en est à peu près de même de la succise ou *mors du diable* (*scabiosa succisa*, L.), autre espèce du même genre, très-commune à la fin de l'été dans les prés et les pelouses des bois. Ses feuilles et sa racine, dont la saveur est plus astringente que dans la scabieuse commune, étaient employées aux mêmes usages. (A. RICHARD.)

SCABIEUX, adj., *scabiosus*, de *scabies*, gale; qui tient de la gale, qui a rapport à cette affection : *éruption scabieuse*. *Voyez* GALE.

SCALÈNE, s. m. et adj., *scalenus*. On a donné ce nom à deux muscles qu'on distingue en antérieur et postérieur.

SCALÈNE (le muscle) *antérieur* est situé sur les parties latérale et inférieure du cou, et s'attache à la face externe et au bord supérieur de la première côte, sur un tubercule très-prononcé qui est placé au devant de la gouttière où glisse l'artère sous-clavière. Ce muscle se porte obliquement de bas en haut, et se fixe par quatre tendons aux tubercules antérieurs des troisième, quatrième, cinquième et sixième apophyses transverses cervicales. Le muscle scalène antérieur correspond en avant à la veine sous-clavière, aux artères cervicales transverse et ascendante, au nerf diaphragmatique, aux muscles scapulo-hyoïdien et sterno-mastoïdien; en arrière, à l'artère sous-clavière, au plexus brachial, à la veine et à l'artère vertébrales qui sont situées en bas et en dedans.

Ce muscle fléchit le cou, et l'entraîne de son côté : il peut aussi élever la première côte, aussi le range-t-on dans la classe des muscles inspirateurs.

SCALÈNE (le muscle) *postérieur*, est formé inférieurement de deux portions distinctes, dont l'une est antérieure, et s'insère à la face externe de la première côte derrière l'artère sous-clavière, tandis que l'autre s'attache au bord supérieur de la seconde côte. Ces deux faisceaux charnus se réunissent en un seul qui se porte en dedans et en haut vers le rachis, et se divise en six faisceaux secondaires terminés chacun par un tendon qui se fixe au tubercule postérieur des six dernières apophyses transverses cervicales.

Le muscle scalène postérieur correspond en avant au muscle précédent dont il se trouve séparé par l'artère sous-clavière et les branches antérieures des nerfs cervicaux : en arrière, il répond aux muscles sacro-lombaire, transversaire, splénius et angulaire; plus en dedans, il se trouve en rapport avec le premier intercostal et le sommet des six dernières apophyses transverses cervicales. Ce muscle a des usages semblables au scalène antérieur; il peut, comme lui, fléchir latéralement le cou, et soulever non-seulement la première, mais aussi la seconde côte.

Les deux muscles scalènes circonscrivent un espace triangulaire dont la base est formée par la face supérieure de la première côte, le bord antérieur par le scalène antérieur, le bord postérieur par le scalène correspondant. Dans cet intervalle on trouve l'artère sous-clavière, et profondément les derniers trous de conjugaison de la région cervicale du rachis. (MARJOLIN.)

SCALPEL, s. m., *scalpellus;* dérivé de *scalpo*, gratter, inciser. Instrument tranchant, destiné, dans les travaux anatomiques, à inciser ou à isoler les tissus. Cet instrument est composé d'une lame de diverses formes, arrondie ou droite sur son tranchant, et plus ou moins étroite, ou à deux tranchans, laquelle est fixée solidement dans un manche.

SCAMMONÉE, s. f. Gomme résine également connue sous le nom de *diagrède*, et d nt on distingue dans le commerce trois sortes principales, désignées sous les noms de *scammonée d'Alep*, de *Smyrne* et de *Montpellier*. Ces trois gommes résines étant fournies par trois plantes différentes, et offrant des caractères particuliers, nous en traiterons séparément.

1° SCAMMONÉE D'ALEP. C'est l'espèce la plus estimée et presque la seule dont on fasse usage; elle est extraite du *convolvulus scammonia*, L., Rich. *Bot. méd.*, t. 1, p. 282, de la famille des convolvulacées et de la pentandrie monogynie, qui croît en Orient, en Perse, etc. Pour obtenir cette gomme résine, on emploie deux procédés; 1° tantôt on cerne et l'on découvre la racine, à la partie supérieure de laquelle on pratique des incisions. Il s'en écoule un suc visqueux, blanc, laiteux, que l'on reçoit dans de grandes coquilles, où il s'évapore naturellement et se concrète. C'est la *scammonée en coquilles*, assez rare dans le commerce, parce que, par ce procédé, on en obtient une quantité beaucoup moins considérable; 2° tantôt, et plus souvent, on arrache les racines, et après les avoir convenablement lavées, on exprime le suc laiteux qu'elles contiennent. Ce suc est ensuite, ou simplement évaporé au soleil ou par le feu. C'est cette sorte de scammonée que l'on trouve surtout dans le commerce, sous le nom de *scammonée d'Alep*. Elle est en pains plus ou moins larges, peu épais, assez légers, et offrant assez souvent des cavités intérieures. Leur couleur est d'un gris-rougeâtre à l'extérieur, et quelquefois comme pulvérulente. La cassure est terne et comme cireuse; elle est assez friable, se dissout dans la salive, qu'elle colore en jaune verdâtre sale : son odeur est forte et peu agréable.

2° La SCAMMONÉE DE SMYRNE est retirée de la racine du *periploca secamone*, L., arbuste sarmenteux, de la famille des apocinées, et qui croît dans les mêmes lieux que le *convolvulus scammonia*, L. Cette espèce, beaucoup moins estimée que la précédente, est en morceaux, d'un brun foncé, ternes, lourds, non friables, ni creux comme la scammonée d'Alep. Sa cassure est compacte et terne, son odeur est désagréable. Il paraît qu'on l'extrait de la racine par expression, et qu'on évapore le suc sur le feu.

3° Enfin, on désigne sous les noms de *scammonée de Montpellier*, *fausse scammonée*, ou *scammonée en galettes*, le suc extrait, par le même procédé, de la racine du *cynanchum monspeliacum*, petit arbuste de la famille des apocinées, qui croît aux environs de Montpellier et dans les provinces méridionales de la France. Cette gomme résine est presque noire, compacte, à cassure terne, d'une odeur assez agréable. Il paraît qu'on y mêle plusieurs autres substances résineuses et purgatives. Aussi, est-elle peu estimée, et par conséquent peu employée.

MM. Bouillon-Lagrange et Vogel ont publié une analyse comparative de la scammonée d'Alep et de celle de Smyrne, qu'ils ont trouvées composées des matériaux suivans :

	Scamm. d'Alep.	Scamm. de Smyrne.
Résine	60.	29.
Gomme	3.	8.
Extrait	2.	5.
Débris et impuretés.	35.	58.
	100.	100.

La scammonée est un de nos purgatifs drastiques les plus énergiques. Aussi, ne doit-elle être administrée qu'à de faibles doses, comme d'un à cinq grains, que l'on peut graduellement augmenter. Elle agit de la même manière que la résine de Jalap, le suc d'Euphorbe, et en un mot, que tous les autres médicamens du même genre, et c'est surtout dans les hydropisies, dites *passives*, que l'on en fait encore usage. Elle entre dans plusieurs préparations officinales parmi lesquelles nous citerons : la confection hamech, les pilules hydragogues, les pilules mercurielles de Belloste, etc. Quand on veut l'administrer, on lui associe en général différentes préparations mucilagineuses ou sucrées, afin d'adoucir son action trop intense. *Voyez* PURGATIFS. (A. RICHARD.)

SCAPHOIDE, adj. et s. m., *scaphoïdes*, qui ressemble à une nacelle.

SCAPHOÏDE (l'enfoncement) est une cavité située à la partie supérieure de l'aile interne de l'apophyse ptérygoïde, et dans laquelle s'attache le muscle péristaphylin interne.

SCAPHOÏDE (fosse) ou *naviculaire. Voyez* ce dernier mot.

SCAPHOÏDES (les os) sont au nomdre de quatre, un à chaque main et à chaque pied.

L'*os scaphoïde de la main* est le premier et le plus gros des os de la première rangée du carpe : il est alongé, convexe du côté de l'avant-bras, concave en sens opposé : il présente en haut une facette convexe, triangulaire, contiguë au radius; en bas, une autre facette qui correspond au trapèze et au trapézoïde; en dedans, une double facette articulée en haut avec le semi-lunaire, en bas avec le grand os. En avant, en arrière et en dehors, cet os donne attache seulement à des ligamens; il se développe par un seul point d'ossification.

L'*os scaphoïde du pied* est situé à la partie moyenne et interne du tarse, aplati d'avant en arrière, divisé en deux faces et en une circonférence. L'une de ses faces est postérieure, concave, ayant la forme d'un ovoïde dont la grosse extrémité est externe, et la petite, interne : elle est articulée avec la tête de l'astragale; l'autre face est antérieure, convexe, articulée avec les trois os cunéiformes par trois facettes. La circonférence du scaphoïde est irrégulière, et donne attache à des ligamens en haut, en bas et en dehors, offrant en dedans un tubercule auquel s'attache le tendon du jambier postérieur. Cet os se développe aussi par un seul point d'ossification.

SCAPHOIDO-ASTRAGALIEN, NNE, adj., *scaphoïdo-astragalianus;* qui est relatif à l'astragale et au scaphoïde.

SCAPHOÏDO-ASTRAGALIENNE (l'articulation) résulte de la jonction de la face postérieure et concave du scaphoïde avec la partie antérieure de la tête de l'astragale : c'est une énarthrose. *Voyez* PIED.

SCAPHOÏDO-ASTRAGALIEN (le ligament) maintient l'articulation précédente, et s'implantant au-dessus de la surface articulaire de l'astragale, il se porte de là à la partie supérieure du scaphoïde. Il est large, mince et à fibres parallèles. *Voyez* PIED.

SCAPHOIDO-CUBOIDIEN, NNE, adj., *scaphoïdo-cuboïdeus*, qui a rapport au scaphoïde et au cuboïde.

SCAPHOÏDO-CUBOÏDIENNE (l'articulation) est formée par la réunion de l'os scaphoïde avec la partie correspondante du cuboïde, au moyen de deux facettes étroites qui n'existent pas toujours. Ces deux os sont unis surtout en arrière dans toute leur longueur par un ligament interosseux dont les fibres sont obliques, courtes et très-serrées; en second lieu, par un ligament dorsal, transversal, qui s'étend du bord externe du scaphoïde au milieu de la face supérieure du cuboïde; enfin, par un ligament plantaire, qui s'étend transversalement du milieu de la face inférieure du scaphoïde au milieu du bord interne du cuboïde.

SCAPULAIRE, s. et adj., *scapularis*, qui appartient au scapulum, à l'épaule.

SCAPULAIRE (l'aponévrose) est une lame fibreuse, mince, large, à fibres entrecroisées, fixée en haut à l'épine de l'omoplate, en bas à une crête intermédiaire aux muscles sous-épineux et grand rond, en dedans au bord spinal de l'omoplate: elle s'unit dans son milieu avec l'aponévrose mince qui recouvre une partie de la face externe du muscle deltoïde.

SCAPULAIRES (les artères) sont assez nombreuses; ainsi, on a donné le nom d'artère *scapulaire postérieure* à l'artère CERVICALE *transverse* qu'on a nommée aussi *scapulaire transverse*. Mais le nom de *scapulaire* est spécialement donné a deux branches.

La première est l'*artère scapulaire supérieure*, qui naît de la sous-clavière, et assez fréquemment de la thyroïdienne inférieure, ou d'un tronc qui lui est commun avec la cervicale transverse: elle passe derrière la clavicule, sur le bord supérieur de l'omoplate, s'enfonce entre la face dorsale de cet os et les muscles qui s'y attachent. *Voyez* SOUS-CLAVIÈRE (artère).

La seconde est distinguée sous le nom d'*artère scapulaire inférieure*, ou *commune*, ou *interne*: elle provient de la partie inférieure de l'artère axillaire, derrière le plexus brachial. *Voy.* AXILLAIRE (artère).

SCAPULAIRES (les veines) offrent la même distribution que les artères dont elles portent le nom, et qu'elles accompagnent.

SCAPULO-HUMÉRAL, adj. et s. m., qui est relatif à la fois à l'omoplate et à l'humérus.

SCAPULO-HUMÉRALE (l'articulation) résulte de la réception de la tête de l'humérus dans la cavité glénoïde du scapulum. Cette articulation a été décrite ailleurs. *Voyez* ÉPAULE.

SCAPULO-HUMÉRALES (les artères) ne sont autres que les artères *circonflexes*, branches de l'axillaire : ce nom leur a été donné par M. Chaussier. *Voyez* AXILLAIRE (artère).

SCAPULO-HUMÉRAL (muscle). *Voyez* grand ROND.

SCAPULO-HYOÏDIEN (muscle). *Voyez* OMOPLAT-HYOÏDIEN.

SCAPULUM, s. m. Mot latin employé comme synonyme d'OMOPLATE. (MARJOLIN.)

SCARIFICATEUR, s. m., *scarificator, scarificatorium*. On donne ce nom à un instrument destiné à pratiquer des incisions peu profondes sur la peau et sur quelques membranes muqueuses (*voyez* SCARIFICATION). Beaucoup de chirurgiens se servent pour cette petite opération d'une lancette ou d'un bistouri droit à tranchant convexe. Ces deux instrumens sont en effet les plus simples et peut-être les meilleurs scarificateurs. Cependant M. Larrey a proposé de remplacer la lancette et le bistouri par un instrument spécial; c'est un onglet à bord demi-circulaire et tranchant qui naît, à angle droit, d'une tige aplatie dans le même sens que lui, et adaptée à un manche. Ce scarificateur, qui ressemble beaucoup au phlébotome des vétérinaires, est peu employé. On reproche à son tranchant étroit et très-convexe de s'entretenir difficilement et de ne pas pénétrer assez profondément dans les tissus que l'on veut diviser.

Les scarifications devant être ordinairement multipliées, et chaque petite incision faite sur la peau avec la lancette ou le bistouri étant toujours douloureuse, on a cherché à diminuer la durée et la somme de ces douleurs en imaginant un instrument à l'aide duquel on puisse faire un grand nombre de petites solutions de continuité à la fois. Ce scarificateur consiste dans une boîte en cuivre, de forme cubique qui cache dans son intérieur seize petites lancettes et un ressort qui les fait mouvoir. Lorsque le ressort est détendu, les lames multiples sortent instantanément par quatre fentes pratiquées parallèlement sur la face inférieure de la boîte qui les renferme, décrivent en dehors un demi-cercle, et rentrent dans la boîte par l'extrémité de la fente opposée à celle qui leur a donné issue, après avoir pratiqué seize incisions aux tégumens que l'on soumet à leur action. Ces lancettes divisent le tissu du derme d'autant plus profondément qu'on a rapproché davantage des fentes l'axe mobile qui les supporte. Lorsqu'on veut faire usage de cette espèce de scarificateur, on tend le ressort destiné à faire mouvoir les lancettes; on applique ensuite exactement sur la région qu'on veut scarifier la face inférieure de la boîte cubique. La détente du ressort permet aux lancettes de descendre et de faire instantanément autant de petites incisions que l'instrument présente de pointes. Cet agent mécanique est très-usité en Allemagne; on commence à s'en servir en France depuis que les saignées locales sont employées plus fréquemment qu'on ne le faisait autrefois. C'est en effet un instrument très-commode lorsqu'on veut scarifier une surface large et unie, et lorsqu'on veut provoquer une émission sanguine par les vaisseaux capillaires, émission que l'on favorise à l'aide de la ventouse (*voyez* SCARIFICATION et VENTOUSE). Les solutions de continuité étant faites toutes à-la-fois causent une douleur bien plus supportable que lorsqu'on pratique successivement plusieurs petites incisions à l'aide du bistouri ou de la lancette. MM. Demours et Sarlandière ont fait adapter au scarificateur que je viens de décrire une pompe aspirante; disposition qui permet, la scarification étant faite, d'attirer à l'aide de la pompe une plus ou moins grande quantité de sang. On dit que cet instrument n'était pas connu des anciens; cependant Ambroise Paré parle d'un scarificateur qui, au lieu de lancettes, avait trois rangs de petites roues tranchantes.

On a imaginé divers instrumens propres à scarifier l'œil lorsque la conjonctive est engorgée, boursouflée. On trouve dans les planches de Heister le dessin d'une aiguille aiguë et tranchante destinée à cet usage. Le scarificateur proposé par Voolhouse (*ophthalmonystrum*), dont on voit également la figure dans Heister, est une espèce de cuillère garnie de dents comme une lime. Le hasard a donné à ce chirurgien l'idée d'un nouveau moyen pour dégorger l'œil. Consulté par un homme qui avait un œil considérablement lésé par la barbe d'un épi de seigle, Voolhouse pensa que de la cause d'une maladie on pourrait tirer un remède, et que puisque les barbes de blé étaient capables d'ouvrir de petits vaisseaux de l'œil, on pourrait s'en servir quand on aurait cette indication à remplir. Voilà d'où est parti ce chirurgien pour donner son nouveau scarificateur, qui n'est autre chose que les barbes de seigle ramassées et jointes ensemble, dont on fait des pinceaux ou de petites brosses. Ce dernier moyen, qui a de la ressemblance, au rapport de Mauchart, avec un scarificateur décrit par les anciens sous le nom de *blepharoxystrum*, est dangereux : en effet, quelques barbes peuvent se briser, rester fixées dans la conjonctive, et l'irriter violemment. On a renoncé depuis long-temps à tous ces instrumens auxquels on a substitué la lancette, la pointe d'un bistouri, et quelquefois des ciseaux courbés sur leur plat avec lesquels on excise des portions de la conjonctive engorgée, boursouflée (*voyez* OPHTHALMIE, CHEMOSIS, etc.).

(MURAT.)

SCARIFICATION, s. f., *scarificatio*. Opération de chirurgie qui consiste à pratiquer une petite incision sur la peau ou sur quelques surfaces recouvertes par une membrane muqueuse. Ce genre de solution de continuité, qu'on emploie pour remplir diverses indications, se fait avec la lancette, le bistouri, ou avec tout autre instrument piquant et tranchant (*voyez* SCARIFICATEUR). La lancette convient pour faire des scarifications superficielles, pour diviser les vaisseaux des membranes muqueuses tuméfiées ou infiltrées, la peau des paupières, des parties génitales, etc. etc. On doit, au contraire, donner la préférence au bistouri lorsqu'il est nécessaire de scarifier profondément.

Au mot MOUCHETURE, qui n'a pas été traité, on a renvoyé à SCARIFICATION. Ces deux termes, que l'on confond quelquefois à la vérité dans le langage médical, ne sont cependant pas tout-à-fait synonymes. L'usage a accordé au premier une signification plus limitée qu'au dernier : en effet, le mot *moucheture* s'applique aux solutions de continuité étroites et superficielles, tandis qu'on donne le plus ordinairement le nom de *scarification* à des incisions plus étendues, mais dont la profondeur est variable.

Les scarifications peuvent être pratiquées à peu près sur toutes les régions du corps. La profondeur que l'on donne aux incisions doit être relative à la cause qui les nécessite, à l'indication que l'on se propose de remplir, à la nature des tissus que l'on divise, etc.

En faisant des scarifications on a pour but tantôt de provoquer des saignées locales, tantôt de déplacer l'irritation; quelquefois on se propose de donner issue à des liquides infiltrées dans l'épaisseur de la peau ou épanchés dans le tissu cellulaire sous-cutané; d'autrefois d'exciter la vie des parties affaiblies, ou déjà frappées de sphacèle, etc.

On a conseillé de scarifier le sommet de la tête et les régions occipitales, mastoïdiennes, dans les affections soporeuses et les douleurs profondes et opiniâtres de ces parties; les régions auriculaires dans l'otite; les paupières, lorsqu'elles sont affectés d'œdème; la conjonctive dans l'ophthalmie, lorsque cette membrane muqueuse est très-boursouflée (*voyez* CHÉMOSIS); dans les céphalalgies occasionées par l'afflux trop considérable du sang vers la tête. Les scarifications pratiquées sur la membrane pituitaire sont quelquefois préférables à l'application des sangsues au cou et derrière les oreilles. Les engorgemens sanguins des gencives, de la langue, nécessitent quelquefois la même opération. On fait très-fréquemment des scarifications sur les parties supérieures et latérales du cou, dans les angines tonsillaire, trachéale, etc.; sur les diverses régions de la poitrine dans les affections des organes contenus dans cette cavité; sur les lombes dans certaines maladies des reins. On pratique cette opération sur le prépuce, la peau qui recouvre le corps de la verge, le scrotum, les grandes lèvres, les membres thoraciques et abdominaux, spécialement sur les derniers, lorsque ces parties sont affectées de leucophlegmatie, de gangrène.

Les scarifications faites dans l'intention de donner lieu à une émission sanguine doivent en général être superficielles, c'est-à-dire ne pas excéder un quart de ligne de profondeur. On doit avoir l'attention de raser et de nettoyer la peau que l'on se propose de scarifier. Après l'avoir soumise à l'action de la ventouse, on la tend sur une assez grande surface avec le pouce et l'index d'une main; l'autre main, munie d'une lancette ou d'un bistouri, fait huit ou dix petites plaies rapprochées les unes des autres en passant rapidement et légèrement le tranchant de l'instrument sur la surface du derme. On favorise ensuite l'écoulement du sang par l'immersion de la partie scarifiée dans de l'eau chaude, par l'application de la ventouse, etc.; on favorise le dégorgement des vaisseaux capillaires de la conjonctive, après les scarifications, au moyen des lotions émollientes.

Si les scarifications ont été employées dans la vue de produire une dérivation, on la favorise en excitant de la douleur dans les parties, ou en y déterminant une fluxion.

Dans les cas de gonflement extrême de la langue, des gencives, la profondeur des incisions doit être proportionnée au volume acquis par ces parties (*voyez* GLOSSITE). Il faut au contraire ne pratiquer que des scarifications rares et peu étendues lorsqu'on se propose de donner issue à de la sérosité épanchée dans le tissu cellulaire sous-cutané. Ce précepte doit surtout être suivi dans les infiltrations séreuses du scrotum. On prévient souvent par là un accident bien grave : je veux parler de l'inflammation gangréneuse. On seconde l'effet des scarifications par de légères pressions, et en donnant aux parties une position déclive, qui oblige en quelque sorte les liquides à se porter de cellule en cellule vers celles qui ont été ouvertes. Si on a recours aux scarifications pour évacuer de l'urine épanchée dans le tissu cellulaire du scrotum, à la suite d'une crevasse de l'urètre, ou tout autre liquide irritant, il faut s'empresser de leur procurer une issue aussitôt après que l'on a reconnu leur présence, et avoir soin de faire pénétrer l'instrument jusqu'au siége de l'épanchement.

Les scarifications nécessitées par la gangrène ont pour but de donner issue aux liquides putrescens dont les parties malades sont infiltrées, et de faciliter l'introduction des substances propres à s'opposer aux progrès de la décomposition. L'instrument doit pénétrer quelquefois à une assez grande profondeur, et diviser tout ce qui est frappé de mort. On recommande de faire alors des ponctions suivies d'une incision peu étendue, et de s'arrêter aussitôt que la douleur et l'écoulement de quelques gouttes de sang annoncent que le bistouri a atteint les tissus vivans ; on favorise ensuite le dégorgement des parties malades par des pressions douces et méthodiques ; on remplit les points scarifiés de substances absorbantes et antiseptiques, telles que la poudre de quinquina, de charbon, et on les recouvre avec des plumasseaux que l'on trempe, suivant les circonstances, soit dans une décoction émolliente, soit dans une dissolution de chlorure de soude ou de chaux.

On a conseillé de pratiquer des scarifications sur les engorgemens indolens, dans l'intention de réveiller la vie, d'exciter une réaction salutaire ; on recommande ensuite de soutenir la douleur et l'irritation par des applications stimulantes. (MURAT.)

SCARLATINE, s. f., *scarlatina*, *febris scarlatina*, *rossalia*, fièvre rouge, *rubeola confluens*, *morbilli confluentes*, *etc.* On a désigné généralement ainsi une maladie contagieuse caractérisée par une rougeur répandue sur toute la surface du derme, d'une manière uniforme, ou disséminée en plaques très-étendues.

Confondue par plusieurs auteurs avec la rougeole, comme cette dernière la scarlatine doit son nom à la teinte particulière que présente la peau des individus qui en sont affectés. Son origine est fort peu connue, et c'est en vain qu'on en cherche des traces évidentes dans les écrits des anciens médecins grecs ou romains signalés par J. Frank. J. Phil. Ingrassias est le premier qui, je crois, l'ait désignée clairement en peu de mots, sous le nom de *rossalia* ou *rossania*, dans son traité de *Tumoribus prat. rat.*, mis au jour en 1553. Jean Coyttar, médecin de Poitiers, passe assez généralement en France, quoique à tort peut-être, pour le plus ancien monographe de la scarlatine : il a publié en effet en 1578, sous le titre de *Febris purpura epidemialis et contagiosa*, la description fort incomplète d'une maladie épidémique observée par lui vingt ans auparavant, et dans laquelle on retrouve seulement quelques-uns des caractères appartenant à l'affection qui nous occupe. Depuis cette époque, Daniel Sennert, Navier, Huxham, Storck, Plenciz, Withering, et plusieurs médecins plus modernes, ont exposé avec beaucoup de précision les symptômes de la scarlatine.

Nous ne reviendrons pas ici sur les caractères précédemment établis, à l'aide desquels on peut distinguer cette maladie, de la rougeole, de la roséole, de l'érysipèle et de l'érythème. Quant à l'urticaire, dont une variété a été décrite sous le nom de *scarlatine ortiée*, le développement de plaques proéminentes, pâles au centre, et entourées d'une aréole rouge, excitant la démangeaison, et non contagieuses, n'offre aucune analogie avec l'axanthème de la scarlatine.

1° *Nosographie de la scarlatine.* — On distingue dans la scarlatine trois périodes bien tranchées: la première, dite d'*invasion*, comprend tous les phénomènes qui se manifestent avant l'éruption; la seconde est caractérisée par l'éruption elle-même;

la troisième est nommée *période de desquamation ;* on lui rapporte tout ce qui se passe entre la période précédente et le retour à la santé.

Première période. — La scarlatine s'annonce presque toujours par un malaise général, des frissons passagers, de la lassitude, de l'abattement, quelquefois par une exaltation de la sensibilité, plus souvent par du dégoût, de l'inappétence, de la soif, un peu de douleur à la gorge avec gêne de la déglutition, des nausées, des vomissemens, de la céphalalgie, un assoupissement insurmontable, de la chaleur à la peau et de la fréquence dans le pouls. Dans certains cas, il s'y joint du délire et quelques mouvemens convulsifs. La durée de cette période est de vingt-quatre heures à deux, trois, ou quatre jours.

Deuxième période. — Le plus ordinairement l'éruption commence à se montrer d'abord au cou et à la face, quelquefois c'est au tronc, aux mains ou aux pieds qu'elle se déclare en premier lieu, pour se répandre ensuite sur tout le reste du corps. Elle consiste dans des plaques d'un rouge pointillé, les unes manifestement plus larges que les autres ; peu étendues et isolées dans leur origine, elles ne tardent pas à se réunir en s'agrandissant, et finissent par donner aux tégumens une couleur rouge uniforme, qui disparaît momentanément sous la pression du doigt. La peau, brûlante et sèche dans toute son étendue, devient le siége d'un prurit désagréable, et d'une tuméfaction surtout notable à la face, aux mains et aux pieds. Presque toujours aussi on observe un peu de rougeur au pharynx. C'est communément le troisième ou le quatrième jour que l'éruption a acquis son plus haut degré d'intensité, et l'on remarque qu'elle est toujours beaucoup plus vive dans le pli des articulations, vers la partie supérieure et interne des cuisses, les aisselles et les plis du bras. A compter de ce jour l'intumescence des diverses parties diminue peu à peu, et la rougeur de la peau s'éteint graduellement, tandis que la langue, se dépouillant de son enduit blanchâtre, offre une rougeur violette ; ses papilles sont érigées, et tout l'intérieur de la bouche acquiert une teinte rouge très-intense. A ces symptômes locaux se joignent souvent des phénomènes généraux, en partie les mêmes que ceux de la première période, anorexie, mal de gorge, vomissemens, hoquets, épistaxis, toux, sensibilité exquise de la peau, gêne dans les mouvemens, anxiété, délire, etc.

Troisième période. — C'est du quatrième au septième ou neuvième jour que commence la desquamation ; d'abord apparente au cou et à la face, elle devient bientôt générale. L'épiderme se détache sous forme de farine, de petites écailles ou de squames très-larges : aux bras et aux jambes il s'enlève souvent par lamelles ou lanières quelquefois très-étendues. J'ai plusieurs fois remarqué que lorsqu'il avait existé une complication de miliaire, la desquamation commençait par les petites vésicules desséchées. Lorsque la maladie est très-légère, la desquamation est presque imperceptible, et il faut l'attention la plus minutieuse pour s'assurer qu'elle existe vraiment. Cette période se prolonge souvent assez long-temps; on l'a vue durer jusqu'à trente ou quarante jours, pendant lesquels il y avait plusieurs exfoliations successives de l'épiderme. En même temps que la desquamation s'opère, et quelquefois même avant cette époque, si l'affection est bénigne, on voit le pouls perdre sa fréquence, la peau sa chaleur, et tous les autres symptômes généraux diminuer par degrés ou disparaître complétement. Une sueur abondante, des hémorrhagies nasales, des évacuations alvines, ou un sédiment plus ou moins copieux dans l'urine, ont quelquefois marqué la terminaison heureuse de la scarlatine ; mais ces phénomènes critiques sont bien loin d'être constans.

De tous les phénomènes consécutifs qui se montrent après la cessation de cette maladie, il n'en est pas de plus fréquent que l'anasarque. Produite ordinairement par l'impression du froid humide, elle se développe aussi dans quelques cas sans qu'on puisse l'attribuer à cette cause. Le plus souvent elle est annoncée par de la faiblesse, de l'accablement, des vomissemens et des urines troubles, couleur brou de noix ou analogues à de la lavure de chair : bientôt l'infiltration paraît à la face ou aux pieds, puis elle s'étend au reste du corps. Ce symptôme se développe quelquefois immédiatement après la disparition de l'éruption, d'autres fois ce n'est que quinze jours, trois semaines, ou un mois après. D'après le mémoire de Vieussens sur l'anasarque, il paraît que cet accident a été plusieurs fois suivi d'une mort rapide, et qu'en général on le redoute beaucoup à Genève. Plenciz, Frank et Méglin le regardent aussi comme fort grave, tandis que Willan et Cullen l'ont presque toujours vu sans danger. D'autres phénomènes plus ou moins graves peuvent encore s'observer après la scarlatine; ainsi, le docteur

Vieussens parle de convulsions, d'amauroses, d'hydrocéphales, d'hydrothorax et d'ascite; d'autres auteurs ont noté alors des parotides, des abcès profonds dans les membres, des ulcérations gangréneuses à la peau, des ophthalmies, etc.

La scarlatine présente un certain nombre de variétés qu'il est important de signaler. Les unes sont relatives à la forme de l'éruption, et les autres à sa marche et à ses complications. Quant à l'éruption, tantôt uniformément répandue sur tout le corps, quelquefois elle est disséminée par larges plaques d'un rouge piqueté; dans d'autres cas elle est partielle et bornée, par exemple, à la moitié du corps, au tronc, aux genoux ou aux bras. Le plus communément aussi, on observe au milieu de la rougeur qui revêt les tégumens, mais surtout vers les parties latérales du cou, au devant de la poitrine et à la partie interne des bras et des cuisses, de petits points saillans, d'abord rouges, mais qui se transforment bientôt en autant de vésicules hémisphériques transparentes, puis opalines; ce sont des vésicules miliaires auxquelles sont aussi parfois mêlées des sudamina, des papules, et même de véritables pustules. C'est d'après l'existence ou la non existence de ces éruptions secondaires que J. Frank a distingué la scarlatine en *levigata*, *sive plana*, *miliformis*, *sive papulosa*, et *pustulosa*, *sive phlyctænosa*.

Bateman admet quatre variétés principales de scarlatine. Dans la première (*scarl. simplex*), l'éruption constitue presque seule toute la maladie. Dans la deuxième (*scarl. anginosa*), l'angine est fort intense et attire particulièrement l'attention; elle est aussi beaucoup plus grave que la précédente. La troisième (*scarl. maligna*), n'est que la maladie dans son plus haut degré de gravité. Enfin la quatrième ne mérite pas, à proprement parler, le nom de *scarlatine*, puisqu'il n'existe pas d'éruption cutanée, mais qu'on observe seulement la première et la troisième période de cette maladie. Cette forme particulière a été décrite par la plupart des médecins qui ont eu occasion de voir des épidémies de scarlatine, et j'en ai été témoin plusieurs fois moi-même dans quelques familles composées de plusieurs enfans, et où la scarlatine venait à se manifester. Quelle que soit, au reste, la forme sous laquelle se présente la scarlatine, elle peut être compliquée de différentes maladies qui l'aggravent toujours d'une manière plus ou moins fâcheuse.

Une des plus fréquentes est bien certainement l'angine tonsillaire et pharyngienne simple, regardée par plusieurs auteurs comme inhérente en quelque sorte à cet exanthème cutané. Une autre complication assez commune de la scarlatine, et surtout de la scarlatine appelée *maligne*, c'est l'angine pultacée et l'angine couenneuse pharyngienne. La plupart des épidémies décrites par Fothergill, Huxham, Marteau de Grandvilliers, Planchon, etc., et signalées en général sous la dénomination d'angine maligne et de maux de gorge gangréneux, n'étaient pas autre chose que ces deux maladies réunies. Peut-être cependant y avait-il aussi, dans quelques cas, de véritables angines gangréneuses. Quant au croup, que M. Albers de Bremen dit avoir souvent rencontré avec la scarlatine, M. Bretonneau n'a jamais eu occasion de l'observer dans cette maladie, et je ne l'ai vu qu'une fois. Dans une épidémie de scarlatine qui a régné en 1825 à la maison d'accouchemens de Paris, et dont M. Senn a donné la description dans sa thèse, l'inflammation des voies aériennes existait chez toutes les femmes qui succombèrent à la maladie, mais sans aucune trace de fausse membrane. Les affections du ventre, telles que la gastrite, les diverses espèces d'entérites, etc., compliquent assez souvent la scarlatine; plus rarement on voit des bronchites, des pneumonies et des pleurésies, si fréquentes au contraire dans la rougeole. Elle peut être aussi compliquée de congestions cérébrales, de méningites et même d'encéphalites. On voit encore plus souvent des convulsions survenir dans cette affection, et déterminer promptement la mort, sans qu'à l'ouverture des cadavres on trouve rien qui puisse en rendre compte. D'autres fois on observe tous les désordres fonctionnels qui constituent la fièvre ataxique franche; dans ces cas, l'éruption est partielle, quelquefois mobile, paraissant et disparaissant d'un jour à l'autre; le pouls est petit, fréquent, irrégulier, la respiration gênée et accélérée; des vomissemens se manifestent; il existe une diarrhée continuelle, et la mort peut survenir dès le premier jour, ou n'avoir lieu que le troisième ou le septième. Dans cette circonstance encore, l'examen cadavérique ne fait souvent découvrir aucune lésion phlegmasique importante dans les divers organes soumis à l'investigation la plus scrupuleuse. Stoll a vu succéder la scarlatine immédiatement à la rougeole. Il y a deux ans que nous l'avons vue plusieurs fois, à l'hôpital des Enfans, coïncider avec la variole, sur les mêmes individus.

Lorsque la mort arrive pendant la période d'éruption, on trouve sur tous les points où elle existait des taches livides ou violacées; quelquefois, au contraire, la peau n'offre aucune trace d'éruption; mais en l'incisant, on observe une injection plus ou moins prononcée du corps réticulaire. La rougeur du pharynx persiste encore, et dans certains cas même on remarque sur les intestins une coloration violacée particulière. On a prétendu aussi que la peau des individus qui succombaient à la scarlatine se réduisait plus tôt en putréfaction. Les autres lésions cadavériques sont relatives aux diverses complications de la maladie ou aux affections qui lui succèdent. Dans six cas observés récemment par M. Bretonneau, la mort ne provenait d'aucune lésion phlegmasique appréciable. « Le sang, dit ce médecin, inégalement réparti dans les cavités splanchniques, abondait dans le crâne, surabondait dans le thorax, et manquait dans l'abdomen. »

Etiologie de la scarlatine. — Nous ne connaissons rien de plus positif sur la nature et les causes de la scarlatine que sur celles de la rougeole. Comme cette dernière, elle peut régner d'une manière épidémique ou sporadique; comme elle aussi, elle est produite par un principe contagieux, inconnu dans son essence, mais dont les effets ne sauraient être contestés. Il semblerait qu'elle peut être transportée à d'assez grandes distances, comme le prouve le fait du docteur Hildenbrand : « Un habit noir que j'avais en visitant une malade attaquée de scarlatine, dit-il, et que je portai de Vienne en Podolie, sans l'avoir mis depuis plus d'un an et demi, me communiqua, dès que je fus arrivé, cette maladie contagieuse, que je répandis ensuite dans cette province, où elle était jusqu'alors presque inconnue. » Quelquefois elle se reproduit de manière à ne pas colorer la peau, mais la gorge et l'économie tout entière n'en sont pas moins affectées. C'est ainsi que, tout récemment, j'ai eu l'occasion de voir une personne qui, après avoir soigné un enfant atteint de scarlatine, fut prise au bout de cinq à six jours des prodrômes de cette affection et d'une angine assez intense. Pendant la convalescence il se manifesta une desquamation générale des plus évidentes, qui persistait encore quinze jours après, malgré plusieurs bains. Dans d'autres cas, c'est une anasarque que j'ai vu succéder à cet appareil de symptômes. Ces exemples d'ailleurs ne sont pas rares dans les auteurs qui ont traité de la scarlatine. C'est ordinairement sept, huit ou dix jours, quelquefois plus, d'autres fois moins, après s'être exposé à la contagion qu'on voit paraître la scarlatine. On ignore au juste l'époque après laquelle elle n'est plus susceptible d'être communiquée ; plusieurs faits, et en particulier le suivant, prouvent néanmoins qu'elle peut l'être encore au bout d'un mois et plus. Dans une famille composée de quatre enfans, l'un d'eux fut pris de scarlatine, et dès l'instant même complétement isolé des trois autres : trois semaines après, la maladie étant terminée, l'enfant prit sept à huit bains, puis retourna auprès de ses frères, qui furent à leur tour bientôt affectés de scarlatine. Petit-Radel a vainement tenté de l'inoculer en insérant des écailles épidermiques sous la peau de personnes qui n'en avaient pas encore été atteintes. Stoll avait au contraire, dit-on, réussi dans cette tentative.

Cette maladie n'est particulière à aucune saison, toutefois c'est plus souvent à la fin des étés chauds et humides, et dans l'automne, qu'on l'a vue régner d'une manière épidémique. Elle paraît être beaucoup plus grave dans les climats septentrionaux. On a cru remarquer aussi que la contagion avait plus d'action dans les endroits où l'air circule difficilement, dans les lieux où l'atmosphère est chargée de miasmes qui s'élèvent des égoûts, des marais et des eaux basses. La classe indigente en est plus généralement frappée que les autres classes de la société, où elle sévit cependant quelquefois avec une grande violence. On la rencontre particulièrement dans l'enfance et dans l'adolescence ; on l'observe quelquefois chez les adultes et très-peu chez les vieillards. Parmi les adultes, on la voit plus fréquemment chez les femmes que chez les hommes. Elle n'attaque généralement qu'une fois dans la vie, et les récidives sont ici beaucoup plus rares que dans la rougeole ; je n'en connais encore aucun exemple bien avéré. Elle ne se transmet pas à tous les individus qui s'exposent à la contracter. On a même estimé qu'un tiers ou un quart environ seulement de la population en était atteint.

Thérapeutique de la scarlatine. — Il n'est peut-être point d'affection aiguë pour laquelle on ait proposé et mis en usage des moyens thérapeutiques plus variés et plus opposés que pour la scarlatine, dans les cas surtout où elle a régné d'une manière épidémique. En effet, on ne saurait adopter une méthode uniforme de traitement pour une maladie dont le caractère est loin d'être toujours le même et qui se trouve en outre si fréquemment et si diversement modifiée dans sa marche et dans ses complications.

Quoi qu'il en soit, dans la première période de la scarlatine simple, on doit se borner à l'emploi des boissons émollientes ou rafraîchissantes, en y joignant de légères frictions à la peau, des pédiluves, quelques lavemens, s'il est nécessaire, et la diète la plus absolue. S'il existait une réaction générale très-vive et que le sujet fût fortement constitué ou pléthorique, il ne faudrait pas hésiter à pratiquer une saignée générale; à plus forte raison, si des phénomènes inflammatoires un peu intenses venaient à se montrer vers quelque organe important. On oppose aux convulsions des sangsues derrière les oreilles, des bains tièdes ou des révulsifs modérés sur les extrémités inférieures. Cet accident, au reste, est généralement beaucoup moins grave pendant cette première période que lors de la seconde, époque à laquelle se manifestent pour l'ordinaire les symptômes les plus alarmans.

Pendant la seconde période, lorsque l'éruption marche bien, on se contente de veiller à ce que rien ne l'entrave, et l'on parvient ordinairement à la maintenir dans de justes bornes, en insistant sur les mêmes moyens à peu près que ceux conseillés dans la période précédente. On a toutefois de plus à remplir ici une indication relative à l'angine. Si elle est légère, et que rien n'annonce qu'elle doive prendre une grande intensité, les saignées ne sont pas nécessaires, et l'on se contente d'appliquer autour du cou des cataplasmes émolliens, de faire gargariser les enfans avec une décoction mucilagineuse, ou d'injecter doucement le même liquide au fond de la gorge. Lorsque, au contraire, l'angine est très-violente, on doit recourir à l'application de sangsues au cou et au dessous des angles des mâchoires, aux ventouses scarifiées et même à la saignée générale. La méthode antiphlogistique devrait être employée avec plus d'énergie encore si l'inflammation occupait les voies aériennes, comme on a eu occasion de l'observer dans l'épidémie qui a régné à la Maternité. Dans les cas d'angine couenneuse ou pultacée, que nous avons dit souvent coïncider avec des symptômes généraux très-graves, il est en général peu utile d'employer les émissions sanguines, à moins toutefois que des indications particulières ne les réclament, ou que le gonflement des ganglions cervicaux et sous-maxillaires ne soit porté à un très-haut degré. Mais en pareille circonstance on se trouve bien du traitement topique, tel qu'il a été indiqué à l'article *angine couenneuse*, *etc.* Lorsque l'angine vient à revêtir le caractère gangréneux, on a proposé et mis en usage les vomitifs et les purgatifs, quelquefois utiles en effet au début, quand aucune lésion phlegmasique de l'estomac et des intestins ne les contr'indique pas. Plus tard on en vient aux toniques administrés à l'intérieur et à l'extérieur. Willan et le docteur Dewees parlent avec éloge d'une décoction de poivre de Cayenne, seule, ou mêlée à une décoction de kina, employée alors comme gargarisme. La liqueur de Labarraque, plus ou moins étendue, pourrait aussi servir en gargarisme, en injections, et pour imbiber un petit pinceau de charpie avec lequel on irait toucher les parties malades. Les complications de bronchite, de pneumonie, de pleurésie, de gastrite ou d'entérite, devront être combattues énergiquement et comme s'il n'existait point d'éruption cutanée : nous en dirons autant des phlegmasies qui occuperaient alors les meninges ou le cerveau. La scarlatine maligne ou ataxique est quelquefois, comme nous l'avons dit, sous la dépendance d'un état général, sans lésion appréciable des centres nerveux. Ce cas est des plus graves; à moins d'une réaction générale très-vive, il est rarement utile de tirer du sang, et l'on s'en tient ordinairement aux bains tièdes, sous-tièdes ou presque frais, et aux révulsifs sur les extrémités inférieures. Je me suis servi aussi quelquefois avec les avantages les plus marqués, des affusions froides ou des simples lotions d'eau fraîche : moyen fort efficace encore dans les congestions et inflammations cérébrales. Le plus grand danger accompagne ordinairement la scarlatine qui se présente avec les symptômes généraux de la fièvre adynamique franche. Quelquefois dès le début de l'éruption, il existe une prostration excessive, l'efflorescence est pâle ou violacée, le pouls est à peine sensible ou bien il conserve encore un certain degré de développement, et les malades sont tourmentés de nausées fréquentes ou de vomissemens, qui ne paraissent pas tenir à l'inflammation de l'estomac, comme l'a démontré l'ouverture de plusieurs individus qui ont succombé à cette variété de scarlatine. Les saignées m'ont rarement paru avantageuses; dans un cas semblable, en particulier, où les vomissemens avaient engagé à revenir à l'application de sangsues à l'épigastre, les symptômes allèrent en augmentant, et deux heures après l'enfant avait cessé d'exister. Les dérivatifs extérieurs et les toniques à l'intérieur me semblent en pareil cas les seuls moyens convenables. Lorsque la variole vient compliquer la scarlatine, c'est de la première qu'il faut surtout s'occuper; les bains tièdes et les boissons acidulées nous ont assez bien réussi dans quelques cas. Avant de passer au traitement qui convient dans la troisième période, il ne sera pas inutile de parler de la manière dont les médecins anglais se conduisent ordinairement dans la seconde, toutes les fois que l'angine est assez forte, que la chaleur et la sécheresse de la peau sont opiniâtres, en un mot qu'il existe des signes d'une violente excitation générale. En pareille circonstance, dit Bateman, l'expérience s'est prononcée en faveur des purgatifs modérés et du régime rafraîchissant employé tant à l'intérieur qu'à l'extérieur. Le calomel à petite dose, seul ou combiné au jalap ou à la rhubarbe, est le *laxatif* qu'il a adopté de préférence, d'après Hamilton. Jamais il n'a vu d'effets nuisibles résulter de l'administration de ces moyens, sous l'influence desquels au contraire la scarlatine parcourt ordinairement ses périodes d'une manière régulière, quelque considérable que soit l'angine. Bateman conseille les affusions froides dans tous les cas; mais a cause des craintes qu'elles inspirent aux malades, et surtout aux parens, il se contente ordinairement, et à moins d'indications urgentes, d'employer l'eau froide simple ou vinaigrée, en lotions sur diverses parties du corps, et principalement sur les membres supérieurs, la face et le tronc. Il recommande en outre les boissons et les gargarismes froids et acidulés. Les purgatifs me semblent en général contr'indiqués pendant la période d'éruption; on pourrait toutefois peut-être y avoir recours dans les cas de constipation opiniâtre ou d'embarras intestinal, sans inflammation. Quant aux affusions et aux lotions froides, leur emploi, dirigé avec circonspection et discernement, me paraît, en effet, un des moyens thérapeutiques les plus efficaces. MM. Brathwite et Durr ont donné, dit-on, avec succès et dans toutes les périodes de la scarlatine, le chlore à la dose d'un à deux gros pour huit onces d'eau Je ne l'ai jamais essayé, mais je doute qu'il puisse être employé avantageusement. Si la scarlatine vient à disparaître prématurément, et qu'on puisse l'attribuer au développement d'une inflammation pulmonaire, ou autre, le meilleur moyen de la rappeler serait de combattre franchement la phlegmasie interne. On devrait au contraire favoriser le retour de l'éruption à l'aide des bains tièdes et des rubéfians, si l'impression d'un air froid l'avait fait disparaître.

Dans la troisième période, si la maladie est simple, on voit bientôt s'établir la convalescence, malgré la rougeur très-vive qui persiste à la langue. Les frictions douces à la peau et les bains tièdes, aidés d'un régime simple, constituent les seuls moyens thérapeutiques à mettre en usage; un léger laxatif convient aussi quelquefois alors. C'est pendant la convalescence qu'il faut surtout se prémunir contre l'impression du froid et de l'humidité. Vieussens, Méglin, et quelques autres médecins qui ont vu se développer à cette époque des accidens consécutifs très-graves, conseillent de ne laisser sortir les malades qu'au bout de six semaines, au moins en hiver. On conçoit, en effet, qu'une telle réclusion, trop sévère pour l'été et les pays tempérés, puisse être utile dans les saisons froides et dans les climats humides. Si, malgré ces précautions, ou parce qu'on ne les a pas prises, l'anasarque vient à se manifester, il faut examiner avec soin s'il n'existe pas d'inflammation interne à laquelle on puisse rattacher cet accident. On doit aussi tenir compte de l'état des forces, car chez un certain nombre d'individus robustes et sanguins, on a vu assez souvent l'infiltration disparaître sous l'influence du régime antiphlogistique et des saignées. On trouve des cas de ce genre dans Van Swieten, Stoll, Frank; et Méglin de Colmar en cite plusieurs dans son mémoire sur l'anasarque à la suite de la scarlatine. Plus fréquemment cependant c'est par les purgatifs, les diurétiques et les diaphorétiques qu'on parvient à faire cesser cet accident. Ceux qu'on choisit de préférence sont le calomel, l'huile de ricin, le nitrate de potasse, l'oxymel scillitique, la digitale pourprée, le vin amer et diurétique, les fumigations sèches et les bains de vapeur. Dans les cas d'amaurose subite, on a quelquefois obtenu d'heureux résultats de l'application d'un large vésicatoire à la nuque, en même temps qu'on administrait à l'intérieur des purgatifs. Quant aux autres phénomènes consécutifs, ce sont autant de maladies qu'il faut combattre sans s'embarrasser de l'éruption à laquelle elles succèdent.

Prophylaxie de la scarlatine. — Différens moyens ont été proposés, dans certaines épidémies meurtrières surtout, pour préserver de la scarlatine les individus qui n'en avaient pas encore été atteints. C'est dans ce but que la belladone a été conseillée par le docteur Hahnemann. Voici la solution qu'il administre pour obtenir cet effet : Extrait de belladone deux grains, eau une livre; deux ou trois cuillerées de ce mélange doivent être prises tous les jours. La petite quantité de matière active que reçoit chaque individu ne paraissant pas assez considérable pour produire l'effet désiré, le docteur Berndt conseille de faire dissoudre deux grains d'extrait de belladone dans une once d'eau de canelle, et de donner chaque jour, pendant toute la durée de l'épidémie, deux gouttes de cette liqueur, matin et soir, aux enfans d'un an, et aux enfans plus âgés une à deux gouttes de plus qu'ils ont d'années, jusqu'à douze gouttes, maximum de la dose. Dans une épidémie qui dura trois ans, et sur cent quatre-vingt-quinze individus exposés à la contagion, quatorze seulement, dit ce médecin, en furent affectés, et n'offrirent d'ailleurs que des symptômes peu graves. Quelle que soit, dit-il, la manière dont la belladone agit en pareil cas, il demeure néanmoins constant qu'elle affecte, comme les miasmes de la scarlatine, surtout et spécifiquement la gorge, ainsi que la peau sur laquelle apparaît une légère efflorescence rosée. Des résultats analogues, et peut-être même plus décisifs, ont été obtenus par MM. Muhrbeck, Dusterberg, Behr, Benedix, Wesener, Zeuch, Hufeland, Sœmmering, Méglin, Herholdt, Koreff, et plus récemment par M. le docteur Lemercier, dans une épidémie qui régna à Mayenne et dans les environs. Ces expériences méritent sans contredit d'être continuées; mais il faut avouer qu'elles ne deviendront tout-à-fait concluantes que du moment où l'on sera parvenu à inoculer la scarlatine.

Il est encore un préservatif de la scarlatine, qui paraît avoir été employé avec de grands avantages par plusieurs médecins de Groningue, et en particulier par le professeur Thomassen à Thuessink. Ce préservatif n'est pas autre chose que la combinaison du soufre doré d'antimoine avec le mercure doux. De quelques centaines d'individus qui en firent usage, dit ce médecin dans un mémoire qu'il a publié en 1808 sur la prophylaxie de la scarlatine, aucun n'a contracté la maladie, qui était alors des plus graves et des plus contagieuses. La dose pour les enfans de deux à quatre ans était d'un seizième ou d'un huitième de grain de calomel, uni à autant de soufre doré d'antimoine, et mêlé à un peu de sucre ou de magnésie; on la répétait de une à quatre fois par jour. Quand la maladie s'était déjà déclarée dans une maison, M. Thomassen portait quelquefois la dose du calomel jusqu'à un quart ou un demi-grain. Aux individus plus âgés, on donnait une poudre composée d'un grain de mercure doux et de huit grains de sous-hydrosulfate sulfuré d'antimoine. Il n'en résultait ordinairement qu'une légère purgation, ou au moins des selles plus régulières. Je ne sache pas que cette combinaison ait été essayée par d'autres praticiens; mais je pense que l'isolement, lorsqu'il est praticable, est, jusqu'ici du moins, le meilleur préservatif de la scarlatine. (GUERSENT.)

SCHERLIEVO, variété de la syphilis qui n'a commencé à paraître qu'en l'année 1800, dans les districts de Scherlievo, de Fiume et de Gromnico, en Dalmatie, et que, pour cela, on désigne aussi sous le nom de maladie de Fiume.

Cette affection, qui, comme la syphilis du Canada, le sibbens, le radzigé et l'yaws, ne donne jamais lieu qu'à des symptômes d'infection consécutive, se communique rarement par le coït. Le plus habituellement c'est par le contact médiat ou immédiat, ainsi que par l'usage du même linge, des mêmes vêtemens et des mêmes ustensiles de table ou de toilette; ce qui explique la facilité et la promptitude avec lesquelles elle se propage. Quelques enfans ont apporté ce mal en venant au monde.

Peu de temps après le contact avec un individu affecté, le mal s'annonce par des lassitudes dans les lombes, des douleurs ostéocopes moins vives le jour que la nuit, de l'enrouement, de l'inflammation à la bouche et à la gorge, dont l'intérieur se couvre d'aphtes, qui se réunissent bientôt et forment des ulcères rongeans, ronds, à surface grise cendrée, à bords d'un rouge obscur, élevés et durs, et en général d'un aspect tout-à-fait syphilitique; il se manifeste des caries aux os du nez; la voix se perd totalement. Quelquefois la maladie débute par des douleurs ostéocopes et des exostoses, qui diminuent et cessent enfin complétement quand la peau se couvre de pustules. D'autres fois cette éruption, qui toujours est d'une couleur cuivreuse, et dans certains cas se couvre de croûtes, signale le commencement du scherliévo. Alors elle se montre le plus souvent au front, quoique dans nombre d'occasions on la voie s'étendre à toutes les autres régions du corps, notamment aux parties génitales et au pourtour de l'anus. Certaines de ces pustules, qui sont infiniment plus petites et d'apparence galeuse, sont précédées par des démangeaisons générales très-vives. Chez quelques sujets il ne survient que des taches cuivrées, du centre desquelles s'élève, comme dans l'yaws et le framboesia, des fongosités semblables à des fraises, qui, avec le temps, sont remplacées par des ulcères qu'on voit s'étendre d'une manière effrayante et pénétrer souvent jusqu'aux os voisins. Une seule fois le docteur Cambieri, qui avoit été envoyé sur les lieux, de Bude en Hongrie, pour étudier et traiter cette maladie, a observé une blennorrhagie; encore s'était-elle déclarée après la disparition de pustules cutanées, c'est-à-dire qu'elle était consécutive. Les cicatrices qui succèdent aux pustules et aux ulcères du scherlievo présentent toujours, comme on le voit dans la syphilis elle-même, des taches de couleur brune ou cuivreuse, qui persistent fort long-temps, quels que soient les remèdes qu'on emploie pour les effacer; souvent il se développe à la marge de l'anus des excroissances condylomateuses d'un volume considérable. On rencontre encore, mais bien plus rarement, des ulcères aux talons et une énorme tuméfaction du scrotum. Enfin, on n'a remarqué jusqu'à ce jour qu'un seul exemple d'alopécie.

L'apparition d'une pareille maladie contagieuse, dont la transmission avait lieu avec une extrême rapidité, ne pouvait manquer de répandre l'alarme dans toute l'Illyrie et de fixer l'attention de l'autorité. D'abord, le bruit courut qu'elle y avait été importée par des matelots qui revenaient de la guerre des Turcs, et cette circonstance paraissait aux esprits faibles de nature à rendre le mal infiniment plus grave. Mais une enquête faite avec soin peu après sa manifestation, et par ordre du gouvernement autrichien, dut faire abandonner cette opinion. Il semble infiniment plus raisonnable, d'après son résultat, d'admettre, avec les commissaires de la Société de Médecine de Paris, chargés peu après cette époque de faire un rapport sur cette maladie, qu'elle s'est développée spontanément par l'action de causes tout-à-fait locales, telles que l'extrême malpropreté des habitans, l'humidité du sol, l'étroitesse des habitations, la mauvaise qualité des alimens, et, peut-être encore, beaucoup d'autres influences qui n'auront pu être appréciées. Les faits qui ont servi de base à ce travail ont été puisés dans plusieurs mémoires publiés par le docteur Cambieri, et confirmés plus tard, sur les lieux mêmes, par M. Bagneries, pendant son séjour en Dalmatie comme médecin en chef de l'armée française. Cette affection, dont l'aspect est souvent si hideux, et qui présente la plus grande analogie avec la syphilis du xve siècle, avec le sibbens, l'yaws, le pian et quelques-uns des symptômes du radzigé, reste parfois stationnaire pendant plusieurs années, et il n'est pas sans exemple qu'on l'ait vue se dissiper sans le secours d'autres remèdes que quelques lotions corrosives aidées par un exercice violent et soutenu.

Les mercuriaux, associés aux sudorifiques exotiques et aux amers, ont été de bonne heure reconnus pour les meilleurs moyens à opposer à cette modification de la maladie vénérienne, et le deuto-chlorure de mercure, en particulier, s'est montré encore plus efficace que toutes les autres préparations hydrargyreuses. Comme dans les infections syphilitiques anciennes, et toujours en raison du degré même de cette ancienneté, il convient d'en continuer l'usage long-temps après la guérison des symptômes apparens du scherliévo. L'opium uni au mercure a aussi été très-utile pour combattre les douleurs ostéocopes trop violentes. Quant au traitement local, il est bon de se rappeler que le pansement des pustules avec le cérat de calomélas a toujours paru un des plus convenables, et que, dans les ulcères de la bouche, les gargarismes avec addition de liqueur de Van-Swieten, ont été constamment d'un grand secours. Du reste, les bains ordinaires se sont montrés fort avantageux; ceux de mer ont aussi été conseillés et employés comme de bons auxiliaires du traitement, et l'on s'accorde assez généralement à trouver dans leur usage fréquent un moyen prophylactique assez puissant. La maladie décrite dans les annales cliniques de Montpellier, en novembre et décembre 1820, sous le nom de *facaldine*, n'est pas autre que le scherliévo, qui s'est manifesté à Falca, en Italie, où il a occasioné la même surprise et les mêmes craintes qu'en Dalmatie. La nature et la marche des symptômes ne présentent aucune différence dans les deux affections, qui se guérissent par une médication absolument semblable.

(E. V. LAGNEAU.)

SCHINDYLÈSE, s. f., *schindylesis*; genre d'articulation synarthrodiale, admis par Kehl et Monro. Il n'y en a qu'un seul exemple, l'articulation du vomer avec le sphénoïde. *Voyez* ARTICULATION.

SCIATIQUE, s. et adj., *ischiaticus*, qui est relatif à l'ischion, ou qui l'avoisine.

SCIATIQUE (artère). *Voyez* ISCHIATIQUE.

SCIATIQUE (la grande échancrure) est située sur le bord postérieur de chaque os coxal, au-dessous de l'épine iliaque postérieure et inférieure; la réunion du sacrum à l'os iliaque rend cette échancrure plus profonde, et les ligamens sacro-sciatiques la ferment en bas. *Voyez* BASSIN.

SCIATIQUE (l'épine) est une éminence peu élevée, aplatie, pyramidale, qui donne insertion au petit ligament sacro-sciatique.

SCIATIQUES (les nerfs) sont au nombre de deux, distingués en grand et petit.

Le grand nerf sciatique, qu'on peut considérer comme la continuation du plexus sacré, est le plus gros des différens nerfs des membres et même du corps entier. Formé par le concours de toutes les branches du plexus sacré, il sort du bassin par l'échancrure sciatique entre les muscles pyramidal et jumeau supérieur, descend obliquement le long de la partie postérieure et moyenne de la cuisse jusqu'au jarret, où il se divise en deux troncs nommés *poplités*.

Dans son trajet, ce nerf correspond en avant et en haut avec les muscles jumeaux, le tendon de l'obturateur interne, le carré et le grand adducteur; en arrière et dans le même sens, avec le grand fessier, la longue portion du biceps, le demi-tendineux, et inférieurement avec du tissu adipeux et l'aponévrose crurale. Ce nerf fournit des rameaux aux muscles obturateur interne, jumeaux, carré, fléchisseurs de la cuisse, et donne à quelque distance deux filets assez considérables sous-cutanés, dont l'un se répand à la face postérieure de la jambe et de la cuisse jusqu'au mollet, tandis que l'autre, qui offre un trajet analogue, se distribue dans la partie postérieure du ligament capsulaire de l'articulation du genou.

Les deux branches de terminaison du nerf ayant une dénomination spéciale, leur description a été donnée ailleurs. *Voyez* POPLITÉ.

Le petit nerf sciatique est aussi appelé FESSIER, nom sous lequel il est décrit dans un autre article. *Voy.* ce mot.

SCIATIQUE (plexus). *Voyez* SACRÉ.

SCIATIQUE (tubérosité) ou ISCHIATIQUE, *voyez* ISCHIUM ou ISCHION et HANCHE (os de la). (MARJOLIN.)

SCILLE, s. f., *scilla maritima*, L. Rich., *Bot. méd.*, t. 1, p. 92. C'est une grande plante bulbeuse, appartenant à la famille des liliacées et à l'hexandrie monogynie, qui croît sur les plages sablonneuses, et dont le bulbe seul est employé en médecine. Ce bulbe, de la grosseur du poing à celle de la tête d'un enfant, est ovoïde, composé de tuniques emboîtées les unes dans les autres; à l'extérieur il est recouvert d'écailles minces, sèches, scarieuses, d'une couleur brune foncée; les tuniques intérieures sont blanches et charnues, mais les plus extérieures, les seules dont on fasse usage, sont légèrement teintes en rouge, sans odeur marquée, mais pleines d'un suc visqueux, amer et âcre. Les écailles ou squames de scille se trouvent dans le commerce séparées les unes des autres, et desséchées. On les tire d'Espagne, d'Italie, etc., où la scille est très-commune; je l'ai également vue sauvage sur les bords de la mer, aux environs de Toulon et de Nice. Par la dessiccation, la scille perd une partie de son âcreté : mais néanmoins elle reste encore un médicament très-énergique. La scille a été analysée par plusieurs chimistes; M. Planche y a démontré l'existence du tartrite de chaux. Selon M. Vogel, elle contient, lorsqu'elle est desséchée, de la gomme, un principe amer et très-âcre, qu'il nomme *scillitine*, et qui serait le principe actif de ce médicament, du tannin, du citrate de chaux, une matière sucrée et de la fibre végétale. M. Tilloy, pharmacien à Dijon, pense que la scillitine de M. Vogel n'est pas un principe immédiat, mais un mélange de sucre incristallisable, d'une matière excessivement âcre, et d'une matière très-amère. La scille s'administre sous plusieurs formes, tantôt en poudre, dont on fait des bols ou des pilules; on prépare aussi un extrait, une teinture alcoholique, un vin, un vinaigre de scille; c'est avec ce dernier que l'on fait l'oxymel scillitique.

L'administration de la scille détermine deux ordres de phénomènes fort différens : quand on la donne à faible dose, comme quelques grains de sa poudre, elle occasione un trouble passager dans les organes de la digestion, la perte de l'appétit, une sensation pénible à la région épigastrique, des coliques, et très-fréquemment des vomissemens, qui sont suivis de déjections alvines plus ou moins abondantes. Mais à ces phénomènes primitifs, qui ne se montrent pas toujours réunis, ou portés à ce degré, succèdent d'autres symptômes, les uns sympathiques, les autres dus à l'absorption du médicament. C'est ainsi qu'en général la sécrétion et l'excrétion de l'urine sont considérablement augmentées; il en est de même de la sécrétion des membranes muqueuses, et spécialement de celle qui tapisse les voies aériennes : aussi voit-on l'expectoration être à la fois plus abondante et plus facile. Mais néanmoins, pour que ces effets aient lieu, il ne faut pas que les organes sur lesquels la scille agit soient dans un état d'irritation, car par son action éminemment excitante, elle tendrait plutôt à augmenter cet état. Aussi ne doit-on faire usage de la scille que dans les catarrhes chroniques, soit des bronches, soit de la vessie. A cause de l'énergie de son action diurétique, la scille est très-souvent employée dans les différentes sortes d'hydropisies, soit des cavités splanchniques, soit du tissu cellulaire. C'est même dans ces diverses maladies que l'on fait le plus fréquent usage des préparations scillitiques. Généralement on n'administre pas la poudre de scille sans y mélanger quelqu'autre substance excitante, comme le gingembre, l'aunée, la serpentaire de Virginie, etc. La dose doit varier suivant une foule de circonstances; mais comme ce médicament est fort énergique, il faut toujours commencer par de faibles quantités, comme de deux à trois grains répétés plusieurs fois dans le cours de la journée. On sera averti qu'il ne faut pas aller au-delà quand le malade commencera à ressentir une pesanteur d'estomac et des nausées, qui, selon quelques praticiens, sont les signes que la scille a été donnée en quantité convenable. Lorsque la dose de ce médicament a été plus considérable, il détermine quelquefois une congestion sympathique vers la tête, congestion à laquelle on doit attribuer les vertiges, et quelquefois même les convulsions qui se manifestent chez les animaux auxquels on donne cette substance en très-grande quantité. Cette dernière observation est due aux expériences de M. le professeur Orfila.

(A. RICHARD.)

SCILLITINE, s. f. Nom donné par M. Vogel à un principe amer visqueux de la scille, auquel elle paraît devoir ses principales propriétés médicinales. Elle est blanche, fragile, transparente, d'une cassure résineuse, d'une saveur amère, déliquescente, soluble dans l'eau et dans l'alcohol; elle ne fournit point d'acide mucique, lorsqu'on la traite par l'acide nitrique. On l'obtient en traitant le suc épaissi de la scille par l'alcohol, et en décomposant la dissolution alcoholique par l'acétate de plomb. Elle n'a pas encore été employée en médecine. (ORFILA.)

SCILLITIQUE, adj., *scilliticus;* qui est de la nature de la scille, ou qui contient quelques uns des principes de ce médicament; *oximel, vinaigre, miel, scillitiques; potion scillitique.* *Voyez* SCILLE.

SCISSURE, s. f., *scissura,* fente, crévasse. On donne ce nom à des fentes ou des sillons qu'on observe à la surface des os et de quelques organes. Telles sont : la *scissure glénoïdale* ou de Glaser, située dans le fond de la cavité articulaire de l'os temporal; la *grande scissure* ou le sillon horizontal du foie; la *scissure de Sylvius,* qui sépare les lobes antérieurs de l'encéphale des lobes moyens, loge l'artère cérébrale moyenne, et répond à l'apophyse d'Ingrassias. Telles sont encore les scissures des POUMONS, de la RATE, des REINS. (MARJOLIN.)

SCLÉRÈME, s. m., de σκληρὸς, dur. Quelques auteurs désignent ainsi, d'après M. Chaussier, l'endurcissement du tissu cellulaire. *Voyez* INDURATION.

SCLÉROME, s. m., *scleroma,* σκλήρωμα, de σκληρὸς, dur. Ce mot, dans son étymologie, désigne toute espèce de dureté; mais on l'applique ordinairement à l'endurcissement du bord libre des paupières. Paul d'Ægine s'en est servi aussi pour désigner un endurcissement moins résistant que le squirre, et qui a son siége aux parties génitales de la femme. *Sclerome* et *scleriase* sont synonymes. (J. CLOQUET.)

SCLÉROPHTHALMIE, s. f., *sclerophthalmia,* σκληροφθαλμία, de σκληρὸς, dur, et ὀφθαλμὸς, œil. Aëtius donne ce nom à de petites tumeurs dures, rouges, peu douloureuses, qui se développent sur le bord libre des paupières. Ce mot paraît être synonyme d'*orgeolet.* (J. CLOQUET.)

SCLÉROTIQUE, s. f., *sclerotica.* Membrane dure, résistante, opaque, d'un blanc nacré, de nature ligamenteuse, formant environ les quatre-cinquièmes postérieurs du globe de l'OEIL. *Voyez* ce mot.

M. Scarpa a décrit le premier une dilatation partielle de la sclérotique dans sa partie postérieure, près l'insertion du nerf optique, et cette altération a été depuis observée par MM. Jacobson et Mirault. Cette distension locale est bien plus rare à la partie antérieure de cette membrane, dans ce qu'on nomme le *blanc* de l'œil; quelques chirurgiens l'ont décrite sous le nom de staphylôme de la sclérotique. M. Scarpa ne l'a jamais observée; j'en ai vu un exemple chez une fille de vingt ans environ, aveugle de l'œil gauche, à la suite d'une ophthalmie violente survenue dans le cours de la variole, et qui avait détruit complétement la transparence de la cornée. Ce staphylôme antérieur de la sclérotique était situé vers la partie inférieure et externe du cercle inférieur de la cornée transparente : l'amincissement de la sclérotique dans ce point donnait à la tumeur une couleur grisâtre, due à la translucidité de ses parois qui laissait apercevoir le reflet sombre que la choroïde donne aux humeurs de l'œil. Cette tumeur, saillante d'une ligne et demie environ, était oblongue, et pouvait avoir trois lignes dans son plus grand diamètre, et deux lignes dans le sens opposé. (C. P. OLLIVIER.)

SCOLOPENDRE, s. m., *scolopendrium officinarum*, Willd., ou *asplenium scolopendrium*, L. C'est une plante de la famille des fougères, que l'on connaît aussi sous le nom vulgaire de *langue de cerf*, et qui croît dans les murs humides, et particulièrement ceux des puits. Ses feuilles ou frondes sont pétiolées, lancéolées, entières, coriaces, un peu échancrées à leur base, et les fructifications placées à la face inférieure y sont disposées par lignes obliques, et parallèles entre elles. Ces feuilles étaient autrefois employées en médecine; leur saveur un peu âpre est assez douce, et a quelque analogie avec celle des diverses espèces de capillaires. On les employait jadis fraîches comme apéritives ou légèrement astringentes dans la diarrhée; séchées, elles étaient administrées comme les capillaires dans les affections légères des organes de la poitrine. Mais aujourd'hui leur usage est presque entièrement abandonné. (A. RICHARD.)

SCORBUT, s. m., *scorbutus*; maladie produite par l'altération du sang, et dont les principaux symptômes sont une faiblesse musculaire très-grande, et des hémorrhagies plus ou moins considérables par les vaisseaux capillaires.

La maladie que les modernes ont appelée du nom de *scorbut*, dérivé, suivant toute apparence, des mots hollandais ou danois *scorbeck* ou *schorbect*, se trouve exactement décrite, quoique d'une manière fort abrégée, sous le nom de εἰλεὸς αἱματίτης, dans le recueil des écrits attribués à Hippocrate (Voyez *de Inter. affect. edente Foesio*, p. 557). Elle est aussi mentionnée dans plusieurs morceaux du même recueil, les *Prorrhétiques* entre autres, qui renferment un passage regardé par tous les médecins comme lui appartenant, passage que Celse a reproduit à peu près textuellement, et dont l'esprit a été scrupuleusement conservé par Arétée, Cœlius Aurélianus, Paul d'Ægine, etc. De plus, il paraît bien que Pline (*Hist. nat.*, cap. 25, lib. 3) a décrit sous le nom de *stomacace* une affection scorbutique qui attaqua l'armée de Germanicus campée au-delà du Rhin, près des côtes de la mer, et fut avantageusement combattue par l'usage du cochléaria. C'est à peu près là les seules notions que les anciens auteurs nous aient transmises sur le scorbut. Habitans d'un climat plus heureux que le nôtre, étrangers aux longues navigations, ils ont été presque entièrement à l'abri d'un mal qui, dans des temps fort rapprochés de nous, a causé de très-grands ravages.

Parmi les souvenirs désastreux qui se rattachent à son histoire, il faut surtout compter les coups funestes qu'il porta à l'armée de saint Louis, devant Damiette. Manquant de tout, campée dans un endroit fort malsain, harcelée sans relâche par le sultan Saladin, cette armée fut affligée d'une foule de maux, et entre autres d'un scorbut des plus graves. Depuis lors, on l'a vu fréquemment se montrer parmi les troupes occupées à faire le siége de villes situées dans les parties froides et humides de l'Europe, ou sur des armées cantonnées dans des pays insalubres, comme il arriva autour de Breda en 1625, et, d'après Kramer, à l'armée impériale en 1720. En outre, il a souvent atteint avec violence les équipages des navires employés à des voyages de long cours, comme ceux de Vasco de Gama, de l'amiral Anson, de Vancouvers, etc. Aussi ne manque-t-on pas d'ouvrages sur une maladie que Hamberger, Brucœus, Lind, Milman, MM. Keraudren, Fodéré, Laridon de Kremenec, etc., ont prise pour sujet de travaux particuliers, et que Sydenham, Sauvages, Pinel, MM. Richerand, Broussais, etc., ont examinée avec plus ou moins de soin dans des traités généraux.

Elle offre cela de remarquable, que c'est toujours sous l'influence plus ou moins prolongée des causes qui en ont lentement préparé le développement, qu'on la voit enfin éclater. Ainsi, les mêmes causes morbifères sont tout à la fois prédisposantes et efficientes. Toutes peuvent être rapportées à l'action des six choses dites non naturelles, à l'exception de certaines dispositions individuelles qui peuvent bien à la vérité hâter ou retarder le développement du scorbut, mais ne sont, dans aucun cas, assez puissantes soit pour le faire naître seules, soit pour en mettre à l'abri.

Au nombre des causes les plus propres à le développer, on doit surtout compter l'altération de la pureté de l'air. Pour s'en convaincre, il suffit de jeter un coup d'œil sur les circonstances au milieu desquelles naît ordinairement la maladie qui nous occupe. Elle attaque en effet constamment les individus enfermés dans des lieux bas, froids, humides et obscurs, surtout lorsqu'ils y sont réunis en trop grand nombre. Elle se développe en automne, sévit en hiver, et cesse en été, comme l'avait très-bien observé Hippocrate, et comme Pinel à Bicêtre, et M. Richerand à Saint-Louis, ont pu s'en assurer l'un et l'autre il y a peu d'années. C'est par la même raison que le scorbut est si fréquent dans les parties froides et humides de l'Europe, tandis qu'il disparaît tout-à-fait, ou ne se montre que par exception dans les parties méridionales de la même contrée.

Mais s'il est vrai que sa cause la plus active réside dans un air froid, humide, et chargé d'émanations malsaines, on demandra peut-être pourquoi on ne le voit jamais se montrer dans les huttes humides, horriblement fétides, et sales au-delà de toute expression, dans lesquelles les Esquimaux s'enferment une grande partie de l'année, n'ayant pour réchauffer l'air qu'ils respirent, d'autre feu que la chaleur développée par la putréfaction de monceaux de matières animales dont ils entourent et mastiquent en quelque sorte leurs tristes demeures (*Bib. univers.*, fév. 1818). Je n'y sais d'autre réponse, sinon de dire qu'un froid de 30 à 40 degrés au dessous de zéro, comme l'éprouvent ces pauvres hyperboréens, doit non-seulement modifier les combinaisons chimiques résultant de la décomposition putride, mais encore exercer sur l'économie humaine une action qui, si elle était bien connue, rendrait peut-être une raison satisfaisante d'un fait en apparence inexplicable, tant il semble opposé à ce qu'il y a de mieux démontré, touchant l'action de l'air vicié!

Beaucoup de médecins ont attribué une influence presque aussi grande à la nature des alimens. Suivant eux, l'usage des viandes salées et du biscuit, joint au manque de végétaux frais, sont les causes principales du scorbut. Mais on reconnaît bientôt le peu de fondement de cette manière de voir, quand on voit que les matelots indiens, exclusivement nourris de substances végétales, sont autant et peut-être encore plus souvent que les autres attaqués du scorbut; quand on apprend que cette maladie a cruellement maltraité la flotte de l'amiral Anson, abondamment pourvue de vivres frais de toute espèce, tandis qu'elle a constamment épargné des expéditions navales moins bien approvisionnées, parce qu'elles étaient dans des conditions plus favorables par rapport à l'air. Néanmoins, il serait absurde de prétendre que l'usage de viandes putréfiées, de biscuit avarié, d'eau corrompue, est sans inconvénient pour l'homme; mais ces substances ainsi altérées ne sont qu'une condition propre à aggraver les effets nuisibles de l'air vicié. Elles semblent plutôt faites pour donner lieu à des complications graves, et pour produire des maladies d'un caractère tout particulier, que capables de déterminer le développement du scorbut. Et la preuve que des alimens peu délicats, soit végétaux, soit animaux, pourvu qu'ils n'aient point éprouvé de fermentation putride, peuvent très-bien entretenir la santé, c'est que les paysans d'une grande partie de la France, quoique pour la plupart fort mal nourris, jouissent cependant d'une santé fort robuste, dont ils trouvent la source dans l'air pur et vivifiant qu'ils respirent à pleins poumons. Ils se portent surtout incomparablement mieux que tous les prisonniers confinés dans des chambres humides, qu'on voit, malgré l'usage d'une nourriture assez bonne, si souvent atteints du scorbut.

On doit considérer comme très-propre à accroître l'action nuisible du mauvais air les affections morales tristes, l'abattement, le chagrin profond, auxquels il est si difficile de résister dans certaines circonstances. C'est en grande partie, sans doute, à leur caractère morose et porté à la tristesse que les Hollandais et les Allemands, occupés au siége de Breda, ont dû d'être en aussi grand nombre attaqués du scorbut, tandis que les soldats français, placés dans les mêmes conditions, trouvaient dans leur inaltérable gaîté un préservatif contre les maux dont leurs compagnons d'armes étaient assaillis. La paresse, le repos prolongé, le défaut absolu d'exercice, produiront des effets analogues à ceux de la tristesse; il en sera de même des fatigues excessives. L'influence fâcheuse de vêtemens trop peu chauds pour la saison, surtout lorsqu'ils ne peuvent être remplacés par d'autres, après avoir été pénétrés par la pluie, n'est pas non plus douteuse, et la crasse qui finit alors par les imprégner, outre qu'elle nuit directement à la peau, devient peut-être encore plus à redouter sous le rapport des émanations auxquelles elle donne lieu. Si à tout cela on ajoute les effets débilitans des grandes hémorrhagies, on aura la réunion des causes qu'en général les médecins s'accordent maintenant à considérer comme les plus actives, dans la production du scorbut. Voici maintenant ce qu'on observe sous leur action prolongée.

Les sujets qui s'y trouvent exposés perdent d'abord l'éclat de leur teint, puis pâlissent peu à peu, et au bout de quelque temps se sentent généralement affaiblis. Ils deviennent lents, paresseux, sont fatigués par le moindre exercice, et bientôt aussi commencent à avoir les gencives gonflées, rougeâtres et douloureuses. Les digestions continuent néanmoins à se faire régulièrement, l'appétit se conserve, et cependant il y a généralement une constipation plus ou moins prononcée; le pouls est faible, sans fréquence.

Plus tard l'affaiblissement général augmente; il s'y joint de l'oppression et de l'essoufflement par le moindre exercice, les malades ont une extrême répugnance pour toute espèce de mouvemens, leur teint devient plombé, livide; leurs gencives, de plus en plus douloureuses et gonflées, commencent à verser du sang; leurs dents commencent à s'ébranler. A cette époque, la peau semble avoir perdu de sa chaleur habituelle, elle est sèche, blafarde; souvent il existe déjà de l'œdème aux extrémités inférieures, ou bien il ne tarde pas à se manifester. A cet état succèdent des varices, puis des ulcères qui deviennent fongueux et versent du sang en abondance; ce saignement ne manque surtout jamais d'arriver quand il existait déjà d'anciens ulcères.

Lorsqu'on ne fait rien pour combattre les progrès du mal, ses symptômes s'aggravent de jour en jour, les mouvemens musculaires deviennent impossibles et causent des douleurs très-vives dans les muscles, la peau se recouvre de taches pourprées et quelquefois de larges ecchymoses, mais n'est jamais le siége d'hémorrhagies, comme Boërhaave l'assure à tort; l'œdème fait des progrès; la face est bouffie, livide; le sang remplit constamment la bouche qui exhale une odeur des plus fétides, et se trouve d'autres fois frappée de gangrène; il coule en abondance par les narines; d'autres fois il s'échappe par la fin du gros intestin et bien rarement par l'estomac, en donnant lieu au mélæna. Durant ce temps, le pouls est petit, faible et fréquent; la respiration devient de plus en plus gênée; le moindre mouvement, le simple transport des malades au grand air suffit pour rendre la suffocation imminente. Enfin, ils expirent ordinairement au bout d'une courte agonie, et conservent leur connaissance jusqu'à la fin.

En général, le scorbut suit une marche progressive, graduée et assez lente, et il lui faut ordinairement plusieurs mois pour devenir fatal. Cependant il arrive quelquefois que des sujets, après avoir vécu assez long-temps au milieu des causes productrices de cette maladie sans en éprouver les atteintes, la voient tout à coup éclater avec force et marcher avec une rapidité funeste, que rien ne peut ralentir. Quelquefois on remarque ces graves accidens dans le scorbut simple, mais ils sont bien plus fréquemment dus à des complications de cette maladie.

Une des plus funestes assurément, est le développement du typhus ou d'une fièvre adynamique, ce qui a lieu principalement lorsque le scorbut règne dans une armée fatiguée par une défaite, des marches excessives, le manque de vivres, etc. Il est bien difficile qu'au milieu de causes morbifères aussi énergiques, les secours de l'art puissent être de quelque utilité. Le cas n'offre pas autant de gravité lorsque, durant le cours du scorbut, il survient une phlegmasie, complication assez fréquente, et à laquelle il faut rapporter ce que les auteurs ont appelé *scorbut chaud*. Dans cette circonstance, les ressources de l'art, sans être d'un grand secours, sont cependant moins précaires; elles entrent pour une bonne part dans les guérisons qu'on observe alors; à plus forte raison doit-on compter sur elles dans le scorbut simple. Lorsqu'on est à même de les employer, on voit, en effet, la plupart du temps, la marche du mal s'arrêter, puis les symptômes diminuer peu à peu d'intensité, enfin le rétablissement avoir lieu avec plus ou moins de facilité. Dans tous les cas, la faiblesse persiste long-temps après la guérison, et les rechutes deviennent faciles quand on s'expose de nouveau aux causes capables de les déterminer.

Lorsque par sa gravité naturelle, l'imposibilité de le traiter convenablement, ou l'insuffisance des remèdes, le mal se termine par la mort, l'ouverture des cadavres montre les désordres que voici. A l'extérieur, le corps est plus ou moins généralement œdématié, la face est bouffie, la bouche noirâtre et ensanglantée, la peau couverte de taches pourprées, d'ecchymoses, de vergetures plus ou moins nombreuses, et qui s'étendent avec rapidité peu de temps après la mort. Souvent le tissu cellulaire est infiltré de sérosité sanguinolente, d'autres fois c'est du sang en caillot qu'il renferme dans ses mailles, principalement aux endroits où la peau est ecchymosée. Ces épanchemens ne se bornent pas aux couches superficielles des membres, il est en outre assez fréquent d'en rencontrer dans les muscles, dont le tissu est mollasse, noirâtre, facile à déchirer, et ayant perdu sa cohésion naturelle. Enfin, les os eux-mêmes, lorsque la maladie a été très-lente dans sa marche, sont infiltrés de sang et présentent une fragilité extrême.

A l'intérieur on ne trouve pas de moins graves désordres. Presque toujours les membranes séreuses de la poitrine ou de l'abdomen contiennent, en plus ou moins grande quantité, de la sérosité citrine, quelquefois sanguinolente, et plus rarement mêlée de caillots de sang. Le tissu des poumons est ecchymosé, noirâtre, facile à affaisser, et quelquefois infiltré de sang noirâtre; le sang du cœur et des gros vaisseaux est de la même couleur, dissous et sans consistance. Dans la plus grande partie de sa surface interne, la muqueuse intestinale est souvent recouverte de nombreuses taches hémorrhagiques; mais, chose remarquable! l'encéphale et ses dépendances restent ordinairement intacts au milieu de toutes ces lésions, ce qui explique très-bien la persistance de l'intégrité des facultés intellectuelles chez les scorbutiques.

Pour quiconque cherche de bonne foi à remonter à la source des désordres qui viennent d'être énumérés, il est impossible de ne pas les considérer comme l'effet d'une altération profonde dans la composition chimique du sang, ce que les symptômes observés pendant la vie indiquaient déjà d'une manière certaine. On peut dès-lors aussi s'en convaincre quand on est forcé, par quelque motif pressant, de recourir à la saignée. Toujours dans ces cas, le sang reste fluide, dissous, se prend difficilement en caillot, comme l'ont vu presque tous les médecins, à moins qu'il n'existe une complication inflammatoire, circonstance qui même alors le fait se recouvrir de la couenne inflammatoire, comme l'ont observé MM. Parmentier et Déyeux (*Mém. sur le sang*), et M. Richerand en 1804 (*Nos. chir.*).

Entraînés par les conséquences nécessaires de ces faits, tous les auteurs à peu près ont admis l'altération du sang dans le scorbut. M. Broussais ne l'a pas moins reconnue qu'un autre; seulement il n'a pu se défendre d'un tort qu'avait déjà eu Boërrhaave. Ce médecin assurait sérieusement que le sang était tout à la fois épaissi et en même temps dissous par un principe âcre ou alkalin; le réformateur de la médecine française a cru pouvoir préciser le siége de l'altération en disant qu'elle frappait principalement sur la fibrine et la gélatine (*Examen*, p. 579). Je me contenterai de faire remarquer que toute assertion au delà de celle qui constate une altération quelconque du sang ne peut, dans la manière rigoureuse dont on étudie maintenant les maladies, être admise qu'après avoir été constatée par des analyses chimiques, et non sur des inductions plus ou moins probables. Jusqu'ici, le fait d'un changement très-notable dans la composition du sang est donc la seule chose qui soit rigoureusement démontrée. Elle peut aussi servir à faire apprécier la valeur du rapprochement que Milman a voulu établir entre le scorbut et la fièvre putride. L'analogie est en effet réelle si on n'a égard qu'à la cause prochaine des symptômes; je veux dire l'altération du sang qui existe évidemment dans les deux cas; mais elle cesse quand on en vient à comparer entre elles ces deux espèces d'altération; car celle qui produit le scorbut n'est pas de nature à développer un mouvement pyrétique capable de rétablir l'équilibre dans l'économie, et, en réagissant d'une manière quelconque sur la substance délétère, d'en procurer ensuite l'élimination, comme on l'observe fréquemment dans la fièvre putride. Cette maladie, en effet, quoique restant toujours plus grave quand elle suit son cours au milieu des causes qui l'on fait naître, peut cependant encore guérir au milieu d'elles. Il n'en est pas de même du scorbut, qui ne manque jamais alors de continuer ses progrès. C'est d'après cette remarque surtout qu'il convient d'ordonner son traitement.

Maladie purement accidentelle et de causes toujours extérieures, comme nous l'avons dit, elle doit être infailliblement prévenue si l'on peut se soustraire à l'action de ces mêmes causes. La chose n'est toujours pas facile, il est vrai : pourtant ce n'en est pas moins le premier et sans doute le meilleur conseil que le médecin ait à donner. Il doit surtout le renouveler quand il s'agit de traiter le mal déjà confirmé; car l'avantage de suivre ce précepte est si grand, que, sans autre remède que de le mettre à exécution, on voit guérir d'une manière extrêmement rapide les scorbutiques qui se trouvent tout à coup tirés d'au milieu des causes qui avaient amené leur mal, comme il arrive toutes les fois qu'un équipage atteint de scorbut peut être débarqué dans un lieu salubre. Cette seule condition remplie, et quel que soit, on pourrait dire du reste, le genre de régime des malades, on les voit guérir d'une manière extrêmement prompte, et surtout bien plus vite que les sujets atteints du scorbut de terre, parce que ces derniers ne peuvent guère être soumis à une aussi grande amélioration de la part de l'air, puisqu'en général ils sortent d'endroits beaucoup moins insalubres que ceux où se trouvaient amoncelés les pauvres marins affectés du scorbut. A cela près, tout se ressemble dans les maladies des uns et des autres, que tous les médecins reconnaissent à présent pour être identiques, et exiger dans leur thérapeutique l'usage des mêmes moyens.

La première condition à remplir pour le traitement de cette maladie est donc, je le répète, de faire sortir les malades de l'air dans lequel ils ont perdu leur santé; sans cela, les secours de la médecine regardés comme les plus efficaces n'empêchent ni le développement ni les progrès du mal. C'est ainsi qu'on l'a vu sévir avec violence sur des navires parfaitement approvisionnés en vivres frais, en végétaux dits antiscorbutiques, en bière, en drèche, etc., dont certains auteurs vantent beaucoup les propriétés préservatives. Par exemple, la flotte de l'amiral Anson, qui réunissait tous ces moyens prophylactiques, n'en fut pas moins affectée très-gravement du scorbut. Mais quand on ne peut pas procurer aux malades un air parfaitement salubre, il n'en faut pas moins avoir recours aux secours médicaux proprement dits, dont l'efficacité, sans être aussi grande et surtout aussi spécifique que plusieurs médecins le pensent, rend cependant encore d'utiles services.

La première chose à laquelle on doive alors faire attention est de s'assurer si la maladie est simple ou compliquée, le traitement devant être notablement modifié dans l'une ou dans l'autre circonstance. Quand, par exemple, elle se trouve compliquée de typhus ou de fièvre adynamique, c'est principalement vers ces deux dernières affections qu'il faut diriger les remèdes;

mais il est bon de savoir à l'avance que de pareils cas sont en général d'une gravité extrême. Vient ensuite la complication avec les phlegmasies. Celle-ci peut être avantageusement combattue par les saignées et les antiphlogistiques ; et quoiqu'au premier abord une pareille manière de procéder semble en opposition avec ce que semble exiger la nature connue du mal principal ; les véritables praticiens ont tous reconnu son efficacité. Seulement on sent qu'il est bon de mettre de la réserve dans l'emploi des moyens débilitans, puisque si leur action peut contribuer à guérir un mal local d'un danger imminent, ils doivent en même temps aggraver l'affection scorbutique. Le traitement de celle-ci va maintenant m'occuper.

Soit qu'elle soit simple dès son origine, ou bien rendue telle par l'élimination des complications, on la combattra par les moyens suivans. Les malades seront mis à l'usage des médicamens désignés sous le nom d'*antiscorbutiques*, qui se composent de végétaux âcres, parmi lesquels le cresson, le raifort sauvage et le cochléaria tiennent le premier rang. Ces médicamens se donnent sous forme de tisane, de vin ou de sirop, à des doses en rapport avec l'âge du malade et d'autres circonstances que le praticien doit juger. Souvent cependant il existe une excitabilité telle, qu'elle ne permet pas de recourir à l'usage de substances aussi actives. Dans ces cas on tire un très-grand avantage des boissons acidules, telles que les limonades de citron ou d'orange. Enfin, il peut se faire que des boissons adoucissantes soient d'abord principalement indiquées ; c'est en pareil cas que l'on a retiré de très-bons effets de l'usage du lait. Suivant que l'on jugera utile de recourir à l'une ou à l'autre de ces médications, le régime alimentaire devra varier. Avec les antiscorbutiques, il sera composé de végétaux âcres, de l'usage de viandes nourrissantes, et du vin en quantité convenable. Lorsqu'on ne pourra guère employer que des boissons acidules, le régime sera plus doux, composé de végétaux légers, et d'un peu de viande blanche ; enfin, dans les circonstances où les adoucissans seront indiqués, la diète devra se rapprocher beaucoup de celle qui convient dans les maladies aiguës. On secondera l'effet de ce traitement par un exercice convenable, l'entretien d'une très-grande propreté, l'usage des bains et des frictions, suivant l'occurence ; la distraction et tous les moyens capables de relever le moral que l'on pourra imaginer. On voit par là que c'est en grande partie sur des moyens généraux que repose le traitement du scorbut : pourtant il est quelques-uns des accidens de cette maladie qui réclament des secours spéciaux. Outre les ulcères, dont le pansement nécessite des soins particuliers, il faut compter les ulcérations de la bouche et des gencives. On les combat, suivant les cas, tantôt par des gargarismes émolliens et même narcotiques, d'autres fois par des gargarismes acidules et toniques; enfin il est souvent utile de toucher les parties malades avec un pinceau de charpie imbibée d'acide muriatique, affaibli à un degré convenable. Néanmoins, malgré tous ces soins, de semblables affections font souvent des progrès extrêmement rapides, déterminent la gangrène qui gagne l'épaisseur des joues, et presque toujours alors, fait succomber des malades qui, à d'autres égards, auraient semblé devoir guérir.

Telles sont les moyens les plus propres à combattre un mal qui a fait dans une foule d'occasions des ravages extrêmement grands. Sa fréquence dans les temps passés a été telle que beaucoup de médecins, le regardant comme une complication fort habituelle d'une foule de maladies avec lesquelles il ne semble guère avoir de rapport, admettaient l'existence d'un rhumatisme scorbutique, de fièvres scorbutiques, etc. De nos jours, où l'on ne saurait soutenir de semblables hypothèses, on voit de plus en plus diminuer la fréquence de l'affection qui leur a donné naissance. Sans parler des voyages maritimes, qui comme ceux de Cook, de La Peyrouse, du capitaine Frécynet, et autres, durent deux ou trois ans sans présenter un seul cas de scorbut, il disparaît encore des villes où il semblait avoir pour toujours fixé sa demeure. Par exemple Strasbourg n'en est presque plus atteint, tandis qu'autrefois il y était d'une fréquence alarmante. Il diminue aussi à Paris; il diminue même dans les prisons : ce qui est une preuve incontestable des améliorations que l'hygiène a éprouvées dans ces derniers temps. (ROCHOUX.)

SCORBUTIQUE, adj., *scorbuticus*, qui tient au scorbut, qui est affecté de cette maladie : *affection scorbutique; individu scorbutique; symptômes scorbutiques. Voyez* SCORBUT.

SCORDIUM, s. m. Espèce du genre germandrée (*teucrium scordium*, L. Rich., *Bot. méd.*, 1, p. 250) désignée aussi sous les noms vulgaires de *germandrée aquatique*, *chamarras*, *etc.* Elle appartient à la famille des labiées et à la didynamie gymnospermie, et croît communément sur le bord des marres et des ruisseaux aux environs de Paris. Cette plante a une odeur forte et aromatique, et quand on la froisse entre les doigts, cette odeur devient plus forte et comme alliacée. Sa saveur est légèrement amère et très-âcre. Comme la plupart des autres labiées, le scordium est un médicament stimulant assez énergique. Mais néanmoins on l'emploie rarement de nos jours, bien que les anciens en faisaient un usage très-fréquent dans une foule de maladies fort différentes les unes des autres. Il entrait dans beaucoup de préparations officinales, et en particulier dans le diascordium, auquel il a donné son nom, mais dont il était loin d'être la partie la plus active. (A. RICHARD.)

SCORZONÈRE, s. f., *scorzonera hispanica*, L. Rich., *Bot. méd.*, I, p. 398. C'est une plante bisannuelle, appartenant à la famille des chicoracées et à la syngénésie polygamie égale de Linné. Elle est originaire d'Espagne et abondamment cultivée aujourd'hui dans nos jardins potagers, comme plante alimentaire. Sa racine en effet est cylindrique, charnue, pivotante, généralement simple, de la grosseur du doigt, noirâtre à l'extérieur; de là le nom de *salsifix noir* sous lequel on la désigne vulgairement, blanche intérieurement. Bouillie dans l'eau cette racine a une saveur douce et sucrée, et forme un aliment agréable. Quant on réfléchit aux qualités sensibles de cette racine, on ne peut concevoir qu'il se soit trouvé des médecins qui aient pu la conseiller comme un remède puissant pour combattre une foule de maladies, et en particulier la peste et les fièvres intermittentes. De pareilles absurdités n'ont besoin que d'être énoncées et se réfutent d'elles-mêmes. (A. RICHARD.)

SCROBICULE, s. m., *scrobiculus*, diminutif de *scrobs*, fosse, fossette; on a donné le nom assez impropre de *scrobicule du cœur* à la dépression que présente la paroi antérieure de l'abdomen au-dessous de l'appendice xiphoïde, dépression qui appartient à la région épigastrique.

SCROFULAIRE, s. f., *scrofularia nodosa*, L. Rich., *Bot. méd.*, p. 235. Cette plante, de la didynamie angiospermie, forme dans l'ordre naturel le type d'une famille qui porte le nom de scrofulariées (*voyez* ce mot). La scrofulaire est une plante vivace, qui croît communément dans les bois ombragés. Sa racine, qui est rampante, offre de distance en distance des renflemens noueux, que l'on a comparés aux glandes de la région cervicale, engorgées chez les individus affectés de scrofules. La tige est dressée, carrée, légèrement rameuse; les feuilles opposées cordiformes, dentées. Les fleurs sont petites, verdâtres, mêlées de pourpre obscur, disposées en grappes terminales à la partie supérieure de la tige. Toutes les parties de la scrofulaire ont une odeur désagréable et presque vireuse, qui a beaucoup d'analogie avec celle des feuilles de sureau quand on les froisse entre les doigts. Sa saveur est amère et désagréable. Ses feuilles appliquées en cataplasme sur les tumeurs scrofuleuses étaient jadis très-employées, mais aujourd'hui l'usage en a été tout-à-fait abandonné. (A. RICHARD.)

SCROFULARIÉES, s. f. pl., famille de plantes dicotylédones monopétales, à insertion hypogyne, et dont le nom est tiré de celui du genre scrofulaire, qui peut en être considéré comme le type. Dans notre botanique médicale nous avons réuni en un seul groupe les deux familles décrites par M. de Jussieu sous les noms de pédiculaires et de scrofulaires, familles qui ne diffèrent absolument l'une de l'autre que par le mode de déhiscence de leur capsule. Telles que nous les admettons ici, les scrofulariées forment une famille naturelle composée de végétaux herbacés, quelquefois frutescens; leurs feuilles sont alternes ou opposées; la tige cylindrique ou carrée; les fleurs, dont la disposition est très-variable, ont un calice monosépale persistant, à quatre ou cinq divisions plus ou moins profondes. La corolle est monopétale, irrégulière, quelquefois à deux lèvres écartées ou rapprochées; les étamines, au nombre de quatre, sont didynames; rarement les deux plus petites avortent complétement. Le fruit est une capsule à deux loges, s'ouvrant en général en deux valves, qui tantôt emportent une partie de la cloison sur leur face interne, comme dans la section des pédiculaires de M. de Jussieu, tantôt sont nues comme dans les vraies scrofulaires; dans quelques genres la capsule s'ouvre seulement par des trous qui se montrent au sommet de chaque loge.

Les plantes qui appartiennent à cette famille sont en général remarquables par l'odeur plus ou moins désagréable et comme vireuse que répandent leurs feuilles quand on les froisse entre les doigts; mais il existe peu d'uniformité dans leur mode d'action. Ainsi les racines de gratiole, de scrofulaire, ont une saveur amère plus ou moins désagréable; elles agissent surtout comme purgatives. L'euphraise est légèrement astringente et aromatique. Mais de toutes les plantes de cette famille il n'en est pas de plus intéressante que la digitale pourprée, dont les feuilles agissent avec tant d'énergie tantôt sur les contractions du cœur, tantôt sur les organes urinaires, et qui à haute dose sont un véritable poison. (A. RICHARD.)

SCROFULE, s. f. et m., *scrofulus*, de *scrofa*, truie. On applique le plus ordinairement ce nom à l'inflammation chronique tuberculeuse des ganglions lymphatiques externes; mais on le donne souvent aussi à beaucoup de maladies très-différentes par leur siége et les divers symptômes sous lesquels elles se présentent, parce qu'on les considère alors quant à leurs causes seulement.

Nosographie des scrofules. — En écartant de l'histoire des scrofules toutes les maladies externes qui, comme le *spina ventosa*, les tumeurs blanches, etc., en ont été rapprochées quoique distinctes, et ne comprenant sous ce nom que les maladies scrofuleuses superficielles qui intéressent seulement les parties molles, nous aurons encore à considérer : 1° l'induration scrofuleuse de la peau; 2° les abcès du derme et du tissu cellulaire sous-jacent; 3° les ganglites tuberculeuses superficielles; 4° enfin les ulcérations scrofuleuses.

§ 1. *Indurations scrofuleuses de la peau* (scrofule cutané du professeur Alibert). — On remarque sur les membres, sur le tronc, mais particulièrement au cou et à la face autour des ailes du nez de beaucoup de scrofuleux, des saillies dures, oblongues, arrondies, disposées quelquefois en lignes droites ou semi-circulaires, sous forme de bourrelets, d'autrefois par petites masses isolées ou accolées comme des grains de chapelet, ou enfin dans quelques cas en petites plaques irrégulières ou arrondies de quelques lignes de largeur. Ces indurations, d'un rouge violet qui augmente d'intensité dans les grandes chaleurs ou dans les grands froids, sont presque toujours indolentes; quelquefois cependant elles s'enflamment, s'accompagnent de chaleur, deviennent douloureuses, et contiennent alors de petits foyers d'un liquide séreux jaunâtre, ou séro-sanguinolent. Ces foyers, qui ont leur siége dans le derme lui-même ou à la surface du derme, s'ouvrent souvent au-dehors par de petits trous, ou donnent lieu à des ulcérations grisâtres, irrégulières, qui se couvrent promptement de croûtes brunes, si on les laisse exposées au contact de l'air. Ces ulcérations superficielles, ainsi recouvertes de croûtes, deviennent autant de petits clapiers dont la guérison se fait ordinairement long-temps attendre. Lorsque les indurations s'ulcèrent et suppurent, les saillies qu'elles forment s'affaissent peu à peu; mais lorsqu'elles ne s'ulcèrent point, elles restent dures et indolentes : en les incisant on voit alors qu'elles sont formées par le développement du tissu du derme lui-même, qui a augmenté de densité, et dont les aréoles sont gorgées d'un liquide séro-sanguinolent. Dans quelques cas les indurations du derme se recouvrent de pustules d'impetigo, auxquelles succèdent ensuite des croûtes grisâtres, placées en relief sur les indurations qui persistent. Il ne faut pas confondre, comme l'ont fait quelques auteurs modernes, l'induration scrofuleuse de la peau, que nous venons de décrire, avec les véritables tubercules du lupus, qui s'ulcèrent, détruisent en rongeant les parties voisines, et particulièrement les ailes du nez, à la manière du cancer de la face, altération encore différente du lupus.

§ 2. *Abcès cutanés ou sous-cutanés scrofuleux.* — Les abcès scrofuleux sont plus ou moins superficiels; les uns ont leur siége dans le derme lui-même, et sont remarquables par la coloration violette de la peau. Ces petits abcès, par leur forme, leur peu d'étendue et leur couleur, se rapprochent beaucoup des plaques indurées dont nous avons parlé; mais ils en diffèrent en ce qu'ils offrent dès leur origine une mollesse remarquable au toucher. Lorsque ces abcès sont situés à la face, ils se gonflent et se colorent davantage au moment où les enfans crient; ce qui pourrait les faire confondre, sous ce rapport seulement, avec certaines tumeurs érectiles. Ils se terminent quelquefois par résorption, et alors il reste seulement à l'endroit qu'ils occupaient une teinte rouge violacée, qui est plus visible pendant les plus grandes chaleurs et le froid. S'ils s'ouvrent spontanément, ils donnent lieu à l'écoulement d'un pus sanieux ou séro-purulent, comme celui de quelques furoncles, et ensuite à des ulcérations plus ou moins profondes. Ces abcès superficiels font le passage entre les indurations du derme et les véritables abcès sous-cutanés. Ceux-ci sont disséminés quelquefois en assez grand nombre à la surface du tronc et des membres, tantôt dans le tissu cellulaire sous-cutané, tantôt plus profondément dans les interstices des muscles; ils se présentent sous la forme de tumeurs arrondies, circonscrites, molles, indolentes, sans changement de couleur à la peau. Quelquefois le même individu porte huit ou dix de ces tumeurs, qui déforment ses membres et ressemblent à des espèces de loupes. Ces abcès, qui sont rarement uniques, ne s'accompagnent pas ordinairement de fièvre, et ne paraissent en rien troubler la santé des malades; ils restent ainsi stationnaires des mois et même des années entières. Si le liquide qu'ils contiennent, et qui est renfermé dans une espèce de kyste formé par le tissu cellulaire, n'est pas résorbé spontanément ou par l'action des moyens qu'on emploie, la peau, au bout d'un temps plus ou moins long, rougit au sommet de la tumeur, passe ensuite au violet et s'amincit; l'épiderme se dessèche, s'exfolie; quelques douleurs se manifestent pendant cette inflammation lente de la peau, qui dure quelquefois plusieurs mois. Enfin, l'abcès s'ouvre spontanément, laisse suinter un liquide séreux et jaunâtre, au milieu duquel se trouve une matière blanche caillebotée, comme caséeuse, ou quelquefois absolument semblable à une sorte de frangipane, qui ne s'échappe que lentement et avec peine; à mesure que l'ouverture spontanée s'agrandit. Il succède à ces abcès des ulcères profonds dont nous exposerons les caractères.

§ 3. *Ganglites tuberculeuses.* — Les ganglions des parties latérales du cou, depuis l'angle des mâchoires jusqu'aux clavicules, ceux des aisselles, des aines, ceux qui occupent le trajet des gros vaisseaux des membres, s'engorgent fréquemment chez les scrofuleux, et donnent lieu à des tumeurs indolentes, arrondies, molles d'abord, et ensuite rénitentes et dures; c'est autour du cou surtout que ces engorgemens sont plus fréquens et plus considérables. Ils sont d'abord isolés, peu volumineux, se développent ensuite successivement avec le temps, restent mobiles quand ils ne sont pas situés très-profondément, et bientôt ils se groupent, adhèrent entre eux et forment des masses considérables, saillantes, inégalement bosselées, arrondies et adhérentes à leur base, au milieu des muscles profonds. Tantôt ces groupes strumeux, plus ou moins saillans, sont placés sur les parties latérales du cou, ou vers l'angle de la mâchoire; tantôt ils forment un demi-collier au-devant du pharynx et du larynx. Les ganglites scrofuleuses des aisselles et des aines sont plus ou moins nombreuses et volumineuses; quelquefois cinq à six ganglions arrondis, de la grosseur d'une noix ou d'un œuf de perdrix, roulent isolés ou adhèrent entre eux dans chaque aisselle; d'autres fois on en observe un ou deux seulement de la grosseur d'un œuf de dinde. Ceux des aines et du creux poplité sont toujours moins volumineux et plus adhérens. Le scrofule des mamelles est beaucoup plus rare que celui des aisselles et des aines, et a quelquefois été pris pour le squirrhe ou le cancer de ces parties; mais on distingue assez facilement ces deux maladies en comparant les divers phénomènes qu'elles présentent, et qui sont entièrement différens. L'engorgement strumeux de tous les ganglions du cou, des aisselles, des aines, des mamelles, s'observe quelquefois simultanément; mais le plus souvent la maladie n'occupe qu'une de ces parties seulement.

La marche des ganglites tuberculeuses est en général très-lente; elles restent souvent stationnaires pendant plusieurs mois, et même plusieurs années. Quoique très-volumineuses, elles ne sont point douloureuses au premier degré de la maladie, et la peau qui les recouvre n'est nullement altérée. Si dans ce premier état on explore l'organisation des parties, on trouve au-dessous de la peau, parfaitement saine, les ganglions très-développés, en partie rouges ou transformés en un tissu dense, grisâtre et comme fibreux : tous ou presque tous contiennent dans leur intérieur la matière tuberculeuse, sous forme de petits grains isolés, durs, enkystés ou non enkystés, ou infiltrés sous la forme de masses plus ou moins irrégulières; dans quelques cas les ganglions sont en entier transformés en matière tuberculeuse, dense, et ayant l'aspect et la consistance de la chair de marron cru; quelquefois, mais rarement, au milieu de ganglions ainsi tuberculeux, on en trouve qui sont simplement développés, et dont le tissu est dense, gris, luisant, criant sous le scalpel, et presque analogue au squirrhe au premier degré. Pendant toute la durée de la première période de la ganglite tuberculeuse, le malade n'éprouve aucune espèce d'incommodité, et aux symptômes locaux que nous avons indiqués ne se joignent aucuns symptômes généraux, à moins qu'elle ne soit précédée ou accompagnée d'une autre maladie. On remarque seulement un peu plus de faiblesse, de pâleur, et en général de la diminution dans l'embonpoint. Il est déjà facile, dès cette première période, de distinguer la ganglite tuberculeuse de la ganglite chronique ordinaire, à cause de l'indolence absolue de la maladie et de son opiniâtreté, qui, au lieu de céder ou de diminuer sous l'influence des moyens médicamenteux, s'augmente, s'étend, et envahit les ganglions voisins.

Dans la période de suppuration de la ganglite tuberculeuse, les tumeurs, soit isolées, soit réunies, deviennent douloureuses au toucher; le malade y ressent même quelquefois des élancemens; peu à peu elles adhèrent à la peau qui les recouvre; à mesure que le tissu cellulaire environnant s'enflamme, la peau devient elle-même rouge, violette, chaude, comme dans la seconde période du phlegmon; enfin la fluctuation se manifeste, la peau s'ouvre et s'ulcère; mais avant que la maladie arrive à ce degré d'inflammation, elle marche plus ou moins lentement, se suspend, augmente et rétrograde plusieurs fois. Si l'individu malade est assez fort et vigoureux, ce qui arrive quelquefois, et que plusieurs ganglions du cou s'enflamment à la fois, la fièvre se manifeste, s'accompagne quelquefois de rougeur à la face, d'épistaxis, de céphalalgie; mais chez les sujets faibles, on observe à peine quelques légers mouvemens fébriles. C'est principalement à la fin de l'hiver ou au commencement du printemps que l'inflammation se développe dans les ganglites tuberculeuses. A cette période de la maladie, on reconnaît, en examinant les parties, que le tissu cellulaire qui environne les ganglions, et qui est placé entre eux et la peau, est le siége de petits foyers purulens ou séro-purulens, qui communiquent quelquefois même avec le ganglion. La matière tuberculeuse est déjà en partie ramollie et transformée en un liquide séreux verdâtre, ou en matière caséeuse et pultacée.

§ 4. *Ulcères scrofuleux.* — Ceux qui succèdent à des ganglites tuberculeuses sont de la même nature que les ulcères que l'on observe à la suite des abcès froids. Ils sont d'abord plus ou moins profonds, ordinairement arrondis, et ne changent de forme que lorsqu'ils tendent à se cicatriser : ils ne sont pas taillés à pic comme les ulcères syphilitiques; leurs bords sont décollés, amincis, arrondis; le fond est inégal, mamelonné, fongueux, grisâtre, souvent sanieux, et s'entr'ouvre quelquefois pour laisser échapper des portions de matière tuberculeuse ramollie. La marche de ces ulcères scrofuleux offre vraiment un aspect tout particulier; ils suppurent très-long-temps, souvent pendant plusieurs années, changent fréquemment de forme dans leur fond, dans leur contour, deviennent quelquefois très-douloureux, d'indolens qu'ils sont ordinairement, s'agrandissent alors rapidement, se creusent profondément, deviennent fétides, sanguinolens; d'autres fois se boursouflent et prennent un aspect comme cancéreux. Quoique le derme qui circonscrit les bords soit ordinairement loin d'être de niveau avec le fond de l'ulcère, et forme quelquefois comme une espèce de petit promontoire qui s'avance au milieu de l'excavation ulcéreuse, on voit souvent au-dessous la cicatrice se former, tandis que dans un autre point de la circonférence la suppuration continue. Il résulte de cette disposition singulière à la cicatrisation partielle, que, malgré toutes les précautions possibles, les cicatrices des ulcères scrofuleux sont souvent irrégulières, inégales et difformes : des lambeaux de derme cicatrisés se présentent comme des espèces de crêtes ou de végétations au-dessus du plan principal de l'ulcère; d'autres fois des bourrelets de peau sont roulés en dedans et adhèrent au fond même de la cicatrice. C'est principalement sur les parties latérales du cou que l'on remarque ces grandes difformités, parce que cette région est couverte d'un grand nombre de muscles qui changent à chaque instant le rapport des parties, et que les ulcérations y sont plus profondes, et les pertes de substance plus considérables, à cause de la quantité de ganglions qu'on y rencontre. Une autre particularité relative aux ulcères scrofuleux, c'est que pendant que quelques-uns d'entre eux semblent résister à tous les moyens curatifs, d'autres, sur le même individu, se cicatrisent très-promptement; mais la rapidité de la guérison dans ce cas est presque toujours due à un nouveau développement de la maladie sur d'autres points.

Pendant l'ulcération des scrofules, et jusqu'à l'époque de leur cicatrice, qui se fait toujours plus ou moins attendre, les symptômes généraux sont nuls; on ne remarque ordinairement aucun mouvement fébrile; les fonctions digestives ne sont point altérées, à moins qu'il ne survienne quelque autre maladie pendant leur cours, ce qui arrive au reste assez fréquemment quand le scrofule est porté à un certain degré; car alors il se termine rarement avant l'âge de la puberté. Toutefois, quand la maladie est légère, on en obtient souvent la guérison dans l'espace d'une ou deux années.

C'est presque toujours par la suppuration que se termine la maladie; cependant elle a aussi quelquefois lieu par résolution et sans suite fâcheuse; mais il faut l'attaquer dès son principe, et ne pas lui laisser faire de progrès; car ici, comme dans la syphilis, un mal local en fait bientôt naître un autre, et il semble se propager sur le même individu par une sorte d'infection. Le scrofule est cependant rarement mortel par lui-même; il ne le devient ordinairement que lorsqu'il est compliqué avec d'autres maladies aiguës ou chroniques. Si on examine après la guérison complète la nature des cicatrices, ou les changemens qui ont eu lieu, on reconnaît que les ganglions ont été complétement détruits par la suppuration, et on ne retrouve plus à leur place que des brides celluleuses plus ou moins serrées, qui adhèrent à la cicatrice.

Il n'est pas rare de rencontrer sur le même sujet des indurations scrofuleuses de la peau, des abcès froids superficiels, et des ganglites tuberculeuses avec ulcérations plus ou moins profondes. La réunion de toutes ces altérations morbides constitue l'ensemble des caractères des scrofules simples; cependant la maladie peut se rencontrer, même à un assez haut degré, sans la réunion de tous ces symptômes. On observe les scrofules à tout âge, mais plus particulièrement dans l'enfance; la maladie commence ordinairement à l'époque du travail de la première ou de la seconde dentition, ou avant l'âge de la puberté. Il est beaucoup plus rare qu'elle se manifeste après; cependant on voit des hommes âgés de cinquante ans et plus affectés alors pour la première fois des scrofules. A quelque époque de la vie qu'ils se manifestent, ils sont souvent précédés d'autres maladies aiguës ou chroniques; ils surviennent souvent chez les enfans après des affections intestinales ou des maladies de poitrine, quelquefois même après de très-légères indispositions, comme celle que produit la vaccine, ce qui, sans raison sans doute, a souvent fait attribuer les scrofules à la vaccine par des parens imbus de préjugés contre cette espèce d'inoculation salutaire. Mais loin que les scrofules soient le produit de la vaccine, plusieurs praticiens ont remarqué, à l'exemple d'Astley Cooper, que les scrofules étaient au contraire beaucoup plus communs à la suite de la petite-vérole.

Les scrofules se compliquent avec beaucoup d'autres maladies chroniques internes ou externes, qui sont souvent plus ou moins dépendantes de la même cause, et d'autres fois lui sont entièrement étrangères. Parmi les premières se rencontrent les ganglites tuberculeuses bronchiales, pulmonaires, mésentériques, et les phthisies qui en sont la suite : ces maladies sont tellement liées aux scrofules qu'elles semblent en être le dernier degré. On place aussi dans la même catégorie beaucoup d'ophthalmies, les *spina ventosa*, la carie vertébrale, la coxalgie, les tumeurs blanches, etc. Au nombre des maladies qui paraissent étrangères aux causes des scrofules, mais qui cependant les compliquent souvent, se trouvent le scorbut, le rachitisme, les lichens, les prurigo, la plupart des teignes, et beaucoup d'autres affections chroniques de la peau. Beaucoup de maladies aiguës peuvent aussi se rencontrer dans le cours des scrofules; les plus communes sont les bronchites, les pneumonies, les gastro-entérites, les entéro-colites et les méningites, surtout chez les jeunes enfans. Les jeunes sujets scrofuleux sont en outre exposés à toutes les maladies contagieuses plus communes à leur âge, et particulièrement à la scarlatine, à la rougeole, etc.

De l'étiologie des scrofules. — La plupart des praticiens ont admis que les scrofules pouvaient être constitutionnels, héréditaires ou acquis. Il n'y a pas de doute que certains tempéramens sont plus souvent disposés que d'autres à l'affection scrofuleuse, et que, toutes choses égales d'ailleurs, les individus jouissant d'un tempérament lymphatique y sont peut-être un peu plus sujets. Cependant il faut se garder d'adopter comme certaine cette assertion qu'on répète dans tous les ouvrages. Je vois tous les ans un grand nombre de scrofuleux, et certes la majorité de ces enfans n'offre point les caractères qu'on accorde ordinairement au tempérament lymphatique; beaucoup d'entre eux sont châtains ou bruns, ont la peau sèche et peu d'embonpoint; les nègres qui, en général, n'offrent rien du tempérament lymphatique, sont néanmoins très-souvent affectés de scrofules, surtout dans notre climat. Il est vrai de dire qu'il y a cependant une constitution particulière qui prédispose surtout aux scrofules. Les enfans qui ont la peau fine, transparente, blafarde ou rosée, la face large, la mâchoire inférieure carrée, les lèvres épaisses, gonflées, crevassées, douloureuses, souvent enflammées pendant les froids; ceux qui ont les paupières rouges sur les bords, couvertes de chassie, les cils très-longs, les yeux grands et bleus, et qui dès leur naissance ont eu souvent des éruptions croûteuses sur le cuir chevelu, à la face ou derrière les oreilles; ceux chez lesquels les ganglions du cou sont souvent engorgés, et qui à un embonpoint souvent remarquable joignent de la faiblesse, des sueurs abondantes ou fétides, et plus d'activité d'imagination que de forces physiques, sont certainement dans les circonstances les plus favorables au développement des scrofules. Mais cet ensemble dans la disposition des organes n'est pas le résultat seulement du développement particulier du système lymphatique ou de sa faiblesse, ou d'une prépondérance de ce système sur les autres; il y a aussi altération notable des liquides, remarquable par les exsudations vicieuses qui précèdent ou accompagnent les affections scrofuleuses, et se promènent pour ainsi dire sur tous nos organes. Malgré cette prédisposition dépendante de la constitution, on voit néanmoins beaucoup d'enfans qui en sont pourvus passer l'âge de la puberté, atteindre l'âge adulte ou viril, et parcourir même une très-longue carrière sans être jamais atteints de scrofules. Chez les sujets disposés au scrofule par leur constitution, toutes les causes débilitantes peuvent devenir occasionelles de la maladie. C'est par cette raison que les affections strumeuses se manifestent souvent chez les enfans adonnés à la masturbation, et chez beaucoup d'autres à la suite de maladies aiguës ou chroniques. J'ai vu souvent le crofule survenir même chez les adultes après la syphilis, des dartres, des rhumatismes, et elle n'était certainement pas plus le produit du mercure dans le premier cas, que celui du soufre, des saignées, des purgatifs ou des autres moyens qu'on avait mis en usage dans les autres cas pour combattre les diverses maladies qui l'avaient précédé; mais ces diverses causes avaient agi également comme débilitant l'individu.

L'hérédité est certainement une des causes prédisposantes les plus communes des scrofules; une foule d'exemples confirment chaque jour cette vérité, et si nous rapprochons de l'affection strumeuse les maladies tuberculeuses, qui coïncident si fréquemment avec elle, et qui lui succèdent ou la remplacent, nous trouverons alors que l'hérédité de ces maladies est bien plus généralement vraie qu'on ne le pense communément. On peut, en effet, presque affirmer qu'il n'y a pas une famille nombreuse, habitant les grandes villes, dans laquelle on ne retrouve, soit dans les ascendans, soit dans les descendans, ou des phthisiques ou des scrofuleux. Tous les enfans nés des mêmes parens ne subissent cependant pas la même loi et ne sont pas victimes de la même maladie, parce que chacun d'eux apporte en naissant une constitution particulière qui modifie les principes communs qu'il a pu recevoir de ses parens, et qui les élabore et les dénature souvent complètement.

Parmi les causes secondaires qui favorisent le dévoppement des scrofules, la nature du climat en général, et les localités suivant le climat, occupent le premier rang. Cette maladie est généralement plus commune dans les pays tempérés et humides, que dans les pays chauds et secs, ou froids et secs. Les individus surtout qui passent d'un climat chaud dans un climat froid et humide y sont bien plus exposés que les autres. Buchan, Samuel Cooper, et plusieurs autres praticiens, ont observé que beaucoup d'enfans transportés des Indes orientales ou occidentales en Angleterre deviennent scrofuleux. J'ai vu aussi plusieurs Américains, et en particulier des Brésiliens, succomber en France aux scrofules ou à la phthisie pulmonaire. Pour les habitans des pays tempérés, les lieux bas, humides et froids, où la température est très-variable, sont encore plus favorables que les autres au développement des scrofules. Cette maladie est assez connue dans les pays marécageux et froids, au pied des montagnes couvertes de neige. Il m'a paru, dans quelques cas, que cette affection faisait des progrès rapides sur le bord des rivières et des eaux stagnantes, et que sa marche était au contraire suspendue lorsque ces mêmes individus étaient transportés dans des lieux secs et élevés. Elle règne d'une manière presque constante dans certaines contrées, ce qui a fait admettre des scrofules endémiques, et on peut dire qu'ils sont pour ainsi dire endémiques dans toutes les grandes villes des Pays-Bas, de la France et de l'Angleterre. Plusieurs causes différentes paraissent ici se réunir pour rendre les grandes villes des foyers de scrofules : l'humidité et l'insalubrité de l'atmosphère sont sans cesse entretenues par l'entassement des individus, et cette cause est bien certainement plus puissante que toutes les autres, puisqu'elle suffit seule et quelle agit sur les animaux comme sur les hommes. Les animaux en état de domesticité, comme les chevaux, les vaches surtout, qui ne prennent presque point d'exercice et ne sortent point des étables au milieu des grandes villes, périssent presque toutes d'affections tuberculeuses du poumon, des fosses nasales, ou de la maladie scrofuleuse. Les animaux étrangers qu'on transporte dans notre climat, et qui y vivent dans une sorte de domesticité, comme les singes, par exemple, succombent de la même manière.

Toutes ces causes prédisposantes sont plus ou moins efficaces pour produire la maladie; mais cependant elles ne suffisent pas seules, si elles ne rencontrent dans l'individu qui y est exposé un état particulier des solides et des liquides vivans, propres à la production de la maladie. En effet, parmi les individus placés dans les mêmes circonstances, soumis à l'influence des mêmes causes, une foule d'entre eux échappent heureusement à cette funeste maladie. Quelle est donc la nature de cette modification des solides et des fluides propre au développement des scrofules? Nous ne la connaissons pas plus que le genre d'altération que les scrofules impriment à toute l'économie vivante. Est-ce une espèce de vice ou de virus, comme le disaient les anciens? Cette théorie ne paraît pas d'accord avec les faits; les virus varioliques et syphilitiques peuvent se transmettre par une sorte d'inoculation, et il ne paraît pas que les scrofules puissent s'inoculer, ni même se communiquer. Hébreard, médecin à Bicêtre, a vainement tenté de transmettre cette maladie à des chiens, tantôt en frictionnant la peau avec le pus d'un scrofuleux, tantôt en appliquant un linge enduit de ce même liquide sur le derme dénudé, ou en introduisant la matière purulente dans de petites plaies faites avec l'instrument tranchant : les cicatrices se sont faites rapidement, et ces animaux, conservés pendant quelque temps, n'ont présenté aucun symptôme de scrofules. M. le docteur Lepelletier, à qui nous devons un fort bon ouvrage sur les maladies scrofuleuses en général, a répété les expériences d'Hébreard sur les cochons d'Inde : il a pris du pus sur quatre individus évidemment scrofuleux, et il a fait avaler ce liquide à ces animaux avec des alimens pendant plusieurs jours de suite; il a injecté huit à dix gouttes du même liquide purulent dans les veines crurales et à plusieurs reprises, il en a inséré au milieu des ganglions et des vaisseaux lymphatiques de l'aine; il a rasé avec soin le cou de ces animaux, et l'a frictionné avec du pus également scrofuleux. Deux des cochons d'Inde soumis à ces expériences sont morts l'un au bout de trois jours, l'autre au bout de quinze; les autres ont survécu et n'ont éprouvé aucune altération dans leur santé. Un chirurgien que ne nomme point M. Lepelletier a vacciné plusieurs enfans avec du vaccin mélangé d'une certaine quantité de pus puisé dans une tumeur scrofuleuse; la vaccine a parcouru ses périodes sans aucune modification et sans manifestation consécutive de scrofules. Le docteur allemand Kortum a frictionné pendant plusieurs jours le cou d'un enfant sain avec le pus d'un ulcère scrofuleux; il a inoculé la même matière à un autre individu en l'introduisant dans une petite plaie derrière l'apophyse mastoïde: ces deux enfans ont continué de jouir d'une santé parfaite. Enfin M. Lepelletier, déjà cité, s'est inoculé lui-même avec la lancette le pus de plusieurs scrofuleux, ainsi que le sérum accumulé sous l'épiderme d'un scrofuleux à l'aide d'un vésicatoire : ces piqûres se sont promptement cicatrisées, à l'exception d'une seule qui a suppuré jusqu'au quatrième jour; et deux ans après, lorsqu'il publiait son ouvrage, il n'éprouvait aucun symptôme d'affection scrofuleuse. Dans les hôpitaux où un grand nombre d'individus scrofuleux se trouvent réunis avec d'autres qui ne le sont pas, on n'observe point que la maladie se communique. Pinel, à la Salpêtrière, et M. Alibert à S.-Louis, ont fait depuis long-temps cette remarque. Je n'ai jamais, de mon côté, rien observé à l'hôpital des Enfans qui puisse faire soupçonner aucune espèce de contagion des scrofules. J'ai vu aussi des enfans scrofuleux dans la même famille jouant et mangeant avec leurs frères et sœurs qui étaient parfaitement sains, et ceux-ci, malgré cette communication, ont conservé leur santé. Tous ces faits ne sont pas à la vérité également concluans; mais ils suffisent cependant, à ce qu'il me semble, pour établir au moins que les scrofules ne sont pas contagieux. peut-on en conclure que la maladie ne peut se communiquer dans aucune circonstance, et qu'on peut, par exemple, laisser allaiter un enfant par une nourrice scrofuleuse, sans aucun inconvénient? Il me semble qu'il serait imprudent et inconséquent même de tirer une pareille conclusion des faits que nous venons d'exposer. Les scrofules ne sont certainement pas contagieux comme on l'avait cru; mais cependant on ne peut douter qu'ils n'altèrent les solides et les liquides de ceux qui en sont infectés : il est donc vraisemblable que le lait d'une nourrice actuellement scrofuleuse est plus ou moins vicié; et en admettant qu'il ne puisse pas transmettre directement le germe de la maladie, il est à craindre au moins qu'il n'ait quelque influence nuisible sur le nourrisson. Quant à celle qui est guérie, et qui jouit en apparence de la meilleure santé, peut-on lui confier, sans danger, un enfant à allaiter? Ici les solides et les liquides ne peuvent être regardés comme malades : ne voit-on pas certains scrofuleux couverts de cicatrices jouir de la plus brillante santé? Oui sans doute, mais on peut craindre que les prédispositions scrofuleuses qui dépendent de la constitution ne s'effacent jamais, et que la diathèse scrofuleuse soit aussi indélébile que les cicatrices mêmes de la maladie. Les scrofules, à la vérité, ne sont pas aussi sujets à récidive que le cancer, la goutte et le rhumatisme; mais cependant il n'est pas sans exemple que la maladie se reproduise dans un âge plus avancé, après avoir paru complétement guérie à l'époque de la puberté. Ne voit-on pas d'ailleurs les individus guéris des scrofules dans leur enfance jouir ensuite, pendant quelques années, d'une santé florissante, et devenir phthisiques dans un âge plus reculé? Il est donc probable que les individus strumeux, même après la cessation complète de la maladie, sont toujours prédisposés à en être encore infectés, lorsque les causes secondaires qui ont favorisé son développement tendent de nouveau à se reproduire : or, au milieu des causes débilitantes qui peuvent d'une manière si évidente faire naître les scrofules, il faut certainement compter l'allaitement. Il paraît donc beaucoup plus sage de rejeter comme nourrices toutes les femmes qui portent des cicatrices évidentes de scrofules, quoiqu'elles aient toutes les apparences de la santé.

§ 5. *Thérapeutique des scrofules.* — L'expérience a prouvé que la guérison de cette maladie se fait très-long-temps attendre, quelque méthode de traitement qu'on emploie. La cause en est sans doute dans la nature même de l'affection strumeuse; mais elle dépend aussi de ce qu'on n'a point encore trouvé de remède qui ait une action directe sur l'irritation spécifique des scrofules. Nous n'avons, en effet, à lui opposer aucun moyen médicamenteux analogue à ceux que l'art a découverts pour combattre la syphilis; on ne peut réellement point dire qu'il existe d'antiscrofuleux connus, tandis qu'on ne peut nier l'action puissante des mercuriaux dans la syphilis. Tous les traitemens qu'on a pompeusement décorés du nom d'*antiscrofuleux* sont tout simplement plus ou moins convenables dans la plupart des cas, et l'expérience les indique comme tendant à favoriser, quoique lentement, la guérison spontanée de la maladie. Mais ils n'attaquent point d'une manière prompte et efficace la cause du mal, et n'ont rien de plus spécifique contre les scrofules que dans quelques autres maladies pour lesquelles on les emploie également. Au milieu du vague dans lequel nous laisse cette triste vérité, il est cependant des résultats incontestables recueillis par l'expérience, et sur lesquels presque tous les praticiens sont presque entièrement d'accord. Ce sont ces résultats que nous nous attacherons particulièrement à faire connaître, car tous les moyens médicamenteux sont préconisés et passent pour avoir du succès, quand aucun ne guérit et n'a véritablement aucun avantage sur les autres.

Le premier moyen sur lequel l'opinion de tous les praticiens est unanime, c'est qu'il est impossible de guérir cette maladie au milieu des causes sans cesse agissantes qui tendent à l'entretenir ou à la développer. Ainsi, pour traiter les scrofules, il faut d'abord placer le malade loin des causes qui les ont fait naître; et s'il n'est pas possible de les éloigner complétement, c'est contre elles et leurs effets que le médecin doit lutter constamment. Les moyens les plus efficaces pour arriver à ce but sont les moyens hygiéniques, qui, par cette raison, doivent l'emporter sur les autres agens thérapeutiques.

Traitement hygiénique des scrofules. — Tous les praticiens recommandables qui se sont le plus occupés des scrofules, et en particulier Kortum, Baume, Hufeland, Thompson, White, Portal, Salmade, etc., sont unanimement d'avis que les moyens hygiéniques sont les plus importans et les plus efficaces; que sans ceux-ci tous les autres sont presque insignifians. Je suis tellement convaincu de cette vérité pour mon propre compte, que je n'hésiterais pas à sacrifier tous les agens médicamenteux, sans exception, aux simples moyens tirés de l'hygiène. Parmi ces derniers se trouve au premier rang l'air pur et sec. Cet agent thérapeutique est un des plus puissans pour les scrofules et beaucoup d'autres maladies chroniques. L'exercice et le mouvement ajoutent beaucoup à son efficacité. Les scrofuleux qui guérissent le plus promptement et le plus sûrement sont ceux qu'on peut exercer à des travaux manuels en plein air, à la campagne. L'entassement des scrofuleux dans les salles de nos hôpitaux, où l'on prétend les guérir, est en opposition directe avec le but très-louable de ces institutions. Pour remédier aux grands inconvéniens du rapprochement de ces individus pendant la nuit, il faudrait pouvoir les placer en plein air pendant le jour, où on les occuperait suivant l'état de leurs forces et leur âge, à des exercices manuels, à des travaux de culture, à différens exercices gymnastiques. Les scrofuleux qui guérissent radicalement à l'hôpital Saint-Louis et à l'hôpital des Enfans sont ceux qui ne restent dans l'intérieur que pour y coucher, qui sont employés à chauffer les bains, à porter différens fardeaux, à rendre des services dans la maison, ceux enfin qui sont continuellement en action et en plein air.

Le genre d'alimentation qui convient aux scrofuleux est en général celui qui est le plus substantiel et le plus fortifiant. Les matières animales boullies ou rôties, les œufs et le vin, doivent faire la base de leur régime. Il ne faut pas en exclure complétement, comme le font quelques praticiens, les légumes frais, non farineux, les salades et les fruits bien mûrs. Ces végétaux, associés en proportion convenable aux substances animales, constituent pour eux le genre d'alimentation le plus salubre. Quant aux substances plus indigestes, comme les pâtisseries, les fécules qui dégagent beaucoup de gaz, ou les alimens trop débilitans pour ceux qui vivent dans l'intérieur des grandes villes surtout, comme toutes les espèces de lait, ils doivent être généralement proscrits. Le lait ne peut être utile que lorsqu'il survient quelque inflammation locale qui nécessite de modifier le régime.

Après l'influence de l'air, de l'exercice et des alimens, l'usage des bains simples ou composés est de tous les moyens le plus recommandable. Il est utile de baigner souvent les scrofuleux, pour entretenir l'action de la peau : les bains chauds simples et sans addition pourraient avoir quelques inconvéniens, s'ils étaient répétés souvent chez les individus d'une constitution très-faible; mais les bains excitans salés, sulfureux, savonneux, ou simplement alcalins, conviennent presque généralement à tous les scrofuleux. Il est quelquefois nécessaire, à cause de l'excitabilité particulière de certains individus, de mitiger les bains alcalins et sulfureux, en les associant à des solutions mucilagineuses ou gélatineuses. On ajoute encore à l'action excitante des eaux minérales, en les administrant en douches extérieurement sur les parties qui sont engorgées, et en donnant ces mêmes eaux minérales à l'intérieur comme boissons. Quelquefois des ganglites tuberculeuses très-considérables, qui avaient résisté à toute autre espèce de moyens, cèdent à l'emploi de celui-ci. Les bains de vapeur, les douches de vapeur et l'étuve sèche, ne sont pas mis en usage avec moins de succès dans beaucoup de circonstances; mais toutes les eaux factices ne sont pas à comparer avec les eaux minérales naturelles, qui ont été si justement recommandées par Bordeu, Portal, Samuel Cooper, et beaucoup d'autres praticiens. Les bains froids et les bains de mer méritent, à ce qu'il me semble, les éloges qu'on leur a donnés; j'ai vu des affections scrofuleuses qui persistaient depuis des années céder uniquement à l'usage des bains de mer. Il est bon toutefois de remarquer que ce moyen deviendrait dangereux, si les scrofules étaient compliqués de quelques tubercules latens des poumons. Dans ce cas, les signes extérieurs des scrofules disparaissent promptement, mais la phthisie se développe de son côté et marche avec une rapidité effrayante. On secondera avec avantage tous ces moyens par des frictions sèches à la peau, faites avec une brosse ou des morceaux de laine impregnés de vapeurs aromatiques excitantes, ou d'une liqueur spiritueuse. Il est presque inutile de dire que les scrofuleux doivent être, en général, vêtus chaudement et couverts de laine immédiatement appliquée à la peau, surtout pendant les saisons humides et froides; on ne saurait trop prendre de précautions pour entretenir chez eux une excitation constante à la peau.

Traitement médicamenteux. — Plusieurs médecins recommandent, avant de commencer le traitement des scrofules, de préparer les premières voies par des vomitifs et des purgatifs. L'application de cette règle générale, sans exception, serait souvent nuisible; mais il est certainement convenable de rétablir quelquefois les fonctions digestives détériorées, pour faciliter l'absorption des moyens médicamenteux qu'on se propose d'employer. L'administration d'un vomitif et même d'un purgatif est par cette raison souvent très-utile, lorsqu'il y a défaut d'appétit, état saburral de la langue, sentiment de plénitude et de gonflement à l'épigastre, et absence complète des signes d'inflammation gastro-intestinale. Hufeland prétend qu'on ne retire pas dans le traitement des scrofules tout le bon effet qu'on a droit d'espérer des amers, et en particulier du quina, parce qu'on néglige trop souvent de préparer les premières voies à les recevoir.

Un grand nombre de substances médicamenteuses sont employées dans le traitement général du scrofule; mais presque toutes celles qui jouissent réellement de quelque utilité sont ou toniques ou excitantes. On associe quelquefois ces agens thérapeutiques à des purgatifs, et l'on obtient ainsi des médications mixtes qui ne sont pas sans effet. Je fais ici abstraction des moyens antiphlogistiques qui ont été préconisés dans ces derniers temps, comme n'appartenant pas véritablement au traitement général, mais seulement au traitement local, dont nous parlerons ensuite; car personne, que je sache au moins, n'a jusqu'à présent recommandé les saignées générales ou les saignées locales abondantes, qui rentrent alors dans le même genre de médication, comme moyens de guérison des scrofules.

Les toniques les plus recommandables et les plus vantés dans les scrofules sont les gentianes, le quinquina et le fer. Les centaurées, les gentianes jaunes et les différentes espèces de quinquina, sont en effet des toniques très-puissans, et sont administrés avec avantage dans cette maladie, sous diverses formes. Les docteurs Thompson, Fordyce, Burns, Hufeland, etc., les recommandent particulièrement dans les ulcérations scrofuleuses. Le fer oxydé ou péroxydé, seul ou associé avec les amers, n'est pas moins précieux dans les différentes variétés des scrofules, toutes les fois que l'intestin est parfaitement sain, et que les amers peuvent être employés sans inconvéniens. Parmi les excitans, les infusions de camomille, de sauge, de romarin, et de la plupart des labiées, et celles des fleurs de houblon surtout, sont employées d'une manière presque banale. Les excitans résineux, comme le goudron, ne sont pas à négliger. Presque tous les ans nous employons à l'hôpital des Enfans, dans le traitement des scrofuleux, les jus d'herbes de quelques crucifères associés à ceux des plantes amères, et ces excitans, sous cette forme, paraissent, en général, améliorer l'état de plusieurs scrofuleux; mais je dois dire que ce moyen est employé dans une saison favorable, au moment où les scrofules tendent presque toujours à guérir spontanément, et par conséquent dans un temps où tous les moyens même les plus insignifians semblent réussir. J'en pourrais dire autant de la bière antiscorbutique dont nous faisons presque toujours usage en été. Les préparations vineuses ou alcoholiques qui tiennent en suspension des principes amers, toniques ou excitans, comme les différens vins de quinquina ou antiscorbutiques, conviennent en général, aux scrofuleux d'une constitution molle, principalement dans les saisons humides et froides. Les teintures réussissent moins bien que les vins médicinaux, qui sont en général plus toniques et moins irritans. J'ai vu plusieurs enfans vomir l'élixir de Peyrilhe, et ce médicament donner souvent lieu à des entérites aiguës ou chroniques.

Les excitans alcalins ont été très-vantés dans les scrofules, tant à l'extérieur qu'à l'intérieur; on a préconisé surtout le sous-carbonate de potasse, l'hydrochlorate de chaux et l'hydrochlorate de baryte. D'après quelques faits rapportés par Crawford, Pinel, Baumes, et plusieurs autres, sur l'hydrochlorate de baryte, il semblerait que ce moyen a quelquefois favorisé la résolution de certains ganglions engorgés et la cicatrice de quelques ulcères scrofuleux; mais le plus souvent il a été sans effet. L'hydrochlorate de chaux, d'après l'autorité de Thompson, a été plus souvent dangereux qu'utile, et devrait être généralement abandonné. Je n'ai jamais vu de succès évident de l'usage de ces médicamens, et il m'a paru même que la baryte administrée à l'intérieur, quoique avec beaucoup de ménagement, déterminait quelquefois des irritations gastro-intestinales, maladies toujours opiniâtres et fâcheuses chez les scrofuleux.

Hufeland et quelques autres praticiens parlent avec beaucoup d'éloges du mercure. J'ai employé, pour combattre les engorgemens scrofuleux des ganglions, les frictions mercurielles seules, ou réunies aux sudorifiques, et je les ai continuées sur plusieurs sujets pendant des mois entiers. Dans le plus grand nombre des cas il n'est survenu aucun changement appréciable; dans d'autres la salivation s'est manifestée, et cet accident est un des plus fâcheux qui puissent avoir lieu, parce qu'il jette les malades dans un grand état de prostration; enfin, dans d'autres cas, les frictions ont paru exciter l'inflammation ganglionnaire, qui aurait pu être retardée sans ce moyen. Le deutochlorure de mercure et le nitrate de mercure associés à des excitans antiscorbutiques ou à des amers, comme dans le sirop de Portal, m'ont paru quelquefois favoriser la cicatrice de certains ulcères scrofuleux; mais les excitans et les toniques associés ici aux mercuriaux peuvent bien avoir la plus grande part dans les avantages de cette médication mixte. Il doit en être de même dans les mercuriaux combinés avec les amers, les excitans et les purgatifs; cette triple médication, qui se ressent un peu de la polypharmacie galénique, m'a paru néanmoins quelquefois utile dans les scrofules. C'est ainsi qu'on obtient souvent de très-bons effets des pilules de Beloste et de celles de la mère Calpin, que Desbois de Rochefort a recommandées dans sa *Matière médicale*. Il faut observer toutefois que ces moyens ne sont utiles que lorsqu'ils ne provoquent pas d'évacuations trop abondantes, et qu'on les emploie plutôt comme altérans que comme purgatifs. Quant à l'iode, je n'ai jamais réussi à résoudre aucun ganglion tuberculeux, quoique j'en aie employé la teinture à plus de cent gouttes par jour, et que j'aie souvent répété les frictions avec la pommade hydriodatée à des doses très-fortes; de sorte que je suis porté à croire que les praticiens qui ont vu réussir miraculeusement l'iode dans les scrofules, n'ont eu affaire qu'à de simples ganglites chroniques. J'ai reconnu seulement que cette substance, administrée à l'intérieur à haute dose, est un bon excitant, recommandable dans les scrofules de la peau. *Voyez* IODE.

Les différens agens médicamenteux que nous venons de passer en revue ne favorisent véritablement la guérison des scrofules que lorsqu'ils sont employés avec discernement, modifiés suivant les circonstances, et surtout lorsqu'on a soin de faire alterner les divers genres d'excitans et de toniques avec les moyens mixtes, afin que les malades ne s'habituent point à l'action des mêmes substances qui produiraient alors nécessairement peu d'effet. S'il survient dans le cours des scrofules des phlegmasies plus ou moins graves, accompagnées de symptômes généraux, il faut se hâter de suspendre tous les prétendus anti-scrofuleux pour recourir à l'instant même aux antiphlogistiques plus ou moins énergiques, et traiter, en un mot, les individus comme s'ils n'étaient nullement affectés de scrofules.

Traitement local des scrofules. — La ganglite tuberculeuse dans sa première période, et les indurations scrofuleuses au premier degré, réclament souvent d'abord les moyens antiphlogistiques et les révulsifs cutanés; c'est par rapport à ce double effet que les sangsues, appliquées en petit nombre sur le siége même de la tumeur, peuvent être quelquefois utiles en dégorgeant le tissu vasculaire sous-cutané qui environne les ganglions, et irritant vivement la peau. Fréquemment cette irritation secondaire se prolonge sous la forme d'érythème ou de furoncles, et même donne quelquefois lieu à des ulcérations superficielles qui remplissent pendant quelque temps les fonctions d'exutoires. Autant les saignées locales par les sangsues placées en petit nombre sont avantageuses, autant elles seraient nuisibles si elles étaient abondantes, parce qu'elles agiraient alors à la manière des saignées générales en débilitant le malade. Dans la seconde période de la ganglite tuberculeuse, lorsque les ganglions sont assez volumineux, et contiennent déjà une grande quantité de matière tuberculeuse, les applications de sangsues deviennent nuisibles en augmentant la faiblesse locale et générale. A cette époque, les applications excitantes faites sur le siége de la tumeur, réunies au traitement général, peuvent seules favoriser la résolution. C'est alors qu'on peut faire usage, avec quelque espérance de succès, des emplâtres de savon, des linimens excitans ammoniacaux, des pommades mercurielles ou même hydriodatées. On peut couvrir aussi les tumeurs strumeuses avec de la laine imprégnée de son suin, qui agit à la manière d'une espèce de liniment ammoniacal; mais les ganglites tuberculeuses, dans cette seconde période, se terminent rarement par résolution; presque toutes restent longtemps stationnaires, et finissent ensuite par suppurer.

Lorsque les indurations scrofuleuses de la peau ne suppurent point et sont peu étendues, il est souvent plus avantageux de les détruire, soit avec le nitrate d'argent, le nitrate acide de mercure, ou même la potasse caustique. On obtient ainsi des ulcérations de bonne nature et des cicatrices assez promptes et régulières. En traitant ainsi localement ces indurations, il est prudent, lorsqu'elles tendent à se cicatriser, d'ouvrir un cautère pour éviter que la cause scrofuleuse, qui cesse d'agir à la peau, ne se reporte à l'intérieur et ne donne lieu à quelque affection tuberculeuse. Plus les scrofules se guérissent rapidement, plus ces sortes de métastases sont à craindre, et plus il est nécessaire d'insister sur le traitement intérieur et sur les irritations cutanées. Les ulcères scrofuleux doivent être pansés avec des plumasseaux enduits de cérat ou de basilicum. Si les chairs sont blafardes, on les excite doucement avec la crême de tartre en poudre ou un digestif animé. Dans le cas où ils deviennent sanieux, putrides ou gangrénés, on a recours, avec avantage, aux tranches de citron privées de leurs zestes, au chlore en vapeur, aux chlorures d'oxyde de sodium, aux lotions de quina, à la poudre de quinquina ou de camphre. Dans le cas, au contraire, où les ulcères sont douloureux et non gangrénés, il faut employer quelquefois le cérat opiacé ou cicuté, ou les cataplasmes émolliens. On néglige trop, en général, le traitement local des ulcères scrofuleux qui tendent à se cicatriser; et cependant avec des soins, il serait souvent facile de prévenir la difformité des cicatrices, et de hâter la guérison de l'ulcère. Il faut souvent réprimer les chairs avec le nitrate d'argent, cautériser les bourrelets de peau, et quelquefois même exciser les végétations trop saillantes.

Traitement prophylactique des scrofules. — On doit recourir au traitement prophylactique toutes les fois que des symptômes scrofuleux se sont manifestés dans un âge très-peu avancé, et ont promptement cédé aux moyens appropriés. Il est essentiel d'étouffer, pour ainsi dire, la maladie dès son origine, et dès qu'elle est reconnue. Mais quoique tous les symptômes soient dissipés, il est extrêmement important de continuer l'usage des moyens qui tendent à combattre l'affection scrofuleuse jusqu'à l'époque de la puberté, parce qu'il est à craindre qu'à chaque dentition, ou après la plus légère maladie, les scrofules ne tendent à renaître, tantôt sous une forme, tantôt sous une autre.

Le traitement prophylactique n'est pas moins nécessaire dans les cas où on a lieu de craindre des scrofules héréditaires latentes, chez des enfans nés de parens strumeux ou phthisiques. Il faut chez ces enfans modifier le régime dès qu'ils sont à la mamelle. La nourrice sera elle-même soumise à une nourriture substantielle et animale, mêlée aux antiscorbutiques. On donnera de très-bonne heure à l'enfant des bouillons de viande, et on le mettra successivement au régime et au traitement qui convient aux scrofuleux. On sollicitera chez lui des irritations cutanées à l'aide de pommades appropriées, placées d'abord derrière les oreilles, et plus tard on emploiera des exutoires plus actifs vers les extrémités. Il devra, s'il est possible, habiter pendant plusieurs années la campagne, et faire fréquemment usage de bains excitans. *Voyez* plus haut le traitement HYGIÉNIQUE et MÉDICAMENTEUX qui lui sera appliqué avec les modifications convenables. (GUERSENT.)

SCROFULEUX, adj. *scrofulosus;* qui tient aux scrofules, qui en est affecté : *maladie, individu, symptôme scrofuleux. Voyez* SCROFULE.

SCROTUM, s. m., de *scorteum;* sac, bourse de cuir. On donne ce nom à l'enveloppe cutanée des testicules, formée par un prolongement de la peau de la partie interne des cuisses, du périnée et du pénis. Ce repli, dont la largeur est plus grande à sa partie inférieure qu'à la supérieure, diffère ordinairement du reste des tégumens par sa couleur plus foncée, et les nombreux sillons qui se croisent à sa surface, surtout quand le scrotum est contracté sur les testicules : il contient en outre un grand nombre de follicules sébacés assez gros, et à la puberté des poils longs mais peu rapprochés s'y développent. La partie moyenne du scrotum est divisée par un raphé ou ligne rugueuse, saillante, qui s'étend depuis la partie antérieure de l'anus jusqu'à la racine du pénis, partageant ainsi le scrotum en deux moitiés latérales. L'organisation de ce repli cutané est la même que celle de la PEAU en général; seulement le chorion y est très-mince, et sa transparence laisse distinguer les vaisseaux qui se distribuent dans le dartos. *Voyez* TESTICULE.

Le scrotum offre quelquefois une ampleur très-considérable sans que les testicules descendent plus bas et soient plus volumineux que dans l'état normal. Il peut offrir aussi une scission qui le divise profondément sur la ligne médiane, d'où résultent deux replis épais, arrondis, assez analogues aux grandes lèvres de la vulve. Cette disposition s'observe assez souvent dans les variétés d'hermaphrodisme, et tantôt chaque repli contient un testicule, ou bien ces organes sont restés dans l'abdomen, et il existe alors beaucoup de ressemblance entre les deux replis représentant le scrotum et les grandes lèvres de la vulve, d'autant plus qu'à la partie interne de ces replis la peau est plus fine, plus rose, et peu ou pas garnie de poils. (C. P. OLLIVIER.)

SCUTIFORME, adj., *scutiformis;* qui a la forme d'un bouclier.

SCUTIFORME (cartilage); nom donné au cartilage thyroïde. *Voyez* LARYNX.

SÉBACÉ, adj., *sebaceus*, qui est de la nature du suif.

SÉBACÉS (les follicules), qu'on nomme encore *glandes sébacées*, *cryptes sébacés*, sont situés dans l'épaisseur ou au-dessous de la PEAU : leur description a été donnée avec celle de cette membrane. L'humeur qu'ils contiennent présente des différences, soit dans sa nature, soit dans son excrétion. Ainsi, tantôt sa sécrétion altérée produit à la surface de la peau un enduit gras, jaunâtre, comme cérumineux, étendu par plaques assez grandes : j'en ai vu qui recouvraient ainsi une grande partie de la surface du dos chez un individu affecté d'une maladie chronique de la moelle épinière. Tantôt la matière sécrétée s'accumule dans les follicules, les distend, et forme des tumeurs de grosseur variable. Une simple pression suffit pour déterminer l'expulsion de cette matière concrète qui sort sous la forme de petits corps plus ou moins alongés et vermiformes, qu'on a désignés sous le nom de *tannes* : on remarque au sommet de ces tumeurs un point noirâtre qui n'est autre chose que l'orifice du follicule rempli par l'humeur grasse salie par les corps étrangers qui se sont attachés à la surface de la peau. Cette rétention de la matière sécrétée par les follicules cutanés détermine aussi quelquefois de petites granulations blanches, miliaires, globuleuses, qui occupent plus particulièrement les paupières et les diverses parties de la face. Enfin, c'est encore à l'accumulation et à la rétention de la matière sébacée dans les follicules de la peau, qu'on donne vulgairement les noms de MÉLICÉRIS, d'ATHÉRÔME, de STÉATÔME, de LOUPE, tumeurs qu'on confond assez souvent avec les tumeurs enkystées. (C. P. OLLIVIER.)

SÉBACIQUE (acide), *acidum sebacicum*. De *sebum*, suif, parce qu'on peut l'obtenir avec cette matière grasse. Il fait partie du produit liquide volatilisé pendant la décomposition des graisses par le feu dans des vaisseaux fermés. Lorsqu'il a été purifié, il est sous forme de petites aiguilles incolores, peu consistantes, inodores, d'une saveur acidule, légèrement amère, rougissant la teinture de tournesol; il est fusible, inaltérable à l'air, peu soluble dans l'eau froide, beaucoup plus soluble dans l'eau bouillante, et encore plus dans l'alcohol. Les huiles fixes et volatiles le dissolvent également. Il forme avec la potasse, la soude et l'ammoniaque, des sels solubles que les acides forts décomposent en précipitant l'acide sébacique. Il ne trouble pas les eaux de chaux, de baryte et de strontiane, tandis qu'il précipite en blanc les acétates et les nitrates de plomb et de mercure. Il n'a point d'usages. (ORFILA.)

SÉBATE, s. m. Genre de sels composés d'une base et d'acide sébacique. *Voyez* ce mot.

SECONDINES, s. f. pl. *secundinæ;* nom sous lequel on désigne quelquefois le placenta, les membranes de l'œuf et le cordon ombilical. Cet ensemble d'organes est encore connu sous le nom d'arrière-faix. *Voyez* OEUF et DÉLIVRANCE.

SECOURS PUBLICS (hygiène publique). Dans le sens le plus étendu, cette expression signifie les secours de toute espèce qu'un gouvernement ou que des sociétés bienfaisantes constituées ou autorisées par lui dispensent gratuitement. Ainsi les hôpitaux et les hospices, les dispensaires, les bureaux de charité, les secours contre l'incendie, ceux qu'on accorde aux blessés et asphyxiés, font partie des secours publics.

Dans le sens plus restreint, et en même temps plus usité, on entend par secours publics les institutions qui tendent à prévenir et à combattre les accidens en général qui ont particulièrement lieu sur la voie publique ou dans des lieux publics, et surtout les asphyxies occasionées par submersion, par strangulation, par le méphitisme des fosses d'aisances et des égouts, par le charbon, par la chaleur, le froid, la foudre, etc.

Quoique nous nous proposions de n'examiner spécialement dans cet article que les secours publics considérés dans l'acception la plus restreinte, il est néanmoins nécessaire de dire quelques mots des dispensaires, ou en général des *secours à domicile* qu'on accorde aux malades, puisque le mot *dispensaire* de cet ouvrage renvoie à l'article *secours publics,* et que ce renvoi nous fournira l'occasion de jeter un léger coup d'œil sur les avantages respectifs des secours à domicile et de ceux qu'on donne dans les hôpitaux.

La différence principale qui existe entre les bureaux de charité et les dispensaires consiste en ce que dans presque tous les pays les derniers ont pour but exclusif de secourir les malades à domicile, tandis que les bureaux de charité ajoutent à cet acte de bienfaisance celui de pourvoir aux plus pressans besoins des indigens, par des distributions de soupes économiques, de pain et d'autres vivres, de bois de chauffage, de vêtemens, etc.

Ainsi les dispensaires et les bureaux de charité ayant cela de commun qu'ils donnent des secours aux malades sans les déplacer de leurs demeures, nous traiterons sous l'expression de *secours à domicile*, applicable à ces deux genres d'établissemens, ce qui nous reste à dire des uns et des autres.

Quelques médecins et quelques administrateurs ont prétendu que le traitement des malades à domicile offrait de grands avantages sur celui qui est exercé dans les hôpitaux. Le médecin, ont-ils dit, observe plus attentivement un malade à domicile que dans un hôpital; il découvre et apprécie mieux les causes morales et physiques qui ont agi et agissent encore sur la maladie. La visite du médecin est plus consolante, plus affectueuse, plus longue; et si le chagrin d'être séparé de ce qu'il a de plus cher aggrave souvent la situation du malheureux qu'on a transporté dans un hôpital, une semblable cause ne peut atteindre celui qui reste au milieu de sa famille et en reçoit les soins.

Cependant, en ne contestant même aucun des avantages du traitement à domicile, ils sont loin de contrebalancer ceux du séjour de l'indigent dans les hôpitaux, lorsque ceux-ci sont convenablement organisés. Les résultats avantageux qu'on en obtient sont en effet immenses, non-seulement sous le rapport de l'éducation médicale, mais encore sous celui des influences hygiéniques et thérapeutiques. Le plan ainsi que les dimensions de cet ouvrage nous défendent de nous livrer sur cet objet aux nombreuses considérations qu'il comporte; il suffira de rappeler que l'air des salles d'un hôpital bien tenu est beaucoup plus pur que celui de la demeure du pauvre; que la propreté y est infiniment plus grande, surtout que les malades d'un hôpital peuvent changer de linge de corps et de lit toutes les fois que leur situation l'exige; qu'on peut compter sur l'exactitude avec laquelle les moyens curatifs ordonnés par le médecin seront administrés; qu'il est d'ailleurs des maladies, surtout certaines maladies chirurgicales, qu'on ne peut traiter dans le domicile d'un indigent; qu'on peut régler le régime alimentaire des malades, et les garantir ainsi d'excès ou d'imprudences si souvent funestes aux convalescens livrés à eux-mêmes ou à leur famille; enfin, que si des affections morales tristes peuvent naître chez quelques malades de l'isolement dans lequel ils se trouvent dans un hôpital, la misère dont ils auraient le spectacle chez eux, et dont ils éprouveraient les privations, pourraient les affecter plus vivement encore au milieu des leurs. Ainsi, lorsqu'on pense aux avantages seulement que nous venons d'exposer, on doit désirer de voir partout les asiles dont il s'agit se multiplier en raison de la population, et acquérir tout le perfectionnement qu'ils comportent.

Mais quelque puissent être les avantages d'un hôpital, on aurait tort d'en conclure pour la suppression des secours à domicile, et pour le remplacement de ceux-ci par des hôpitaux. Outre qu'on ne peut forcer un malade à quitter les personnes qui lui sont chères pour se faire soigner dans un hôpital, et qu'il y aurait cependant de la cruauté à l'abandonner; outre qu'il est un bon nombre de maladies dont la durée ne dépasse pas huit à dix jours, et qu'on peut facilement traiter sans déplacer les malades, il est une classe assez nombreuse d'individus qui, bien que pas assez favorisés de la fortune pour se procurer des secours médicaux convenables, peuvent au moins, si on les leur accorde, pourvoir à leurs autres besoins; enfin, il est incontestable que les secours à domicile soulagent singulièrement les hôpitaux, qui, sans cela, seraient toujours encombrés, et ne suffiraient jamais aux besoins de la population.

Les principales villes de l'Europe ont aujourd'hui des dispensaires. Londres en compte douze; il en existe cinq dans Paris, outre les douze bureaux de charité. Ces cinq dispensaires sont chacun sous la surveillance de cinq membres de la Société philanthropique, dont les souscriptions alimentent ces établissemens. Le personnel médical de chaque dispensaire est composé d'un médecin et d'un chirurgien consultans, d'un médecin et d'un chirurgien ordinaires, ainsi que de leurs deux adjoints, d'un élève en chirurgie, et de trois ou quatre pharmaciens dont les officines sont dans le quartier du dispensaire. On trouvera dans la collection des rapports publiés par la Société philanthropique de Paris tous les détails qu'on peut désirer sur l'organisation des dispensaires et sur leurs résultats.

Arrivés maintenant à la partie de notre texte où nous devons parler des secours publics en faveur des blessés et asphyxiés, nous désirons qu'on ne perde pas de vue que notre tâche doit être d'établir les principes généraux d'après lesquels ces secours doivent être organisés, et non d'exposer la théorie et la thérapeutique des effets qu'ils doivent combattre; celles-ci se trouveront suffisamment détaillées dans le cours de cet ouvrage aux mots qui les concernent. *Voy.* ASPHYXIE, SUBMERSION, etc.

« J'ai souvent vu en temps de guerre, dit avec raison le célèbre Frank, des rapports exacts sur le nombre des tués, des blessés et des prisonniers, et j'ai pensé chaque fois que les gouvernemens s'imaginaient n'avoir qu'un seul genre d'ennemis à combattre, puisqu'on ne faisait attention qu'aux pertes occasionées dans les combats. Il faudrait que l'Angleterre, dont la seule capitale perd en trente années, par divers accidens, onze mille neuf cent quatre-vingt-quatorze individus, eût la guerre la plus funeste à soutenir, pour que toutes les provinces perdissent dans la même proportion un nombre aussi considérable d'hommes. Il est en effet démontré qu'il n'est pas de pays qui, une année dans l'autre, n'éprouve par l'effet d'accidens une perte d'hommes bien supérieure à celle qui résulte ordinairement dans un temps donné de la guerre la plus meurtrière. »

Que conclure de cette triste vérité, que dans un ouvrage plus étendu il nous serait facile d'étayer de beaucoup de documens, si ce n'est que la partie la plus essentielle, et en même temps la plus bienfaisante des secours publics, consiste à prévenir autant que possible les accidens.

Qu'une bonne police surveille la solidité des échafaudages destinés aux constructions de toute espèce ou aux fêtes publiques; qu'elle surveille le placement des enseignes, l'état des auvents, des entablemens, etc.; qu'elle diminue les embarras dans les rues, qu'elle sévisse avec rigueur contre les charretiers et cochers inattentifs ou imprudens, il y aura beaucoup moins de blessés ou de tués dans les rues. Qu'on diminue le nombre des chiens, qu'on abatte ceux qui errent, qu'on n'excède pas ces animaux par des travaux au-dessus de leurs forces, il y aura moins de malheurs occasionés par des chiens enragés. Que l'on donne aux fosses d'aisances une meilleure construction; que l'on perfectionne les moyens de les curer, ainsi que les puits, les égouts, et les asphyxies produites par les gaz méphitiques deviendront plus rares. Qu'on surveille les ateliers, qu'on indique surtout aux chefs les moyens de garantir les ouvriers de leur propre insouciance, et l'on entendra bien moins parler de ces accidens nombreux qui arrivent dans les brasseries, les savonneries, et autres établissemens analogues. Qu'on propage des instructions populaires propres à combattre une infinité d'erreurs populaires, et les dangers auxquels ces erreurs exposent seront évités. Ainsi, pour en donner un exemple, l'opinion vulgaire que la braise ne peut pas asphyxier est à peu près détruite dans Paris depuis que la police a fait connaître par des affiches combien cette erreur est dangereuse. D'autres exemples se présentent en foule à notre pensée, mais nous nous bornerons à ceux que nous venons d'exposer puisqu'ils suffisent pour établir combien il importe de prévenir des événemens qui, dans le cas même où des secours prompts et actifs leur sont opposés, ne se terminent que trop souvent d'une manière funeste.

Parmi les accidens qui occasionent une perte considérable d'hommes, il n'en est pas de plus nombreux que les diverses asphyxies, et notamment l'asphyxie par submersion : aussi l'attention des gouvernemens et de plusieurs philantrophes s'est-elle spécialement dirigée vers les moyens de secourir les noyés et asphyxiés. Les secours dont il nous reste à parler avec quelque détail étaient à peu près nuls avant la moitié du siècle dernier; ils n'étaient donnés que de loin à loin par un petit nombre d'hommes éclairés que le hasard seul avait conduits sur le lieu où l'occasion d'exercer leur humanité leur était fournie.

Nous ne rechercherons pas quelle est la ville qui la première organisa un système de secours en faveur des noyés et asphyxiés; nous n'examinerons pas si l'honneur de cette priorité appartient à Amsterdam, à Genève ou à Paris; mais il est certain que déjà en 1740 le gouvernement français fit distribuer aux habitans de la capitale un avis sur ce genre de secours, et qu'en 1772 la ville fit établir et distribuer sur les ports des boîtes contenant les ustensiles et les drogues dont l'instruction enseignait et commandait l'usage. Dans les premiers temps l'institution présenta les résultats les plus satisfaisans : il semblait que des succès inespérés d'abord avaient fait croire à l'impossibilité de la mort dans les cas de submersion ou d'asphyxie par les gaz, et peu d'asphyxiés échappaient à l'action vigilante des *secouristes;* car c'est ainsi que le philantrophe Pia, fondateur et directeur des secours, nommait les personnes chargées d'administrer ceux-ci. Ce zèle se soutint pendant dix années; cependant il se rallentit non-seulement par les troubles de la révolution, mais encore par la suppression d'une garde permanente des ports servie par les soldats du guet, parmi lesquels on avait choisi et formé les secouristes. Depuis douze ans l'administration de la police a dirigé de nouveau son attention sur les secours aux noyés et asphyxiés; mais quoique ce service public ait subi plusieurs améliorations importantes, il en reste encore beaucoup à faire pour lui donner toute la perfection qu'il comporte. L'administration le sait et s'en occupe; mais, quoi qu'il en soit, dans leur état actuel les secours aux noyés et asphyxiés dans le département de la Seine donnent des résultats qui ne le cèdent en rien à ceux qui ont été obtenus dans les lieux dont les institutions sont le plus vantées.

D'autres villes, et notamment Amsterdam, Hambourg et Londres, surtout les deux premières, ne se distinguèrent pas moins vers la même époque par leurs établissemens en faveur des noyés et asphyxiés. La société humaine de Londres, dont Hawes fut le fondateur, a rendu et continue de rendre chaque année d'immenses services à l'humanité, ainsi qu'on peut s'en convaincre par les rapports annuels que publie cette société. Les mesures prises à Hambourg pour secourir les noyés ont été publiées par le sénateur Gunther, et offrent plusieurs moyens aussi ingénieux qu'utiles.

C'est à regret que nous nous trouvons forcés de nous borner à ce peu de lignes sur l'histoire des établissemens de secours. Nous nous étions en effet proposé d'abord d'exposer avec quelque détail l'origine et le sort des principaux d'entre eux, et surtout de celui de notre capitale, mais nous avons bientôt reconnu qu'il eût été impossible d'exécuter convenablement ce projet sans dépasser de beaucoup les limites auxquelles le plan de cet ouvrage nous assujétit, et nous avons pensé qu'il serait beaucoup plus utile de terminer notre tâche en traçant les principes généraux d'après lesquels un système de secours publics pour les noyés et asphyxiés doit être conçu et organisé.

Le système des secours publics en faveur des noyés et asphyxiés doit être fondé sur les quatre propositions suivantes : 1° Diminuer la fréquence des asphyxies; 2° soustraire promptement aux causes qui les déterminent les individus qui s'y trouvent exposés; 3° combattre les effets des asphyxies; 4° exciter le zèle et l'émulation des personnes qui administrent les secours.

Des moyens de diminuer la fréquence des asphyxies. — De toutes les asphyxies, celle par submersion est bien certainement la plus fréquente, mais elle admet en même temps un grand nombre de moyens directs et propres à prévenir les accidens qui peuvent l'entraîner. Ainsi, on doit élever des parapets ou des barrières sur les bords les plus escarpés et les plus fréquentés des étangs, des canaux, des rivières, etc., et éclairer suffisamment ces bords pendant la nuit. Lorsque dans les rivières, dans celles surtout qui sont peu profondes, il existe des trous, des sables mouvans, et autres lieux dangereux, ils doivent être suffisamment indiqués par des poteaux munis d'inscriptions, ou par des chapelets flottans : ces précautions sont surtout utiles dans les endroits fréquentés par les baigneurs. On doit désigner aux personnes qui mènent boire ou baigner les chevaux et les bestiaux des abreuvoirs dont les limites doivent être indiquées par des chapelets flottans, et il doit être défendu, sous peine d'amende, d'abreuver ou de baigner les animaux ailleurs. Dans la saison des bains, ils est nécessaire d'indiquer les lieux où l'on peut se baigner sans danger, et de ne pas souffrir qu'on se baigne ailleurs, ou même que les bains se prolongent jusqu'à la nuit close. Il serait utile d'élever sur la rive de chaque point destiné aux bains un poteau avec une inscription qui exposerait les principales précautions à prendre par les baigneurs, afin d'éviter tout ce qui pourrait compromettre leur santé et leur vie; mais il serait plus utile encore d'établir dans les cités, surtout dans les cités populeuses, des bains publics sous des tentes flottantes. Ces bains, destinés à la classe ouvrière et aux indigens, d'une construction peu dispendieuse et exempts de tout danger, donneraient un droit bien mieux fondé à l'autorité administrative de sévir contre les personnes qui se baigneraient ailleurs. On devra particulièrement empêcher les enfans de pêcher sur le bord des bateaux, de naviguer sur des bateaux, et encore moins sur des planches, sur des bottes de jonc, etc. En hiver on devra veiller à ce que personne n'aille sur la glace avant que sa solidité n'ait été bien constatée, et signaler les endroits dangereux par des poteaux ou par des signes quelconques, faciles à être aperçus de loin.

Cette surveillance dont nous sommes loin d'avoir indiqué tous les détails, qui d'ailleurs varient selon les localités, devra être exercée par un nombre suffisant d'hommes munis de la quantité nécessaire de bateaux de surveillance dont il sera question plus bas.

Quant aux moyens de prévenir les autres asphyxies, c'est surtout par des instructions populaires qu'on y parviendra. Toutefois il doit être défendu à qui que ce soit de faire procéder au curage des fosses d'aisance, des égouts, des puisards, des citernes et autres lieux dans lesquels une atmosphère irrespirable peut se former, par d'autres ouvriers que ceux que l'autorité aura désignés pour exécuter de semblables travaux, ou du moins sans la surveillance d'un inspecteur qui devra connaître et indiquer les précautions à prendre.

Des moyens de soustraire promptement aux causes qui déterminent les asphyxies ceux qui s'y trouvent exposés.—Lorsqu'un individu est tombé dans l'eau, ou qu'il est plongé dans un milieu méphitique, les chances de salut diminuent en général en raison de la durée du temps pendant lequel il reste exposé à ces causes de mort; d'où il résulte que lorsqu'un accident semblable arrive, il faut y soustraire le plus promptement possible la personne qui l'éprouve.

Comme parmi ces accidens l'asphyxie par submersion est le plus ordinaire sur les rivières et sur toute autre eau navigable, ou dont les rives sont très-fréquentées, il est de la plus haute importance d'y exercer une surveillance active. De tout temps, mais surtout pendant la saison chaude, et plus particulièrement encore aux endroits où les baigneurs se réunissent, il faudra établir des bateaux de surveillance montés par des secouristes exercés et bons nageurs, pour porter de prompts secours aux personnes qui seraient en danger de se noyer ou pour repêcher très-promptement celles qui auraient déjà disparu de la surface de l'eau. Rien n'est plus important que de construire les bateaux de surveillance, qui en même temps sont des bateaux de secours, de manière à ce qu'on puisse les manœuvrer aisément et les faire arriver avec une extrême rapidité sur le point où ils deviennent nécessaires. Les bateaux usités jusqu'à ce jour sont loin de remplir cette condition; mais nous avons lieu d'espérer que sous peu on en établira dans notre capitale qui ne laisseront rien à désirer. On construit, en effet, dans le moment où nous écrivons, un bateau d'essai, léger, solide, ayant pour moteur une roue semblable à celle des bateaux à vapeur, et qu'un seul homme fera manœuvrer aisément au moyen d'un mécanisme très-simple. Tout fait présumer que les expériences auxquelles on le soumettra auront un entier succès. . . . .

En sa qualité de membre du conseil de salubrité chargé spécialement de la direction des secours, l'auteur de cet article, étayé de l'approbation de ses collègues, avait proposé à M. le préfet de police d'établir sur les bords de la rivière, et pour chaque bateau de surveillance, des chiens de Terre-Neuve, qu'un admirable instinct porte à sauver les personnes qui tombent dans l'eau. L'administration fit en effet venir un certain nombre de ces animaux; mais diverses circonstances qu'il serait déplacé de détailler s'opposèrent à la réussite complète de cette entreprise. Parmi ces obstacles, il en est deux néanmoins qu'il est nécessaire de faire connaître : l'un résulte de ce que l'instinct des chiens de Terre-Neuve paraît beaucoup s'affaiblir dans notre climat; l'autre dépend de ce que ces animaux, placés sous un ciel plus doux que celui de leur patrie, y acquièrent une disposition très-prononcée à l'obésité, et que devenus gras en peu de temps, ils ne peuvent plus plonger qu'avec une extrême difficulté.

Les bateaux de secours doivent en outre contenir les instrumens propres à retirer promptement de l'eau les individus qui y sont tombés. Si la personne qu'on veut sauver surnage encore, et qu'on ne puisse approcher tout-à-fait d'elle, on lui jette une corde, ou mieux encore une corde terminée par une *bouée de sauvetage*, c'est-à-dire un flotteur en liège muni d'anses à son pourtour, afin qu'on puisse facilement le saisir. Si, au contraire, la submersion a déjà eu lieu, on est obligé de faire des recherches sous l'eau. Pour les exécuter on se sert, outre les plongeurs, de divers moyens, dont le plus usité est de sonder le fond de l'eau avec une espèce de crochet ou croc, mais qui expose à blesser le noyé, surtout lorsque celui-ci est nu, et qu'on le retire de l'eau. Il est donc préférable de sonder avec un instrument à pointe mousse, et d'employer, pour saisir le corps, une pince qui a quelque ressemblance avec le forceps des accoucheurs. On se sert aussi, selon les localités, de diverses dragues, parmi lesquelles celle de Millar paraît être la plus parfaite, de scaphandres, de lumières flottantes pour la nuit, etc.; enfin, nous devons spécialement mentionner le bateau pour les glaces (*Eisboot*) adopté par la ville de Hambourg, et que nous nommerons plutôt *traîneau-bateau*, parce que, traîneau d'abord, il devient bateau dès que la glace est brisée sous lui. Cet appareil ingénieux, et qui peut être aisément manœuvré par un seul homme, a rendu à Hambourg les plus grands services dans la saison rigoureuse.

Quant aux autres asphyxies, les cas les plus difficiles sont ceux où il s'agit d'extraire promptement l'asphyxié du lieu méphitique où il se trouve, attendu que cette extraction ne peut s'effectuer ordinairement qu'avec le plus grand danger pour la personne qui l'entreprend. Divers appareils, parmi lesquels celui de l'habile mécanicien Maelzel mérite d'être mentioné, ont été inventés pour garantir les organes de la respiration de celui qui va à la recherche de l'asphyxié, et pour lui fournir en même temps de l'air extérieur; mais il faut l'avouer, aucun de ces appareils, quoique plus ou moins ingénieux, ne fonctionne avec la facilité et la sûreté désirables. Ainsi, les moyens préservatifs n'en acquièrent que plus de valeur, celui entre autres de ne jamais pénétrer dans un lieu dont l'atmosphère est suspecte sans se mettre en communication avec les personnes du dehors au moyen d'une corde et d'une clochette, afin de pouvoir avertir et être aussitôt extrait du lieu méphitique.

Des moyens de combattre les effets des asphyxies. — Lorsque les causes capables de déterminer l'asphyxie ont déjà exercé une action quelconque sur un individu, avant qu'il ait été possible de la prévenir, il est indispensable d'opposer aux effets de cette action des secours prompts et méthodiques. Si on était certain de trouver partout et au moment même où leur présence serait nécessaire des hommes de l'art instruits et exercés aux procédés de rappeler les asphyxiés à la vie, il conviendrait, sans contredit, de leur confier exclusivement ce soin; mais comme la chose est impossible, et qu'il faut qu'avant l'arrivée de l'homme de l'art les premiers secours au moins soient donnés à l'asphyxié, il devient nécessaire de faire connaître à tout le monde en quoi consistent ces premiers secours, et non-seulement d'afficher des instructions sur cet objet, surtout sur les bords de l'eau, mais encore d'en distribuer gratuitement et en grand nombre au public. Ces instructions doivent être claires, précises, et d'un format commode, comme celui que la société humaine de Londres fait répandre à ses frais. Elles doivent surtout indiquer les fautes que des préjugés vulgaires font commettre aux personnes qui ignorent comment les secours doivent être administrés, et engager à éviter ces fautes.

Toutefois ces moyens ne seraient pas, à beaucoup près, suffisans sur les bords de l'eau, surtout lorsqu'ils sont très-fréquentés, et que la navigation ainsi que les travaux qui s'y rattachent multiplient les accidens par submersion. Il faut, dans ces cas, établir de distance à distance, sur les deux rives, des locaux convenables pour y administrer les secours, et garnir ces locaux d'instrumens et de médicamens nécessaires à cet effet. Chaque pays où il existe des établissemens de secours en faveur des noyés et asphyxiés présente à cet égard une organisation plus ou moins parfaite. Nous n'établirons aucune comparaison entre ces divers établissemens; nous ne décrirons pas non plus ce qui existe dans Paris, où déjà plusieurs perfectionnemens ont été obtenus, mais où il en reste beaucoup à obtenir; nous essaierons seulement de tracer les principes les plus essentiels qui devront présider à l'organisation de cette partie des secours qu'on pourrait appeler la partie médicale ou thérapeutique.

Dans quelques lieux les corps-de-garde situés sur le bord de l'eau servent de dépôt des *boîtes de secours*, c'est-à-dire des boîtes qui renferment les appareils et médicamens destinés au service médical des secours, et c'est aussi dans ces mêmes locaux qu'on administre ces derniers. Ailleurs, les dépôts sont établis chez les maires, chez des riverains, etc., mais ces établissemens présentent des inconvéniens plus ou moins graves. Outre que, dans les corps-de-garde principalement, les boîtes sont exposées à la curiosité, et quelquefois aussi à l'avidité d'un personnel qu'on renouvelle chaque jour, et qu'il est, par cela même, difficile de soumettre à une responsabilité, il est rare que l'intérieur d'un corps-de-garde soit assez vaste et qu'il soit disposé de manière à ce qu'on puisse y administrer des secours ainsi qu'ils doivent l'être; enfin, comme on est obligé d'ôter aux asphyxiés leurs vêtemens, et que souvent on est dans le cas de secourir des personnes du sexe, on conçoit quelle impression fâcheuse doit éprouver l'infortunée qui, au moment où elle recouvre ses sens, se voit environnée d'hommes dont les regards blessent cruellement sa pudeur. Il faudrait donc qu'à des distances sagement calculées, et à l'abri des inondations, on établît sur le bord de l'eau des pavillons exclusivement consacrés au service des secours. Chaque pavillon serait habité par deux gardiens de sexe différent, autant que possible par le mari et la femme, assez instruits dans l'art de donner les secours pour pouvoir les administrer et les continuer sans l'assistance d'un médecin, dans le cas où l'on ne pourrait pas se la procurer; ils auraient en même temps soin de l'entretien des appareils et des médicamens. Si le gardien était marin ou marinier ; on pourrait aussi, suivant les localités, lui confier la direction d'un bateau de surveillance ; mais il convient mieux, en général, que cette dernière fonction reste exclusivement dévolue à une classe de secouristes distincte de celle qui est chargée de l'exécution des secours médicaux. Les uns et les autres devront néanmoins s'entr'aider en cas de besoin, et il devra à cet effet être établi dans les cités qui bordent une certaine étendue d'eau une correspondance au moyen de signaux entre les secouristes en général, et notamment entre ceux qui seront chargés de la garde des bateaux de surveillance.

Nous avons déjà annoncé que nous nous abstiendrons dans cet article d'entrer sur la partie thérapeutique de l'objet qui nous occupe dans des détails qui doivent trouver leur place ailleurs (*voyez* SUBMERSION) ; mais nous ne pouvons néanmoins nous dispenser de dire quelques mots de la composition du matériel thérapeutique des secours. Ce matériel consiste, 1° en moyens de transport des noyés, asphyxiés ou blessés ; 2° en moyens de ranimer la vie. Quant aux premiers, outre les bateaux dans lesquels on peut transporter les submergés jusqu'au lieu où les secours médicaux doivent leur être administrés, il faut aussi être pourvu d'un nombre suffisant de civières et de brancards qu'on distribue sur les points où ils pourront être nécessaires. Les civières ne serviront qu'au transport des cadavres, c'est-à-dire des corps dont la vie est éteinte sans retour ; il suffira qu'elles soient couvertes de manière à ce que le corps soit soustrait à la vue du public, et qu'il ne puisse répandre sur le sol ni sang ni autre liquide. Quant aux brancards, comme ils sont destinés au transport des blessés et à celui des asphyxiés qu'on ne désespère pas de rappeler à la vie, ou que l'on doit, après les avoir ranimés, porter chez eux ou à l'hôpital, il est indispensable qu'ils soient construits de manière à ce que les corps y puissent être placés mollement, et qu'ils soient à l'abri des secousses, des regards du public et de l'intempérie de l'air. Pour remplir ces diverses conditions, l'administration de la police de Paris a, sur notre proposition, fait construire par le sieur Daujon, des brancards que l'on peut ployer après s'en être servi, de manière à ce qu'ils n'occupent presque pas de place dans les lieux où on les conserve. La première idée de ces brancards, que l'administration des hôpitaux paraît aussi avoir adoptés pour le transport des malades, nous avait été suggérée par les brancards que feu le baron Percy voulait établir dans nos armées, et dont le service aurait été fait par l'espèce d'infirmiers qu'il appelait *despotats* (*milites despotati.*)

Quant aux moyens de ranimer la vie, les instrumens et les médicamens qui servent à cet effet sont ordinairement réunis et conservés dans des coffrets qui constituent les boîtes de secours. Partout où nous l'avons pu, nous avons remplacé ces coffrets par des armoires divisées en casses étiquetées. Outre que ces armoires sont beaucoup plus commodes pour le service que les boîtes, parce qu'on y retrouve et on y replace plus aisément les objets dont on a ou dont on a eu besoin, elles offrent encore le grand avantage de ne pouvoir être déplacées. Nous savons, en effet, par expérience, que rien ne détériore les boîtes et n'en augmente les frais d'entretien comme leur déplacement et leur transport d'un endroit à un autre. On doit porter l'asphyxié au lieu où l'on conserve la boîte de secours, et non celle-ci au lieu où l'accident vient d'arriver.

D'après Pia et les avis du vénérable baron Portal, les boîtes de secours pour le département de la Seine ont été composées ainsi qu'il suit : 1° une paire de ciseaux à pointes mousses; 2° un double levier; 3° deux vessies; 4° deux frottoirs en laine; 5° un bonnet; 6° une chemise de laine; 7° une bouteille d'eau-de-vie camphrée; 8° une bouteille d'eau-de-vie camphrée ammoniacée; 9° trois petits flacons contenant de l'alcali fluor, de l'eau de mélisse et du vinaigre des quatre voleurs; 10° un gobelet d'étain; 11° une canule à bouche avec son tuyau de peau; 12° une cuiller de fer étamée; 13° une petite boîte renfermant plusieurs paquets d'émétique; 14° une seringue ordinaire avec ses tuyaux; 15° le corps de la machine fumigatoire pour les lavemens de fumée de tabac avec le soufflet, les canules et une aiguille à dégorger; 16° un petit miroir; 17° une canule de gomme élastique; 18° du tabac à fumer; 19° une pierre à fusil avec briquet, amadou et allumettes; 2° des plumes pour chatouiller les narines et la gorge; 21° des bandes, des compresses et de la charpie.

Nous avons fait ajouter une seringue à air de notre invention pour aspirer les mucosités, comme aussi pour introduire de l'air dans les poumons, et des brosses pour frictionner. Nous avons en outre remplacé les vessies qu'on remplissoit d'eau chaude et qu'on appliquait sur le creux de l'estomac, sous les aisselles, etc. par des fers à repasser qui, promenés chauds sur une couverture de laine, dont on couvre le corps, rétablissent bien mieux la chaleur, sont d'un usage plus commode et se détériorent beaucoup moins que les vessies. Enfin, nous nous proposons de faire supprimer l'appareil pour les lavemens de fumée de tabac, souvent nuisibles, qu'on remplacerait par de simples lavemens irritans.

Ces moyens pourraient sans doute être perfectionnés; ainsi, on pourrait les augmenter d'un appareil dont à Hambourg on a tiré un grand parti pour rétablir la chaleur animale, et qui consiste en une espèce de baignoire à doubles parois entre lesquelles on verse de l'eau chauffée au degré de température dans laquelle on veut placer le corps de l'asphyxié; d'un scarificateur et de ventouses, d'un appareil galvanique, etc.; mais ces perfectionnemens ne seraient praticables qu'autant qu'on établirait des pavillons, comme il a été dit plus haut, dans lesquels les appareils seraient placés sous la surveillance de gardiens secouristes à poste fixe.

Des moyens d'exciter le zèle et l'émulation des personnes qui administrent les secours. — Ces moyens consistent en récompenses pécuniaires et honorifiques qu'on décerne à ceux qui sauvent la vie de leurs semblables.

On doit dans tous les cas récompenser celui qui retire un corps humain de l'eau; car d'une part ce corps étant reconnu, il en résulte nécessairement un avantage sous le rapport des conséquences civiles, et cette reconnaissance peut aussi parfois faire découvrir des crimes que la société est intéressée à punir; d'une autre part il n'est pas toujours impossible de ranimer le corps retiré de l'eau, et cette possibilité doit être un motif d'encourager le repêchage des noyés. Mais il est naturel de mieux récompenser celui qui sauve un vivant que celui qui repêche un cadavre. Dans le ressort du département de la Seine on paie quinze francs pour le repêchage d'un cadavre, et vingt-cinq francs pour celui d'un vivant ou d'un asphyxié qui a été rappelé à la vie. Nous avions d'abord pensé que la différence entre ces deux sommes n'était pas assez grande, et que la récompense pour le repêchage d'un vivant n'était pas à proportion assez forte; mais nous n'avons pas tardé d'acquérir une nouvelle preuve qu'en matière d'administration les raisonnemens théoriques les plus plausibles se trouvent souvent en défaut lorsqu'il s'agit d'en faire l'application. Ainsi nous nous sommes convaincus que si dans Paris, par exemple, on élevait trop la récompense pour le repêchage d'un vivant, il arriverait fréquemment que par un accord coupable entre deux individus, l'un se jetterait à l'eau pour s'en faire retirer par l'autre, afin de partager ensemble le prix décerné au prétendu sauveur. Il est peu honorable pour la société qu'il faille limiter la récompense par un semblable motif, mais il n'est que trop fondé; nous en parlons par expérience. Toutefois des circonstances particulières peuvent et doivent apporter des modifications à la taxe établie, et la récompense devra être généreuse en raison même du dévouement et du danger; enfin elle ne doit pas seulement être pécuniaire, elle doit aussi être honorifique, soit qu'on décerne avec solennité des médailles à ceux qui se sont distingués comme secouristes, soit qu'on fasse connaître leurs noms et leurs actions dans les papiers publics.

Comme les secours aux asphyxiés échouent souvent parce que ceux qui les administrent perdent patience et ne persistent pas assez long-temps dans l'application des moyens de ranimer la vie, il est non-seulement utile de donner la plus grande publicité aux exemples de réussite dans les cas où les causes de l'asphyxie avaient agi long-temps, où, par exemple, les submergés étaient restés plusieurs heures sous l'eau; mais il faut encore graduer les récompenses pour les cas de succès selon la durée dés tentatives faites avant d'avoir pu les obtenir.

Ainsi, pour en donner une idée, on pourrait allouer aux secouristes pour un asphyxié rappelé à la vie,

Après $\frac{1}{4}$ d'heure jusqu'à $\frac{1}{2}$ h. de tentative, une récompense de .... 5 fr.

h. $\frac{1}{2}$	1	7	50 c.
1	1 $\frac{1}{2}$	10	
1 $\frac{1}{2}$	2	25	
2	2 $\frac{1}{2}$	30	
2 $\frac{1}{2}$	3	50	
3	3 $\frac{1}{2}$	60	
3 $\frac{1}{2}$	4	80	
4	4 $\frac{1}{2}$	120	
4 $\frac{1}{2}$	5	200	
5	5 $\frac{1}{2}$	300	
5 $\frac{1}{2}$	6	400	

Des secours aux blessés. — Il nous reste peu de mots à dire des secours aux blessés, parce que ces secours se bornent à appeler le plus promptement possible un chirurgien, qui, après l'application du premier appareil, doit avoir soin de faire transporter le blessé soit sur un brancard à l'hôpital, ou à tout autre lieu où les soins chirurgicaux doivent lui être continués. Dans les villes grandes, des médecins et chirurgiens désignés par l'autorité devraient être à tour de rôle chargés de ces secours, et il faudrait prendre des mesures pour qu'il fût facile de trouver en cas de besoin les gens de l'art qui seraient de service. Il existe quelque chose de semblable à Vienne où dans toutes les salles de spectacles on réserve une loge pour des médecins et chirurgiens qu'on est sûr d'y trouver en cas d'accident.

Nous terminons en exprimant le désir qu'il s'établisse dans toutes les villes d'une certaine étendue, ou dans chaque province, une réunion de gens de l'art qui aurait pour objet la communication des observations faites sur les cas de mort apparente et sur les moyens employés pour y remédier. Ces réunions contribueraient puissamment à perfectionner le traitement des asphyxies. (MARC.)

SÉCRÉTEUR ou **SÉCRÉTOIRE**, adj., *secretorius*, de *secernere*, séparer.

On nomme ainsi les vaisseaux qui se distribuent dans les organes où s'opère une sécrétion, et ces organes eux-mêmes sont aussi, pour cela, appelés *sécréteurs :* telles sont les GLANDES. *Voyez* ce mot. (MARJOLIN.)

SECRÉTEUR ou **SÉCRÉTOIRE**, dérivé du verbe *secernere*, séparer. On appelle ainsi les parties du corps des êtres organisés, végétaux ou animaux, qui sont chargées d'effectuer les *sécrétions;* c'est-à-dire, de séparer du fluide général qui fait vivre ces êtres, de la sève chez les uns, du sang chez les autres, diverses humeurs remplissant dans leur économie des offices particuliers. *Voyez* SÉCRÉTION.

Ces organes ou appareils sécréteurs sont en nombre plus ou moins grand, et d'une structure plus ou moins complexe, dans les divers êtres organisés. Nous ne devons ici les considérer que dans l'homme; et dans cet être, quelle que soit leur forme, on peut se les représenter tous comme composés de deux systèmes vasculaires abouchés l'un à l'autre par leurs ramifications dernières; l'un consistant en vaisseaux artériels et veineux, et apportant le sang avec lequel doit être fait le fluide sécrété; et l'autre, *sécréteur proprement dit*, faisant, ou au moins exportant le fluide sécrété aussitôt qu'il a été fait. On en distingue de trois sortes, des *organes exhalans*, des *follicules* et des *glandes*.

1° Les organes sécréteurs exhalans ont la forme d'une spongiosité ou d'une toile, à la suface desquelles sont des orifices qui versent l'humeur que leur travail sécrétoire a faite. Ce sont, des trois espèces d'organes sécréteurs, les plus simples. Les deux systèmes vasculaires abouchés l'un à l'autre, que nous avons dit constituer tout organe sécréteur, sont ici continus sans former entre eux aucun organe intermédiaire. Il semble que ce soit le vaisseau sanguin qui verse lui-même à sa terminaison capillaire, le fluide qui est séparé du sang. Seulement, comme à cette terminaison le sang ne le pénètre plus, on cesse de l'appeler *vaisseau sanguin*, on le nomme *vaisseau exhalant*; et cela est fondé, puisque, ne se comportant pas de même en ces deux endroits, il doit nécessairement y avoir une structure différente. Du reste, comme les deux systèmes vasculaires sont ici capillaires, on ne sait rien de la manière dont se termine le système vasculaire sanguin, du mode selon lequel il se convertit en vaisseau exhalant, non plus que de l'organisation de celui-ci. Nous ne rappellerons pas les diverses hypothèses qui ont été faites jadis sur cet objet, par exemple, la série des vaisseaux décroissans de Boerhaave, etc. Nous nous bornerons à dire que la continuité et la communication entre les vaisseaux sanguins et les vaisseaux exhalans sont prouvées, par la sécrétion elle-même, par la facilité avec laquelle une matière injectée dans le vaisseau sanguin sort par le vaisseau exhalant, enfin par celle avec laquelle le sang lui-même pénètre dans ce dernier, comme on le voit dans les hémorrhagies.

Certains physiologistes rejettent cette première forme d'organes sécréteurs; Dumas, par exemple, qui veut que l'exhalation se fasse par les pores des derniers vaisseaux capillaires sanguins. Au mot *exhalant* de ce dictionnaire sont rapportées les opinions diverses des anatomistes à cet égard; et est exprimée l'idée que ce nom de *vaisseaux exhalans* ne désigne que les voies inconnues par lesquelles se font les sécrétions connues sous le nom d'*exhalations*. Mais, si l'on admet l'action, qui est incontestable, il faut bien admettre l'instrument; et qu'on dise celui-ci un *vaisseau*, ou un *pore*, on devra toujours faire de ces organes sécréteurs un genre distinct de ceux qu'on appelle *follicules* et *glandes*.

Le nombre de ces organes exhalans est fort considérable dans le corps humain : il égale celui des humeurs perspirées qui ont été énumérées au mot *humeurs*. Tantôt ils sont sous forme de spongiosités, comme le *tissu lamineux*, le *tissu adipeux ;* tantôt ils sont sous forme de membranes, comme les *membranes séreuses*, *muqueuses*, *synoviales*, *médullaires*, *etc.* Bien qu'on ne puisse rien connaître de la texture intime des organes exhalans, il est sûr néanmoins que toutes ces parties diffèrent, puisqu'elles versent des fluides différens ; et ce qui le prouve encore, c'est que les injections cadavériques n'y pénètrent pas avec une égale facilité, que ces parties ne sont pas également sujettes aux hémorrhagies, etc.

2° Les *follicules* sont des organes sécréteurs déjà plus compliqués que les précédens, qui ont généralement la forme d'une ampoule, d'une vésicule, et qui, situés dans l'épaisseur des membranes tégumentaires du corps, c'est-à-dire la peau et les membranes muqueuses, sécrètent une humeur linifiante destinée à lubrifier ces membranes, et à les défendre des corps étrangers avec lesquels elles sont toujours en contact. Tandis que, dans les organes sécréteurs exhalans, le vaisseau sanguin qui apporte les matériaux de l'humeur à sécréter, était tellement continu au vaisseau sécréteur, qu'il paraissait l'être lui-même ; ici, ces deux vaisseaux se disposent, au lieu où ils s'abouchent, de manière à former un organe qui est intermédiaire, et à l'artère qui apporte le sang de la sécrétion, et au vaisseau où commence à se montrer l'humeur sécrétée. Cet organe intermédiaire est une espèce d'ampoule membraneuse, ayant une cavité intérieure dans laquelle se fait la sécrétion, et qui en verse le produit, ou par un trou qui est dans son centre, ou par un petit canal très-court qu'on appelle *lacune :* c'est cet organe qui est ce qu'on nomme un *follicule*. La texture de ces follicules est du reste aussi peu connue que celle de tout autre organe; et seulement on peut assurer d'eux ce qu'on a assuré des organes exhalans, c'est-à-dire qu'il y a en eux continuité ou au moins communication entre le système vasculaire sanguin qui apporte les matériaux de la sécrétion, et le système vasculaire sécréteur qui fabrique et exporte l'humeur sécrétée. Les preuves en sont les mêmes, savoir : le fait même de la sécrétion ; le passage d'une matière injectée du vaisseau sanguin dans le vaisseau sécréteur, et la facilité avec laquelle ce dernier dans les hémorrhagies se laisse pénétrer par le sang lui-même.

Ce second genre d'organes sécréteurs est aussi fort répandu dans le corps humain. Disséminés sur les deux membranes tégumentaires du corps, la peau et les membranes muqueuses, on les distingue ; sous le rapport de l'humeur qu'ils sécrètent, en *sébacés*, *unguineux*, *cérumineux*, *muqueux ;* sous celui de leur situation, en *cutanés*, *ciliaires*, *auriculaires*, *muqueux;* enfin, eu égard à leur disposition particulière, en *simples* ou *isolés*, comme sont ceux de la peau; en *rapprochés* ou *agglomérés*, comme est celui qu'on appelle *caroncule lacrymale ;* enfin en *composés*, comme le sont les tonsilles, la prostate. Quoique ces divers follicules aient tous au fond la même structure et le même office, la formation d'une humeur de linition, cependant ils ne sont pas semblables entre eux ; chacun en effet sécrète une humeur différente, et on peut reconnaître en eux quelques différences d'organisation ; par exemple, les injections ne pénètrent pas dans tous avec une égale facilité ; ils ne sont pas également susceptibles d'hémorrhagies, etc. Ce sont autant d'espèces d'un même genre.

3° Enfin les glandes sont les organes sécréteurs les plus compliqués de tous, caractérisés en ce qu'ils versent l'humeur qui est le produit de leur sécrétion par un ou plusieurs vaisseaux excréteurs distincts. Non-seulement les deux systèmes vasculaires, constitutifs de tout organe sécréteur, se sont ici, au point de leur abouchement, disposés de manière à former évidemment un organe spécial, intermédiaire, et au vaisseau sanguin qui apporte les matériaux de la sécrétion, et au vaisseau sécréteur qui exporte l'humeur sécrétée; mais encore celle-ci est versée, non par un simple trou au centre de l'organe, comme cela était pour le follicule, mais par un canal excréteur distinct, et aussi facile à spécifier que la glande elle-même. La structure de ces glandes a été plus étudiée encore que celle des follicules et des organes excréteurs, parce que leurs sécrétions sont plus capitales, et qu'on espérait dans la structure découvrir le mécanisme de l'action. C'est surtout en elles qu'il faut admettre comme élémens principaux ces deux systèmes vasculaires, sanguin et sécréteur, s'abouchant par leurs ramifications dernières : mais quand on veut pénétrer jusqu'à celles-ci pour en apprécier la disposition, on n'est pas moins embarrassé que relativement aux deux autres ordres d'organes sécréteurs. Du reste, l'extension avec laquelle a été traité dans ce Dictionnaire le mot GLANDE nous dispense d'entrer ici en aucuns détails : nous n'aurions d'ailleurs à répéter que les mêmes considérations. Ces trois formes d'organes sécréteurs ne sont en effet que des degrés successivement de plus en plus compliqués d'une même organisation, et par conséquent ce qui est des uns doit être également des autres. (ADELON.)

SÉCRÉTION, *secretio*, du verbe latin *secernere*, *séparer*; fonction des êtres organisés et vivans dans laquelle certaines parties de ces êtres, celles qu'on appelle *organes sécréteurs*, fabriquent, avec le fluide nutritif général qui les fait vivre, savoir, la sève chez les végétaux, et le sang chez les animaux, différentes humeurs qui n'existaient pas primitivement dans ce fluide, et qui remplissent dans l'économie de ces êtres beaucoup d'usages différens.

La fonction des sécrétions est une des plus générales de la nature organisée ; elle existe en effet chez les végétaux et les animaux comme dans l'homme; elle est de plus multiple en chacun d'eux, c'est-à-dire qu'il y a en eux plusieurs sécrétions, plusieurs organes sécréteurs qui fabriquent chacun leur humeur propre. Nous allons nous borner ici à ce qui est de cette fonction chez l'homme, ne prenant dans l'étude des autres espèces vivantes que ce qui pourra éclairer le mécanisme de la sécrétion, cette action devant au fond avoir la même essence, la même nature en toutes.

A l'article *sécréteur*, nous avons dit que tout organe sécréteur pouvait être considéré comme résultant de l'abouchement par leurs ramifications dernières de deux systèmes vasculaires, dont l'un apporte le sang avec lequel est faite l'humeur sécrétée, et dont l'autre élabore ce sang, fait avec lui l'humeur sécrétée, et l'exporte. Il résulte de là que, pour pénétrer le mécanisme de la sécrétion, il faut suivre le sang dans l'intérieur de l'organe sécréteur jusqu'à ce que s'effectue sa conversion dans l'humeur sécrétée, ou jusqu'à ce que celle-ci se sépare de lui, afin de voir comment se font cette conversion ou cette séparation.

Or, il est certain d'abord qu'aucun changement ne survient dans le sang avant son arrivée dans l'organe sécréteur : en vain quelques physiologistes ont admis quelques élaborations préparatoires dans le trajet du sang depuis le cœur jusqu'à l'organe sécréteur; il est certain que ce fluide reste identique dans tout le cours du système artériel, comme l'a prouvé Legallois. Sans doute l'artère qui apporte les matériaux de la sécrétion a dans chaque organe sécréteur des dispositions particulières; et d'autre part, ces dispositions sont trop constantes pour n'être pas importantes; par exemple, la disposition grêle et flexueuse de l'artère qui porte le sang au testicule, contraste avec l'état tout opposé de l'artère qui va au rein. Mais ces dispositions n'influent que sur le degré de rapidité avec lequel le sang arrive à chaque organe, et non sur la nature de ce liquide; et si le volume de l'artère d'une glande, sa longueur, sa distance du cœur, ses flexuosités, influent sur la sécrétion de cette glande, ce n'est pas en modifiant préalablement la nature du sang, mais seulement en faisant varier le mode de circulation de ce liquide.

Ce n'est que dans le parenchyme de l'organe sécréteur que se fait la conversion du sang dans l'humeur sécrétée, ou que celle-ci en est séparée. Poursuivez en effet dans un organe sécréteur quelconque le vaisseau sanguin qui y apporte les matériaux de la sécrétion, c'est toujours du sang que contiendra ce vaisseau, tant que vous pourrez en distinguer les divisions. Suivez, d'autre part, le vaisseau sécréteur, et cherchez à remonter jusqu'à son origine, vous verrez aussi que tant que vous pourrez le distinguer, c'est toujours l'humeur sécrétée qu'il charrie. Ainsi, non-seulement c'est dans l'organe sécréteur que se fait vraiment la sécrétion, mais c'est entre les deux systèmes vasculaires qui constituent cet organe, à leur point d'abouchement. Or, ce point d'abouchement est dans l'intimité de l'organe sécréteur; on n'a pu parvenir jusqu'à lui anatomiquement pour en reconnaître la disposition; on ne peut donc spécifier d'une manière plus précise le lieu où se fait la sécrétion, et on ne peut le désigner que d'une manière vague par les mots de *parenchyme* ou *système capillaire de l'organe sécréteur*.

C'est donc par une action du parenchyme de l'organe sécréteur, que le sang qui pénètre ce parenchyme y est changé en une humeur sécrétée, ou que celle-ci est séparée de lui. Maintenant quelle est cette action qui fait la sécrétion? D'abord cette action, qui se passe aux extrémités d'un système vasculaire, dans des systèmes capillaires, est toute moléculaire, ne tombe pas sous les sens, conséquemment ne peut être décrite, et n'est décelée que par son résultat. En second lieu, inconnue en son essence aussi bien que toute autre action de la nature, nous ne pouvons assurer d'elle que deux choses, savoir : qu'elle est l'effet du travail de l'organe sécréteur; et que ne pouvant s'expliquer mécaniquement, physiquement, ni chimiquement, elle doit être dite une action exclusive aux êtres vivans, et appelée à cause de cela *organique* et *vitale*.

D'abord les faits se pressent pour justifier la première proposition. Si un organe sécréteur est sain et intègre, la sécrétion est ce qu'elle doit être; s'il est au contraire malade, la sécrétion est altérée; il suffit d'exciter une influence excitante ou sédative sur un organe sécréteur, pour que par suite la sécrétion soit augmentée ou diminuée. En un mot, jamais un organe sécréteur ne se trouve dans des conditions de structure et de vitalité diverses, sans que la sécrétion ne se montre différente. Ainsi, il est hors de toute raison de ne considérer cet organe que comme le siége de la sécrétion; il en est aussi l'instrument.

Ensuite, cette action de sécrétion est évidemment un phénomène de vie, car il est tout-à-fait impossible de lui appliquer les lois physiques et chimiques; et l'on sait que l'on appelle *vitales* ces actions exceptionnelles à la nature générale, et qu'on ne peut rattacher à ces lois.

1° D'abord, la sécrétion n'est pas une action mécanique ni physique. Toutes les hypothèses qu'on a proposées dans cet esprit sont vaines, comme on va le voir.

Ainsi, à raison de la continuité qui existe dans les organes sécréteurs entre les ramifications terminales du système vasculaire-sanguin, et les ramifications radiculaires du système vasculaire sécréteur, on a dit que la sécrétion n'était qu'une filtration mécanique des premiers de ces vaisseaux dans les seconds. Descartes, par exemple, et toute la secte des médecins mécaniciens, considérèrent les organes sécréteurs comme des cribles, et firent dépendre la sécrétion de rapports de forme, de grandeur, de figure entre les vaisseaux sécréteurs d'une part, et les globules du sang et des diverses humeurs de l'autre. Ainsi, la sécrétion n'était, comme l'indique son nom, que l'acte qui *sépare* du sang une humeur quelconque, et les humeurs sécrétées n'étaient que les divers globules constituans du sang diversement séparés.

Or, les physiologistes vitalistes, Bordeu, Bichat, ont déjà fait justice de cette première théorie toute mécanique des sécrétions. 1° Ses sectateurs partaient de deux données reconnues fausses aujourd'hui ; la décroissance des vaisseaux, et la décomposition du sang en globules de forme et de calibre proportionnels à la capacité de ces prétendus vaisseaux décroissans; 2° combien d'obstacles à cette prétendue filtration, même en admettant ces premières données! Il faudrait, par exemple, que les globules constituans du sang se présentassent toujours un a un, et dans la même position, à chaque crible sécréteur. Il faudrait que ces globules fussent homogènes dans la même humeur. On ne voit pas pourquoi ceux de ces globules qui sont ronds et très-déliés n'entreraient pas dans tous les cribles. Une pareille structure ne permet pas d'expliquer pourquoi le sang en certains cas pendant la vie, et les injections dans les animaux vivans ou morts, pénètrent également dans des vaisseaux qui sont d'un calibre différent, et qui sont à des distances diverses du cœur ou du tronc générateur. Enfin, si cette filtration toute mécanique semble possible pour les organes exhalans, genre d'organes sécréteurs dans lequel la continuité entre le système sanguin et le système sécréteur n'est interrompue par aucun organe intermédiaire; elle ne paraît pas devoir l'être autant pour les organes sécréteurs de forme plus complexe, les follicules, les glandes; et cependant, nul doute que le mécanisme de la sécrétion ne soit au fond le même dans tous les genres d'organes sécréteurs; 3° et c'est là l'objection capitale, pour que cette théorie de la filtration fût fondée, il faudrait que les humeurs sécrétées existassent toutes formées dans le sang, et c'est ce qui n'est pas. Qu'on examine en effet le sang, on ne le trouve pas formé du mélange des diverses humeurs sécrétées, comme il faudrait que cela fût dans la théorie que nous discutons; on n'y trouve aucune des humeurs sécrétées; ou, quand cela est arrivé, elles n'y étaient qu'en petite quantité, et parce que l'absorption les avait reprises dans les organes où elles avaient été faites, et pendant qu'elles étaient encore contenues dans les couloirs de leur excrétion, ce qui n'a plus d'importance pour la théorie : les humeurs exhalées elles-mêmes, qui ressemblent davantage au sérum du sang, n'existent pas dans ce liquide; à plus forte raison les humeurs qui sont produites par les organes sécréteurs plus composés. Tout porte à admettre que les humeurs sécrétées se font dans l'acte de la sécrétion, mais n'existent pas toutes formées dans le sang; du moins, dans cette dernière hypothèse, tout est difficulté et opposition avec ce que la physiologie nous apprend des diverses fonctions qui ont pour but la formation d'une matière vivante. D'une part, dans l'hypothèse de l'existence préalable des humeurs sécrétées dans le sang, quelle idée se faire de la composition de ce fluide, mélange confus de beaucoup d'humeurs diverses, jouissant chacune de propriétés physiques et chimiques différentes? L'esprit peut-il admettre la seule possibilité d'un pareil mélange, car parmi les humeurs sécrétées n'y en a-t-il pas plusieurs qui ne peuvent pas exister ensemble sans se détruire? Ajoutez qu'il ne suffira pas d'admettre toutes formées dans le sang les humeurs sécrétées, mais qu'il faudra aussi y supposer les matériaux nutritifs des organes solides, car il y a parité entre ces deux actions; il est aussi difficile de concevoir qu'un organe fabrique avec le sang qui le pénètre son tissu propre, que d'admettre qu'une glande fabrique avec le sang l'humeur qu'elle fournit; et certainement l'unité qui s'observe dans toutes les œuvres de la nature doit conduire à penser que ces deux genres d'action, les nutritions et les sécrétions, ont le même mécanisme, et sont ou de simples filtrations, ou de véritables actions de formation. Or, ne voit-on pas, dans la nutrition, des matières se former, et cela si évidemment, que leurs élémens même manquent, non-seulement dans le sang, mais dans les alimens desquels provient ce fluide. Ajoutez encore qu'il est des sécrétions qui ne commencent qu'à une certaine époque de la vie, celle du sperme, par exemple; d'autres, qui ne se produisent qu'en de certaines conditions de l'existence, celle du lait : or, quel parti prendre à l'égard de ces sécrétions? si l'on veut que ces humeurs aient existé de tout temps dans le sang, pourquoi le triage ne s'en fait-il qu'à un certain âge et dans de certaines conditions? si l'on veut qu'elles n'existent dans le sang qu'à cet âge et dans ces conditions, quelle cause les a fait s'y produire alors? Enfin, remarquez qu'on ne fait que reculer la difficulté; si les humeurs sécrétées existent toutes formées dans le sang, comment s'y sont-elles faites, car à coup sûr on n'ira pas jusqu'à dire qu'elles existaient dans les alimens et dans l'air dont provient le sang? Sera-ce donc dans les appareils digestif et respiratoire qu'elles ont été faites, ou dans le sang lui-même par la réaction de ses élémens constituans l'un sur l'autre? Mais la première chose sera aussi extraordinaire, aussi antimécanique et antichimique que l'action de formation que nous attribuons aux organes sécréteurs; et quant à la seconde, elle est en opposition avec tout ce que nous apprend la physiologie. Partout en effet on voit, en premier lieu, les fluides être produits par les solides, et ceux-ci effectuer toutes les élaborations qui organisent la matière; et en second lieu, ces élaborations se succéder dans l'économie, de manière que les dernières achèvent et complètent ce qu'ont commencé les premières. Ainsi, d'un côté, nulle part on ne voit de fluides vivans se faire eux-mêmes et par la réaction de leurs élémens constituans; qu'on les suive depuis les bouches absorbantes jusqu'à leur assimilation aux organes, toujours ils ont subi, chemin faisant, l'action de solides élaborateurs; l'absorption n'a pas été une simple action de pompement, mais elle a modifié, élaboré la matière absorbée; et, par exemple, les racines végétales ont aussi évidemment élaboré les matériaux qu'elles ont pris dans la terre pour la nutrition du végétal, que l'appareil digestif a élaboré les alimens de l'animal. D'un autre côté, qui peut contester que dans cette succession d'actions dont le concours accomplit la nutrition, digestion, respiration, absorption, assimilation, il y ait une série d'élaborations qui toutes sans doute concourent à un résultat, à une formation dernière, mais qui cependant sont diverses à chacun de ces degrés? Dès lors, s'il est démontré qu'il y a première élaboration dans la digestion, puis seconde, troisième élaboration dans l'absorption, l'assimilation, il est bien probable qu'il y a de même élaboration dans la sécrétion; car, encore une fois, toutes ces actions sont d'un même genre. Nous pensons donc, d'après ces considérations, que les humeurs sécrétées n'existent pas préalablement dans le sang, mais se font dans l'acte de la sécrétion; et cela suffit pour renverser la théorie qui veut réduire celle-ci à n'être qu'une filtration.

Je dois avouer que des modernes ont cherché à ramener à cette théorie mécanique, si victorieusement réfutée par Bordeu, Bichat. D'un côté, on a soutenu que l'exhalation n'était qu'une filtration mécanique; et de l'autre, on dit avoir trouvé dans le sang, sinon les humeurs sécrétées et les tissus des organes, au moins leurs principes immédiats, ceux qui les caractérisent principalement les unes et les autres. Un mot sur ces travaux nouveaux, et les conséquences à en déduire relativement à la question qui nous occupe.

Quelques physiologistes ont voulu faire de l'exhalation une pure action physique de transsudation, comme ils avaient déjà voulu faire de l'absorption une simple action d'imbibition. Nous citerons entre autres M. Fodera, qui a tenté pour l'exhalation la révolution que M. Magendie a voulu faire pour l'absorption. Les objections que nous ferons à leur doctrine seront les mêmes que celles que nous avons présentées au mot *absorption*. D'une part, dans la question présente il ne suffirait pas de prouver que l'exhalation est une transsudation; il faudrait démontrer que les sécrétions folliculaire et glandulaire ont la même nature; car, encore une fois, la sécrétion a le même mécanisme dans tout organe sécréteur; or, c'est ce que M. Fodera ne prouve pas et même concède ne pas être. En second lieu, l'exhalation est-elle elle-même une filtration? mais alors toutes les humeurs exhalées devraient exister préalablement dans le sang, y être retrouvées, et c'est ce qui n'est pas : si elles y étaient, ne devraient-elles pas être versées dans tout le cours des vaisseaux, et non exclusivement en certaines parties? personne, de nos jours, n'admet plus l'erreur de Haller, que la graisse suinte du sang à travers les parois des artères. Enfin, qu'on analyse avec sévérité tous les faits qu'invoque M. Fodera pour prouver que l'exhalation est une transsudation physique, on se convaincra que ce physiologiste est tombé dans la même erreur que M. Magendie relativement à l'absorption; il a qualifié de phénomènes d'exhalations de simples transsudations, de même que M. Magendie avait dit phénomènes d'absorption de purs actes d'imbibition. Les physiologistes vitalistes ne contestent pas qu'il se produise dans les corps vivans en de certaines circonstances des transsudations et des imbibitions; ils savent bien que, malgré l'empire de la vie, les forces physiques tendent toujours à s'exercer; mais ils nient que ce qu'on appelle en physiologie *absorption* et *exhalation* soit telle, et leur principal argument est que ces actions comportent avec elles une altération dans la matière, ce qui ne s'accorde plus avec les actes purement physiques d'une imbibition et d'une transsudation.

L'autre objection est due à des chimistes, et, je dois l'avouer, elle a beaucoup plus de force. MM. Dumas et Prévost, en analysant le sang d'animaux auxquels ils avaient extirpé les reins, ont trouvé dans ce liquide, non de l'urine, mais de l'urée, c'est-à-dire le principe immédiat qui caractérise spécialement cette humeur sécrétée. On dit qu'après avoir extirpé les testicules à un crapaud, ils ont pu effectuer des fécondations artificielles avec le sang de cet animal; qu'après avoir amputé les mamelles à d'autres, ils ont retrouvé du sucre de lait dans le sang. Enfin, on assure que M. Chevreul a retrouvé dans le sang plusieurs des principes nutritifs des organes, par exemple, la matière du cerveau. Nous sommes forcés de convenir que ces faits, s'ils sont vrais, sont bien propres à faire croire qu'existent dans le sang tout formés, sinon les humeurs sécrétées elles-mêmes, au moins leurs principes immédiats. Voici nos réponses. D'abord, il n'y a d'avéré que le fait de l'urée et celui de la matière cérébrale; MM. Dumas et Prévost n'ont rien publié encore sur les autres, et le temps qui s'est écoulé depuis l'annonce qui en a été faite, porte à croire que ce qu'ils avaient cru d'abord ne s'est pas vérifié : on a vainement cherché dans le sang les principes immédiats spécifiques des autres humeurs sécrétées, telles que la bile, par exemple. En second lieu, dans le fait de la matière cérébrale, il ne s'agit que d'une des substances qui composent la matière nerveuse, une matière grasse, blanche, que M. Chevreul a trouvée dans le sang comme dans le cerveau; ce n'est pas là la matière cérébrale proprement dite. En troisième lieu, dans les matières végétales et animales, on sait que les élémens tiennent peu les uns aux autres, ont tendance à s'associer en de certaines combinaisons, sous les moindres influences, pour donner naissance à des produits qui sont assez constans; ainsi, on les voit se transformer facilement les unes dans les autres; par exemple, la gomme se changer en sucre, ce sucre faire de l'acide oxalique : qui peut assurer dès lors que dans les opérations employées pour analyser le sang, ou par le fait même du temps, ces principes ne se sont pas formés, et par conséquent n'existaient pas auparavant. Enfin, sans admettre cette argumentation, et en prenant le fait de l'urée dans sa rigueur absolue, qu'on veuille bien réfléchir que la sécrétion urinaire fait dans les sécrétions une classe à part; que destinée à rejeter les débris de la décomposition du corps, il peut se faire que son principal élément existe déjà dans le sang où l'aurait porté l'absorption interne, sans qu'il en soit de même des autres humeurs sécrétées. Nous ne voyons donc dans ces faits chimiques qu'une raison, qui doit sans doute appeler l'attention, déterminer de nouvelles recherches, mais insuffisante jusqu'à présent pour militer contre toutes les autres raisons que nous avons présentées.

Si, donc, dans les secrétions il y a formation de l'humeur sécrétée, nulle possibilité de faire de la sécrétion un acte mécanique ou physique. Voyons dès lors si elle peut être dite un *acte chimique*.

2° Si l'on appelle *chimique* tout acte qui a pour résultat d'imprimer à la matière une nouvelle composition, nul doute que la sécrétion ne soit un acte chimique; mais si on réserve ce nom aux transformations matérielles qui dérivent des lois générales, évidemment les sécrétions ne sont pas de ce genre. Il n'y a, en effet, nuls rapports entre l'humeur sécrétée et le sang avec lequel elle est faite; de la composition chimique de celui-là on ne peut conclure chimiquement à la formation de celle-ci; et ici évidemment il se fait des compositions qu'on ne peut attribuer au jeu des affinités ordinaires. On doit donc conclure que l'essence de la sécrétion n'est pas plus chimique qu'elle n'était physique.

Pour prouver cette assertion, avons-nous besoin de rappeler toutes les vaines tentatives faites par les chimistes de toutes les époques pour expliquer par les dogmes de leur science la production des diverses humeurs sécrétées? Sans nous arrêter ici à des détails historiques évidemment sans intérêt, il nous semble que les chimistes modernes qui veulent rattacher l'acte des sécrétions à une force électrique, ne sont guère plus rigoureux que les chimistes anciens qui admettaient dans les glandes autant de fermens. Encore une fois, puisque de la connaissance chimique des matériaux de la sécrétion, on ne peut déduire chimiquement la formation de son produit, c'est-à-dire de l'humeur sécrétée; puisque souvent il y a la plus grande différence chimique entre la composition des matériaux et celle du produit; puisque souvent encore on trouve dans ce produit des élémens que ne contiennent pas les matériaux ou le sang; nous sommes suffisamment autorisés à conclure que l'acte de la sécrétion n'est pas plus un acte chimique qu'aucune des autres fonctions de l'économie qui ont pour but l'élaboration d'une matière, savoir : la digestion, les absorptions, la respiration, les nutritions, etc. Et en effet toute matière organique n'a-t-elle pas une composition chimique différente de celle qu'édifieraient les lois chimiques générales ? Et par conséquent est-il possible de dire que les actes qui font ces matières sont des actes chimiques ?

Nous concluons donc que la sécrétion est une de ces actions spécifiques de l'état de vie, et qu'à ce titre il faut appeler *organiques* et *vitales*. De plus, nous la disons une action d'élaboration, par laquelle les organes sécréteurs fabriquent avec le sang les diverses humeurs sécrétées. En en plaçant le siége aux extrémités d'un système vasculaire, nous avouons que nous ne pouvons dire en quoi elle consiste, et qu'elle ne nous est manifestée que par son résultat : mais nous croyons qu'elle s'accomplit instantanément, comme il en est de l'hématose artérielle, par exemple, qui se fait subitement et à la manière de la médaille que l'on frappe. Enfin étant une œuvre de vie, et ses organes faisant partie de l'organisme, elle doit être subordonnée aux conditions générales qui régissent toutes les fonctions vitales; c'est-à-dire être susceptible de se modifier sans cesse, de s'augmenter, de se ralentir selon les impressions directes ou sympathiques que reçoivent les organes sécréteurs; elle est, par exemple, soumise à une influence nerveuse. Évidemment, en effet, l'élément nerveux qui entre dans la composition d'un organe sécréteur concourt à établir sa vitalité; évidemment encore dans l'état maladif une altération de cet élément nerveux, ou sa perturbation à la suite d'un trouble général, et à raison de ses connexions avec les centres nerveux, peut amener une modification dans la sécrétion. Cependant nous devons dire qu'il y a ici des différences selon les sécrétions; il en est quelques-unes qui fondent des fonctions déjà assez inférieures en animalité, pour être plus indépendantes des centres nerveux, tandis qu'il en est d'autres qui en partagent toutes les secousses. On conçoit que cette doctrine peut s'appliquer à toutes les sécrétions sans exception; et qu'il suffit de reconnaître la diversité de structure des organes sécréteurs, ce qui est incontestable, pour en conclure la diversité de leur vitalité, et par conséquent celle des produits de leur action de sécrétion.

Maintenant nous aurions à traiter de chaque sécrétion en particulier; mais chacune a été exposée à l'article de l'humeur qui en est le produit, ou de l'organe qui en est l'agent : nous allons donc terminer cet article par une énumération de toutes les sécrétions du corps humain. On peut dans cette énumération suivre un ordre anatomique ou un ordre physiologique. Dans le premier cas, les sécrétions sont indiquées selon que leurs agens sont des organes *exhalans*, des *follicules* ou des *glandes*. Dans le second cas, on indique les sécrétions d'après les usages qu'elles remplissent dans l'économie. C'est ce dernier ordre que nous suivrons, parce que le premier a été exposé au mot *humeur*, et qu'ainsi notre lecteur les possédera l'un et l'autre.

Nous partageons d'abord les sécrétions en deux sections; les *récrémentitielles*, c'est-à-dire celles dont les produits sont repris par l'absorption interne, et reportés dans le torrent de la circulation; et les *excrémentitielles*, celles dont les produits sont rejetés au dehors et forment les excrétions.

Les sécrétions récrémentitielles ont toutes pour agens des organes exhalans, et sont versées dans des cavités intérieures, et qui ne communiquent nullement au dehors. De là résulte que leurs humeurs remplissent deux sortes d'offices, des services locaux relatifs à la partie sur laquelle elles sont versées, et des services généraux, comme retournant dans la lymphe et le sang veineux. Nous y comprenons : 1° l'exhalation séreuse du tissu cellulaire ou lamineux; 2° celle des membranes séreuses ou villeuses simples; 3° celle de la synovie; 4° celle de la graisse; 5° celle de la moelle; 6° celle du mucus colorant de la peau et d'autres surfaces ou organes annexes de l'enveloppe tégumentaire, choroïde, iris, etc.; 7° enfin, les exhalations aréolaires; c'est-à-dire qui se font ou dans l'intérieur de quelques organes des sens, comme la lymphe de Cotunni, les trois humeurs de l'œil, ou dans le parenchyme de quelques organes, par exemple, les ganglions lymphatiques, et ces organes appelés par M. Chaussier, *ganglions glandiformes*, savoir : le thymus, la thyroïde, les capsules surrénales, etc.

Les sécrétions excrémentitielles ont tour à tour pour agens des organes exhalans, des follicules et des glandes. Leurs produits sont toujours versés sur les surfaces externes du corps, ou dans des lieux qui communiquent librement au dehors par quelques ouvertures naturelles. Souvent cependant ces produits sont déposés d'abord dans des réservoirs où ils s'accumulent, et d'où ils sont ensuite excrétés d'intervalles en intervalles. Toutes fondent pour l'homme une excrétion. Cependant nous les subdivisons en deux ordres : 1° celles qui, bien qu'excrémentitielles, ont été édifiées pour des usages autres que ceux de la dépuration du sang et la décomposition des corps, et qui ne sont conséquemment décomposantes qu'accessoirement; 2° celles au contraire qui n'ont pas d'autres offices que d'être dépuratives et décomposantes.

Les premières sont fort nombreuses et ont chacune leurs utilités particulières : 1° les unes remplissent seulement un office de lubréfaction; ce sont la sécrétion folliculaire de l'humeur sébacée, les sécrétions folliculaires muqueuses, et la sécrétion glandulaire des larmes; 2° d'autres servent à la digestion; ce sont la sécrétion glandulaire de la salive, celle du suc pancréatique, et celle de la bile; 3° il en est qui sont relatives à la génération, ce sont les sécrétions du sperme, du lait, et de la menstruation; 4° enfin, les dernières concourent à l'entretien de la température du corps, et sont la perspiration cutanée, la sueur, et la perspiration pulmonaire.

Le second ordre de sécrétions excrémentitielles ne comprend qu'une seule sécrétion, celle de l'urine.

Telles sont toutes les sécrétions du corps humain : pour l'histoire particulière de chacune d'elles, voyez leurs noms propres ou ceux de leurs organes. (ADELON.)

SÉDATIF, s. m., *sedativus*, de *sedere*, *calmer*. Ce mot est presque synonyme de calmant; mais cependant celui-ci est ordinairement borné aux agens pharmacologiques, tandis qu'on réunit sous l'expression plus générale de sédatif tous les moyens thérapeutiques quelconques, médicamenteux, physiques, chirurgicaux, qui ont pour but de diminuer l'excitation générale ou partielle et la douleur de quelque cause qu'elle dépende. Aussi les sédatifs comprennent non seulement tous les moyens médicamenteux qui peuvent devenir des calmans dans différentes circonstances tels que les émoliens, les rafraîchissans, les narcotiques, les purgatifs, les excitans diffusibles, quelques irritans même lorsqu'ils agissent comme révulsifs, mais encore beaucoup de moyens physiques qui, comme les bains, les fomentations, les moyens de compression, sont étrangers à la pharmacologie; et enfin un grand nombre de procédés chirurgicaux qui ont pour but principal de faire cesser l'irritation les douleurs. Ainsi la saignée est le véritable sédatif des douleurs de la pleurésie, de la pleurodynie, de la péritonite; et le bistouri calmera les élancemens douloureux d'un panaris ou d'un phlegmon ordinaire; et dans un autre cas des accès d'odontalgie suite de la carie d'une dent céderont à l'extraction même de l'os carié. La sédation n'est donc point le résultat d'une médication particulière produite par un ordre de moyens analogues; c'est seulement l'expression générale d'un effet thérapeutique secondaire qui peut être le produit d'une foule de moyens très différens et quelquefois même opposés. (GUERSENT.)

SÉDIMENT, s. m., *sedimentum*. On nomme ainsi le dépôt qui se forme par la précipitation de quelques unes des substances tenues en dissolution dans un liquide. Le sédiment qui se forme dans l'urine est l'objet de diverses considérations relatives au diagnostic et au pronostic des maladies. *Voyez* URINE.

SEIGLE, s. m., *secale cereale*, L. Rich., *Bot. méd.*, 1, p. 62. Famille des graminées, triandrie digynie. Le seigle est originaire de l'Asie mineure; mais depuis un temps presque immémorial, il est abondamment cultivé dans les diverses contrées de l'Europe. Chose remarquable! malgré cette longue culture, il a subi à peine quelques légères modifications, tandis que l'on connaît aujourd'hui un nombre prodigieux de variétés de froment obtenues par la même cause. Cette graminée est annuelle; ses épis se distinguent de ceux du froment cultivé, parce que les épillets se composent seulement de deux fleurs, tandis qu'on en compte au moins trois dans le froment. La valve externe de chaque fleur est terminée par une arête très-longue, un peu plane et très-rude au toucher. Cette valve est de plus couverte sur son angle externe de poils courts et rudes. Le fruit est plus mince et plus alongé que celui du froment.

La composition chimique de la farine de seigle est à peu près la même que celle du froment; elle est en général moins blanche. La pain que l'on prépare avec cette farine est un peu compacte, gras, d'une couleur brunâtre; sa saveur est douce et agréable; il est très-nourrissant, mais à un moindre degré que celui de farine de froment. Mélangé avec cette dernière céréale, le seigle forme un pain plus substantiel, et c'est la nourriture la plus générale des habitans des campagnes.

On prépare aussi avec la farine de seigle des cataplasmes adoucissans, que quelques auteurs regardent comme légèrement résolutifs. (A. RICHARD.)

SEIGLE ERGOTÉ, s. m. Dans l'article ERGOT de ce Dictionnaire nous avons rapporté les deux opinions généralement répandues sur la nature de cette production; opinions dont l'une considère l'ergot comme une maladie de la semence, et dont l'autre, émise par M. de Candolle, le regarde comme une espèce particulière de champignon. Une troisième opinion, qui nous paraît plus conforme à la vérité et qui concilie à la fois les deux précédentes, vient d'être récemment publiée. Nous croyons devoir la faire brièvement connaître ici.

Dans cette opinion l'ergot serait à la fois composé de l'ovaire, plus ou moins développé et dénaturé, et d'une espèce de champignon d'une nature particulière, qui terminerait l'ovaire à son sommet. M. le docteur Léveillé neveu a publié dans les annales de la Société Linnéenne de Paris pour l'année 1826, un mémoire où cette opinion est exposée avec détail. Il a surtout décrit avec soin l'origine et les développemens successifs de l'ergot. Cette production commence toujours à se montrer avant la fécondation, et par conséquent dès les premiers temps de l'apparition des fleurs. Elle se développe dans l'intérieur même des valves de la glume, et se montre d'abord sous la forme d'un tubercule mou, presque liquide, visqueux, d'une odeur désagréable, qui surmonte l'ovaire resté à l'état rudimentaire. Peu à peu celui-ci devient noirâtre, s'alonge et tend à pousser le tubercule audessus des écailles qui le recouvraient. Il arrive quelquefois qu'il se déchire dans ce passage, et l'humeur visqueuse qu'il contient se répand au dehors et agglutine plus ou moins les diverses parties de la fleur. Mais quand le corps vésiculeux ne s'est pas rompu en sortant de la glume, on voit l'ovaire s'accroître progressivement et le tubercule prendre plus de volume. Lorsque son accroissement est presque achevé, il laisse exsuder une matière visqueuse, qui s'étend sur l'ovaire et y forme une couche mince, jaunâtre, qui s'enlève par plaques. Le tubercule lui-même a une forme irrégulièrement globuleuse; sa surface est marquée d'ondulations que l'on peut comparer à celles du cerveau. Coupé en travers, ce corps présente quatre ou cinq lignes partant d'un centre commun et formant une sorte d'étoile. M. Léveillé considère ce tubercule terminal comme un champignon parasite, qu'il nomme *sphacelia segetum*. Ainsi donc l'ergot se compose à la fois et de l'ovaire qui a pris un développement très-considérable, a changé de nature et de couleur, et forme presque toute la masse de l'ergot, et en second lieu du petit tubercule fungiforme, ou champignon parasite, que M. Léveillé a nommé *sphacelia segetum*, et qui n'en constitue qu'une très-petite portion. Maintenant se présenterait une question fort intéressante si elle pouvait être résolue d'une manière certaine. Est-ce le champignon parasite qui est la cause du développement monstrueux du grain? ou bien le champignon ne se montre t-il que dans le cas où l'ovaire a été frappé de maladie? Il est fort difficile de se prononcer bien positivement pour l'une plutôt que pour l'autre de ces deux explications; néanmoins la dernière nous paraît celle qui réunit en sa faveur le plus grand nombre de probabilités. En effet, l'ergot se montre particulièrement dans les années excessivement pluvieuses, dans les terrains maigres et inondés. Ainsi il est très-commun dans quelques parties de la France, et surtout dans la Sologne. L'année 1816 ayant été extrêmement pluvieuse aux environs de Paris, l'ergot fut fort abondant, et presque tous les champs de seigle en furent infestés. C'est donc la trop grande humidité qui, en altérant d'abord la nutrition de la semence, favorise secondairement la formation du *sphacelia*, qui n'est que la conséquence de l'altération primitive du grain.

Voyez pour les accidens causés par le seigle ergoté et son emploi dans la thérapeutique, le mot ERGOT. (A. RICHARD.)

SEIN, s. m., *sinus*. On donne vulgairement ce nom aux MAMELLES et à la région qui renferme l'organe où les femelles conçoivent et portent le fruit de la fécondation. (MARJOLIN.)

SEL, s. m. *sal*. On désigne sous le nom de sel tout composé d'un ou de deux acides et d'une ou de plusieurs bases. Celles-ci sont de trois ordres, les oxydes métalliques, l'ammoniaque, et certaines substances végétales, comme la morphine, la strychnine, etc. Suivant M. Berzélius, au contraire, on doit définir le sel *tout composé dont les élémens*, quelque soit leur nombre, *anéantissent réciproquement*, *d'une manière complète leurs propriétés électro-chimiques* (Voyez son *Mémoire dans les Annales de Chimie et de Physique*, t. XXXI et

XXXII, 1826). Nous appellerons sel *double*, celui qui renferme deux bases ; sel *neutre*, celui qui ne rougit point l'infusum de tournesol, et qui ne verdît pas le sirop de violettes ; *sur-sel*, celui qui rougit l'infusum de tournesol ; enfin, *sous-sel*, celui qui est avec excès de base : quelques-uns des *sous-sels* verdissent le sirop de violettes et ramènent au bleu l'infusum de tournesol rougi par un acide.

Si nous ne craignions pas de dépasser les bornes de cet ouvrage, nous établirions sur les sels des généralités qui ne seraient pas sans intérêt : nous renvoyons aux traités de chimie élémentaire où elles se trouvent exposées ; toutefois nous croyons devoir faire connaître une des lois générales dont nous parlons, parce qu'elle constitue une des bases les plus importantes de l'art de formuler : nous en devons la connaissance à l'illustre Berthollet. Lorsqu'on met ensemble deux sels dissous, dit-il, et que ces sels renferment les élémens capables de donner naissance à un sel soluble et à un sel insoluble, ou bien à deux sels insolubles, leur décomposition a nécessairement lieu, à moins qu'il ne puisse se former un sel double ; on observe le même phénomène s'il peut se produire un sel soluble et un corps insoluble qui ne soit pas un sel. Ainsi, l'on se gardera de prescrire ensemble de l'hydrochlorate de baryte et du sulfate de soude, ou de l'hydrochlorate de soude et du nitrate d'argent, parce qu'il y aura nécessairement décomposition, dès qu'il peut se former dans le premier cas du sulfate de baryte *insoluble* et de l'hydrochlorate de soude *soluble ;* et dans le second, du chlorure d'argent *insoluble* et du nitrate de soude *soluble*. Les sels ont des usages nombreux en médecine et dans les arts. *Voyez* pour leur histoire et leur mode de préparation, les articles qui ont rapport à chacune de leurs bases.

SEL D'ABSINTHE. Produit salin, contenant une grande quantité de sous-carbonate de potasse et de soude obtenu en traitant par l'eau les cendres des végétaux. *Voyez* CENDRES.

SEL ACÉTEUX AMMONIACAL. Acétate d'ammoniaque. *Voyez* AMMONIAQUE.

SEL ACIDE DE BORAX. Acide borique.

SEL ACIDE DE TARTRE. *Voyez* acide tartarique.

SEL ADMIRABLE DE GLAUBER. Sulfate de soude. *Voyez* SOUDE.

SEL ALEMBROTH OU SEL DE LA SAGESSE. Hydrochlorate ammoniaco mercuriel.

SEL AMMONIAC. Hydrochlorate d'ammoniaque. *Voyez* AMMONIAQUE.

SEL AMMONIAC FIXE. Chlorure de calcium. *Voyez* CALCIUM.

SEL AMMONIACAL CUIVREUX. Sulfate de cuivre ammoniacal. *Voyez* CUIVRE.

SEL ANGLAIS OU D'ANGLETERRE. Sulfate de magnésie.

SEL ARSÉNICAL DE MACQUER. Arséniate acide de potasse.

SEL CATHARTIQUE AMER. Sulfate de magnésie.

SEL DE CHELTENAM. Mélange d'environ $\frac{19}{20}$ de sulfate de soude et d'$\frac{1}{20}$ de sel commun.

SEL COMMUN : chlorure de sodium et hydrochlorate de soude. *Voyez* SOUDE.

SEL DE CUISINE. *Idem.*

SEL DE DEROSNE : principe cristallisable de Derosne ou narcotine.

SEL DE DESCROIZILLES, remède secret, qui paraît formé de 923 parties de sulfate de potasse, de 8 de chlorure de fer, de 4 d'hydrochlorate de magnésie, et de 9 de tripoli.

SEL DOUBLE. *Voyez* SEL.

SEL DE DUOBUS. Sulfate de potasse.

SEL D'ÉGRA. Sulfate de magnésie.

SEL D'EPSOM. Sulfate de magnésie.

SEL D'EPSOM DE LORRAINE : sulfate de soude retiré des eaux mères du sel commun.

SEL ESSENTIEL. Nom donné anciennement, non-seulement aux sels qui se trouvent tout formés dans les végétaux et les animaux, mais encore aux extraits de quinquina, de rhubarbe, de séné, etc., préparés à froid.

SEL FÉBRIFUGE DE SYLVIUS. Hydrochlorate de potasse.

SEL FIXE OU LIXIVIEL. *Voyez* SEL D'ABSINTHE.

SEL FUSIBLE DE L'URINE. Phosphate de soude et d'ammoniaque.

SEL GEMME : hydrochlorate de soude natif.

SEL DE GLAUBER : sulfate de soude.

SEL DE GUINDRE. Mélange de 6 gros de sulfate de soude, de 12 grains de nitrate de potasse, et d'un demi-grain de tartre stibié.

SEL DE HOMBERG : acide borique.

SEL DE LAIT : sucre de lait.

SEL MARIN : hydrochlorate de soude.

SEL MICROSCOMIQUE : phosphate de soude et d'ammoniaque.

SEL NARCOTIQUE : acide borique.

SEL NEUTRE. *Voyez* SEL.

SEL DE NITRE : nitrate de potasse. *Voyez* POTASSE.

SEL D'OPIUM : principe cristallisable de l'opium.

SEL D'OSEILLE : oxalate acidule de potasse.

SEL POLYCHRESTE DE GLAZER : sulfate de potasse.

SEL DE PRUNELLE : nitrate de potasse fondu, mêlé d'un peu de sulfate de potasse.

SEL DE QUINQUINA : extrait de quinquina d'après la Garaye.

SEL DE SATURNE : acétate de plomb cristallisé.

SEL DE SCHEIDSCHUTZ : sulfate de magnésie.

SEL SÉDATIF, SEL SÉDATIF DE HOMBERG : acide borique.

SEL DE SEDLITZ : sulfate de magnésie.

SEL DE SEIGNETTE : tartrate de potasse et de soude.

SEL DE TARTRE : sous-carbonate de potasse.

SEL TRIPLE : sel formé de trois bases; ainsi, l'alun est un sel triple, lorsqu'il est composé d'acide sulfurique, d'alumine, de potasse et d'ammoniaque.

SEL VÉGÉTAL : tartrate de potasse neutre.

SEL DE VINAIGRE : sulfate de potasse cristallisé, arrosé de vinaigre radical.

SEL DE VITRIOL DE CHYPRE : sulfate de cuivre.

SEL VITRIOLIQUE MARTIAL : proto-sulfate de fer.

SEL VOLATIL D'ANGLETERRE : sous-carbonate d'ammoniaque.

SEL VOLATIL DE CORNE DE CERF : sous-carbonate d'ammoniaque huileux.

SEL VOLATIL DE SUCCIN : acide succinique obtenu en distillant le succin. (ORFILA.)

SÉLÉNIATE, s. m., genre de sels formés d'une base et d'acide sélénique. *Voyez* ce mot.

SÉLÉNIQUE (acide), s. m., acide composé de 100 parties de sélénium et de 40,33 d'oxygène; il est constamment le produit de l'art; on l'obtient en traitant le sélénium par l'acide nitrique. Il est sous forme d'aiguilles tétraèdres très-longues, d'une saveur brûlante, volatiles, déliquescentes, très-solubles dans l'eau et dans l'alcohol et sans usages. *Voyez* SÉLÉNIUM.

SÉLÉNITE, s. f., sulfate de chaux. *Voyez* CHAUX.

SÉLÉNIUM, s. m., de *selen*, *lune* pour rappeler son analogie avec le *tellure*, dérivé de *tellus*, *telluris*, la terre. Découvert en 1817 par M. Berzélius, il a déjà été trouvé dans le soufre de Fahlun et de Lipari, dans l'eukairite, et associé au plomb, au mercure, au cobalt, au cuivre, etc. Il est considéré comme un corps simple ayant beaucoup d'analogie avec le soufre. Il est solide, brillant, brun, d'une cassure vitreuse, de couleur de plomb, assez mou pour être rayé par le couteau, et fragile; son poids spécifique est de 1,32 : pulvérisé, il offre une couleur rouge foncée; il est volatil. Si, lorsqu'il est en contact avec l'air, on l'enflamme, il brûle en dégageant une lumière bleu d'azur, et passe à l'état d'oxyde volatil ayant une odeur très-forte de chou pourri. S'il est uni directement avec l'oxygène, en assez grande quantité, il passe à l'état d'acide sélénique : on obtient également cet acide en traitant le sélénium par l'acide nitrique. L'hydrogène peut former, avec le sélénium, un acide hydrosélénique (*voyez* ce mot). Le carbone, le phosphore, le soufre, le chlore, etc., se combinent avec lui. Il n'a point d'usages. (ORFILA.)

SELLE TURCIQUE, *sella turcica*, ou *equina*; dépression assez profonde située à la face supérieure du corps du sphénoïde, en avant de la lame carrée de cet os. *Voy.* SPHÉNOÏDE. (MARJOLIN.)

SÉMÉIOLOGIE, SÉMÉIOTIQUE, s. f., *semeiotice;* de σημεῖον, signe; branche de la pathologie dans laquelle on traite spécialement des signes des maladies, c'est-à-dire des phénomènes qui se présentent dans l'état morbide, et qu'on considère sous le rapport de la valeur qu'ils offrent pour le diagnostic, le pronostic et les indications thérapeutiques des maladies. *Voyez* SIGNE, SYMPTÔME, DIAGNOSTIC, PRONOSTIC et THÉRAPEUTIQUE.

SEMENCE, s. f., *semen*, synonyme de graine. On se sert quelquefois dans le langage vulgaire de ce mot pour désigner le sperme. — Sous le nom de *semences froides majeures*, on a réunis les graines émulsines de concombre, de melon, de citrouille et de courge, elles sont peu usitées maintenant. — On a aussi nommé *semences froides mineures*, les graines de laitue, d'endive et de chicorée sauvage, qui sont encore moins employées.

SEMEN CONTRA, s. m., *semen contra vermes*. Ce nom, ainsi que ceux de *sémencine*, *sémentine* ou *barbotine*, s'applique aux capitules de fleurs et aux pédoncules de deux espèces du genre *artemisia*, appelées *artemisia judaïca*, et *art. contrà* L., qui croissent naturellement dans les montagnes de l'Inde, du Thibet, de la Perse, de l'Asie-Mineure et de la Barbarie. Dans le commerce on en distingue deux sortes : le *semen contra* d'Alep ou d'Alexandrie, et le *semen contra* de Barbarie. Le premier est généralement plus estimé que le second à cause de son odeur et de sa saveur plus fortement aromatiques; il est verdâtre ou quelquefois d'un jaune rougeâtre, et se compose de pédoncules irrégulièrement brisés, et de petits capitules ovoïdes alongés dont l'involucre est imbriqué et soyeux, et les fleurs qu'il renferme très-petites et jaunes. Le *semen contra* de Barbarie est verdâtre, et ses capitules sont souvent réunis plusieurs ensemble au sommet des pédoncules, mais ils sont globuleux et non épanouis; du reste, leur involucre est également composé d'écailles imbriquées et recouvertes d'un duvet blanchâtre et soyeux. Le *semen contra* se fait remarquer par une odeur très forte et aromatique, et par une saveur amère et également aromatique. Quelquefois on lui substitue dans le commerce les capitules de fleurs de l'*artemisia campestris*, autre espèce du même genre; mais on reconnaît facilement cette sophistication, parce que ces capitules sont beaucoup plus petits que ceux des vrais *semen contra* d'une couleur jaunâtre, d'une odeur moins aromatique, et surtout d'une saveur que son extrême amertume fait sur-le-champ reconnaître.

De même que dans toutes les autres espèces du genre armoise, les propriétés du *semen contra* sont dues principalement à une huile essentielle, très-abondante et plus lourde que l'eau, qui se trouve concentrée en plus grande abondance dans les capitules que dans toutes les autres parties : aussi ce médicament est-il fortement stimulant. On l'administre soit en poudre dont on peut faire des pilules, soit, mais plus rarement, en infusion à cause de son odeur et de sa saveur trop désagréable. C'est principalement et presque exclusivement comme vermifuge que l'on prescrit ce médicament à la dose d'un scrupule plus ou moins, suivant l'âge et différentes autres cironstances; mais cependant il ne faut y recourir que dans le cas où les organes de la digestion ne sont pas le siége d'une irritation aiguë ou chronique, que la sémentine augmenterait par son action éminemment stimulante. Du reste, on peut sans inconvénient lui substituer l'absinthe, qui jouit des mêmes propriétés, et qu'on peut se procurer plus facilement et à un prix moins élevé. (A. RICHARD.)

SEMI-LUNAIRE, adj., *semi-lunaris*, qui est en *demi-lune*.

SEMI-LUNAIRES (les cartilages ou fibro-cartilages) sont situés entre les condyles du fémur et les surfaces articulaires du tibia, dans l'articulation tibio-fémorale : ils ont été décrits avec cette articulation. *Voyez* GENOU.

SEMI-LUNAIRES (les ganglions) font partie du nerf grand sympathique et sont situés dans la profondeur de la région épigastrique. *Voyez* SYMPATHIQUE.

SEMI-LUNAIRE (l'os) est le second de ceux qui composent la rangée supérieure du CARPE. Il est alongé, et d'une conformation assez irrégulière; il s'articule en haut avec le radius, en bas avec l'unciforme et le grand os, en dehors avec le scaphoïde; en dedans, avec le pyramidal, et des ligamens s'insèrent sur ses faces antérieure et postérieure; il se développe par un seul point d'ossification.

SEMI-LUNAIRES (les valvules sygmoïdes ou) sont au nombre de trois, et situées à l'intérieur de l'aorte près de son insertion dans le ventricule gauche. *Voyez* COEUR.

SÉMINAL, ALE, adj.; qui est relatif à la semence, au sperme.

SÉMINALES (les vésicules) sont au nombre de deux, et correspondent au bas fond de la vessie. *Voyez* VÉSICULES.

SEMINIFÈRE, adj., de *semen*, semence, et *fero*, j'apporte. On donne ce nom aux vaisseaux sécréteurs du sperme. *Voyez* TESTICULE. (MARJOLIN.)

SEMI-TIERCE, adj., *semi-tertianus*. *Fièvre semi-tierce*; c'est le même que l'*hémitritée*. *Voyez* ce mot.

SÉNÉ, s. m., *cassia senna*, L. On nomme ainsi les feuilles de plusieurs espèces du genre *cassia*, de la famille des légumineuses, et que Linné avait confondues sous le nom de *cassia senna*. Ces espèces, qui ont été distinguées par les botanistes modernes, sont le *cassia acutifolia*, le *cassia obovata* et le *cassia lanceolata*. Ce sont de petits arbustes d'un à trois pieds d'élévation, et qui se distinguent surtout les uns des autres par la figure de leurs feuilles et celle de leurs fruits, vulgairement désignés sous le nom de *follicules de séné*. Le *cassia acutifolia* de Delile est commun dans la haute Égypte, le royaume de Sennar, d'où est peut-être dérivé le nom de *séné*. Ses feuilles, imparipennées, se composent de neuf à onze folioles ovales, lancéolées, aiguës, très-entières, longues d'environ un pouce, plus ou moins, inéquilatérales à leur base, c'est-à-dire ayant un des côtés plus large; leur consistance est demi-coriace; leur couleur d'un vert jaunâtre très-pâle, plus blanche en dessous; avec le secours d'une loupe on voit qu'elles sont recouvertes surtout à leur face inférieure d'un duvet très-court.

La seconde espèce est le *cassia obovata*, décrite et figurée par le docteur Colladon dans sa *Monographie des casses*. Elle croît aussi dans la haute Égypte, en Syrie, au Sénégal, et dans plusieurs autres parties de l'Afrique. Ses folioles sont obovales, c'est-à-dire plus larges à leur partie supérieure qu'à l'inférieure, très-obtuses, avec une petite pointe mucroniforme. De même que l'espèce précédente ses feuilles sont couvertes sur les deux faces de poils très-courts, et un peu écartés. On cultive cette espèce dans plusieurs régions de l'Europe méridionale, et particulièrement en Italie, et c'est pour cette raison qu'on la nomme communément *séné d'Italie*.

Enfin, la troisième espèce est celle que Forskal a décrite sous la dénomination de *cassia lanceolata*. Par la figure de ses feuilles elle se rapproche beaucoup du *cassia acutifolia*; mais néanmoins elle s'en distingue par ses folioles plus étroites, plus longues, entièrement glabres, et par ses pétioles glanduleux; ses fruits sont aussi beaucoup plus étroits.

Tout le séné du commerce nous vient de l'Égypte; les Arabes le recueillent dans la haute Égypte, la Nubie, le Sennar, l'Abyssinie; ils ramassent indifféremment les feuilles et les fruits des trois espèces que nous avons ci-dessus mentionnées, et les transportent d'abord à Sienne, où est établi le premier entrepôt. De là on le fait descendre sur le Nil jusqu'à Boulac, auprès du grand Caire, où est établi le dépôt général. C'est dans cette ville que l'on monde soigneusement ce médicament, soit des corps étrangers, des pétioles, etc. On sépare également les follicules, que l'on vend à part dans le commerce. On mélange ensemble les feuilles des trois espèces, après avoir légèrement brisé celles du séné à feuilles obtuses, qui sont beaucoup moins estimées. C'est dans cet état qu'on livre le séné au commerce, sous le nom de *séné de la palte*, nom d'un impôt auquel il est assujéti. Mais ce séné de la palte, indépendamment des feuilles des espèces du genre *cassia*, décrites précédemment, contient encore celles d'un arbrisseau de la famille des apocynées, qu'on y mélange, et qui porte le nom d'*arguel;* c'est le *cynanchum arguel* de Delile, ou *cynanchum oleæfolium* de Nectoux. On reconnaît ces dernières feuilles aux caractères suivans : elles ressemblent assez à celles du *cassia acutifolia*; mais elles sont généralement plus grandes, plus ovales, plus épaisses, plus coriaces, d'une teinte verte jaunâtre uniforme sur les deux faces, qui sont entièrement glabres. De plus ces feuilles sont régulièrement rétrécies en pointe à leur base, c'est-à-dire que leurs deux côtés sont égaux, tandis qu'ils sont manifestement inégaux dans les folioles du *cassia acutifolia*.

On trouve aussi quelquefois dans le commerce une autre sorte de séné, que l'on nomme *séné Moka* ou *séné de la pique*. Elle se compose de longues folioles lancéolées linéaires aiguës, entières, très-glabres, et de follicules ovales, étroites, à peine contournées. Pendant long-temps on a ignoré l'origine de cette espèce de séné assez rare. J'ai le premier, dans ma botanique médicale, démontré que les folioles qui la composent sont celles du *cassia lanceolata* de Forskal, que le professeur de Candolle a réuni à tort dans son *Prodromus* au *cassia acutifolia* de Delile.

Nous avons dit que l'on vendait séparément dans le commerce les follicules de séné. Ce sont des fruits ou gousses planes, alongées, obtuses à leurs deux extrémités, pouvant se séparer, quoique difficilement, en deux valves, qui portent sur leur face interne des cloisons extrêmement étroites, qui constituent un certain nombre de loges distinctes contenant chacune une seule graine irrégulière et comprimée. On distingue trois sortes de follicules désignés sous les noms de *follicules de la palte*, *follicules de Tripoli*, et *follicules d'Alep*. Les premiers sont ceux du *cassia acutifolia*; ils sont ovales obtus, longs d'environ deux pouces sur un pouce de largeur, lisses, à peine réticulés à leur surface, et très-peu arqués. Ceux de Tripoli ne nous paraissent être qu'une variété de l'espèce précédente; ils sont simplement plus petits et d'une teinte verte plus claire; du reste leur forme et leurs autres caractères sont les mêmes. Enfin, les follicules d'Alep ou de Syrie sont ceux du *cassia obovata*. Ils sont d'un brun rougeâtre, étroits, contournés et presque réniformes, très-réticulés à leur surface; chaque loge s'ouvre par une petite fente longitudinale dont les deux bords se redressent et forment une sorte de petite crête saillante sur le milieu de chaque surface. Ils sont moins estimés que les précédens.

Le séné de la palte avait été étudié chimiquement par M. Bouillon-Lagrange, mais plus récemment MM. Lassaigne et Feneulle (*Journ. pharm.*, décemb. 1821) l'ont soumis à une nouvelle analyse qui leur a donné pour résultats : 1° de la chlorophylle; 2° une huile grasse; 3° une huile volatile peu abondante; 4° de l'albumine; 5° un principe particulier, qui paraît être le principe actif, et que pour cette raison ils ont nommé *cathartine*. Cette matière est incristallisable, d'un jaune rougeâtre, d'une odeur particulière; sa saveur est amère et nauséabonde. Elle se dissout dans l'eau et l'alcohol en toute proportion, mais est insoluble dans l'éther; à l'état sec elle attire l'humidité de l'air; 6° un principe colorant jaune; 7° du muqueux; 8° de l'acide malique; 9° du malate et du tartrate de chaux; 10° de l'acétate de potasse; 11° et quelques sels minéraux. Les follicules analysés par les mêmes chimistes ont donné à peu près les mêmes principes, mais proportionnellement moins de cathartine, ce qui indique que dans la pratique on doit leur préférer les feuilles.

Le séné est un purgatif cathartique des plus fréquemment employés. Il ne faut pas perdre de vue que ce médicament, lorsqu'on l'administre seul et à dose assez forte, comme de quatre à six gros en infusion dans quatre à cinq onces d'eau bouillante, détermine une excitation assez intense dans les organes digestifs, excitation qui souvent s'accompagne d'une réaction générale, ainsi qu'une foule de praticiens ont eu l'occasion de le constater. Presque toujours l'emploi de ce médicament est suivi de pesanteur d'estomac, de coliques, etc. Aussi doit-on s'abstenir du séné dans tous les cas où il y a fièvre, ou une irritation plus ou moins prononcée dans quelque point de l'économie.

Ce médicament s'administre rarement seul; le plus souvent on l'associe à la manne, à la rhubarbe et aux sels neutres. C'est presque toujours en infusion qu'on le prescrit; on ne doit jamais le faire bouillir dans l'eau plus de quelques minutes, parce que ses principes s'altèrent par la chaleur. Quand on donne le séné seul, la dose est d'environ une demi-once pour cinq à six onces d'eau. Dans une potion purgative ordinaire où il est uni à d'autres substances purgatives, sa dose est d'un à deux gros. On ne fait guère usage de la poudre ni de l'extrait de séné. La première est trop désagréable à prendre à cause de sa grande légèreté et du volume considérable qu'occupe la dose d'un gros qu'il en faut prescrire; le second a perdu la plus grande partie de ses propriétés par son mode de préparation.

L'infusion et la décoction de séné ont une odeur nauséeuse, une saveur amère et désagréable. On cherche à masquer cet inconvénient en ajoutant à ces préparations quelques gouttes d'huile essentielle d'anis ou de cannelle. (A. RICHARD.)

SÉNEÇON, s. m., *senecio vulgaris*, L. Petite plante annuelle très-commune dans les jardins et les lieux cultivés et appartenant à la famille des corymbifères. Ses différentes parties sont fades et mucilagineuses, elles entrent dans les espèces émollientes destinées à l'usage externe. (A. R.)

SÉNÉGINE, s. f. Nom donné par Gehlen à une matière solide, brune, translucide, d'une saveur désagréable, soluble dans l'alcohol, qui excite l'éternument quand on la frotte, et qui ne se dissout ni dans l'eau, ni dans les huiles, ni dans l'éther. On l'obtient en traitant l'extrait alcoholique de *polygala senega* par l'éther et par l'eau. Elle est sans usages. (ORFILA.)

SÉNÉGA ou **SÉNÉKA**, s. m.; espèce du genre polygala, dont la racine est employée sous le nom de *polygala de Virginie*. Voyez POLYGALA. (A. R.)

SÉNILE, adj., *senilis*; qui tient à la vieillesse: *démence sénile, gangrène senile.*

SENS, s. m., *sensus*. Les acceptions de ce mot étant différentes exigent des distinctions.

1° Par *sens*, les *métaphysiciens* entendent les facultés par lesquelles l'ame perçoit les idées ou les images des objets, soit qu'elles lui viennent du dehors par l'impression des objets mêmes, soit qu'elles soient occasionées par quelque action de l'ame sur elle-même. Dans le premier cas, ce sont les sens extérieurs, comme la vue, l'ouïe, le goût, l'odorat et le toucher; dans le second, les sens intérieurs, tels que l'imagination, l'attention, la mémoire et les autres actes intellectuels. Mais les sens ainsi envisagés ne diffèrent pas, sous le premier point de vue, des *sensations externes* dont nous traiterons incessamment; et sous le second, ils rentrent, à proprement parler, dans l'histoire de la pensée, et c'est aux articles ENCÉPHALE et FACULTÉS, qu'il en a déjà été particulièrement traité. Nous nous abstiendrons donc d'y revenir ici.

2° Nous nous tairons également sur ce qui constitue, dans

l'entendement, ce qu'on nomme *bon sens*, *sens droit*, *sens exquis*, et qui s'applique d'ordinaire à la supériorité marquée du jugement et de la raison. Il en sera encore ainsi touchant le *sens* que l'on a nommé *sens commun*, parce qu'il se montre comme l'apanage ordinaire de l'esprit humain, quelles que soient les grandes différences que celui-ci puisse d'ailleurs présenter dans sa portée entre les différens hommes.

3° En *anatomie*, les *sens*, en quelque sorte matérialisés ou personnifiés, s'entendent souvent non-seulement des actions qui les constituent, mais vicieusement des organes même ou des agens qui servent à leur production. C'est ainsi que l'on décrit l'œil, l'oreille, le nez, etc., sous le nom de *sens externes*; le cerveau, sous celui de *sens interne*; que l'on donne pour caractères aux premiers d'être rapprochés du cerveau auquel ils tiennent par les nerfs; d'être doubles; de se trouver placés à la périphérie du corps, etc, etc.; considérations diverses qui, entre plusieurs autres, tiennent toutes évidemment aux appareils mêmes des sens, et non pas aux sensations. Nous y reviendrons en faisant des remarques générales sur les organes de ces dernières.

4° Les sens, envisagés enfin dans leur véritable acception, qui est celle qu'ils reçoivent en *physiologie*, forment la fonction à l'aide de laquelle l'homme et la plupart des animaux prennent connaissance du monde extérieur, en même temps qu'ils perçoivent certaines dispositions de leur propre corps. D'après cette vue, les sens rentrant absolument dans les sensations avec lesquelles ils ne font qu'une seule et même chose, c'est à ce dernier mot que nous allons tracer leur histoire générale. *Voyez* SENSATION. (RULLIER.)

SENSATION, s. f., *sensatio*, *sensus*; action à l'aide de laquelle l'homme et presque tous les animaux ont la conscience des impressions variées que font sur eux les objets extérieurs, en même temps qu'ils perçoivent une foule de modifications produites dans leur propre corps par les stimulans internes et par le jeu propre des organes, nécessaire à l'entetien de la vie.

On voit d'après cette première idée des sensations qu'on doit les distinguer en deux classes : les *sensations externes*, ou celles qui résultent des causes stimulantes externes, agissant sur les organes sensoriaux proprement dits; et les *sensations internes*, ou celles qui viennent de l'intérieur. Les premières, qui commencent les fonctions de relation, éclairent l'animal sur les corps de la nature avec lesquels il est dans un contact continuel et nécessaire; elles l'avertissent de la présence de ceux-ci; lui servent à les distinguer, à les rechercher ou à les éviter : les secondes éveillent l'intelligence sur les *besoins* de l'économie dont les buts divers se rapportent à l'entretien et au bonheur des individus, ainsi qu'au maintien de l'espèce. Les différences importantes qui existent entre les unes et les autres nous engagent à en traiter séparément.

Section I. *Sensations externes.* — Les sensations externes nous occuperont d'abord parce qu'elles sont les mieux connues, presque les seules qu'on ait étudiées jusqu'à une époque assez rapprochée de nous, et qu'elles pourront encore nous guider dans quelques points de l'histoire des secondes. Les *sensations externes* sont, au reste, de deux sortes, et distinguées en *sensations générales* ou *tactiles;* ce sont elles qui nous donnent la connaissance des qualités communes des corps; et en sensations *particulières* ou *spéciales*, telles que la vue, l'ouïe, l'odorat, le goût et le toucher, par lesquelles nous recevons, au moyen d'autant d'organes distincts, les impressions de la lumière et des sons, celle des odeurs, des saveurs, de la forme et de la mesure des corps.

Dans cette revue générale des sensations externes, nous examinerons successivement leur nombre, la disposition de leurs organes, leurs causes excitantes, les conditions nécessaires de leur exercice; leurs différens modes, leurs variétés et les rapports plus ou moins étroits qui les lient entre elles. Leurs usages seront examinés à part et comparativement avec ceux des sensations internes.

§ I. On n'est pas entièrement d'accord sur le *nombre* des sens, la plupart des auteurs le fixent aux cinq sens communément admis et regardés comme spéciaux, à cause du rapport exclusif de chacun de leurs organes avec une cause excitante particulière. Toutefois à ceux-ci, les physiologistes ont généralement ajouté le *tact*, qui, s'appliquant indistinctement à toutes les qualités générales des corps, différerait du toucher qui n'en embrasse que la forme et la mesure. A ces six sens, on a proposé d'en ajouter plusieurs autres encore : tel est celui de l'*amour*, ou le *sens génital*, admis par Buffon ; la *faim* et la *soif*, que Gabriel Lami, médecin de Paris, avait depuis long-temps placé au nombre des sensations; tel est encore le *sens pneumatique*, sur lequel M. Broussais a, dans ces derniers temps, plus particulièrement fixé l'attention (*Journal universel des Sciences médicales*). Mais de ces prétendus sens, le premier n'est évidemment qu'une modification du tact, et les autres, très-différens des sensations proprement dites, rentrent dans les *sentimens* nommés *besoins*, qui sont des sensations internes sur lesquelles nous reviendrons plus tard.

§ II. Les *organes sensoriaux* étant destinés à recevoir l'action immédiate des qualités sensibles des objets extérieurs, affectent tous pour cet usage une position superficielle : tels sont en particulier la peau avec ses annexes, et les origines des membranes muqueuses qui forment la périphérie entière de l'animal, et de plus, les instrumens des sens spéciaux, comme l'œil, l'oreille, la main, le nez, la langue et le palais. Tous ces organes très-différens les uns des autres en tant qu'appropriés à la nature si diversifiée de leurs excitans respectifs, offrent tantôt, en effet, un instrument de dioptrique, tantôt un appareil acoustique, là une forme destinée à saisir dans les objets la mesure et les contours; ici, enfin, des surfaces molles et lubrifiées propres à adhérer aux molécules odorantes et sapides, à les retenir et à se combiner en quelque sorte avec elles. Mais les sens, si différens sous ce point de vue les uns des autres, se ressemblent toutefois, et se rapprochent tous par l'élément nerveux ou l'agent essentiel et immédiat de la sensation qui les constitue : chaque sens, en effet, lié ou plutôt continu au double centre nerveux encéphalo-rachidien, n'en est, en quelque sorte, qu'un rayon ou prolongement. C'est d'ailleurs aux connexions immédiates des sens avec le système nerveux général, qu'il faut rapporter la division par paires de quelques-uns d'entre eux, et la disposition symétrique des autres. Cet état double des organes offre l'avantage de multiplier leurs points de contact avec les excitans, en même temps que de les rendre accessibles à ces derniers dans plusieurs directions à la fois. Ces organes doubles, chargés du même office, se suppléent d'ailleurs l'un l'autre. On sait, en effet, que la perte d'une main, d'un œil ou d'une oreille, ne nuit guère au toucher, à la vue et à l'ouïe, qui s'exercent, à peu de chose près, aussi bien avec un de leurs organes seulement. Les connexions étroites des sens avec le centre nerveux ressortent encore de la position de la plupart de leurs organes vers la tête, et très-près de l'encéphale. Tous, en effet, à l'exception des tégumens communs, logés dans des cavités de la face, tiennent au premier par des nerfs qui viennent directement s'y épanouir, après un trajet extrêmement court. Les nerfs des sens différens sans doute par leur nature les uns des autres, puisque aucun d'eux ne se montre apte à recevoir l'impression qui agit sur l'autre, offrent le plus souvent, d'ailleurs, encore des dispositions spéciales de consistance, de forme et de structure qui coïncident avec la diversité de leurs usages. M. Gall attache, comme on sait, ces nerfs, notamment ceux qui servent en commun aux sensations spéciales et aux mouvemens généraux de la tête, à l'un des organes encéphaliques ou des systèmes nerveux particuliers qu'il admet dans le cerveau. Ce savant, fondé sur des observations d'anatomie comparée et des raisonnemens, plutôt que sur l'intuition rigoureuse, place le groupe ou la réunion de ces nerfs dans la moelle alongée, partie qu'il ne borne point au collet; mais qui, s'étendant jusqu'au trou occipital, comprend encore ce que M. Chaussier a nommé le bulbe supérieur du prolongement rachidien. M. Gall appuie sa doctrine de la spécialité du système nerveux des sens sur ce que, dans les divers animaux, les nerfs optiques, acoustiques, du goût et de l'odorat, se montrent si indépendans les uns des autres, qu'il n'y a nulle proportion de volume entre eux, et qu'ils ne s'accroissent ni ne se dégradent simultanément. On voit, en effet, dans un animal, un sens très-étendu et un autre sens très-obtus; l'un plus tôt développé et plus tôt mort, l'autre ouvert et fini plus tard. Resteraient les nerfs du tact et du toucher qu'il paraissait difficile de distinguer dans le nombre des nerfs spinaux qui servent à la locomotion générale, mais qu'il faudrait encore regarder comme séparés de ces derniers, si les faits ultérieurs venaient à confirmer les expériences de M. Magendie, qui paraissent établir que ce seraient les branches postérieures de ces nerfs qui serviraient au sentiment, tandis que leurs branches antérieures seraient exclusivement affectées aux mouvemens.

§ III. La revue des *excitans* ou des sources variées des sensations montre que celles-ci sont hors de nous, ou bien nos propres parties. Le sentiment du double contact nous fait distinguer ces dernières lorsqu'elles intéressent le tact, et des comparaisons déduites de l'exercice d'un ou de plusieurs sens nous éclairent encore sur les autres modifications sensitives ou perçues que nous nous imprimons à nous-mêmes. C'est ainsi que nous *sentons* nos émanations odorantes, que nous *entendons* notre voix, que nous *voyons* nos mouvemens, etc. etc. Quant aux sources d'impressions venues du monde extérieur, elles sont tantôt les corps eux-mêmes en totalité, et qui nous sont matériellement appliqués, comme cela a lieu pour tout ce que nous touchons, et pour la plupart de nos sensations tactiles, celles de température seules exceptées; d'autres fois ce sont des agens impondérables ou principes subtils, comme la lumière qui réfléchit les couleurs des objets, et les odeurs qui émanent de certains corps : d'autres fois, la source d'impression consiste dans un simple mode de mouvement intérieur ou vibratile imprimé à certains corps, comme cela a lieu pour la production du *son*, et l'on sait enfin que les saveurs sont une des qualités intimes, de composition, et en quelque sorte chimique, des corps qu'on a nommés *sapides*. Les causes de nos sensations agissent par contact ou à distance. Les qualités générales ou tactiles, et les saveurs exigent le contact; celui-ci, immédiat dans le premier cas, admet dans le second l'intermédiaire de la salive. Les odeurs, les sons et les couleurs, agissant à distance, exigent, au contraire, un véhicule intermédiaire, et nous sont transmis au loin par l'air et la lumière; aussi ignorons-nous souvent de quel corps et de quel lieu ils nous viennent. Nous nous trompons à chaque instant sur le véritable siége des odeurs, et nos erreurs sur les sons et les objets que nous voyons seraient au moins aussi fréquentes si nos connaissances acquises sur les lois fixes des sons et notamment sur celles de la lumière, ne venaient à chaque instant nous en préserver. Mais c'est assez nous étendre sur ces objets examinés avec soin dans l'histoire de chaque sens en particulier.

§ IV. Si nous envisageons les *conditions générales des sensations*, nous verrons que l'accomplissement ou l'exercice complet et régulier de cet ordre de phénomène exige nécessairement : *impression* de la cause excitante sur l'organe du sens; *intégrité* de ce dernier; *transmission* de l'impression reçue par lui au cerveau, et *perception*, enfin, de cette dernière par l'ame. Examinons successivement chacune de ces conditions.

1° L'*impression* par laquelle commence toute sensation suppose une certaine mesure, un degré d'intensité convenable des excitans, une durée déterminée dans leur application, et par suite des intervalles sensibles dans l'abord de celles des causes excitantes dont l'émission est successive : et d'abord, pour ce qui est de la *force* ou de la dose, si l'on peut ainsi dire, de l'excitant, qui ne sait que l'éclat d'une trop vive lumière, les sons bruyans et forts éblouissent ou ne font qu'étourdir : que les extrêmes de température ne produisent qu'une impression douloureuse sur le tact, et que sous ce rapport on a même pu confondre le froid extrême et le chaud le plus intense, comme cela arriva notamment à ce chimiste de l'École Polytechnique, qui, recevant imprudemment dans le fond de la main un culot de mercure congelé par un froid artificiel excessif, se crut réellement brûlé, et le rejeta aussitôt comme il l'aurait fait d'un charbon ardent. Les caustiques, les vapeurs corrosives, summum des saveurs et des odeurs, affectent sans doute, altèrent même le nez et la bouche, mais se montrent impropres à exciter spécialement le goût et l'odorat : mais, trop faibles, les causes impressionnantes manquent également leur but; le jour qui baisse, les sons qui se perdent dans l'éloignement, les odeurs trop disséminées, etc., glissent en quelque sorte sur les sens, sans les ébranler suffisamment pour nous affecter. Ainsi, pour agir convenablement, les causes excitantes doivent offrir comme un degré moyen d'intensité, seul approprié à la sensibilité des agens de la sensation. Mais d'autre part, le *temps* de l'application de ces mêmes causes aux organes importe encore à envisager : on ne *voit* pas, en effet, les corps qui passent trop rapidement devant l'œil, comme ceux lancés par l'explosion de la poudre à canon, par exemple, et l'on ne goûte pas ceux qui franchissent inopinément la bouche; par un effet opposé, l'application trop constante des causes excitantes aux organes, nuit à l'accomplissement de la sensation; la continuelle obsession de l'œil par la lumière, celle de l'oreille par les sons, produisent le papillotage de la vue, des vertiges, la céphalalgie, et jusques à la syncope. Pour ce qui est de la *successibilité* des causes d'impression, il importe que l'émission de celles-ci soit séparée par certains intervalles, autrement la sensation est confuse; c'est ainsi que l'oreille ne distingue qu'un seul et même coup de marteau, par exemple, lorsqu'on frappe à coups très-redoublés; que l'œil, dans une roue qui tourne avec une grande rapidité, ne reçoit que la sensation d'une masse qui serait immobile, et qu'il confond encore avec une véritable circonférence lumineuse le point radieux unique qui en parcourt vivement toute l'étendue. On sait d'après d'Arcy, à l'égard de l'œil en particulier, qu'il faut pour que la sensation se fasse nettement ou sans confusion, que les images qui lui viennent successivement des différens points de l'espace, laissent entre elles un intervalle au moins égal à la la septième partie d'une seconde. Qui ne sait également que pour entendre la parole, par exemple, il importe qu'un intervalle distinct sépare les sons qui expriment chacune des syllabes dont les mots sont composés. Autrement, rien ne parvient nettement, même pour l'oreille la plus attentive.

2° Mais ce serait en vain que les causes impressionnantes agiraient sur les organes sensoriaux suivant les diverses conditions que nous venons d'examiner, la sensation ne saurait avoir lieu, que ces mêmes organes ne jouissent de l'état normal le plus parfait, c'est-à-dire de leur intégrité anatomique et physiologique. La peau conservera donc sa finesse et sa souplesse; le nez et le palais leur mollesse et leur humectation; l'œil et l'oreille, toutes les dispositions qui les rendent des instrumens de dioptrique et d'acoustique, et de plus, ces divers sens, sujets passifs des impressions ou activement dirigés vers elles, jouiront de toute la sensibilité générale ou spéciale qui leur est départie.

3° Cependant, quelles que soient les dispositions les plus favorables des organes sensoriaux soumis à l'action de leurs causes excitantes, ils ne peuvent effectuer la sensation par eux-mêmes; l'impression comme avortée mourrait en eux et serait sans aucun résultat, si la modification locale, quelle qu'elle soit, qui la constitue, n'était transmise au cerveau par les nerfs. Sans nous occuper ici de la transmission nerveuse dont le mode ou le mécanisme a donné lieu à un grand nombre d'explications reproduites ailleurs (*voyez* en particulier ENCÉPHALE et INNERVATION), nous nous contenterons d'établir sa nécessité comme phénomène inhérent à toute sensation : or, les preuves de cette action intermédiaire des nerfs entre l'organe sensorial et l'encéphale, se déduisent incontestablement d'une foule de faits d'observations et d'expériences qu'il nous suffira de rappeler sommairement. La sensation manque, en effet, ou se montre imparfaite par toute lésion physique ou vitale du nerf. La contusion de ce dernier, sa commotion, son état de congestion ou d'inflammation, sa paralysie, sa compression, sa ligature, sa section, en sont, comme on sait, autant de preuves irrécusables et surabondantes. Mais les nerfs étendus et communiquant des organes sensoriaux à l'encéphale et au prolongement rachidien, reconnus comme nécessaires à la sensation, laissent à décider s'ils ne sont que de simples agens de transmission des impressions, ou bien s'ils ne contribuent pas par eux-mêmes à la production des sensations; c'est à la première de ces deux questions qu'il faut accorder l'affirmative. On sait, en effet, que les nerfs envisagés comme parties sensibles ne manifestent que de la douleur, et que celle-ci se propage constamment en sens inverse des impressions sensitives ordinaires, c'est-à-dire des troncs ou des origines des nerfs à leurs branches ou rameaux; en second lieu, dans tous les cas de lésion des nerfs du sentiment, que nous venons de spécifier plus haut, toute sensation est également altérée ou rendue impossible quel que soit le point de leur trajet dans lequel ces organes sont lésés. Mais à ces considérations bien propres par elles-mêmes à faire regarder les nerfs intermédiaires entre les organes des sens et le double centre céphalo-rachidien, comme de simples *véhicules* des impressions reçues par les premiers, on doit ajouter encore toutes celles qui prouvent que c'est seulement dans l'encéphale même qu'en définitive s'effectue la sensation.

3° Tous les physiologistes, M. Gall excepté, professent, en effet, que la sensation, c'est-à-dire la conscience ou la perception des impressions reçues par les sens et transmise au cerveau par les nerfs, se fait dans l'encéphale, et que c'est là uniquement que l'âme prend connaissance de ce qui nous affecte. Plusieurs preuves rendent cette proposition incontestable; toutes les causes excitantes possibles, dirigées sur l'ensemble des organes sensoriaux, ne produisent, en effet, aucune sensation ou conscience. 1° Dans le sommeil ou l'interruption journalière de l'action cérébrale; 2° dans l'usage des médicamens sédatifs qui altèrent ou suspendent la réunion des phénomènes qui se rapportent à cette même action; 3° dans les maladies comateuses et la simple commotion du cerveau; 4° dans la plupart des lésions physiques de cet organe, et notamment dans toutes les causes de compression qui agissent sur lui. On sait à ce sujet que l'on suspend et que l'on rétablit à volonté, dans les expériences, l'exercice des sens, en pressant le cerveau mis à nu, ou en discontinuant cette pression. 5° D'autres remarques fortifient encore la proposition que nous émettons; c'est qu'il suffit d'une grande fatigue de tête, d'une céphalalgie, d'une forte contention d'esprit, d'une vive émotion pour empêcher la perception d'aucune des impressions reçues par les organes des sens et transmises au cerveau par les nerfs. C'est donc bien véritablement dans ce dernier lieu que s'effectue la sensation, et qu'elle reçoit son complément indispensable.

Comment les impressions transmises au cerveau modifient-elles cet organe, pour qu'il y ait perception? Quelles sont les différences de ces modifications, suivant la nature de la cause d'impression? Chaque impression aboutit-elle dans un lieu particulier du cerveau, ou toutes se réunissent-elles dans un seul et même point de l'encéphale, qui deviendrait ce que l'on a depuis long-temps nommé le *sensorium commune*? Nous n'essaierons point de répondre à ces questions qui sont insolubles, et sur lesquelles on a bâti mille hypothèses qui ne doivent point grossir cet ouvrage. Elles ont d'ailleurs été soulevées en partie à l'article ENCÉPHALE (physiologie), auquel nous renvoyons.

§ V. Les sensations offrent deux *modes* d'exercice très-différens : dans le premier elles sont en quelque sorte *passives*, comme on le voit dans l'état le plus ordinaire, ou lorsque leurs organes, naturellement ouverts à leurs stimulans, reçoivent simplement, et sans y avoir été préparés, l'impression de ces derniers. Alors nos perceptions, quoique réelles, manquent plus ou moins de précision, et sont à la fois légères et peu durables; telles sont le plus communément en effet nos actions de voir, d'entendre, de sentir, d'odorer, etc. Mais d'autre part, et par opposition avec cette sorte d'indifférence apportée dans leur exercice, les sensations se montrent *actives* : alors leurs organes, sur lesquels l'attention se concentre, sont disposés par la volonté non-seulement à recevoir l'impression de leurs excitans respectifs, mais encore à la rechercher et à aller comme à son avance. C'est ainsi que l'œil, porté dans un sens convenable et fixé sur les objets, fait plus que les voir, il les *regarde;* que l'oreille érigée, tendue, comme aux aguets, *écoute;* que le nez, le palais et la main *flairent*, *dégustent* et *touchent* au moyen des mouvemens imprimés à leurs organes par les divers appareils musculaires spéciaux placés sous la dépendance de la volonté. Ici les sens deviennent volontaires, et ne s'exercent que dans quelque vue particulière de l'esprit et sous l'influence du besoin de connaître, qui est sa qualité dominante. C'est encore à la diversité du mode d'exercice des sensations que celles-ci doivent d'approprier jusqu'à un certain point leurs organes, à l'intensité de leurs stimulans, et même de les pouvoir entièrement dérober à l'action trop énergique ou trop soutenue de ceux-ci. Remarquons, du reste, touchant la part de la volonté dans l'exercice des sensations, que les unes sont tout-à-fait involontaires, comme l'est le tact; d'autres, au contraire, entièrement volontaires, comme le goût et le toucher, tandis qu'il en est de mixtes, ou qui ne sont qu'en partie volontaires, telles que la vue, l'ouïe et l'odorat, qui s'exercent en effet sans l'influence de la volonté, mais qui s'y viennent subordonner avec avantage dans plusieurs cas.

Les *anomalies*, la *perversion*, la *dépravation* des sens, en sont encore des *modes* d'exercice que nous ne devons pas passer sous silence : or, à ces sensations contre l'ordre ordinaire, on doit rapporter les états de finesse exquise ou d'obtusion de la vue (*nyctalopie*, *héméralopie*), de l'ouïe et de l'odorat, signalés comme particuliers à certains individus; les *goûts* singuliers que manifestent les chlorotiques, les femmes grosses, pour des substances absurdes, insipides, ou qui leur sont ordinairement très-désagréables, comme le charbon, la cire à cacheter, les liqueurs fortes, le poivre, le vinaigre, etc. Il en est encore ainsi, à l'égard de l'odorat, du plaisir qu'éprouvent les hystériques à respirer les odeurs empyreumatiques les plus fétides. Nous rangerons dans la même catégorie les *fausses sensations*, les sensations *erronées*, ou les *erreurs* des *sens*, qui, comme les anomalies précédentes, peuvent trouver leur source dans quelque vice ou altération de la sensibilité des organes sensoriaux, mais qu'il faut rapporter encore dans plusieurs cas aux troubles de l'action cérébrale elle-même. Pour ce qui est des *illusions des sens*, qui ne sont le plus souvent que de faux jugemens portés sur les couleurs, la forme, la position et la distance des objets extérieurs, elles sont généralement du ressort particulier de la *vue* et de l'*ouïe;* nous nous contenterons dès-lors de renvoyer pour ce qui les concerne à l'histoire de ces deux sens.

§ VI. Ainsi que la plupart des fonctions de l'économie, les sens externes offrent de nombreuses *variétés :* les plus importantes de celles-ci se rapportent aux changemens que leur impriment *les âges* de la vie, dans la série desquels on suit l'ordre successif de leur entrée en exercice, de leur développement et celui de leur abolition, qui, pour le plus grand nombre, précède la fin générale. Mais ces considérations ayant été exposées à l'article AGE, nous nous contenterons d'y renvoyer. Après les âges viennent les *sexes*, les *tempéramens*, les *peuples* qui étendent ou restreignent singulièrement, comme on sait, le domaine des sensations. Quelques circonstances de la vie individuelle produisent encore sur elles de notables changemens, et parmi ces dernières l'on doit particulièrement faire remarquer l'influence puissante de l'*habitude* ou de la constance dans l'*exercice* à laquelle se rapporte l'*éducation.* Celle-ci, bien dirigée et appliquée dans la mesure des forces, donne aux sensations toute la finesse, la précision et l'étendue qu'elles peuvent acquérir. Mais l'habitude qui consiste dans l'abus des stimulans trop énergiques, comme l'éclat d'une vive lumière, le grand bruit, les sons très-forts ou très-éclatans, les odeurs fragrantes, les liqueurs spiritueuses concentrées, etc., se montre seule comme pouvant diminuer à la longue l'énergie des sens en détériorant leurs organes : or, c'est uniquement de celle-là qu'il faut entendre ce qu'a dit Bichat de l'influence de cette cause comme propre à émousser le sentiment, et par suite à conduire à l'indifférence. Cela cesse d'être vrai, quand il n'y a pas abus dans l'intensité ordinaire des causes d'impression. Qui ne sait à ce sujet que le montagnard, le marin, le peintre et le gourmmet, ne trouvent respectivement, dans l'exercice le plus habituel de leur sens privilégié que des notions plus étendues et plus distinctes, qui n'ôtent rien à la finesse et à la sensibilité de leur organe, tout en perfectionnant le jugement sur les diverses notions qui ressortent de chaque sensation

§ VII. Les sens forment un groupe distinct de fonctions rapprochées les unes des autres par des *rapports mutuels,* qui leur permettent réciproquement de s'éclairer ou de se rectifier, comme aussi de se suppléer ou de se remplacer en partie : et d'abord, nul doute que les sens ne s'éclairent par la communauté d'exercice, et ne préviennent ou ne dissipent ainsi les erreurs ou les illusions de chacun. C'est de la sorte que le toucher rectifie souvent les notions de distance, de forme et de mouvement acquises par la vue, et que celle-ci nous fait à son tour distinguer, par leur couleur et leur figure, des liquides divers et des corpuscules que le toucher confond ou laisse inaperçus; que là où la vue et le toucher réunis ne peuvent nous éclairer, c'est le goût ou l'odorat auxquels nous en appelons. Une foule de gaz et de liquides que nous touchons ou que nous voyons, comme identiques, donnent clairement au goût ou à l'odorat des notions de leurs différences. Ainsi, dans une foule de circonstances, la réunion des sens devient nécessaire pour assurer l'exactitude des notions qu'ils peuvent nous donner des objets. Pour ce qui est de la suppléance ou de la réciprocité d'action des sens, tout le monde sait que l'imperfection ou l'absence de l'un d'eux donne aux autres, par une heureuse compensation, plus de finesse et d'étendue. Qui n'admire en effet l'aveugle reconnaissant par la main les couleurs artificielles, entendant au loin le plus léger bruit, et acquérant par le tact et l'odorat une foule de notions qui échappent aux clairvoyans! Qui ne sait que le sourd voit tout, qu'il devine jusques à la parole par les simples mouvemens des lèvres et de la bouche, et qu'il lit à l'aide de caractères tracés en l'air ou sur son dos, etc. etc. Tous ces exemples appartiennent d'ailleurs à l'histoire de chaque sens, nous ne les étendrons donc pas davantage, et nous nous bornerons à faire remarquer qu'aucun d'eux ne suppose que leurs agens puissent en rien ni s'aider ni se suppléer dans ce qui est de leur action *spéciale* ou de leur fonction *immédiate*, mais bien seulement dans ce qui tient à leurs usages *médiats*. Aussi, jamais aucun autre sens que le tact ne nous donne les impressions de température, aucun autre que la vue ne nous révèle les couleurs; il en est ainsi des sons, des saveurs et des odeurs, qui restent absolument du domaine exclusif de l'ouïe, du goût et de l'odorat. Ce n'est donc qu'accessoirement et dans leurs usages secondaires que les sens se peuvent entr'aider et suppléer.

SECTION II. — *Sensations internes.* — Jusqu'ici la sensibilité mise en jeu dans les organes sensoriaux situés à la périphérie du corps par les différens stimulans externes, n'a produit que des phénomènes propres à nous associer au monde extérieur;

maintenant nous avons à envisager, pour compléter l'histoire de toutes nos sensations, les notions que nous donnent sur nous-mêmes les modifications perceptibles survenues dans l'intimité de tous nos organes, soit par les stimulans internes qui leur sont appliqués, soit par le simple fait de leur action pour l'entretien de la vie.

Les sensations internes supposent, comme toutes celles arrivées du dehors et que nous venons de passer en revue : 1° *impression* sur une partie ; 2° *transmission* de cette impression à l'encéphale ; 3° *perception* par l'intermède de ce dernier. Du côté des *impressions* nos connaissances positives se réduisent à bien peu de choses ; car si nous trouvons parfois la cause des sentimens intérieurs, soit dans les qualités diversement excitantes des humeurs qui remplissent leurs réservoirs, comme l'urine et le sperme, par exemple, soit dans l'infiltration, la stase, l'engorgement fluxionnaire ou phlegmasique des tissus par le sang et les autres fluides, le plus souvent nous sommes dans l'ignorance la plus complète sur la nature, le lieu et le mode du contact des causes stimulantes internes : que saisissons-nous, en effet, pour la *faim* et la *soif*, par exemple, autre chose que le simple fait général de la pénurie de l'économie pour les principes réparateurs de nos fluides et de nos solides ? Les douleurs, les chaleurs sympathiques, nous laissent encore dans le doute sur le lieu véritable dans lequel peuvent agir leurs causes productrices. Relativement aux *organes impressionnés* envisagés en eux-mêmes, on n'y remarque aucune disposition spéciale, et rien, d'ailleurs, du côté de la nature particulière des stimulans ne commandait celle-ci. La seule différence que l'on puisse noter parmi ces organes, c'est que les uns, disposés en membranes, continus avec la peau, comme l'est le système muqueux gastro-pulmonaire, forment à l'animal une doublure ou tégument interne universel destiné à une sorte de tact général, comme la peau elle-même à l'égard du tact et du toucher. Mais après cette seule disposition, tous les agens des sensations internes ne sont autres que chacun des tissus ou des appareils organiques destinés aux diverses fonctions, sans en excepter les propres organes des sens externes et ceux de l'intelligence : or, il résulte de là que le théâtre de nos sensations internes est vraiment sans limites, occupe indistinctement tous les points de l'organisme, et ne suppose partout qu'une simple aptitude, soit naturelle, soit acquise, à recevoir une modification perceptible. Un voile impénétrable couvre le mécanisme de toutes ces impressions : leur spontanéité et leur complète indépendance de la volonté en offrent d'ailleurs comme un double caractère, tout-à-fait propre, et qui les distinguerait encore, au besoin, des sensations externes.

Quant à la *transmission*, il règne encore, pour certains cas, de l'incertitude sur ses véritables agens. Cependant, comme on ne conçoit pas la possibilité de la perception sans un transport de l'impression faite au loin à l'encéphale; que les nerfs effectuent constamment celui-ci pour toutes les sensations externes, que souvent encore il existe pour l'ordre des internes des nerfs cérébraux seuls ou unis à des nerfs ganglionnaires, entre les organes impressionnés et le centre encéphalique, il devient très-probable que ce sont les nerfs encore qu'il faut regarder comme les véhicules des impressions venues du dedans. Observons néanmoins que cette probabilité peut paraître contestable à l'égard des sentimens émanés des parties encore assez nombreuses qui manquent, comme on sait, absolument de nerfs, et pour lesquelles Reil inventa son atmosphère nerveuse, tandis que d'autres invoquent l'existence de quelque agent encore indéterminé, mais propre à suppléer au manque de l'action nerveuse. Cette transmission cesse, d'ailleurs, de paraître nécessaire dans l'ordre des sentimens qui se rapportent immédiatement aux opérations du centre sensitif lui-même, comme cela a lieu dans la production des actes intellectuels et moraux. Pour ce qui est de la *perception* ou du troisième élément de toute sensation interne, nul doute qu'elle ne s'effectue dans l'encéphale même et par son concours : on sait, en effet, que tous nos sentimens intérieurs sont manifestement modifiés, diminués, interrompus ou abolis par le sommeil, l'état de compression du cerveau, les maladies de cet organe et la simple action des médicamens narcotiques.

Les sensations internes ne forment pas, comme celles venues du dehors, un ordre de phénomènes à part; ceux qui les constituent se trouvent en effet le plus communément liés d'une manière plus ou moins étroite à l'exercice même de la plupart des autres fonctions. Ce sont elles, en effet, qui souvent commandent ces dernières, en deviennent les produits, ou bien en règlent l'exercice. En parcourant la plupart des fonctions de l'économie, nous trouverions pour chacune d'elles, en particulier, une foule d'occasions de confirmer cette remarque; mais nous nous bornerons à faire observer, en général, que c'est par suite de la manifestation plus ou moins pressante des impressions internes spontanées, que les animaux se livrent irrésistiblement ou volontairement à l'exercice des fonctions auxquelles ils doivent le charme de leur vie, la réparation de leur corps et la propagation ou l'entretien de leur espèce. Mais ces sentimens, extrêmement variés, et qui ne sont autres que l'ensemble de ce qui forme nos *besoins* physiques et moraux, ayant été déjà exposés par M. le professeur Adelon, d'une manière lumineuse, et complété au mot BESOIN, nous nous contenterons d'y renvoyer.

Toutefois, les besoins divers, quoique formant la partie la plus remarquable de nos sensations internes, ne les comprennent cependant pas dans leur totalité. Plusieurs de cellesci se montrent sans aucun but appréciable d'utilité, comme de simples anomalies nerveuses, ou comme des phénomènes de l'état de maladie. Nous croyons donc devoir encore en offrir ici un rapide aperçu, en indiquant plus particulièrement les phénomènes de cet ordre, qui se manifestent dans l'appareil même destiné aux sensations externes, comme la peau et les divers organes sensoriaux particuliers.

Du côté de la peau, une foule d'impressions indépendantes des objets extérieurs se doivent rapporter au tact interne. Tels sont en particulier, dans plusieurs cas, les sentimens de froid, de chaud, de frissonnement, de démangeaison, de cuisson, d'ardeur, de constriction, d'épanouissement, de sécheresse, qui se manifestent si souvent dans les diverses parties de la peau : c'est encore aux modifications spontanées de la même partie qu'il faut rapporter les sensations de torpeur, d'engourdissement, de fourmillement, et de véritable douleur, avec toutes ses nuances, qui s'y manifestent si souvent. Il en est encore ainsi de plusieurs des sympathies de sensibilité dont elle est le siége, et parmi lesquelles nous nous contenterons de citer la douleur du gland dans le cas de calcul vésical, celle du genou dans la coxalgie, de la région de l'épaule dans l'hépatite, du syncipnt dans l'hystérie, etc. etc. N'est-ce pas encore à une sorte d'erreur du tact interne qu'il convient de rapporter le phénomène si remarquable des sentimens divers que les personnes mutilées rapportent aux parties mêmes qu'elles ont depuis long-temps perdues ?

Mais les organes sensoriaux particuliers entrent encore en action comme d'eux-mêmes et sous la seule influence des ébranlemens qui leur viennent du dedans. On connaît à ce sujet, pour l'œil en particulier, ces lumières vives et multipliées qui lui apparaissent à la suite d'un coup sur la tête, la vue trouble ou confuse des objets; celle qui les fait osciller, papilloter ou tournoyer, qui les revêt de couleurs, de taches diverses, fixes ou mobiles, qui leur sont toujours également étrangères; il en est encore ainsi des véritables *hallucinations* des différens sens qui créent les images les plus fantastiques, les sons, les saveurs et les odeurs les plus gratuites et les plus erronées. On est frappé en observant une certaine réunion de fous, du nombre de ceux uniquement atteints de cette vésanie particulière, et que l'on voit tranquilles sous tous les autres rapports, presque entièrement occupés à suivre sans relâche et sans fin les vains objets de leurs sensations spontanées. Les saveurs acide, acerbe, cuivreuse, métallique, salée; les odeurs de musc, de camphre, d'hydrosulfure; le sentiment d'une légèreté comme vaporeuse, etc. etc., apparaissent, comme on sait encore, sans aucun motif dans quelques névroses, notamment l'hystérie et l'hypochondrie, qu'elles contribuent même à caractériser.

On observe, enfin, que les diverses actions sensoriales se forment comme de toutes pièces dans le cerveau lui-même, ainsi que le prouvent si fréquemment les phénomènes de la manie véritable, et ceux des affections aiguës de l'encéphale, que le délire accompagne, et dans lesquelles mille sensations variées se produisent spontanément, et se renouvellent sans cesse avec la plus incroyable rapidité.

C'est encore aux sensations internes que nous devons le sentiment de nos forces, celui de notre faiblesse; ceux de bien-aise et de mal-aise de notre économie, qui nous dominent tour-à-tour; il en est encore ainsi de toutes les variétés de plaisir et de douleur qui se manifestent soit dans l'état de santé, soit dans celui de maladie. Les sensations internes forment enfin tout l'apanage sensitif de l'animal durant la vie fœtale. Elles paraissent motiver le petit nombre de mouvemens comme automatiques que le fœtus peut exécuter avant la naissance.

Section III.—*Usages généraux des sensations.*—Les sensations, attribut essentiel des animaux, et qui les distingue du reste de l'organisme vivant, forment l'un de leurs plus beaux apanages; par elles, en effet, nous acquérons la connaissance du monde extérieur, celle des personnes et des choses au milieu desquelles nous vivons, en même temps que nous avons le sentiment de nos peines, celui de nos plaisirs, et la conscience des besoins auxquels le soin de notre conservation et de notre bien-être nous contraint d'obéir. Envisagées dans le but auquel elles tendent, les sensations ont paru ou du ressort particulier de la nutrition, ou de celui de l'intelligence; or, celles qui se rapportent à l'entretien organique sont du côté des sens internes, la *faim* et la *soif*, qui nous sollicitent régulièrement à prendre des alimens solides et liquides; et du côté des sensations externes, le goût et l'odorat qui s'appliquent en commun au choix des alimens propres à nourrir. Mais d'autres sens sont plus particulièrement liés aux phénomènes de l'intelligence; Buisson qui, sous ce rapport, en a beaucoup exagéré l'utilité, les a nommés *sens intellectuels*. Ce sont ceux de la vue et de l'ouïe, du toucher même, qui fournissent, en effet, plus particulièrement à l'ame les matériaux de nos idées; par eux nous acquérons effectivement les notions abstraites d'étendue, de mouvement et d'espace qui sont essentiellement du ressort de l'esprit. Remarquons, toutefois, que les sensations, tant internes qu'externes, généralement regardées depuis Aristote, par la plupart des psycologistes et par quelques médecins, comme la double origine de nos facultés intellectuelles et de nos sentimens moraux, sont loin de remplir un pareil usage. Ce ne sont, en effet, ni les impressions intérieures émanées des viscères qui ne fournissent à l'ame que des sentimens vagues et incapables de comparaison, ni les impressions produites sur les organes sensoriaux par les qualités des objets extérieurs, qui peuvent seuls donner une raison suffisante du système de la pensée. Les sens en sont, sans doute, des moyens et de puissans auxiliaires, mais ils ne la déterminent pas. Combien de gens doués des sensations les plus exquises passent en effet leur vie dans un état voisin de l'idiotisme, et combien d'autres, au contraire, distingués par le plus haut développement d'intelligence et de raison, n'ont-ils que des sensations imparfaites ou viciées. Les animaux, si loin de l'homme par leurs qualités morales, le surpassent souvent encore par l'étendue et l'acuité de leurs sens ; ainsi donc, les sensations ne sont point la cause ou la première origine des phénomènes intellectuels et moraux. Ceux-ci reconnaissent une source plus élevée et se rapportent réellement à l'encéphale, spécialement affecté à leur production. Les sens y sont eux-mêmes soumis, et se montrent alors comme de simples instrumens de l'esprit ; c'est, en effet, par leur exercice actif, par celui que la volonté commande et qui se fait sous l'empire de l'attention, que les sensations deviennent particulièrement capables de meubler l'entendement d'utiles matériaux. Mais contens d'avoir établi la vraie limite de l'action des sens dans leur rapport avec les phénomènes intellectuels et moraux, nous renverrons pour tous les développemens sur lesquels repose cette idée à l'article ENCÉPHALE (physiologie), dans lequel M. le professeur Adelon a soigneusement établi l'ensemble des motifs qui lui servent de fondement.

Les articles particuliers consacrés à chacune des sensations spéciales de la vue, de l'ouïe, du goût, etc., nous dispensent de reproduire ici ce qui touche à leurs différens usages. Nous nous contenterons de faire remarquer que l'on avait généralement trop étendu leurs attributions. C'est ainsi que l'œil, borné à nous offrir le dessin ou l'image des caractères écrits, l'oreille, la succession des sons qui forment le mécanisme du langage, ou bien encore la gradation des tons ou des sons comparés, ne nous donnent rien de plus par eux-mêmes, et ne sont pas dès lors les sources auxquelles il faille rapporter le don si précieux de la parole et celui de la musique. C'est de l'intelligence seule que dérivent ces facultés.

Un dernier résultat général et commun des sensations de toutes les classes externes, internes, générales ou spéciales, est le sentiment de bien-aise et de malaise, de plaisir et de douleur, qui se montre comme leur but commun, soit qu'il accompagne, soit qu'il suive leur production. Mais pour ne pas grossir cet article d'inutiles répétitions, nous renverrons ce dernier ordre de considérations aux articles consacrés à l'histoire du plaisir et de la douleur. (RULLIER.)

SENSIBILITÉ, s. f., *sensibilitas*, *sensilitas*, ou faculté de sentir. La sensibilité est en effet celle des forces ou propriétés actives de la vie qui, propre aux animaux doués d'un système nerveux, les rend aptes à recevoir du monde extérieur ou d'eux-mêmes, des impressions perçues ou suivies de conscience.

La sensibilité, ainsi restreinte à son acception rigoureuse et véritable, est nettement séparée de l'impressionnabilité sans perception, c'est-à-dire de la sensibilité qui n'en est pas, et qu'on a désignée vicieusement sous les noms de *sensibilité organique*, de *sensibilité universelle*, de *sensibilité latente*. Nous en avons traité au mot IMPRESSIONNABILITÉ, et nous nous contenterons d'y renvoyer pour ce qui la concerne.

Quant à la sensibilité véritable, à la sensibilité proprement dite, et sur laquelle tout le monde s'entend sans définition, parce que chacun la sent en soi, bornée en nous-mêmes, nous n'en avons d'idée que pour nous, et ce n'est que par analogie que nous l'admettons dans les autres, soit dans les animaux rapprochés de l'homme, soit dans nos semblables : la ressemblance d'organisation dans le premier cas, et dans le second la parfaite similitude des actions observées avec les nôtres, sous l'influence des mêmes stimulans, nous porte naturellement à conclure, de ce que nous *sentons*, à ce qui se passe en eux. Remarquons toutefois que, dans cette sorte de communauté d'actions, les nuances individuelles qu'on y observe rendent infiniment probable que chacun a comme sa sensibilité propre, en vertu de laquelle il sent à sa manière.

La sensibilité préside indistinctement à toutes nos sensations, tant internes qu'externes ; elle en est le principe et la source : *spéciale*, cette force met chaque sens en rapport exclusif avec le stimulant qui lui est approprié ; *générale*, on la voit, à l'*extérieur*, animer toute la périphérie du corps, la peau, ses dépendances, et l'origine des membranes muqueuses : à l'*intérieur*, révéler à l'intelligence dans l'état normal tous les besoins du corps ; et dans l'état pathologique, lui faire connaître par la douleur les désordres qui menacent l'existence.

Les phénomènes de la sensibilité restreints aux sensations, et propagés en convergeant de tous les points sensibles de l'économie vers l'encéphale, où ils aboutissent, s'y terminent en produisant le sentiment de la *perception*. Au-delà ce n'est plus la sensibilité de la pulpe nerveuse cérébrale ou rachidienne qu'il faut invoquer, elle ne saurait produire ou renfermer le système de la pensée, et les nobles facultés de celle-ci sont d'un autre domaine. C'est par l'intelligence en effet, et sous sa direction, à laquelle se subordonne alors la sensibilité elle-même, qu'on voit agir ou entrer en action tout l'appareil organique de cette force. L'œil ne *regarde*, en effet, l'oreille n'*écoute*, le palais ne *goûte*, et la main ne *touche*, que sous la double influence de la volonté et de l'attention. Aussi ces facultés morales ne sauraient-elles, comme toutes celles qui leur sont analogues, être regardées comme de simples transformations, des modes ou des dérivations de la sensibilité. C'est donc, à notre avis, par un véritable abus de langage et pour n'avoir pas suffisamment distingué la qualité d'apercevoir ou d'apprécier, qui est une simple vue de l'esprit, de celle de *sentir* ou de percevoir physiquement les objets matériels de nos sensations, que quelques idéologistes, quoique d'un grand mérite, ont pu prétendre rattacher à la sensibilité, non-seulement la *perception* qui s'y lie, en tant qu'elle devient le complément nécessaire de toute sensation, mais encore la *mémoire*, le *jugement* et la *volonté*, qui ne seraient respectivement, d'après eux, que *sentir un souvenir*, *sentir un rapport* et *sentir un désir*. Mais, nous le répétons, ce n'est là qu'un étrange abus de mots, un artifice trompeur, et comme un piége du langage, que la moindre réflexion ne permet pas de méconnaître. Ainsi, les phénomènes intellectuels et moraux, à la production desquels l'encéphale paraît être d'ailleurs spécialement affecté, ne rentrent donc pas dans la dépendance de la sensibilité : et cette même force, restreinte dans ses véritables limites, c'est-à-dire, renfermée dans celles que nous lui donnons, reste encore plus ou moins étrangère à cette direction du moral des personnes qu'on a nommées *sensibles*, et qui se distinguent particulièrement dans le monde par la prédominance et l'exaltation de leurs émotions et de leurs sentimens tendres et affectueux.

Ainsi que nous avons vu, en traitant de l'impressionnabilité, cette force, liée à la production des mouvemens organiques, entraîner les phénomènes de la contractilité de ce nom, de même aussi la sensibilité, motive, détermine, ou appelle en quelque sorte ceux de la contractilité cérébrale, ou des mouvemens placés sous la dépendance du cerveau. Mais il existe entre ces deux causes des mouvemens cette différence, savoir, que ceux de l'impressionnabilité la suivent immédiatement, s'en montrent inséparables, et n'en peuvent en quelque sorte être distingués que par la pensée, tandis qu'entre ceux qui suivent l'exercice de la sensibilité, se trouve l'action intermédiaire des nerfs et du cerveau, d'où il suit que ces derniers ne se manifestent que d'une manière plus ou moins éloignée et constamment subordonnée à nos déterminations raisonnées, à nos passions véhémentes, et à notre instinct.

La sensibilité, suspendue dans le sommeil, comme renouvelée par la veille, partage la loi d'intermittence de toutes les fonctions de la vie de relation.

Cette force, prédominante dans l'enfance et la jeunesse, s'amortit dans l'âge mur, décline et tend vers sa fin chez le vieillard. De là l'obtusion et même la perte anticipée du plus grand nombre des sens communément observées dans l'âge avancé. Son exaltation devient remarquable chez les femmes et chez les personnes d'un tempérament nerveux. Sa diminution caractérise les gens mous et lymphatiques. Elle a peu d'énergie chez les athelètes et chez tous ceux qui consomment leur vie dans l'emploi des mouvemens qui dérivent de la contractilité célébrale. Aussi remarque-t-on que ces deux forces se subordonnent en quelque sorte l'une à l'autre, et se trouvent dans une véritable alternative d'action; phénomène digne d'attention, et propre à ajouter un nouveau poids à l'opinion de ceux qui les rattachent en commun à l'innervation ou à l'émission du fluide nerveux ou principe de l'action cérébrale. Il semble, en effet, que l'une et l'autre consistent dans une somme donnée de quelque agent qui s'épuiserait pendant la veille, et se réparerait durant le sommeil pour servir au réveil à de nouvelles actions sensitives et motrices.

Mais cette manière de voir qui placerait la sensibilité et la contractilité, cérébrales, dans la dépendance immédiate du système nerveux, dont elles ne seraient dès-lors qu'une simple fonction, ne doit être regardée, toute plausible qu'elle puisse paraître au premier abord, que comme une véritable hypothèse. Cette idée supposerait, en effet, d'une part, que la sensibilité ne fût point une force générale de l'organisation animale, qu'elle ne fût rien dans les organes que par l'élément nerveux qu'ils admettent, qu'elle ne se manifestât jamais dans les parties dépourvues de nerfs, et qu'il fût raisonnable de la nier dans un très-grand nombre d'animaux inférieurs, manquant manifestement d'un appareil nerveux distinct; en second lieu, il faudrait, pour abaisser la sensibilité au simple rang d'une fonction, qu'on pût, avec quelque apparence de certitude et de raison, se former des idées du mécanisme de sa production. Mais il faut l'avouer, tout ici rentre dans le vague le plus complet, ou devient manifestement erroné; et d'abord, il faut matérialiser la double cause de la sensibilité et de la contractilité, en faire un produit organique, une véritable sécrétion, que rien ne peut démontrer; de plus, il faut lui trouver un agent dans quelque dépendance spéciale du système nerveux, et un liquide de formation et d'entretien; ensuite, un réservoir qui le retienne et le dispense à propos; puis enfin, des conduits pour son transport, en sens inverse et double, et des émonctoires qui en débarrassent l'économie. Mais nous ne croyons pas que l'on puisse, dans l'état actuel de la physiologie, résoudre d'une manière tant soit peu probable l'ensemble des difficultés que ferait naître l'hypothèse que nous examinons : aussi n'hésitons-nous pas à regarder la *sensibilité* comme une cause première, une véritable force, présidant dans le animaux à l'ordre entier des phénomènes sensitifs qui sont leur premier apanage.

Une autre objection remarquable, faite contre l'admission de la sensibilité comme force, se tire de ce qu'on pense devoir réserver ce nom pour désigner les seules propriétés vitales communes à l'ensemble des corps vivans. Or, la sensibilité étant une manière d'être particulière aux animaux, a paru devoir rentrer dans les fonctions de ces derniers. Mais ce que nous venons de dire prouve d'abord la difficulté ou plutôt l'impossibilité d'établir rien de positif sur cette prétendue fonction; en second lieu, de de ce que la sensibilité n'est pas commune à l'ensemble des corps vivans, il ne s'ensuit pas qu'elle perde son rang de force. Une force, pour être telle, n'a pas besoin, en effet, d'être universelle ou générale, il suffit qu'elle corresponde à une réunion de phénomènes distincts des corps vivans, inexplicables d'ailleurs, et dont seule elle puisse rendre raison. Les physiologistes ne doivent pas à cet égard se montrer plus rigoureux que les physiciens, qui, indépendamment des forces physiques générales, admettent encore comme on sait des forces particulières, comme l'élasticité, par exemple, les forces électrique, magnétique, l'adhésion, etc., qui ne se manifestent que dans certains corps. Ainsi donc la sensibilité, pour être une propriété active, exclusive aux animaux, n'est pas moins une des forces la plus importante de l'organisme vivant. Vicq-d'Azyr, en la mettant au nombre des fonctions, avait été conduit à cette classification par une autre idée, c'est la confusion qu'il en faisait avec la sensation. Mais cette dernière est, comme nous l'avons vu, un fait complexe exigeant un concours d'actions successives dont la sensibilité ne se montre que comme la cause et la condition première, d'où il suit qu'elle n'est pas la sensation elle-même. Il y aurait, du reste, à confondre la sensibilité avec la sensation, qui en dérive comme l'effet de sa cause, le même vice qu'à ne pas distinguer le mouvement d'une montre, par exemple, de l'élasticité du ressort qui le produit.

La sensibilité, qui s'entend seulement pour nous de la sensibilité proprement dite, ou de l'impressionnabilité avec conscience, a reçu différens noms que nous devons faire connaître comme complément de son histoire. 1° Haller, conduit à l'envisager, d'après ses mémorables expériences sur les parties sensibles, comme inhérente aux nerfs, lui a donné le nom de *force nerveuse* (*vis nervosa*). Mais la justesse de cette dénomination devient contestable à l'égard des parties dépourvues de nerfs, et qui se montrent évidemment sensibles, comme on le voit dans l'état pathologique d'une foule de tissus, et même, suivant Bichat, dans la production de quelques sensations internes, qui se feraient indépendamment des nerfs; 2° la sensibilité a été nommée *animale* par ce dernier auteur : cette épithète indiquait qu'elle est particulière aux animaux, et qu'elle diffère ainsi de celle que le même nommait *organique*, parce qu'elle s'étend à tout l'organisme vivant. Mais la dénomination de sensibilité animale devient superflue, si l'on substitue, comme nous le proposons, celle d'impressionnabilité à la sensibilité organique ou à celle qui n'en est pas; en second lieu, comme il n'est pas prouvé que tous les animaux sans exception jouissent de la sensibilité qu'elle leur paraît attribuer; il s'ensuit qu'en s'appliquant aux plus inférieurs, elle recevrait une extension sans limites, et qu'elle peut ne pas mériter; 3° dans ces derniers temps, on a communément appelé cette force sensibilité *percevante*, sensibilité *de relation*, sensibilité *extérieure*; mais d'abord simple condition de perception, elle ne perçoit pas, c'est l'âme qui perçoit par elle-même; en second lieu, si elle établit nos relations avec le monde extérieur, elle ne sert pas seulement à cela, et comme c'est elle encore qui nous décèle un grand nombre d'états de notre propre corps, il s'ensuit que ces noms ont l'inconvénient de ne comprendre qu'une partie seulement de ses attributs.

Quant à nous, qui l'appelons simplement sensibilité, si nous la devions distinguer par quelque autre dénomination, nous l'appellerions sensibilité *cérébrale*, parce que l'intégrité physiologique et matérielle du cerveau est la condition essentielle de son existence. *Voyez* ENCÉPHALE, FORCE, IMPRESSIONNABILITÉ.

(RULLIER.)

SENSIBLE, adj., *sensibilis*, qui est doué de sensibilité, qui est susceptible d'être saisi par l'un de nos sens.

SENSITIF, adj., *sensitivus*. Dans le langage métaphysique, ce mot sert à caractériser ce qui a la faculté de sentir : *ame sensitive*. En physiologie, on l'emploie quelquefois pour désigner ce qui a rapport aux sens et aux sensations : *fonction sensitives*.

SENSORIUM, s. m.; nom latin francisé, sous lequel on désigne quelquefois le cerveau, centre commun des sensations.

SENTIMENT, s. m. On donne généralement ce nom à ce qu'on sent ou à ce que l'on éprouve physiquement et moralement. Dans le *premier cas*, le sentiment n'est autre que la *sensation* dont nous venons de traiter, et qui conserve le nom générique de *sensation*, lorsqu'elle résulte des impressions de dehors sur les organes sensoriaux, tandis qu'elle prend le plus communément celui de sentiment lorsqu'elle se rapporte aux sensations internes ou aux modifications perceptibles de nos organes intérieurs. Tels sont les *sentimens* de la faim, de la soif, de la fatigue, de la douleur, de tous nos besoins, etc. Ainsi, nous sommes dispensés d'en traiter ici en renvoyant à l'histoire des *sensations internes*. Sous le *rapport moral*, les sentimens s'entendent des affections de l'ame, des inclinations ou des divers penchans, bons ou mauvais, qui constituent les qualités du cœur; ou bien ils sont de simples vues de l'esprit propres à nous déterminer dans l'appréciation des choses, et dans les jugemens en quelque sorte irréfléchis que nous en portons. C'est en effet ainsi qu'en s'abandonnant à son impulsion naturelle, à son propre mouvement, l'on juge, l'on se détermine, ou l'on agit par *sentiment*, ainsi qu'on le dit avec justesse : mais sous ce dernier point de vue, les sentimens rentrant encore dans l'histoire des facultés morales proprement dites, c'est à ces dernières que nous renverrons leur étude. *Voyez* ENCÉPHALE (physiologie).

(RULLIER.)

SEPTANE, adj., *septanus*. On donne le nom de fièvre

septane à la fièvre intermittente dont les accès reviennent chaque septième jour. Cette espèce de fièvre est très-rare, si même on en a des observations bien constatées. *Voyez* INTERMITTENTES (fièvres.)

SEPTIQUE, adj., *septicus*, de σηπτὸς, pourri; qui produit la putréfaction, la pourriture. On désigne quelquefois ainsi certains poisons qui déterminent des affections gangréneuses: tels sont le seigle ergoté, le venin de la vipère, etc. *Voyez* POISON.

SEPTUM. Mot latin employé dans le langage anatomique comme synonyme de CLOISON.

SÉQUESTRE, s. m., *sequestrum*, de *sequestrare*, séparer. Nom sous lequel on désigne la portion d'os nécrosée qui, séparée des autres parties vivantes de l'os, tend à être rejetée au dehors. *Voyez* NÉCROSE.

SÉREUX, adj., *serosus*, qui abonde en sérosité.

SÉREUX (le système ou tissu) se compose de l'ensemble d'un grand nombre de membranes formant des sacs sans ouverture, adhérentes par leur surface extérieure aux organes qui les avoisinent, libres par leur surface intérieure où leurs parois sont contiguës à elles-mêmes et humectées par un liquide analogue au sérum du sang; elles servent d'enveloppes à beaucoup d'organes qu'elles concourent en même-temps à isoler en facilitant leurs mouvemens. Les membranes séreuses sont tellement unies aux parties qu'elles recouvrent qu'on les avait toujours confondues avec ces parties, jusqu'à l'époque où Bonn, Monro, et surtout Bichat, les ont décrites isolément, et ont fait ressortir leurs caractères communs. Examinées ainsi, elles offrent, sous le rapport de leur situation et du liquide qu'elles sécrètent, des différences assez prononcées pour constituer deux groupes que nous étudierons successivement après avoir présenté une description générale de ce genre de membranes.

Les membranes séreuses sont cystiformes, fermées de toutes parts, à l'exception du péritoine chez la femme, qui se termine sur le contour de l'orifice du pavillon de la trompe utérine; étant ainsi complétement closes, le liquide qu'elles contiennent se trouve tout-à-fait isolé des autres humeurs du corps, parce que le tissu de ces membranes est imperméable, et que les fluides ne le pénètrent que par l'intermédiaire des vaisseaux qui s'y distribuent. On sait néanmoins avec quelle rapidité ces membranes sont traversées pendant la vie par certaines substances, telles que la bile, l'hydrochlorate de fer, l'hydrocyanate de potasse, etc.; quelques minutes suffisent dans certains cas pour que ce phénomène ait lieu. Les membranes séreuses sont tantôt très-simples, représentant exactement une vésicule plus ou moins ample; tantôt elles se trouvent appliquées à la surface de parties dont la configuration diverse modifie nécessairement leur forme extérieure : c'est ce qu'on observe dans celles qui enveloppent des tendons, des ligamens, etc.; comme elles sont simplement réfléchies sur ces organes, qui ne traversent pas leur cavité, comme on pourrait le croire au premier abord, elles offrent l'aspect d'une double gaîne. Ces dernières capsules, qui sont très-multipliées, ont pour cela été nommées vaginiformes. Enfin, celles qui enveloppent les viscères et tapissent les parois des cavités qui contiennent ces viscères, ont une disposition beaucoup plus compliquée (*voyez* MÉNINGE, PÉRITOINE, PLÈVRE, etc.); la partie du viscère par laquelle les vaisseaux pénètrent dans son intérieur, n'est jamais immédiatement tapissée par la membrane séreuse; cependant il arrive aussi qu'elle l'enveloppe entièrement, et alors elle forme un repli dans l'épaisseur duquel rampent les vaisseaux qui vont se rendre à l'organe. Il existe encore d'autres espèces de replis séreux, libres et flottant dans la cavité que la membrane séreuse circonscrit en totalité, et qui sont produits par le prolongement des feuillets qui enveloppent les viscères, ou par ceux qui tapissent les parois de la cavité viscérale : tels sont les franges synoviales des cavités articulaires, les replis graisseux de la plèvre du médiastin, les appendices graisseux des intestins, les épiploons.

D'après la disposition générale des membranes séreuses, on voit qu'elles doivent offrir deux surfaces dont l'une est libre et l'autre adhérente. La première est contiguë avec elle-même dans tous les points de son étendue, d'où il suit qu'il n'existe point à proprement parler de cavité séreuse. Cette surface, humectée constamment par un liquide ténu, paraît lisse et polie; mais elle est évidemment hérissée d'une multitude de villosités visibles au microscope : c'est pour cela que ces membranes ont été nommées villeuses simples. La surface externe ou adhérente des membranes séreuses est floconneuse, recouverte de tissu cellulaire par l'intermédiaire duquel elle est liée plus ou moins intimement aux organes qu'elle recouvre. La couleur des membranes séreuses est blanchâtre, et comme elles sont très-minces, quoiqu'assez résistantes, leur transparence est très-grande : elles jouissent d'élasticité; mais quand elles reviennent sur elles-mêmes après avoir été plus ou moins distendues, leur rétractilité est surtout favorisée par la contraction des parties auxquelles elles adhérent.

Examinées avec attention dans certains points de leur étendue, les membranes séreuses ont une structure fibreuse plus ou moins apparente, qu'on rend plus sensible en les déchirant en différens sens; elles ne diffèrent d'ailleurs du tissu cellulaire que par un plus haut degré de condensation, et par leur conformation générale, car dans leur état le plus simple, c'est-à-dire quand elles ne constituent que de simples ampoules, elles se rapprochent beaucoup des larges aréoles que l'insufflation produit dans le tissu cellulaire très-lâche de certaines parties. Les vaisseaux des membranes séreuses sont très-multipliés, et dans la classe de ceux qu'on nomme vaisseaux blancs : on peut les rendre visibles par une injection ténue, comme ils le deviennent parfois quand l'inflammation y fait pénétrer du sang. Dans ce dernier cas, il faut que la phlegmasie ait existé pendant long-temps pour que la membrane séreuse soit bien évidemment le siége de l'injection sanguine, car sa grande transparence laissant apercevoir les ramifications capillaires les plus déliées du tissu cellulaire sous-séreux, il arrive assez souvent qu'on prend cette injection pour celle de la membrane séreuse. En général, il est beaucoup plus rare qu'on ne le pense communément, de voir les vaisseaux de ces membranes réellement injectés de sang, et l'on sait que jusqu'à présent on n'a pu en distinguer dans l'arachnoïde, soit dans l'état normal, soit dans l'état pathologique : jusqu'à présent, on n'a pas non plus observé de nerfs dans leur épaisseur. L'organisation de ce genre de membranes est donc bien simple, aussi quelques anatomistes, et M. Ribes entre autres, les assimilent-ils aux membranes accidentelles qu'on voit se former au milieu de nos tissus dans beaucoup de circonstances, d'autant plus qu'il n'est pas rare non plus de voir les membranes séreuses se reproduire assez promptement. M. Ribes, n'y ayant jamais trouvé les élémens anatomiques qui constituent les autres parties du corps, pense que la plupart des phénomènes signalés à leur sujet se passent dans le tissu cellulaire qui leur est sous-jacent, et que, semblables à l'épiderme, ces membranes se laissent pénétrer par des fluides plus ou moins apparens sans avoir aucune organisation réelle.

Le liquide des membranes séreuses n'offre pas dans toutes les mêmes caractères, quoiqu'il soit généralement très-analogue au sérum du sang et qu'on y trouve de l'eau, de l'albumine, une matière incoagulable, une autre fibreuse et de la soude; l'analyse de ce liquide présente aussi quelques variétés dans les diverses membranes séreuses.

J'ai déja dit, en parlant de l'élasticité des membranes séreuses, que lorsqu'elles avaient été très-distendues, c'était au moins autant à la contraction des organes qu'elles recouvrent qu'à leur rétractilité qu'elles doivent de revenir sur elles-mêmes quand la cause de leur distension cesse d'agir : néanmoins la contractilité y est très-prononcée. Leur agrandissement résulte souvent aussi de ce que les plis qu'elles forment s'effacent plus ou moins complétement, et concourent ainsi à l'accroissement de la cavité que circonscrit la membrane séreuse dont la dilatation est dans ce cas bien plutôt produite par l'alongement de ces plis que par l'extensibilité propre à ces membranes. Mais c'est particulièrement à cette dernière propriété de tissu qu'il faut attribuer les dilatations partielles qu'on y observe assez souvent, et qui sont favorisées par le déplacement qu'éprouve le feuillet séreux en glissant sur les parties auxquelles il correspond : c'est ce qui se remarque dans les hernies; on conçoit aussi que le degré d'extensibilité est dépendant des connexions de la membrane qui s'opposent à son déplacement ou le facilitent. Quoique jusqu'à ce jour on ait inutilement cherché des nerfs dans les membranes séreuses, et que dans l'état naturel elles ne paraissent pas jouir de sensibilité, cependant cette propriété y est exaltée à un point extrême dans l'inflammation; elles ne possèdent qu'un faible degré de tonicité, et la force de formation y est très-développée, mais à un moindre degré que dans le tissu cellulaire.

Les fonctions des membranes séreuses sont liées à l'existence d'un liquide qui se trouve déposé dans leur cavité, étant exhalé continuellement par leur surface libre et résorbé en proportion. Cette sécrétion perspiratoire s'opère sans doute par l'intermédiaire des vaisseaux nombreux qui doublent cette membrane, et qui apportent les matériaux du liquide sécrété; mais on ne connaît pas d'une manière précise comment le liquide traverse la membrane dans l'exhalation comme dans son absorption, et les explications données à ce sujet manquent de preuves positives. L'arachnoïde crânio-vertébrale fait seule exception pour le siége qu'occupe le liquide, car il est contenu, comme M. Magendie l'a prouvé, entre ce feuillet séreux et la pie-mère; fait qui prouve mieux que tous les raisonnemens possibles que le liquide est sécrété par les vaisseaux exterieurs au feuillet séreux. On sait que du défaut d'équilibre entre la déposition de ce liquide dans les membranes séreuses et sa résorption, résulte son accumulation qui constitue l'hydropisie. Indépendamment des usages physiques de l'humeur sécrétée, qui isole et favorise le glissement des feuillets séreux les uns sur les autres, Béclard pense qu'il est vraisemblable que la matière nutritive, ainsi déposée et reprise alternativement, éprouve une assimilation plus parfaite avant d'être employée à la nutrition des organes.

Les premières périodes du développement des membranes séreuses sont très-imparfaitement connues : celles qui recouvrent les viscères abdominaux ressemblent dans le principe à un vernis visqueux; en général, elles n'ont d'abord que l'apparence du tissu cellulaire, mais elles se développent un peu plus rapidement que lui; toutes ne forment pas des sacs ouvertures, c'est au moins ce qui a lieu pour le péricarde, les plèvres et le péritoine qui sont largement ouverts antérieurement, et laissent à découvert les organes qu'ils doivent recouvrir plus tard. La forme des membranes séreuses varie aussi aux diverses époques de la vie, comme on le voit dans le péritoine, où un prolongement qui traverse l'anneau ombilical dans les premiers temps de la vie embryonaire, disparaît aux époques suivantes, tandis qu'un autre se forme, en suivant la progression du testicule, et pénètre dans l'anneau inguinal. Le nombre des sacs ou cavités séreuses varie aussi par suite de ces changemens, comme on le voit pour la tunique vaginale du testicule qui communique d'abord avec la cavité péritonéale, et qui plus tard en est tout-à-fait isolée. Quant aux membranes séreuses elles-mêmes, elles sont généralement très-minces dans le fœtus, et bien moins adhérentes aux parties qu'elles avoisinent; le liquide qu'elles exhalent paraît être aussi plus ténu, plus aqueux. Dans la vieillesse, les membranes séreuses perdent quelquefois de leur transparence; elles présentent dans certains points des opacités plus ou moins prononcées, mais qui paraissent dues particulièrement au changement que subissent les tissus qu'elles recouvrent; on en observe à peu près constamment chez le vieillard dans la méninge rachidienne, spécialement dans sa partie postérieure, et il est aisé de reconnaître que les marbrures blanchâtres qui semblent appartenir à l'arachnoïde qui revêt la dure-mère, ont au contraire leur siége dans cette dernière membrane.

Les vices de conformation des membranes séreuses dépendent en général de ceux des parties qu'elles recouvrent ou dont elles sont recouvertes : c'est ce qui a lieu dans les cas où les parois thoraciques, abdominales, crâniennes, rachidiennes, etc., manquent en totalité ou en partie : alors il y a absence d'une portion de ces membranes. D'autres fois elles communiquent entre elles quand les cavités qu'elles tapissent ne sont pas elles-mêmes isolées, comme on le voit dans certains exemples d'absence ou de perforation du diaphragme, et quand la tunique vaginale du testicule reste confondue avec la cavité péritonéale. Une autre conformation anormale et congénitale, qu'on n'a encore observée que dans le péritoine, consiste dans l'existence de replis plus ou moins larges, ou d'un sac plus ou moins complet contenu dans l'intérieur de la cavité même de la membrane séreuse : Neubauer est le premier auteur qui en ait rapporté un exemple, et j'en ai décrit un autre (*Archiv. gén. de méd.*, t. VII) en citant plusieurs faits analogues (*voyez* PÉRITOINE); un cas semblable a été observé récemment dans les pavillons de l'école pratique. Enfin, l'histoire des HERNIES fournit des exemples nombreux d'autres vices de conformation des membranes séreuses, mais qui sont consécutifs et non primordiaux.

Dans les lésions accidentelles du tissu séreux où il y a division avec ou sans perte de substance, la cicatrisation s'opère, et assez promptement, soit immédiatement, soit par la production d'une nouvelle membrane qui ne diffère de celle qui l'environne que par plus d'extensibilité, et plus de ténuité. Cette production d'un tissu séreux accidentel n'est pas rare, comme on le voit dans beaucoup de KYSTES (*voy.* ce mot), dans les articulations supplémentaires, et dans les bourses synoviales sous-cutanées qui se développent là où la peau exerce des frottemens accidentels. J'ai déjà dit que l'accumulation du liquide dans les cavités séreuses constitue les diverses sortes d'HYDROPISIES (*voy.* ce mot): cet accroissement de l'exhalation séreuse dépend aussi de l'inflammation ou d'une foule de causes qu'il n'est pas de mon objet d'examiner ici.

L'inflammation des membranes séreuses n'a point, à proprement parler, son siége dans ces membranes elles-mêmes, mais dans le tissu cellulaire qui leur est sous-jacent, ou dans les couches les plus superficielles des tissus qu'elles tapissent. Nous avons déjà fait cette remarque, en parlant de l'homogénéité de leur texture qui offre à peine des traces d'organisation, circonstance bien propre à appuyer cette opinion qui a été soutenue depuis long-temps par Rudolphi, MM. Chaussier et Ribes, et que je me suis aussi attaché à démontrer en traitant de la méningite rachidienne dans un autre ouvrage (*Traité de la Moelle épinière et de ses maladies*). Cependant une phlegmasie sous-séreuse qui se prolonge beaucoup rend la membrane séreuse vasculaire, et ses villosités saillantes et épaisses. Quant à l'opacité et à l'épaississement de la membrane, ces deux changemens lui sont le plus souvent étrangers, et la perte de transparence du feuillet séreux ainsi que son augmentation d'épaisseur dépendent ordinairement de l'épaississement des couches celluleuses sur lesquelles il est appliqué; l'inflammation détermine aussi à l'intérieur de la cavité séreuse, la sécrétion tantôt d'un liquide limpide très-abondant, tantôt un liquide lactescent, mêlé de flocons caséiformes, quelquefois le liquide est sanguinolent, et d'autres fois c'est du pus tout-à-fait semblable à celui du tissu cellulaire : enfin, on voit, mais rarement à la vérité, du sang pur exhalé à la surface de ces membranes. Une matière plastique peut être aussi sécrétée dans le même cas, et former des couches plus ou moins épaisses qui constituent les PSEUDO-MEMBRANES, lesquelles sont tantôt adhérentes à la membrane séreuse, tantôt libres et flottantes dans sa cavité; on a trouvé quelquefois dans ces dernières des vaisseaux très-bien développés; Béclard en conservait un exemple remarquable. Les fausses membranes déterminent souvent dans les membranes séreuses des adhérences qui s'organisent à la longue, offrent tous les caractères du tissu cellulaire, et contiennent des vaisseaux qui s'anastomosent avec ceux des parties voisines. Enfin, on doit considérer comme effets analogues, mais étant en quelque sorte le terme des altérations que laissent après elles les phlegmasies chroniques des membranes séreuses, les plaques fibreuses, cartilagineuses, fibro-cartilagineuses osseuses qu'on observe quelquefois appliquées contre leur surface, et si intimement adhérentes, qu'elles semblent développées au milieu de leur tissu. On trouve encore dans la cavité des membranes séreuses des concrétions tantôt libres, tantôt pédiculées; les premières, d'abord extérieures à la membrane, la poussant peu à peu au devant d'elles en s'en enveloppant, forment ainsi une tumeur de plus en plus saillante, dont le pédicule s'alonge, finit par se rompre, et laisse la concrétion libre au milieu de la cavité séreuse. La consistance de ces corps est variable: quelquefois ils sont mollasses, mais le plus souvent ils sont durs, comme osseux. Enfin, les membranes séreuses peuvent être comme les autres tissus de l'économie, le siége des dégénérations cancéreuses, scrofuleuses, etc.

Nous avons dit précédemment que les membranes séreuses présentaient des différences qui les faisaient distinguer en deux groupes principaux. Ces différences ressortent particulièrement de l'aspect du liquide qu'elles contiennent, et de la situation de ces membranes, les unes étant exclusivement destinées à tapisser les cavités viscérales, les autres les cavités articulaires: nous allons d'abord examiner les premières qu'on désigne sous le nom de *membranes séreuses splanchniques*.

Tout ce que nous avons dit jusqu'à présent s'applique en grande partie directement à ce groupe de membranes. Ce sont celles qui revêtent les cavités de la tête, du thorax et de l'abdomen où elles recouvrent les organes les plus importans, offrant ainsi dans leur ensemble une surface bien plus étendue que celle de la peau. L'arachnoïde seule ne présente aucun des caractères des autres membranes séreuses, à part sa conformation, car sa ténuité et sa mollesse extrêmes rendent sa texture impossible à déterminer, et l'on n'y distingue aucune espèce de vaisseaux dans l'état sain comme dans l'état morbide. Les membranes séreuses splanchniques sont distinctes, séparées les unes des autres, et ont chacune une dénomination propre; ce sont : le PÉRITOINE, les DEUX PLÈVRES, le PÉRICARDE, l'ARACHNOÏDE CÉPHALO-RACHIDIENNE, et les deux TUNIQUES VAGINALES des testicules (*voy.* ces mots). La description qu'on a donnée de chacune d'elles dans différens articles me dispense d'indiquer ici la disposition particulière qu'elles présentent; quant à leur tissu, il est plusieurs phénomènes qu'il offre généralement. Ainsi, l'exsiccation de ces membranes les rend transparentes, légèrement jaunâtres, élastiques et assez solides; l'immersion un peu prolongée dans l'eau les ramène à leur premier état; par la macération, elles deviennent d'abord plus molles, opaques, leur épaisseur augmente, ce qui est probablement dû au gonflement qui résulte de l'imbibition; plus tard elles n'ont plus qu'une consistance pulpeuse, et finissent par se dissoudre; elles se racornissent par l'action de la chaleur et de l'eau bouillante, et si on en continue l'ébullition, elles se résolvent en gélatine avec un peu d'albumine, caractères qui les rapprochent du tissu cellulaire et du tissu ligamenteux; enfin, dans la putréfaction, les liquides les traversent facilement et assez promptement : ce sont ces transsudations cadavériques qui leur donnent des colorations diverses. J'ai déjà indiqué d'une manière générale la composition de la sérosité de ces membranes; j'ajouterai simplement ici que d'après l'analyse faite par MM. Bostok et Marcet, le liquide *crânio-vertébral* contient bien moins d'albumine que celui des autres membranes séreuses splanchniques. Ces membranes sont directement liées avec la plupart des viscères les plus importans par des connexions tellement grandes que leur état morbide exerce toujours une influence marquée sur l'exécution des actes organiques; les affections de ces membranes sont fréquentes : aussi offrent-elles particulièrement les altérations diverses que nous avons signalées comme appartenant au système séreux en général.

Les membranes qui composent le second groupe, sont généralement nommées *synoviales :* toutes contiennent un liquide visqueux, filant, qu'on appelle *synovie*, et qui facilite le glissement des parties qui concourent à la production des mouvemens. Les membranes synoviales sont de trois sortes : les unes sont sous-cutanées, les autres enveloppent les tendons, et les troisièmes sont destinées à recouvrir les surfaces articulaires.

Les *capsules synoviales sous-cutanées* ont été décrites pour la première fois par Béclard; on les trouve sous la peau dans tous les points où cette membrane recouvre des parties exerçant des mouvemens fréquens et étendus, comme entre la peau et la rotule, entre l'olécrane et la peau, sur le trochanter, l'acromion, le cartilage thyroïde, entre la peau et le côté saillant des articulations métacarpo et métatarso-phalangiennes, et les articulations des premières et des secondes phalanges. L'insufflation rend ces capsules membraneuses visibles, et fait voir qu'elles forment une cavité obronde ou multiloculaire, dont les parois sont très-minces et peu résistantes : elles ne semblent différer des aréoles du tissu cellulaire que par leur capacité plus grande, leur isolement, et la densité un peu plus considérable du tissu qui les constitue, et qui d'ailleurs est peu vasculaire : le liquide onctueux que renferme leur cavité est toujours en petite quantité. L'usage de ces capsules sous-cutanées est évidemment de faciliter le glissement des os sous la peau ; elles commencent à se former dans les derniers temps de la vie intrà-utérine, et sont surtout visibles à l'époque de la naissance à cause du liquide abondant qu'elles renferment ; elles sont d'autant plus développées que l'exercice des parties qu'elles recouvrent est plus multiplié. Nous avons déjà dit qu'elles se formaient aussi accidentellement dans les points où la peau frottait contre des saillies accidentelles, comme celles résultant d'une gibbosité, d'une torsion du pied, et de l'extrémité arrondie du fémur contre la cicatrice qui suit l'amputation. L'accumulation du liquide onctueux dans ces bourses synoviales constitue l'*hygroma*, maladie connue depuis long-temps et qu'on observe surtout au genou ; quelquefois on l'a vue disparaître très-rapidement sans cause connue, ou après l'application de topiques résolutifs. Une simple ponction et l'injection d'un liquide stimulant peuvent aussi suffire pour en déterminer la disparition ; les capsules synoviales sous-cutanés peuvent d'ailleurs s'enflammer, former des abcès plus ou moins considérables, soit à la suite d'injections faites dans leur cavité, ou par l'effet de pressions fortes et multipliées.

Les *capsules synoviales des tendons* sont liées à ces organes particulièrement là où ils frottent contre une saillie osseuse : elles ont été décrites depuis long-temps sous les noms de bourses, vessies, ou gaînes muqueuses, unguineuses, etc. Leur nombre est variable, mais elles sont très multipliées : il y en a environ cent paires ; les unes sont arrondies, vésiculaires. Les autres recouvrent en même temps le tendon et le canal qui le reçoit, elles sont alongées, ont reçu le nom de vaginales, et plusieurs se subdivisent à l'une de leurs extrémités, en fournissant autant de prolongemens que le tendon présente de divisions. Quelquefois ces capsules synoviales sont placées entre deux tendons qui glissent l'un sur l'autre, mais on les rencontre surtout là où les tendons changent de direction, de sorte qu'elles sont spécialement en rapport avec des os et des anneaux fibreux ; elles sont très-communes autour des articulations, et se confondent parfois avec les capsules sous-cutanées. On conçoit d'après la situation des capsules tendineuses, que leur surface extérieure doit correspondre à du tissu adipeux, celluleux et fibreux, là où elle n'adhère pas aux tendons et aux os; leur cavité est simple dans les unes, traversée par des prolongemens fibreux et des demi-cloisons dans les autres : on voit dans quelques-uns des prolongemens frangés analogues à ceux de certaines articulations, et leur surface intérieure présente des villosités qui laissent échapper l'humeur synoviale.

Les capsules synoviales des tendons qui sont vésiculaires ont dans quelques points un aspect fibreux, et sont généralement plus épaisses que celles qui sont vaginiformes; le liquide qu'elles contiennent toutes est jaunâtre, parfois rougeâtre, huileux et contient du mucus et de l'albumine; sa viscosité est plus grande dans les capsules qui ont le plus d'ampleur. Les usages des bourses synoviales sont, comme l'indique assez leur situation, de favoriser le glissement des tendons, et par conséquent les mouvemens, au moyen du liquide onctueux qu'elles sécrètent et que renferme leur cavité. Le développement de ces capsules membraneuses est peu connu; il paraît qu'elles sont plus nombreuses dans le jeune âge que dans la vieillesse, où elles s'agrandissent et se confondent les unes dans les autres : cependant, suivant Seiler, elles se rétrécissent au contraire, et finissent alors par disparaître. De même que les bourses muqueuses sous-cutanées, les capsules tendineuses sont aussi le siége d'une hydropisie qu'on observe assez souvent, et l'on donne le nom de GANGLION à la tumeur qui en résulte (*voyez* ce mot). L'inflammation de ces membranes peut avoir les conséquences les plus fâcheuses, et entraîner la perte d'une partie d'un membre, ou au moins de ses mouvemens s'il survient des adhérences à la suite des abcès qui se développent. Ces cavités séreuses contiennent souvent de petits corps lenticulaires, très-nombreux, que certains naturalistes ont considérés comme des corps animés étrangers, et qu'ils ont nommmés *acephalocystis plana*. Enfin, souvent on a confondu les altérations morbides de ces capsules membraneuses avec les tumeurs blanches articulaires, et l'on doit toujours apporter la plus grande attention à la phlegmasie de ces membranes, parce que les suites en sont fréquemment dangereuses.

La troisième espèce de membranes synoviales est celle qu'on désigne communément sous le nom de *capsules articulaires*; toutes revêtent des cartilages, et favorisent le glissement des parties les unes sur les autres. Long temps confondues avec les ligamens capsulaires des articulations, elles en ont été distinguées plus tard, et Bichat en a le premier donné une description générale. Les membranes séreuses articulaires sont à peu près en nombre égal à celui des diverses articulations du corps, seulement on trouve dans quelques points une seule capsule synoviale pour plusieurs articulations. Tantôt elles ont la forme d'une ampoule arrondie; tantôt elles sont vaginiformes, parce qu'elles se réfléchissent sur un ou plusieurs ligamens placés dans l'articulation elle-même, et forment dans son intérieur des replis comme frangés. Extérieurement, les capsules articulaires sont en rapport avec les cartilages sur lesquels elles se continuent en devenant tellement ténues que jusqu'à Bichat on avait nié qu'elles en recouvrissent toute la surface; dans le reste de leur étendue, elles adhèrent aux faisceaux ligamenteux de l'articulation, à du tissu cellulaire, et à du tissu adipeux. Ce dernier tissu forme dans certaines articulations des pelotons isolés que l'on a décrits long-temps sous le nom de *glandes synoviales d'Havers*, d'après la description qu'en avait donnée cet anatomiste, qui considérait ces masses adipeuses comme les organes sécréteurs de la synovie. La surface interne des membranes séreuses articulaires offre les mêmes particularités que celle des autres capsules synoviales précédemment examinées. Elles sont généralement minces, molles, transparentes, susceptibles d'un certain degré d'extension et de rétractilité, comme on l'observe dans les hydrarthroses; quand elles se déchirent dans les luxations, cette rupture est principalement due à leur adhérence intime avec les parties ligamenteuses qui unissent les os. On trouve des vaisseaux lymphatiques dans quelques unes de ces membranes, mais on n'a jusqu'à présent aperçu de filets nerveux dans aucune. Le liquide qu'elles renferment, et qu'on appelle *synovie*, est comme l'humeur des autres cavités séreuses produit par une sécrétion perspiratoire, et offre des caractères qui le distinguent de la sérosité proprement dite : il est filant, visqueux, d'une saveur salée, sa pesanteur spécifique est à celle de l'eau comme 103 : 100; il contient de l'eau, de l'albumine, du mucus, de la fibrine, de la soude et de l'hydrochlorate de soude, du phosphate de chaux, et une matière animale analogue à l'acide urique.

Si les solutions de continuité des membranes synoviales sont suivies d'une cicatrisation dont le mode de formation n'est pas bien connu, d'un autre côté, les exemples nombreux de fausses articulations, ou d'articulations accidentelles et supplémentaires prouvent assez que la production de ce genre de membrane n'est pas rare. L'accumulation de la synovie constitue l'espèce d'hydropisie qu'on nomme *hydrarthrose*. L'inflammation détermine dans les synoviales articulaires les phénomènes déjà signalés à l'occasion des membranes séreuses en général; les adhérences qui peuvent en être la suite produisent une ANKYLOSE plus ou moins complète. Dans ce genre d'altération généralement mal déterminé, et désigné communément sous le nom de *tumeur blanche*, il existe quelquefois des végétations fongueuses à la surface de la membrane synoviale, et dans certains cas, ces fongus sont devenus cancéreux. Enfin, on a trouvé assez fréquemment dans la cavité des membranes synoviales articulaires, des corps libres et flottans de la même nature que ceux qui ont été décrits, en parlant du système séreux en général.

(C. P. OLLIVIER.)

SÉROSITÉ, s. f. *Voyez* SÉRUM.

SERPENTAIRE DE VIRGINIE, s. f., espèce du genre aristoloche. *Voyez* ce mot. (A. RICHARD.)

SERPIGINEUX, adj., *serpiginosus*, qui va en serpentant. On désigne ainsi certains ulcères et quelques éruptions cutanées qui, guérissant dans une partie de leur surface, tandis qu'ils s'étendent d'un autre côté, semblent parcourir en serpentant certaines régions de la peau.

SERPOLET, s. m., espèce de thym. *Voyez* ce mot. (A. R.)

SERRE-NOEUD, s. m. Les chirurgiens emploient ce mot pour désigner les moyens nombreux imaginés pour exercer une certaine constriction sur une ligature qu'on a passée autour d'une tumeur à pédicule ou de toute autre partie que l'on se propose de détruire lentement et par degrés.

On a recours au serre-nœud toutes les fois qu'on veut lier une tumeur située dans une cavité où l'on ne saurait pratiquer un nœud ordinaire (les polypes des fosses nazales, de l'utérus, du vagin, etc.). Lorsqu'on traite la fistule à l'anus par la méthode de la ligature, on emploie une petite canule d'or ou d'argent qui est destinée à serrer le fil de plomb. Souvent les parois des grosses artères ont contracté une sorte de rigidité qui ne leur permet pas de céder à l'action du fil; d'autrefois le calibre de ces vaisseaux est trop considérable pour permettre à la ligature d'en rapprocher les parois. Deschamps a proposé, dans ces deux circonstances, d'entourer le vaisseau avec un lien plat, et de le serrer graduellement au moyen d'un instrument qu'il a désigné sous le nom de *presse-artère*, de *serre-nœud*. Je le décrirai dans cet article parce qu'on a négligé de s'en occuper à la lettre *P*. M. Dubois a employé le serre-nœud pour la ligature des artères situées profondément; il a procuré la guérison de deux anévrysmes poplités en appliquant une ligature et un serre-nœud sur l'artère fémorale. M. Larrey a eu recours depuis au même moyen avec succès.

Les instrumens proposés pour exercer ces constrictions successives dans les cas que je viens de faire connaître sont assez variés. On se sert quelquefois, pour cette opération, des moyens employés pour porter les ligatures autour du sommet des polypes; ainsi, le double cylindre de Levret, la pince à polype du même auteur, l'instrument de Brasdor, etc. etc. agissent tout à la fois comme porte-nœud et comme serre-nœud (*Voyez* POLYPE et PORTE-NOEUD); d'autrefois on emploie des instrumens spéciaux : je ne m'occuperai ici que de ces derniers dont je vais faire connaître les principaux.

Le moyen ingénieux proposé par Roderick doit figurer au premier rang. Ce serre-nœud consiste en une rangée de petites boules d'ivoire qui en formant une colonne creuse et mobile, reçoivent un fil double dont les chefs viennent s'attacher à un tourniquet également en ivoire et destiné à graduer la constriction exercée par la ligature sur le pédicule du polype. Sauter et Bouchet ont fait d'utiles corrections à cette espèce de serre-nœud. Le constricteur d'Herbiniaux se compose d'une canule à laquelle est adaptée une boîte de tourniquet pour serrer l'anse graduellement. David a fait adapter à l'un de ses porte-nœuds un cric et une tige carrée rendue mobile au moyen d'une clef de montre. Fleck a imaginé aussi d'étrangler le pédicule du polype en diminuant l'anse par degrés au moyen d'un tourniquet adapté au porte-nœud. Levret a inventé un constricteur qui, par l'élasticité que lui donne un ressort double, serre constamment le lien qui entoure le pédicule du polype avec une force telle qu'il le fait tomber en peu de temps.

Le serre-nœud généralement employé de nos jours pour les polypes du vagin, de l'utérus et des fosses nazales est dû à

Desault. Cet instrument, qui ressemble beaucoup à celui que Paré à décrit pour faire la ligature de la luette, consiste en une tige d'argent ou d'acier, d'une ligne de diamètre et d'une longueur variable. Une des extrémités de cette tige est arrondie et un peu aplatie; la partie aplatie est pliée à angle droit et percée d'un trou rond assez grand pour laisser passer les deux extrémités du fil destiné à la ligature du polype. L'autre bout de la tige est plat, et présente une fente ou échancrure profonde dans laquelle les deux chefs de la ligature sont reçus et arrêtés. On doit avoir des serre-nœuds de longueur différente suivant les diverses hauteurs auxquelles la base du polype peut être implantée; il est quelquefois nécessaire que ces instrumens soient un peu courbés pour pouvoir s'adapter à la forme convexe des tumeurs polypeuses.

M. Boyer propose, après avoir lié les polypes des fosses nazales, d'engager les fils dans une sonde d'acier percée à son extrémité qui faisait l'office de serre-nœud.

Le serre-nœud de Deschamps, qui peut être fait en acier ou en argent forgé, se compose d'une plaque et d'une tige placée perpendiculairement au-dessus. La plaque, longue de six à sept lignes, large de trois, épaisse d'une ligne et un quart à son milieu, et d'un tiers de ligne à ses extrémités, plate du côté de la tige, présente une forme arrondie du côté opposé; elle est percée de trois trous; un carré à son milieu pour recevoir la tige qui y est rivée avec exactitude; les deux autres ronds, polis et évidés, d'une ligne et demie de diamètre, sont situés à chaque extrémité de la plaque. La longueur de la tige est de deux pouces, et son épaisseur d'une ligne; elle est aplatie; sa largeur augmente depuis la plaque jusqu'à son extrémité, où elle a de quatre à cinq lignes : cette largeur est transversale par rapport à celle de la plaque. Un trou rond est pratiqué au tiers supérieur de cette tige qui se termine par une échancrure. Pour se servir de cet instrument on passe les deux extrémités du lien qui embrasse l'artère dans les ouvertures de la plaque et dans celle de la tige › alors les tirant toutes deux en sens contraire sur le bord poli de l'extrémité de la tige comme sur une poulie, on comprime l'artère autant qu'il le faut. Cette ouverture est remplie ensuite avec un fosset qui empêche le lien de se relâcher. Le serre-nœud est entouré de charpie et laissé dans la plaie. S'il est nécessaire d'exercer une nouvelle compression sur l'artère, on ôte le fosset et on tire les deux extrémités du lien avec plus de force. (MURAT.)

SERRÉ, adj., *constrictus;* se dit du pouls lorsqu'il donne aux doigts l'impression d'un corps résistant et contracté qui les frapperait. Ce n'est, du reste, qu'une variété du pouls dur sans être développé. *Voyez* POULS.

SÉRUM DU LAIT. *Voyez* PETIT LAIT ET LAIT.

SÉRUM DU SANG. *Voyez* SANG.

SÉSAMOIDE, adj. *sesamoïdes*, qui ressemble à une graine de sésame.

SÉSAMOÏDES (les os), ainsi nommés à cause de leur forme arrondie, lenticulaire, et qu'il conviendrait mieux d'appeler, comme le dit Meckel, *os des tendons*, sont situés dans l'épaisseur de plusieurs tendons, autour de certaines articulations. Leur nombre est variable, mais on en trouve ordinairement plus chez l'homme que chez la femme; le plus considérable de ces os est celui que contient le tendon du muscle extenseur de la jambe, et qu'on a désigné sous le nom de ROTULE; les autres sont beaucoup plus petits : il y en a constamment deux au dessous de l'articulation métatarsienne du gros orteil, et il n'est pas rare d'en observer d'autres sous l'articulation correspondante des orteils suivans; deux autres sont également situés en avant de l'articulation métacarpo-phalangienne du pouce, et quelquefois de celle des autres doigts; assez souvent il en existe deux derrière les condyles du fémur dans les tendons des muscles jumeaux, plus rarement à l'articulation du coude, dans le tendon du triceps brachial; toujours il y en a dans le tendon du muscle tibial postérieur et dans celui du long péronier latéral.

La forme des os sésamoïdes est généralement aplatie et arrondie; leur circonférence et leur face externe se confondent intimement avec le tissu ligamenteux des tendons, tandis que leur face interne est lisse, polie, encroûtée de cartilage, et contiguë à la surface contre laquelle glisse le tendon, où elle se trouve en rapport avec les deux os qui se meuvent l'un sur l'autre. Ces os sont toujours fixés dans l'épaisseur des tendons à peu de distance de l'insertion de ces derniers; on les trouve ordinairement disposés par paires au tarse et au carpe, tandis que dans les autres points, ils sont uniques et plus ou moins élargis; fréquemment ils correspondent à l'intérieur même de l'articulation, au devant des extrémités articulaires, assez souvent dans le sens de la flexion, à l'exception de la rotule et de son analogue situé dans la région du coude. Riolan a donné aussi le nom d'os sésamoïdes à deux points osseux qu'on remarque quelquefois l'un au côté externe du canal carotidien, et l'autre sur le bord du sinus caverneux, du côté de l'artère carotide interne.

Les os sésamoïdes n'existent pas dans le jeune âge: on ne trouve à leur place que des concrétions cartilagineuses. Leur ossification s'opère de même que dans les os courts (*voyez* ce mot), et quand leur développement est achevé on les trouve composés d'un tissu spongieux abondant recouvert d'une lame mince de tissu compacte. La situation spéciale de ces os prouve qu'ils ont en partie pour usage de prévenir la contusion des tendons dans les mouvemens rapides et réitérés; de plus, ils changent la direction de ces mêmes tendons, et ajoutent beaucoup à la force des muscles auxquels ils appartiennent, en rendant plus ouvert l'angle d'insertion de leurs tendons.

(C. P. OLLIVIER.)

SÉTON, s. m., *setaceum*, de *seta*, soie, crin. On a donné ce nom à une bandelette de linge ou à une mèche de soie ou de coton qu'on introduit dans nos tissus sains ou lésés pour remplir une indication thérapeutique.

Le séton est connu depuis les premières époques de l'art; les anciens se servaient de crins de cheval, de fils de soie ou de coton enduits d'un médicament propre à entretenir la suppuration. Ils employaient pour l'appliquer des tenailles à l'extrémité desquelles se trouvaient deux platines percées d'un trou; un pli de la peau étoit pincé entre les deux platines, et on introduisait dans le trou un cautère actuel rougi à blanc; on passait ensuite la mèche à l'aide d'un stylet aiguillé. De nos jours les instrumens dont on se sert sont le bistouri droit et le stylet aiguillé, ou l'aiguille de M. le professeur Boyer. Les mèches sont ou des bandelettes de linge, ou des écheveaux de coton filé, ou bien enfin, mais plus rarement, une bandelette de plomb laminé. L'appareil de pansement se compose de plumasseaux, de charpie, de compresses et de bandes. Les bandelettes de linge effilées sur leurs bords doivent avoir au plus un pouce de large, leur longueur doit être de deux pieds au moins. L'écheveau de coton reste simple, ou est dédoublé suivant le diamètre qu'on veut donner au séton. Cette dernière espèce de mèche a sur l'autre l'avantage de ne point agir en sciant et en coupant la peau.

Le malade étant placé convenablement et différemment, suivant les régions où l'on veut appliquer le séton, le chirurgien fait un pli à la peau dans une direction opposée à celle qu'il veut donner au séton, et, soulevant le pli le plus possible, il en fait tenir l'extrémité supérieure par un aide. Alors, s'il se sert du bistouri, il le tient en troisième position, le plonge à la base du pli et le dirige un peu obliquement, afin que l'une des ouvertures du séton se trouve plus bas que l'autre, et que l'écoulement du pus se fasse plus facilement; il faut ensuite, comme le bistouri augmente de largeur de la pointe vers son talon, abaisser la pointe de l'instrument pour donner aux deux ouvertures une étendu égale. On conduit ensuite le stylet aiguillé armé de la mèche sur une des faces de la lame. Si l'on se sert de l'aiguille, on la plonge comme le bistouri, et on la retire ensuite du côté opposé en entraînant la bandelette ou la mèche de coton qui doit rester dans la plaie. Lorsqu'on emploie la mèche faite avec du plomb laminé, on conduit la bandelette de plomb sur le bistouri, et quand elle est dans la plaie on renverse de chaque côté les extrémités de cette bandelette, qui ne doit avoir que deux pouces de plus que la longueur qu'on veut donner au séton. Dans ce dernier procédé on a l'avantage de ne point renouveler la mèche; on la laisse séjourner dans la plaie. Il peut arriver quelques accidens après l'application du séton: une hémorrhagie par suite de la lésion d'une petite branche artérielle. Dans ce cas il faut laisser la mèche et faire un bandage légèrement compressif, on doit aussi reculer le premier pansement. Quelquefois dès le lendemain, ou au bout de peu de jours, il peut se développer un érysipèle ou des abcès qui nécessitent l'emploi des émolliens, et qui d'autrefois ne cèdent qu'à l'extraction de la mèche; enfin on a vu survenir la gangrène de la peau, et dans ce cas il a fallu supprimer le séton et mettre en usage le traitement général et local des affections gangréneuses. Le premier pansement ne se fait ordinairement que le troisième ou quatrième jour, époque à laquelle la suppuration commence à s'établir. Cependant si le malade souffrait beaucoup le lendemain de l'application du séton, et qu'il se manifestât de la rougeur autour des plaies, on serait obligé de lever l'appareil et d'appliquer des cataplasmes émolliens sans tirer la mèche. Quant au premier pansement et aux suivans on enduit de cérat la mèche, on la tire lentement par le bout opposé, de manière à conduire dans la plaie la portion graissée, et à en retirer celle qui y a séjourné. Cette dernière doit être coupée avec des ciseaux. On applique ensuite des plumasseaux, des compresses et une bande; on doit plier proprement par dessus les compresses la portion de mèche qui doit servir aux pansemens suivans, ou bien l'envelopper dans un morceau de taffetas vernis. Le pansement doit être renouvelé toutes les vingt-quatre heures, quelquefois deux fois par jour, si la suppuration est très-abondante. Lorsque dans le courant des pansemens, des fongosités se développent sur les ouvertures du séton, on les réprime avec le nitrate d'argent. Quand on veut renouveler la mèche de linge, on fait à l'une des extrémités de chaque bandelette une boutonnière, on introduit l'extrémité de l'ancienne dans la nouvelle, on les graisse, et on se conduit ensuite comme pour le pansement ordinaire. Si l'on veut renouveler une mèche de coton, on sépare les fils de celle qu'on veut remplacer, on interpose dans leur écartement l'extrémité de la nouvelle, on les fixe avec un fil tourné circulairement et noué; on termine ensuite de la même manière que pour remplacer la bandelette. Enfin, lorsqu'on veut supprimer un séton, on coupe la mèche très-près de l'une des ouvertures, on la retire, et on panse avec de la charpie sèche.

On applique principalement le séton à la partie postérieure du cou, au niveau de la quatrième ou cinquième vertèbre cervicale, quelquefois, mais rarement, à la région mastoïdienne; c'est dans cet endroit que l'on doit se servir d'une pince analogue à celle des anciens; on l'applique aussi sur la poitrine, sur la région du foie, sur l'abdomen, à la région hypogastrique, et même au périné. On peut le mettre encore à la cuisse, et dans d'autres régions, suivant les indications qu'on veut remplir.

On emploie le séton avec succès dans un grand nombre de maladies chroniques. On l'a conseillé pour les affections cérébrales; on l'appliquait dans l'épilepsie du temps même de Paré; on en fait fréquemment usage dans les commotions, les épanchemens, les inflammations du cerveau ou de ses membranes. Il est surtout mis en pratique avec succès dans les ophthalmies chroniques, rebelles, dans l'amaurose, dans les otites, dans les otorrhées. Pour ces différentes affections, c'est presque toujours à la nuque qu'on l'établit; cependant les Chinois l'appliquent sur le globe de l'œil même dans les cas d'hypopion et d'amblyopie. On sait que Méjean l'a employé pour le traitement de la fistule lacrymale, et que Ledran conseillait de passer un séton à travers les fosses nasales après l'extirpation de certains polypes. La pratique fait connaître tous les jours les succès qu'on retire de l'emploi du séton dans beaucoup d'affections de poitrine, et surtout dans les pleurésies et les pneumonies chroniques. Il a été mis en usage pour faciliter l'écoulement du pus après l'opération de l'empyème. Benjamin Bell l'a conseillé dans le voisinage des plaies qui résultent de l'ablation d'un sein cancéreux; ne serait-ce pas un moyen de prévenir les nombreuses récidives que nous voyons si souvent?

Quant à l'emploi du séton dans les affections abdominales, c'est surtout dans quelques maladies du foie et de la vessie qu'on en a retiré de grands avantages. On l'a employé pour la cure radicale de l'hydrocèle; ce fut Galien qui le conseilla le premier dans ce cas. Ambroise Paré, Guy-Chauliac, et beaucoup d'autres depuis, ont adopté ce procédé. On a mis le séton en usage dans les tumeurs enkystées, les loupes volumineuses, lorsqu'on n'osait pas les enlever. Lamartinière l'a conseillé dans les plaies d'armes à feu, et l'on sait les nombreux avantages qu'on retire de ce moyen pour faciliter l'issue du pus ou des corps étrangers. On l'emploie aussi assez fréquemment dans les plaies fistuleuses, soit pour prévenir le décollement de la peau dans une plus grande étendue en permettant au pus de s'écouler, soit pour irriter la plaie et faciliter la cicatrisation; enfin on le conseille encore dans certaines fractures anciennes non consolidées pour favoriser la formation du cal.

(GUERSENT.)

SEVRAGE, s. m., *ablactatio*. La première nourriture, dont les petits des animaux mammifères font usage après leur naissance, est le lait qu'ils puisent par la succion dans les mamelles de leur mère. Cette nourriture est la seule qui soit appropriée à l'état de leurs organes digestifs. Peu à peu, à mesure que ces organes croissent et se fortifient, à mesure surtout que les dents sortent de leurs alvéoles et traversent la gencive, que les mâchoires, par suite du développement des dents, subissent un changement remarquable, et que ces organes de la mastication acquièrent ainsi l'aptitude à remplir leur fonction, le jeune animal s'essaie à mordre les alimens qu'il voit prendre à sa mère, et vers lesquels son instinct le porte irrésistiblement. Il prélude ainsi au nouveau mode d'alimentation qui doit entretenir son existence pendant tout le reste de sa vie; mais c'est seulement, lorsque la première dentition est complète, qu'il abandonne entièrement les mamelles de sa mère, qu'il fait uniquement usage de sa nouvelle nourriture à laquelle ses organes se sont peu à peu accoutumés, qu'il est enfin complétement *sevré*. La condition de l'homme en ce point, comme dans tous les autres points de son existence qui ne sont pas du ressort de son intelligence, est la même que celle de tous les autres mammifères. L'époque naturelle du sevrage est aussi pour lui celle où sa première dentition est achevée; mais dans le mode d'exécution de nos fonctions, il n'est rien d'absolu. Elles peuvent errer, si je puis parler ainsi, entre de certaines limites sans que notre existence soit compromise; mais non sans que nous éprouvions quelque souffrance, sans que nous courrions quelques risques, quand elles s'éloignent notablement du point que l'on doit regarder comme normal. Les risques augmentent d'autant plus que l'on s'éloigne davantage de ce point. Ces remarques s'appliquent directement à l'allaitement et au sevrage : rarement attend-on pour sevrer un enfant, qu'il soit arrivé à l'époque fixée par la nature. Rarement aussi voit-on résulter des inconvéniens de ce sevrage anticipé, quand il se fait à une époque encore assez rapprochée de ce terme, surtout si l'enfant a été accoutumé peu à peu à sa nouvelle nourriture; mais il n'en est pas de même lorsqu'on sèvre l'enfant à une époque encore voisine de sa naissance. Les dangers qu'il court sont d'autant plus grands qu'il est moins âgé; ils sont très-grands surtout quand on lui donne, dès l'instant de sa naissance, une nourriture autre que le lait puisé au sein de sa mère ou d'une nourrice.

A l'article ENFANT (hygiène), il a été traité du sevrage qui se fait à un âge convenable; je n'ai à parler ici que du sevrage anticipé, et comme la condition des enfans que l'on sèvre à une époque très-rapprochée de la naissance, à six semaines ou deux mois, par exemple, n'est pas très-différente de celle de l'enfant nouveau-né, et que la nourriture qui convient aux uns convient également à l'autre, je regarde comme un véritable sevrage anticipé le mode d'alimentation que l'on a appelé *allaitement artificiel*, *nourriture au biberon*. Il ne faudrait pourtant pas croire que je trouve chose indifférente de donner ce mode de nourriture à l'enfant aussitôt après sa naissance, ou lorsqu'il a tété pendant quelques semaines. J'établis au contraire, sous le rapport de l'espoir de la réussite, une très-grande différence entre ces deux cas. L'expérience m'a montré que la nourriture artificielle a des succès bien plus certains chez un enfant qui a tété pendant cinq à six semaines que chez l'enfant naissant. J'attribue cette différence à ce que le commencement d'allaitement dont l'enfant a joui a accoutumé son estomac à la digestion et l'a déjà fortifié. Je pense aussi qu'une nourriture mixte, c'est-à-dire dans laquelle l'enfant téterait un peu, ne fût-ce que deux fois en vingt-quatre heures, présente plus de chances favorables qu'une nourriture tout artificielle.

C'est donc de l'*allaitement artificiel* que j'ai à parler ici, comme je l'ai annoncé au mot *allaitement*; mais avant d'aller plus loin, je dois faire remarquer que le sens de ce mot n'est pas compris de la même manière par tout le monde : quelques personnes appellent *allaitement artificiel* celui dans lequel l'enfant tète le lait de sa mère ou d'une nourrice par l'intermédiaire d'un bout de sein ou d'une téterolle destinée à suppléer à la longueur du mamelon ou à empêcher l'action directe de ses lèvres et de sa langue sur cet organe malade. Cette acception du mot *allaitement artificiel* est peu répandue, et je n'y insisterai pas d'avantage.

Dans ce mode de nourriture, on doit considérer la nature des alimens qu'il convient de donner, et la manière de les administrer.

Quant à la nature des alimens, je ne crois pas que personne soit tenté de contester que des alimens liquides conviennent exclusivement; mais ce premier point accordé, on n'est pas aussi unanime sur les autres. Il est cependant encore assez généralement admis que le lait des animaux, celui surtout qui par ses qualités se rapproche le plus du lait de femme, est préférable aux autres substances, et que, quand on ne peut se procurer qu'un lait beaucoup plus épais que celui de femme, le lait de vache, par exemple, il faut délayer, atténuer ce lait par le mélange d'un liquide plus aqueux. C'est ordinairement une décoction d'orge ou de gruau d'avoine, plus ou moins sucrée, qu'on emploie à cet usage. M. Marin, dans une très-bonne dissertation sur l'allaitement artificiel, préfère une décoction de mie de pain de froment. Je crois qu'il a raison, et mon expérience est entièrement d'accord avec la sienne sur les avantages de cette pratique. Je pense que la fermentation panaire a non-seulement combiné plus intimement ensemble les principes de la farine, mais encore qu'elle leur a fait subir une altération qui rend leur digestion plus facile. Je remarque en outre que la farine de froment contient plus qu'aucune autre du *gluten*, substance très-azotée. Cette utilité d'une nourriture animalisée à un certain degré n'a pas échappé à un médecin qui a publié sur le sujet qui m'occupe de fort bonnes réflexions, il y a quelques années. Son nom ne s'offre pas à ma mémoire, mais ses idées m'ont paru judicieuses et me sont encore très-présentes. Il considère que les animaux granivores et herbivores reçoivent de leur mère une nourriture plus animalisée que celle dont ils feront usage dans leur âge adulte. Les mammifères nourrissent leurs petits de leur lait, les oiseaux leur apportent des insectes, ou leur dégorgent une nourriture déjà animalisée et à demi assimilée par un commencement de digestion. D'après ces considérations, il veut que l'on ne coupe pas le lait déjà trop peu animalisé des animaux herbivores avec un liquide imprégné de substances purement végétales; il veut que l'on emploie à cet usage de l'eau de poulet ou un autre liquide chargé de substances animales. Il dit avoir toujours observé de bons effets de ce genre de nourriture. Je suis assez disposé à adopter sa manière de voir; j'ai vu plusieurs fois en effet des enfans faibles dont l'estomac s'accommodait beaucoup mieux de légères décoctions de viande que de lait, et une foule de faits de pratique m'ont démontré que les substances ingérées dans l'estomac l'irritent bien moins par leur nature azotée que par leur résistance à la digestion. La proportion du liquide que l'on mêle au lait ne peut être déterminée rigoureusement; elle doit varier selon la nature du lait, selon l'âge de l'enfant, selon l'état de ses organes digestifs. On commence ordinairement par un tiers de lait de vache, et on en augmente progressivement la quantité. Il est bon de sucrer légèrement la boisson des enfans; mais il faut se garder de la sucrer trop fortement. Les nourrices sont en général persuadées que le sucre échauffe; sans entrer dans l'explication de ce qu'il faut entendre par ce mot, je suis porté à croire qu'elles n'ont pas tout-à-fait tort, et je remarquerai encore que le sucre ne se digère pas toujours facilement. J'ai vu des enfans faibles (car c'est par les enfans faibles qu'il faut juger de l'effet des alimens), qui rendaient, sans avoir subi d'altérations, l'eau sucrée et les solutions amylâcées et gommeuses qu'on leur donnait à boire. C'est une remarque qui demande une grande attention dans le traitement des maladies des enfans. Une autre précaution, à laquelle on attache peut-être plus d'importance qu'elle n'en mérite, est que le lait soit toujours fourni par le même animal. Il faut aussi que le lait soit nouvellement trait, et qu'il n'ait pas bouilli, car le lait bouilli est d'une difficile digestion. Ce mélange de lait avec une des substances que je viens d'indiquer, fermente et s'altère avec une grande facilité, surtout dans les saisons chaudes et dans les appartemens où l'on tient les enfans. Aussi doit-on ne mêler ces substances qu'à l'instant de les donner à l'enfant, et les faire seulement alors chauffer au bain-marie, pour leur donner la température du lait de femme, car les boissons froides ne peuvent convenir à l'enfant que lorsqu'il est déjà grand.

Le lait coupé, ainsi qu'il vient d'être dit, suffit à la nourriture de l'enfant pendant les premiers temps; mais à une époque plus ou moins rapprochée, suivant que l'enfant manifeste le besoin d'une nourriture plus abondante et plus substantielle, on doit joindre à cette boisson des alimens à demi liquides. La bouillie faite avec la farine de froment et le lait a été pendant long-temps presque l'unique aliment des enfans en bas âge. Depuis que J.-J. Rousseau a éloquemment déclamé contre cet aliment, elle a encouru le blâme général, et on a proposé de lui substituer une foule d'autres substances, qui presque toutes ne la valent pas. Un médecin, dont l'autorité en pareilles matières est bien au-dessus de celle de J.-J. Rousseau, M. Hallé, ne s'est pas laissé aller à cet entraînement général. En effet, de toutes les farines qui servent à la nourriture de l'homme, la farine de froment est celle qui fournit le meilleur aliment: elle est certainement préférable à la fécule de pomme de terre et autres substances purement féculentes, qu'un grand nombre de personnes lui substituent pour faire des bouillies avec le lait. Je sais que beaucoup d'enfans périssent d'indigestions produites par de la bouillie de froment mal préparée ou donnée en trop grande quantité. Mais tout autre aliment mal préparé ou donné en trop grande quantité ne produira-t-il pas d'aussi funestes effets? Pour dissiper les principes délétères dont on s'est plu à gratifier la farine, on recommande de la faire sécher dans un four médiocrement chauffé. Cette précaution est au moins sans inconvéniens, pourvu que la dessiccation ne soit pas portée jusqu'à la *roussir*, jusqu'à la *torréfier;* car cette substance à demi charbonnée se lie mal au lait, ne forme pas avec lui cette sorte d'émulsion épaisse que l'on nomme bouillie, une partie de ses principes nutritifs est détruite, et je suis persuadé qu'elle obéit moins facilement au travail de la digestion. Au lieu de ces bouillies, on donne souvent aux enfans une *panée* faite avec de la mie de pain de froment séchée, réduite en farine grossière, et cuite ensuite dans de l'eau jusqu'à ne plus former qu'une sorte de gelée homogène, à laquelle on ajoute un peu de sucre, et même quelquefois du lait. Si on doit substituer un aliment à la bouillie, ce serait celui-là qui me semblerait mériter d'être adopté; mais je ne voudrais pas qu'on fit torréfier cette mie de pain, ni qu'on lui substituât la croûte qui est déjà torréfiée. Je viens d'en dire les raisons. Je fais les mêmes reproches à ces biscotes, dites de Bruxelles, qui sont si fort prônées pour cet usage par toutes les gardes et même par quelques médecins. Ces substances ont en outre le désavantage d'avoir souvent une saveur âcre et rance fort sensible pour les personnes qui ont le goût un peu délicat; saveur qui est sûrement due à ce qu'il entre du lait ou du beurre dans leur composition. La sémouille bien préparée et bien fine me semble réunir toutes les qualités qu'on peut désirer dans les substances qui doivent former ces premiers alimens; et j'ai toujours vu qu'on n'avait qu'à se louer de son usage. A ces alimens on pourra par suite joindre successivement des panades préparées avec le beurre, des potages faits avec des bouillons de viande légers, des œufs frais cuits à la mouillette et dans lesquels on émie du pain. Enfin, à mesure que l'enfant se rapprochera de l'époque naturelle du sevrage, on le mettra peu à peu à l'usage des alimens dont devra par la suite se composer sa nourriture. Je ne saurais pourtant trop répéter, avant d'abandonner ce sujet, qu'une diète ténue et liquide est celle qui convient le mieux aux enfans, comme Hippocrate l'exprime et comme on l'avait sûrement déjà observé long-temps avant lui. J'ajouterai que c'est bien à tort que l'on croit fortifier les enfans en leur donnant des jus de viande, du vin et d'autres alimens très-substantiels et stimulans, qui peuvent peut-être convenir dans quelques états rares de maladie, mais qui en général développent un état d'excitation, de fièvre même, qui produit un résultat opposé à celui qu'on se propose. Chez quelques enfans, il est vrai, on voit ce régime, que je regarde comme vicieux, avoir des succès qui semblent démentir mon assertion; mais ce sont des exceptions que l'on peut fort bien attribuer à cette force vitale intérieure qui nous prémunit souvent contre l'effet des circonstances les plus défavorables, et qui explique aux médecins tant de faits d'hygiène et de thérapeutique qui paraissent contradictoires.

Il serait ici superflu, et il n'entre pas dans mon sujet de dire qu'on peut facilement rendre ces alimens médicamenteux et les approprier à diverses indications thérapeutiques; que, par exemple, dans les constipations si fréquentes chez les enfans que l'on élève de cette manière, on emploie le miel au lieu de sucre, que l'on fait fondre un peu de beurre frais dans les bouillies et les panées; que, dans la diarrhée, on substitue l'eau de riz à la décoction d'orge, la farine de riz à celle de froment, etc.

Les enfans nouveau-nés prennent facilement les boissons soit au moyen d'une cuiller, soit avec un verre ou une timballe; on se sert souvent aussi d'un biberon pour les leur donner. Je crois ce dernier moyen préférable, surtout quand l'enfant est obligé d'exercer une légère succion, qui imite jusqu'à un certain point l'action de téter, n'attire le liquide que peu à peu, le mêle avec la salive que cette action fait affluer dans la bouche, et lui imprime par là un commencement d'assimilation. Je ne crois pas devoir décrire les divers biberons qui ont été proposés par Baldini et par beaucoup d'autres, j'attache peu d'importance à ces petits détails de forme, de substance et de structure; je ne puis même en attacher beaucoup aux moyens employés pour permettre l'introduction de l'air à mesure que le liquide s'écoule, que ce soit le tube qui existe dans un biberon usité en Amérique et que M. Guersent m'a fait connaître, ou le petit trou pratiqué au biberon de Mme Breton; il faut que l'air s'introduise, c'est la seule chose essentielle. Voici les seules conditions que je demande dans un biberon : qu'il puisse contenir la quantité de liquide que l'enfant prend en une seule fois, et peu au delà, qu'il puisse être facilement chauffé et tenu propre, qu'il soit facile de s'assurer qu'il l'est, qu'il laisse écouler le liquide avec une médiocre facilité, et qu'il présente un bout mollet qui offre à l'enfant quelque similitude avec le mamelon. Une simple fiole à médecine de la contenance de quatre onces, ou une de ces petites bouteilles aplaties dont les marchands de vin se servent pour porter leurs échantillons, me paraissent remplir toutes ces conditions; et je les préfère à tous les autres biberons, parce que j'aime en tout les moyens les plus simples et les moins dispendieux, quand ils rendent le même service que ceux qui sont plus compliqués. On introduit dans le goulot de ces vases une éponge taillée exprès et qui le dépasse d'un pouce à quinze lignes, et l'on coiffe le tout d'un morceau de batiste ou de mousseline que l'on fixe au moyen d'un fil. Ce fil doit en outre servir à serrer modérément l'éponge à sa sortie du goulot de la bouteille pour ralentir l'écoulement du liquide. On doit avoir soin de tenir l'éponge, l'étoffe et le fil constamment plongés dans de l'eau fraiche et propre, quand l'enfant ne tète pas; et, après avoir arrangé cette espèce de mamelon artificiel, il faut y faire passer et en exprimer un peu du lait de la bouteille pour chasser l'eau froide et la remplacer par le liquide tiède. Au soin que j'ai mis à décrire ce biberon, on verra facilement que j'ai préféré aussi une éponge et un morceau d'étoffe fine à une tétine de vache préparée et aux autres moyens analogues. Il est superflu de faire remarquer que l'éponge laisse facilement sortir le liquide contenu dans la bouteille, et entrer l'air extérieur, par l'effet d'une succion qui est trop légère pour fatiguer même un enfant faible.

On doit donner à boire à l'enfant toutes les fois qu'il en témoigne le besoin, à moins que quelque maladie ne s'y oppose; encore alors suffit-il le plus ordinairement de remplacer le liquide nourrissant par un autre liquide plus approprié à l'état de l'enfant. Quant à la nourriture plus solide, il convient de n'en donner d'abord qu'une fois et peu à la fois; puis on en donne deux fois, le matin et le soir, et enfin une troisième fois au milieu du jour. Après chaque repas on doit donner à l'enfant son biberon rempli de lait coupé ou d'eau sucrée. Ces boissons délayent la nourriture qu'il vient de prendre et en facilitent la digestion.

Je me suis peut-être trop étendu sur un sujet si mince en apparence. Quoique je n'aie ni découvertes ni vues nouvelles à publier, j'ai cru cependant devoir le faire, parce que, comme on a pu le remarquer, je ne suis pas d'accord avec tout le monde sur plusieurs points essentiels ; et que ma manière de voir est fondée, non sur un tel ou tel système, mais sur des observations nombreuses faites sans préventions dans ma pratique et même dans ma propre famille. Je ne parle pas ici du sevrage considéré par rapport à la nourrice, parce que cela rentre dans l'histoire de la lactation, dont il a été traité ailleurs. *Voyez* LACTATION.

(DESORMEAUX.)

SEXE, s. f., *sexus*. On appelle ainsi tout à la fois, et les organes spéciaux, toujours de deux sortes, *mâles* et *femelles*, à l'aide desquels s'accomplit la génération dans les êtres chez lesquels cette fonction est effectuée par un appareil d'organes distincts; et les différences d'organisation que, consécutivement à l'existence de ces organes, présentent les deux individus dont se compose l'espèce, c'est-à-dire le *mâle* et la *femelle*, dans les êtres vivans chez lesquels ces organes génitaux spéciaux, non-seulement existent, mais encore sont séparés sur deux individus distincts. Du reste, pour faire comprendre cette définition, et donner une idée bien nette de ce qu'on appelle *sexe*, il est nécessaire de rappeler ce que nous avons dit à l'article GÉNÉRATION des divers procédés à l'aide desquels s'accomplit la reproduction des êtres vivans.

Nous avons dit d'abord à cet article, qu'aux derniers degrés de l'échelle organique, peut-être il était des êtres vivans qui se formaient de toutes pièces, parce qu'on a appelé une génération *spontanée* ou *équivoque ;* mais que dans tout le reste de la nature vivante, la reproduction s'accomplissait toujours à l'aide d'une partie fournie par un être actuellement vivant, une graine ou un œuf, et qui par des évolutions successives devenait un individu nouveau semblable à celui dont elle provenait. Passant ensuite en revue la série des modes par lesquels s'accomplit sous cette dernière forme la génération, nous avons signalé : 1° la *génération fissipare*, dans laquelle l'être, pour se reproduire, se partage de lui-même, à une certaine époque de sa vie, en plusieurs fragmens qui forment autant d'individus nouveaux; 2° la *génération gemmipare*, *externe* et *interne*, dans laquelle cet être se reproduit à l'aide de bourgeons ou de gemmes, qu'il pousse, ou à la surface externe de son corps, ou en quelque organe intérieur, et qui, à une époque déterminée aussi, se détachent pour constituer de même autant d'individus nouveaux ; 3° enfin, la *génération par sexes*, c'est-à-dire effectuée par des organes spéciaux, qui sont toujours de deux sortes, les *femelles* et les *mâles*, et fournissant, d'après l'opinion la plus générale, les premiers, un germe contenant les rudimens de l'individu nouveau, et les seconds, un fluide destiné à aviver ce germe et à déterminer le développement et le détachement. Enfin, nous avons dit encore que ces organes génitaux spéciaux, mâles et femelles, étaient dans quelques êtres vivans réunis sur un même individu; mais que dans beaucoup d'autres ils étaient séparés, les mâles étant portés par un individu, et les femelles par un autre; d'où il résultait qu'alors le concours de ces deux individus était nécessaire pour l'œuvre de la reproduction; que la distinction de ces deux sortes d'organes, déjà bien tranchée, l'était encore davantage; et qu'enfin l'espèce vivante était alors composée de deux individus, l'un dit le *mâle*, et l'autre la *femelle*. . . . .

Or, encore une fois, on a donné le nom de *sexe* à ces organes génitaux proprement dits, les uns mâles, les autres femelles, à l'aide desquels s'accomplit dans une certaine classe d'êtres vivans la génération ; et aux différences d'organisation que présente, consécutivement à l'existence de ces organes, chacun des deux individus, dits le *mâle* et la *femelle*, desquels se compose l'espèce dans des êtres chez lesquels ces organes sont séparés sur deux individus distincts. C'est ainsi, par exemple, qu'en vertu de la première acception, on dit, pour désigner les organes génitaux proprement dits, *les organes des sexes ;* et c'est de la seconde, du partage de l'espèce en deux individus par les organes qui, en ce cas, accomplissent la génération, que vient le mot *sexe ;* il dérive du verbe latin *secare, couper*. . .

Il résulte de ce que nous venons de dire du sexe, que soit qu'on ait égard aux organes génitaux proprement dits, et qu'on appelle *organes sexuels*, soit qu'on considère chacun des deux individus dont se compose une espèce animale, on doit toujours distinguer deux sexes, *un sexe mâle* et *un sexe femelle*. Il en résulte encore que dans l'histoire de chaque sexe, il faut comprendre, d'abord, ce qui est des organes génitaux spéciaux qui le constituent ; ensuite les autres différences que présentent dans le reste de leur organisation, en tant cependant qu'elles sont une dépendance de l'appareil génital, l'individu mâle et l'individu femelle dont se compose l'espèce. Nous allons faire d'après cet ordre l'histoire de l'un et l'autre sexe, mais en nous restreignant pour chacun d'eux à ce qui est de l'espèce humaine.

§ 1. *Différences des sexes dans les organes génitaux proprement dits.* — Il est des animaux chez lesquels les organes des sexes, mâles et femelles, sont réunis sur un même individu. Mais cela n'est pas dans l'espèce humaine ; en cette espèce, les organes génitaux mâles sont sur un individu, l'homme; les organes génitaux femelles sont sur autre, la femme; et c'est en opposition avec ce qui est dans la nature, que les arts ont supposé des hermaphrodites humains; les êtres qu'on a considérés comme tels n'étaient que des mâles, ou des femelles, qui avaient quelque conformation vicieuse des organes génitaux, et qui, loin de pouvoir se reproduire seuls, le plus souvent ne pouvaient remplir la fonction d'aucun sexe.

Tout appareil génital mâle comprend au moins une glande et son canal excréteur, pour la production et l'excrétion d'une humeur dite *sperme*, ou *semence*, qui, selon les uns, est destinée à féconder, aviver le germe ; qui, selon les autres, le contient ou sert à le former, mais qui certainement est d'une absolue nécessité pour la génération, la production d'un individu nouveau. C'est à cela qu'il se réduit dans les animaux chez lesquels cette humeur, ce sperme, n'est appliqué à l'œuf fourni par le sexe femelle que lorsque celui-ci a été excrété, pondu, comme cela est chez les poissons. Mais dans les animaux chez lesquels ce sperme est appliqué à l'œuf du sexe femelle, quand celui-ci est encore renfermé dans l'intérieur de la femelle, il faut de plus dans l'appareil génital mâle un organe destiné à porter ce sperme jusque dans l'intérieur des parties, et alors cet appareil génital mâle est plus compliqué. Or, c'est ce qui est dans l'espèce humaine. A l'article *génération*, nous avons dit que cette fonction comprenait pour nous dans son ensemble ce qu'on appelle *un rapprochement*, une *copulation ;* et aussi l'appareil génital mâle, ou de l'homme, se compose-t-il de deux sortes de parties, qui constituent les unes l'*appareil de fécondation*, et les autres l'*appareil de copulation*. Les premières sont : les *testicules*, glandes qui sécrètent le sperme; les *vésicules séminales*, réservoir où ce sperme est mis en dépôt pour n'en être excrété que lors de l'exercice de la fonction ; et les *conduits déférens*, qui sont les canaux qui conduisent le sperme, des testicules où cette humeur se fait, aux vésicules séminales où elle se rassemble. Les premiers de ces organes sont contenus dans une poche cutanée, appendice de la cavité abdominale, qu'on appelle le *scrotum*. L'appareil de copulation se compose du *penis*, ou *verge*, organe érectile, formé lui-même de deux parties principales, le *corps caverneux* et le canal de *l'urètre* Nous ne faisons que mentionner ces parties, parce qu'elles ont été ou seront décrites à chacun des mots qui les désignent.

Tout appareil génital femelle comprend de même au moins un ovaire et son canal excréteur, pour la production et l'excrétion d'un corps sur la nature duquel il reste encore beaucoup de doutes, que la plupart disent être un germe ou un œuf, mais qui certainement est aussi indispensable à la reproduction que le fluide séminal du mâle. C'est encore à ces seules parties que se réduit l'appareil sexuel femelle chez les animaux chez lesquels ce germe, cet œuf, n'est fécondé par l'application du fluide séminal qu'après avoir été pondu, et n'éclôt qu'après avoir été excrété. Mais il ne peut plus en être ainsi dans les deux conditions inverses; c'est-à-dire, d'une part, quand le fluide séminal du mâle s'applique à l'œuf fourni par le sexe femelle lorsque cet œuf est encore dans l'intérieur de la femelle, attaché à l'ovaire qui doit le fournir; et d'autre part, quand cet œuf une fois fécondé n'est pas aussitôt pondu, mais va se déposer dans un réservoir, où il pend attaché, effectue ses premiers développemens et éclôt. Dans le premier cas, il faut encore ce qu'on appelle un *rapprochement*, une *copulation ;* et dans le second, il y a ce qu'on appelle *gestation.* Dès lors, il faut qu'aux parties essentiellement constitutives du sexe génital femelle, l'ovaire et son canal excréteur, s'en ajoutent d'autres pour l'accomplissement de ces nouveaux offices. Or, c'est ce qui est encore dans l'espèce humaine; nous avons dit déjà que dans cette espèce la génération nécessitait un *rapprochement;* cette fonction comprend aussi une incubation intérieure, ou *grossesse;* et comme elle est ce qu'on appelle *vivipare,* elle exige après la naissance de l'individu nouveau, que celui-ci soit quelque temps *allaité* par sa mère. Aussi, l'appareil génital femelle est-il fort complexe chez la femme : il se compose de quatre sortes de parties constituant, les unes l'*appareil de germification*, les autres celui de *gestation* ou *grossesse*, les troisièmes celui de *copulation,* et les quatrièmes celui d'*allaitement*. L'appareil de germification se compose : des *ovaires,* organes qui produisent le germe, la substance, quelle qu'elle, soit que fournit la femme dans la génération ; et des *trompes*, qui sont les canaux excréteurs des ovaires, les canaux par lesquels les produits de ces ovaires, œufs ou germes, sont conduits dans le réservoir de dépôt, l'organe d'incubation intérieure. Son analogue dans le sexe mâle est l'appareil de fécondation, car évidemment les ovaires correspondent aux testicules, et les trompes aux canaux déférens. L'appareil de gestation est formé d'un seul organe, l'*utérus* ou *matrice*, organe où les trompes conduisent l'ovule fécondé, et où cet ovule se fixe, s'implante et se développe jusqu'à son éclosion. L'appareil de copulation se compose d'un canal appelé *vagin*, communiquant au dehors par une ouverture appelée *vulve*, et qui, dans son fond, embrassant le col de l'utérus, est destiné à recevoir le pénis. Enfin l'appareil de lactation consiste dans les *mamelles*, glandes destinées à sécréter le lait qui doit servir d'aliment à l'enfant dans les premiers temps qui suivent sa naissance. Nous ne faisons encore que mentionner ces parties, parce qu'elles ont été aussi ou seront décrites à chacun des mots qui les désignent. Mais on voit que, dans notre espèce, les parties qui composent l'appareil génital femelle sont plus nombreuses que celles qui forment l'appareil génital mâle, puisque rien dans l'homme ne correspond à l'utérus, et que les mamelles n'existent en lui que comme vestiges.

§ II. *Différences des sexes dans les parties de leur organisation autres que l'appareil génital.* — L'homme et la femme ne diffèrent pas seulement par leurs organes génitaux proprement dits; toutes les autres parties de leur organisation, quoique analogues, portent l'empreinte de la différence de leur sexe; il n'est aucun des organes qui leur sont communs, aucune de leurs fonctions, qui ne présentent quelques spécialités.

D'abord, dans toute la nature vivante, généralement le sexe mâle se distingue par quelques parties exubérantes, qui manquent ou sont moindres dans le sexe femelle; on dirait que celui-ci est comme épuisé, parce qu'il a à créer le germe du nouvel individu, et à fournir à ses premiers développemens. Ainsi, dans plusieurs espèces animales, les mâles seuls offrent des cornes, des crêtes, une crinière; les mâles des oiseaux, par exemple, sont remarquables par un plus beau plumage, de plus brillantes couleurs. Or, cela s'observe aussi dans l'espèce humaine; la barbe est un caractère distinctif de l'homme, et est à cet être ce que sont les crêtes, les panaches que présentent exclusivement les mâles dans certaines espèces animales.

Ensuite, d'autres différences se remarquent dans l'habitude extérieure du corps, dans les proportions des parties qui le composent. L'homme a généralement une stature plus élevée. La femme, plus petite d'un douzième à peu près, offre de plus d'autres proportions dans les parties principales de son corps; la tête chez elle est plus petite, plus arrondie, la face plus ouverte, le tronc plus long, et dans ce tronc, les lombes et le col surtout; les extrémités inférieures, au contraire, les cuisses surtout, sont plus courtes; d'où il résulte que la moitié de la hauteur du corps ne correspond plus, comme chez l'homme, au pubis même, mais au-dessus. Si le col a chez elle plus de longueur, et par suite plus de grâce, son thorax au contraire a moins de hauteur, mais il est plus évasé, afin de fournir plus d'espace au sein. L'abdomen est plus large, plus ample et plus saillant. La plus grande longueur de la région des lombes, jointe à la plus grande largeur des hanches, rend la taille plus svelte. Le bassin a plus de capacité, afin d'être apte aux fonctions de la grossesse et de l'accouchement; il est plus évasé, plus circulaire, plus incliné sur le rachis, mais a moins de hauteur. Les membres sont plus petits, plus arrondis. Dans sa pose générale, la femme a la tête, les épaules et le bassin placés plus en arrière, les femurs plus écartés en haut, et les genoux plus rapprochés. Son torse ressemble à une pyramide, dont le bassin est la partie la plus large, et le thorax, la partie la plus étroite; le développement semble s'être fait chez elle plus grandement vers le bassin, tandis que chez l'homme il s'est fait plus vers la partie supérieure du tronc. Le corps de la femme est généralement plus mince; les os sont plus petits, d'un tissu moins compacte; leurs aspérités extérieures font moins de saillie; les muscles sont moins forts, moins prononcés: aussi son poids total est-il moindre d'un tiers en général. Le tissu cellulaire sous cutané est plus abondant, rempli d'une graisse plus blanche, plus compacte; un semblable tissu cellulaire graisseux remplit les intervalles des muscles: aussi la femme n'offre-t-elle pas les formes carrées, toreuses de l'homme; les contours des membres ne sont pas aussi fortement exprimés; ils sont arrondis, coulans; la peau est plus fine, plus blanche, plus riche en vaisseaux capillaires, et moins couverte de poils; les cheveux sont au contraire plus longs, plus fins et plus flexibles; les ongles sont plus mous, ont une couleur plus rosée. Au visage, les muscles sont moins distincts, fondus dans plus de graisse; ce qui fait que la physionomie des femmes tient plus à l'expression de l'œil et au sourire qu'au jeu des autres traits. Enfin la texture générale de toutes les parties est plus lâche et plus molle. Il est sans doute difficile de déterminer si toutes ces différences tiennent à une influence exercée sur le reste de l'organisme par les organes génitaux, mais elle sont incontestables, et trop constantes pour qu'on ne les juge pas une dépendance des sexes.

Troisièmement, les fonctions communes à l'homme et à la femme ne diffèrent pas moins que la structure anatomique de ces deux êtres; et en premier lieu, si nous examinons la fonction de la sensibilité, qui pourrait nier que d'abord les *sens* ne soient généralement plus délicats chez la femme? la peau chez elle est plus nerveuse, recouverte d'un épiderme plus mince; d'où un tact plus exquis; les femmes sont généralement plus sensibles au froid, recherchent des vêtemens plus doux. Le goût chez elles répugne aussi à des saveurs trop fortes, comme le prouve leur gourmandise, qui est en général plus raffinée que celle de l'homme. Il en est de même des autres sens : le goût pour les parfums et les fleurs n'est-il pas universel chez les femmes? et le sens de l'odorat n'est-il pas plus pour elle que pour l'homme une source de jouissances ou de souffrances? leur vue enfin n'est-elle pas promptement blessée d'une lumière trop vive, et leur oreille d'un son trop fort? Si des sens nous passons à la fonction intellectuelle et morale, combien de différences plus importantes! Généralement les facultés affectives dominent chez la femme, et les facultés intellectuelles dans l'homme : c'est ce que prouvent l'observation de l'un et de l'autre dans toutes les circonstances de leur vie, leur rôle respectif dans nos sociétés, et ce qui convenait du reste à leur destination. Les affections sont ce qui domine dans la vie morale des femmes; dès leur enfance elles manifestent la prédominance des sentiments qui doivent successivement les rendre amantes, épouses et mères; aimer, sous quelque titre que ce soit, est la grande affaire de leur vie; et les travaux d'esprit, qui sont chez l'homme l'objet principal, y occupent une bien moindre place. Tandis que l'homme a pour tâche de conquérir cette terre, sur laquelle nous ne pouvons vivre sans des efforts; tandis que c'est son génie qui conçoit, son bras qui exécute, la femme plus faible, sous l'un et l'autre rapport, a une autre destination, celle de dispenser à la famille les soins que celle-ci réclame. Combien n'était-il pas nécessaire dès lors qu'il fût donné à l'un une plus grande force d'esprit, et à l'autre une plus grande délicatesse et vivacité de sentimens! aussi, le caractère de l'esprit des femmes et le genre de talens auxquels elles se montrent propres, est en rapport avec ce trait que nous venons de signaler dans leur psychologie. Supérieures, par exemple, dans ce genre de composition littéraire qui a pour objet la peinture des scènes habituelles de la vie, des mouvements du cœur humain, dans la composition des romans, elles ne sont pas propres au contraire aux hautes conceptions scientifiques. En général, il y a eu, et il y aura toujours peu de femmes savantes; celles qui se disent telles, le plus souvent ne sont que ridicules; et quant à celles qui ont réellement mérité ce titre, combien avaient perdu même au physique les attributs qui font le charme de leur sexe : tant il est vrai qu'elles étaient sorties des voies que leur a tracées la nature! Il ne faut pas croire, en effet, que l'infériorité intellectuelle que nous présentent les femmes soit exclusivement due à l'éducation trop futile qu'elles reçoivent; sans doute cette éducation y contribue; mais leur nature propre y a la plus grande part; et, comme l'a dit Cabanis, si évidemment la faiblesse physique de la femme ne l'appelle pas à descendre dans le gymnase et l'hypodrome, la qualité de son esprit l'appelle encore moins à figurer dans le lycée ou dans le portique. Du reste, la sensibilité plus exquise que nous avons reconnue dans les sens de la femme, se montre aussi dans les qualités de son esprit et de son cœur; il y a plus de finesse, de promptitude dans toutes ses idées, plus de délicatesse dans tous ses sentiments; d'où sa susceptibilité à des impressions que l'homme aperçoit à peine, sa disposition à tout porter à l'extrême dans le mal comme dans le bien, le caractère passionné qu'elle imprime à tout ce qu'elle dit, à tout ce qu'elle fait. C'est à cette plus grande impressionabilité que les femmes doivent cette active bienveillance, cet élan sympathique qui en fait les êtres les plus accessibles à la pitié, les plus capables d'un héroïque dévouement; et cette facilité qu'elles ont à partager les sentimens, les opinions, les manières des personnes avec lesquelles elles vivent; leur tendance à l'imitation, etc. Dans ce tableau rapide que nous traçons de la psychologie de la femme, comparativement à celle de l'homme, nous ne tairons pas sa grande *mobilité*, toujours due à la même cause, une plus grande impressionabilité; tout faisant impression sur les femmes, elles passent rapidement d'un objet à un autre; une méditation prolongée leur est, sinon tout à fait impossible, au moins plus difficile qu'à l'homme; et de là une nouvelle cause de leur insuccès dans les hautes sciences, et cette *légèreté* dont on leur fait reproche. Bien plus : que parmi les impressions continuelles qui retentissent sans cesse dans leur système nerveux, et qui amènent dans leurs déterminations des changements subits, il est quelques-unes qui se succèdent rapidement et dont les femmes ne puissent se rendre compte, et il en résultera ces *caprices* que l'homme ne peut concevoir et que souvent elles ne peuvent s'expliquer à elles-mêmes. Quant à l'*instinct de la coquetterie, au besoin de plaire*, ne devaient-ils pas être innés à des êtres qui ne sentent la vie que par les affections qu'elles éprouvent et celles qu'elles inspirent? et la dissimulation, la finesse qu'on reproche à leur caractère, n'étaient-elles pas nécessaires à des êtres faibles, que la nature et les lois sociales ont également fait dépendant! Loin de nous, en effet, de faire aucun reproche aux femmes des traits spéciaux, que selon nous présente leur moral; ces traits importaient à leur distinction; c'est par eux qu'elles nous charment et remplissent leur destinée sur la terre; les vouloir autrement, ce serait vouloir qu'elles cessassent d'être de leur sexe.

Les autres fonctions de relation nous offriront moins de différences. Les os de la femme étant plus petits, ses membres plus faibles, sa force musculaire par suite sera moindre : la plus grande largeur de son bassin, en écartant davantage les cavités cotyloïdes, imprime à sa marche un caractère particulier; moins capable d'efforts que l'homme; sa faiblesse au physique est aussi évidente que celle que nous avons signalée dans son moral. Les phénomènes d'expression sont chez elle en rapport avec le caractère de sa psychologie; moins d'ampleur dans son poumon, un moindre diamètre à la trachée artère, plus de petitesse dans son larynx et d'étroitesse dans sa glotte, rendent sa voix moins forte, mais plus douce, plus tendre, et surtout plus aiguë; les muscles de sa glotte étant plus vifs et plus souples, elle peut mieux en varier les tons, et a conséquemment plus de disposition pour le chant. La femme d'ailleurs, étant très-sensible et recevant de continuelles impressions, doit abonder en phénomènes expressifs ; d'un côté, son langage affectif n'est jamais muet ; sur son visage, son regard, son sourire, parlent sans cesse ; le rire, le pleurer, éclatent chez elle à la moindre cause ; d'autre part, quelle abondance de paroles ! quelle loquacité ! Non-seulement les phénomènes expressifs sont aussi multipliés que les idées et les sentimens, mais ils en ont le caractère ; comme eux, ils sont mobiles, et se succèdent avec une incroyable rapidité ; comme eux, ils sont délicats, et peignent toutes les grâces et le piquant de l'esprit des femmes, toutes les nuances si variées des mouvemens de leur cœur. Enfin la femme, si sensible, éprouve plus souvent le besoin du sommeil ; mais celui-ci est moins profond, moins durable, plus souvent troublé de rêves, accompagné de somnambulisme ; des influences extérieures peuvent plus facilement déterminer ce dernier, et l'on sait que les femmes sont des sujets magnétiques par excellence. Ceci est encore une conséquence de la plus grande susceptibilité du système nerveux dans leur sexe.

Enfin, les fonctions de nutrition offrent dans chaque sexe quelques particularités. Chez la femme, la *digestion* exige généralement moins d'alimens ; l'estomac est moins ample, le foie moins gros ; fort souvent les deux dernières dents ne se développent pas ; la faim est moins impérieuse, et porte plus sur des alimens légers et agréables, que sur ceux qui nourrissent beaucoup ; elle est mobile, fantasque, et revient plus souvent que chez l'homme ; et cependant la digestion peut plus facilement se suspendre pendant quelque temps : ce sont les femmes qui ont fourni les exemples de plus longue abstinence. Des différens systèmes vasculaires absorbans, le lymphatique prédomine ; et de là la plus grande disposition des femmes aux maladies de ce système, au cancer, aux scrofules. Le thorax étant moins ample, le poumon plus petit, la *respiration* fait une moindre quantité de sang ; mais généralement les mouvemens respirateurs sont plus rapprochés ; les inspirations sont plus effectuées par le jeu des côtes que par celui du diaphragme, et probablement l'hématose se fait plus rapidement. Le cœur a un volume moindre que chez l'homme, et cependant la *circulation* est généralement plus vive ; le pouls est moins ample, mais plus prompt et plus serré. L'aorte descendante est plus grosse, et les artères du bassin plus considérables, afin de fournir au grand développement des organes génitaux dans ce sexe. Tous les parenchymes nutritifs sont dans la femme plus humides. La *température* du corps est plus élevée. Parmi les *sécrétions récrémentitielles*, celle de la graisse seule demande à être mentionnée; elle est généralement plus abondante, et son produit plus compacte. Quant aux *sécrétions excrémentitielles*, toutes offrent quelques différences; la transpiration cutanée est moins active, et sa matière a une odeur plus acidule; l'urine est moins abondante, chargée de moins de sels, d'où résulte moins de disposition aux maladies calculeuses, d'autant plus que l'urètre chez les femmes est plus court, plus droit, a un plus gros calibre, de sorte que tout calcul est plus disposé à être excrété dès les premiers momens de sa formation. En somme, les excrétions sont chez les femmes moins abondantes que chez l'homme; leurs produits sont un peu moins animalisés : ajoutons que la femme a une excrétion qui lui est propre, mais que nous ne devons que mentionner ici, parce qu'elle a eu dans notre Dictionnaire un article particulier, la *menstruation*.

Si on ajoute, ce qui résulte de la description que nous avons donnée de l'appareil génital de la femme, que cet être joue un bien plus grand rôle dans la génération; que non-seulement elle sert à l'acte du rapprochement et à la conception ou formation d'un nouvel individu, comme l'homme, mais encore que seule elle accomplit la *gestation*, l'*accouchement* et l'*allaitement*: si on note que la femme, généralement, parcourt plus rapidement ses premiers âges que l'homme, et au contraire pousse plus loin le dernier; que les différences des tempéramens sont en général moins prononcées chez elle, et toujours dominées par le caractère du sexe; et qu'enfin son appareil génital réagit plus sur toute son économie que ne le fait celui de l'homme; on aura le tableau de toutes les différences physiques qui caractérisent cet être. Cependant, nous devons dire que les anciens nous paraissent avoir exagéré ce dernier trait; ils ont rapporté à la réaction de l'utérus toutes les particularités que nous présentent le physique et le moral des femmes en santé, et en maladie; *uterus est animal vivens in muliere; propter solum uterum mulier id quod est*, ont-ils dit;

nous pensons que cette réaction n'est réelle que lorsque cet organe est en fonction, lorsqu'il accomplit les actes de menstruation, de grossesse, d'accouchement, lorsque l'âge de la puberté et l'âge critique lui impriment ou lui retirent le degré d'activité qui rend possible son service; hors de là, son influence est moindre qu'on ne l'a dit.

Telle est l'histoire des sexes dans l'espèce humaine. Si l'on nous reprochait de n'avoir paru dans toute cette dernière partie ne nous occuper que de la femme, nous répondrions que comme dans nos remarques sur elle nous la comparions toujours à l'homme, c'est comme si nous avions traité en même temps de ce dernier. Ce qui resterait à faire serait d'indiquer comment la présence de tel ou tel appareil génital dans chaque sexe entraîne dans toutes les autres parties de l'organisme les modifications générales dont nous venons de traiter; mais nous sommes forcés d'avouer qu'ici la physiologie est impuissante; et quoiqu'elle soit bien sûre que ces modifications tiennent à la génération, puisqu'elle ne se prononcent que lorsque l'âge rend l'exercice de cette fonction possible, et disparaissent souvent avec elle; cependant nous reconnaissons ne pouvoir résoudre le problème, et indiquer comment se produisent dans chaque sexe les particularités anatomiques et physiologiques générales qu'ils nous présentent. (ADELON.)

SEXUEL, adj., *sexualis;* qui a rapport aux sexes, qui caractérise les sexes : *organes sexuels.*

SIALAGOGUE ou SIALOGOGUE, adj. pris subst., *sialagogus* et *sialogogus*, de σίαλον, salive, et de ἄγω, chasser. On désigne sous ce nom les médicamens qui ont la propriété de provoquer la sécrétion de la salive. Cette sécrétion peut être excitée par trois sortes de médications; 1° à l'aide de substances inertes, soumises à la mastication. Le simple mouvement mécanique de la mâchoire suffit pour déterminer la salivation; 2° par le moyen de principes âcres, auxquels se joint l'action de la mastication qui les extrait des substances où ils sont renfermés, ou bien qui sont simplement déposés dans la bouche sous forme liquide ou en vapeur; 3° par l'absorption de certains corps qui, appliqués sur la peau ou introduits à l'intérieur, affectent spécialement les glandes salivaires; tels sont le mercure et ses diverses préparations. Les deux premiers genres de sialagogues ont reçu plus particulièrement le nom de *masticatoires*. Seulement il est une restriction à faire à l'égard des liquides âcres ou des vapeurs stimulantes que l'on emploie quelquefois, quoique beaucoup plus rarement, pour exciter la surface muqueuse de la bouche et secondairement la salivation. Du reste, les mêmes considérations s'appliquent à ces deux modes d'excitation (*voyez* MASTICATOIRE). Quant au troisième genre de sialagogue, il n'est plus guères usité maintenant. On ne croit plus que la salivation soit le but que l'on ait à se proposer pour la guérison de la syphilis et dans l'administration du mercure. On a bien proposé encore ce médicament à cause de son effet sialagogue dans le traitement de quelques autres maladies. Mais ce moyen empirique, n'ayant pas eu de succès, est presqu'entièrement abandonné. *Voyez* MERCURE.

SIBBENS, SIWENS ou SIWIN, s. m. Mots d'origine celtique, servant à désigner une maladie contagieuse qui règne dans les montagnes d'Écosse, notamment dans les provinces de Dumfries, de Galloway et d'Airshire, et qui présente la plus grande analogie avec la syphilis, ainsi qu'avec le scherlievo, le yaws, et la maladie du Canada, qui n'en sont que des variétés.

Cette maladie, qui se gagne très-rarement par le coït, se transmet pour l'ordinaire des parens aux enfans par la conception, et se propage par les baisers ainsi que par la lactation, spécialement quand les mamelons de la nourrice sont affectés d'éruptions pustuleuses ou d'ulcères dépendans de l'infection. Enfin, elle se communique aussi, comme on l'observait déjà pour la vérole il y a trois cents ans, au temps où cette maladie faisait irruption en Europe avec une violence inconnue jusqu'alors, en buvant dans les mêmes verres, en fumant avec les mêmes pipes, et en se servant des mêmes ustensiles. Ne se manifestant jamais sous forme de blennorrhagie, elle débute pour l'ordinaire par des ulcères de la gorge et de l'intérieur de la bouche, lesquels sont assez souvent précédés par une irritation inflammatoire plus ou moins vive de ces mêmes parties, ainsi qu'on le remarque habituellement quand ces symptômes sont dus à la syphilis proprement dite. Ces ulcères occasionent habituellement, par la communication de l'inflammation qui les accompagne jusqu'au larynx, la raucité et quelquefois la perte de la voix, et finissent par détruire le voile du palais, les amygdales, les piliers, la luette et même la voûte palatine, ainsi que les os du nez. Alors ils exhalent une odeur très-fétide. Parfois on les a vus gagner une grande partie de la face.

Dans d'autres circonstances infiniment plus rares, l'infection se fait d'abord connaître par des pustules, des dartres ou des ulcères sur différens points de l'extérieur du corps, y compris le cuir chevelu. Les éruptions pustuleuses, qui excitent toujours une vive démangeaison tout-à-fait comparable à celle de la gale, se développent bientôt et prennent une teinte brune cuivreuse, caractéristique des affections cutanées de cause vénérienne. Quelques pustules se couvrent de croûtes; enfin, chez bon nombre de personnes, la maladie consiste en des excroissances molles, fougueuses, saignantes, sans cesse renaissantes, de la forme, de la couleur et du volume d'une framboise, d'où lui est venu le nom de *sibbens* et celui d'*yaws*, qu'on lui a aussi donné en Écosse, d'après l'analogie qu'on lui a trouvée avec celle que les Africains désignent ainsi et pour la même raison. Le sibbens attaque parfois les os des membres et du crâne; mais les exemples en sont peu communs. D'ailleurs, il ne se manifeste jamais par des symptômes primitifs, quoique les parties sexuelles et les environs de l'anus deviennent quelquefois le siége d'ulcérations, et que, par suite probablement, on remarque quelques engorgemens des glandes inguinales; ces symptômes alors même sont toujours consécutifs.

Le traitement mercuriel est regardé, en Écosse, comme le seul vraiment efficace contre cette maladie, en lui associant toutefois, comme nous le faisons pour les cas de syphilis anciennes et constitutionnelles, l'usage des sudorifiques exotiques, et par fois celui de l'écorce de mézéréon. L'analogie frappante qui existe entre ces deux affections porte même à croire que dans le petit nombre de circonstances où le mercure échoue contre le sibbens, on doit obtenir un plein succès des sudorifiques seuls ou tout au plus unis au sulfure d'antimoine. Un régime approprié à l'état des fonctions digestives, les soins de propreté et toutes les précautions hygiéniques commandées par la prudence, sont assurément on ne peut mieux indiqués ici, ainsi que tous les médecins éclairés par l'expérience l'ont depuis long-temps jugé nécessaire pour le traitement de la vérole ancienne elle-même; mais il y aurait de la témérité à regarder ces seules précautions et ce régime comme capables de faire obtenir la guérison.

Le sibbens paraît d'ailleurs avoir beaucoup perdu de sa violence, surtout depuis un certain nombre d'années, et l'on assure même qu'on est déjà parvenu à l'extirper de plusieurs contrées, en faisant observer aux habitans, et particulièrement aux pauvres paysans, qui en étaient les plus tourmentés, la plus exacte propreté, et en leur recommandant d'éviter tout contact avec les personnes et les choses contaminées.

Afin de compléter cet article, et pour mettre à même de juger de la ressemblance qui existe entre les différentes formes de syphilis observées en Dalmatie, en Afrique, en Norvège et au Canada, je vais y joindre le tableau de cette dernière, qui n'a pas encore été décrite dans ce dictionnaire.

La syphilis du Canada a commencé à paraître au milieu du XVIIIe siècle. Elle est encore connue dans les régions les plus septentrionales de l'Amérique, sous les noms de maladie de la *baie de Saint-Paul* et de *mal anglais*. Cette espèce particulière de vérole est éminemment contagieuse, et se transmet par l'application de la matière virulente qu'elle produit sur la peau ou sur les membranes muqueuses, tant par l'acte vénérien que par des baisers ou l'usage de vêtemens, de meubles et ustensiles qui ont servi à des individus infectés, tels que les cuillers, les verres, les pipes, etc.; les enfans, qui l'apportent souvent en naissant, la contractent du reste bien plus facilement que les vieillards, dont la peau, moins sensible, est peu disposée à l'absorption.

Le mal du Canada peut rester long-temps latent sans se manifester par le plus léger symptôme extérieur. Il commence le plus communément par de petites pustules ou aphtes rougeâtres, dont le sommet est plein d'une liqueur blanchâtre très-corrosive, paraissant aux lèvres, sur la langue, à la face interne des joues, et quelquefois, mais très-rarement, aux parties génitales externes. Le second degré de l'infection est remarquable par l'apparition de douleurs affectant les os et différentes autres parties du corps, douleurs qui s'exaspèrent aussitôt que le soleil est couché; les glandes cervicales, celles des aînes et des aisselles se tuméfient, s'enflamment, suppurent ensuite ou passent à l'état d'induration, comme on l'observe si souvent pour les bubons syphilitiques. Quand la maladie est parvenue à son troisième degré, différentes régions se couvrent d'ulcérations superficielles, irrégulières dans leurs formes, accompagnées d'un prurit insupportable, lesquelles disparaissent parfois sans aucun traitement, mais qui tardent bien peu à revenir. Alors elles gagnent en profondeur les os sous-jacens, et principalement ceux du nez, du palais, du crâne, du pubis, des cuisses, des bras et des mains; ces os se carient, et quelquefois seulement deviennent le siége de nodosités et de tophus. On a vu des malades perdre de la sorte les mâchoires et toute la partie inférieure du crâne; chez d'autres, les mollets et les orteils ont été détruits par la gangrène : un jeune homme qu'a vu le docteur Bowmann, a perdu ainsi les deux pieds, et un autre jeune malade a vu une de ses jambes se séparer à l'articulation du genou. Enfin, quand on ne combat pas à temps cette cruelle maladie, on s'expose à voir survenir de la toux, des douleurs de poitrines, la chute des cheveux, la perte totale de l'appétit et de l'usage des sens, et même la mort.

L'expérience a fait connaître dans les diverses préparations hydrargyreuses les vrais spécifiques de cette forme de la syphilis, et si l'on en croit le docteur Bowmann, les tisanes rapprochées de salsepareille, de patience, de bardanne et d'écorce de pin du Canada, ne réussissent sur les lieux que lorsqu'elles sont données comme auxiliaires du mercure. (L. V. LAGNEAU.)

SICCATIF, adj. *Voyez* DESSICATIF.

SIDÉRATION, s. f., *sideratio*, de *sidus*, astre. Les anciens désignaient sous ce nom certaines maladies très-graves qui surviennent tout-à-coup, sans cause apparente en rapport avec leur gravité, comme par l'influence des astres : tels étaient l'apoplexie, la paralysie, et la gangrène de tout un membre, le sphacèle.

SIFFLANT, adj., *sibilans*, qui est accompagné de sifflement. On caractérise ainsi, en séméïotique, la respiration quand elle fait entendre ce bruit. *Voyez* RESPIRATION.

SIGMOIDE ou SYGMOIDAL, adj. *Sygmatoïdes*, qui a la forme du sigma, lettre majuscule des Grecs.

SIGMOÏDES (les cavités) sont deux surfaces concaves de l'extrémité supérieure du radius, encroûtées de cartilages, distingués en grande et petite, et s'articulant, la première avec l'humérus, la seconde avec l'extrémité supérieure du radius. *Voy.* CUBITUS.

SIGMOÏDES (les valvules) sont trois replis membraneux situés à l'orifice de l'artère pulmonaire : trois replis valvulaires analogues, situés également à l'orifice de l'aorte, portent aussi le nom de *sigmoïdes*. *Voyez* COEUR. (MARJOLIN.)

SIGNE, s. m., *signum*. Ce mot exprime, dans le langage vulgaire, tout ce qui peut conduire à la connaissance d'une chose cachée; en médecine on comprend sous cette dénomination tout ce qui peut éclairer sur l'état passé, présent et futur d'une maladie. On a désigné par les épithètes de *commémoratifs* ou *anamnestiques*, les signes qui font connaître ce qui a précédé; par celle de *diagnostiques*, ceux qui éclairent sur l'état présent, et par celle de *prognostiques* ceux qui annoncent les changemens qui surviendront dans le cours ultérieur de la maladie.

La marche de la maladie, son type spécial, son intensité, sa durée, les causes qui en ont provoqué le développement, l'influence des agens thérapeutiques qu'on lui a opposés peuvent éclairer le médecin et offrir par conséquent des signes plus ou moins précieux; mais ce sont surtout les symptômes qui fournissent les signes les plus nombreux et les plus importans : aussi en est-il résulté que dans le langage inexact des personnes étrangères à notre art, et même dans celui de quelques médecins, ces deux mots, *signes* et *symptômes*, sont devenus synonymes, bien qu'ils aient un sens très-distinct : en effet, le symptôme est un changement perceptible aux sens, survenu dans un organe ou dans une fonction, et lié à l'existence d'une maladie : c'est une simple sensation qui ne devient signe que par une opération particulière de l'esprit et d'après des règles qui, jusqu'ici, n'ont pas été convenablement établies.

L'observation clinique et la physiologie ont été long-temps les principales et presque les seules bases de la séméiotique, ou de l'art de tirer des signes des symptômes. Ces bases pouvaient, dans beaucoup de cas, suffire pour ce qui concerne le pronostic, et c'est sur elles que se sont appuyés les anciens dont les travaux offrent sur ce point un degré remarquable de perfection. Mais ces mêmes bases deviennent insuffisantes pour le diagnostique, qui, en général, ne peut être établi d'une manière sûre que par le rapprochement rigoureux des phénomènes observés pendant la vie, avec les lésions que montre l'ouverture du cadavre. Aussi les anciens, à qui ce dernier genre de recherches était interdit, sont-ils restés bien loin des modernes dans la connaissance des signes diagnostiques. En vain, essaierait-on de prétendre que le trouble d'une fonction dénonce la lésion de l'organe qui y préside. L'anatomie pathologique démontre tous les jours la fausseté de cette proposition; quant aux phénomènes sympathiques, combien d'assertions hasardées sur leur valeur séméiotique ont été détruites par l'examen des cadavres! C'est donc à l'anatomie pathologique et à l'observation clinique seules qu'il appartient de déterminer la véritable valeur des signes des maladies.

Parmi ces signes, tous n'ont pas un semblable degré d'importance. A raison de cette différence, ils ont été distingués en *principaux* et *accessoires*, *univoques* et *équivoques*, *caractéristiques* et *communs*. Les phénomènes les plus saillans ne fournissent quelquefois que des signes accessoires, et les phénomènes les plus obscurs peuvent devenir les signes caractéristiques de la maladie. Dans tel cas, par exemple, où le malade n'accusera qu'une chaleur brûlante, une céphalalgie intense, un malaise général, signes fort peu importans pour le diagnostique, une douleur à peine perçue dans un des côtés, deux ou trois crachats sanguinolens décèleront au médecin le siége et la nature du mal. De là la nécessité pour lui de chercher à connaître, et par ses questions et surtout par l'exploration approfondie de tous les organes et de toutes les fonctions, toutes les circonstances, tous les phénomènes de la maladie, pour tirer de l'examen attentif de chaque phénomène en particulier, du rapprochement et de la comparaison de tous ces phénomènes, les signes sur lesquels il établira son jugement. (CHOMEL.)

SILICE, s. f. Nom donné à une substance qui a été considérée pendant long-temps comme une terre, que l'on a regardée depuis comme un acide auquel on a donné le nom de *silicique*, et que l'on envisage assez généralement aujourd'hui comme un oxyde de silicium. On la rencontre très-abondamment dans la nature; elle constitue presque à elle seule le cristal de roche, la pierre à fusil, les sables, les cailloux et les différentes espèces de quartz; toutes les pierres gemmes en contiennent; enfin on la trouve dans certaines eaux minérales, dans la plupart des végétaux, et notamment dans les plantes graminées. Elle est solide, blanche, rude au toucher, inodore, insipide; son poids spécifique est de 2,66. Elle est fusible en un verre incolore, lorsqu'on la soumet à l'action du chalumeau de Brook. Les corps simples non métalliques et l'air n'agissent point sur elle; l'eau en dissout une très-petite quantité. A la température ordinaire, il n'y a parmi les acides que l'acide hydrophtorique qui se combine avec elle : à une température rouge les acides borique et phosphorique s'y unissent. Lorsqu'on la chauffe dans un creuset avec trois parties de potasse, on obtient une masse très-fusible, vitrifiable, déliquescente et très-soluble dans l'eau : cette dissolution porte le nom de liqueur de cailloux (potasse silicée); elle fournit avec l'eau de chaux, de baryte ou de strontiane, des précipités composés de silice et de l'un ou l'autre de ces alcalis. *Voyez* POTASSE.

On obtient la silice en versant dans la liqueur de cailloux assez d'acide sulfurique, nitrique ou hydrochlorique pour saturer la potasse; la silice se précipite à l'état gélatineux : on décante la dissolution saline formée, et on lave le dépôt, que l'on fait sécher.

Les composés de silice et d'un acide étant peu connus et inusités, nous nous abstiendrons d'en parler. Quant à la silice, elle est employée à la fabrication du verre, de la poterie, des mortiers; le sable sert à filtrer les eaux, et le cristal de roche à faire de très-beaux lustres.

SILICIQUE (acide) : nom donné à la silice par les chimistes, qui la regardent comme un acide.

SILICIUM, s. m. Corps simple que l'on a rangé pendant plusieurs années parmi les métaux, et qui, d'après les dernières recherches de M. Berzélius, doit être placé ailleurs. Il est solide, d'un brun noisette, sombre, sans le moindre éclat métallique, infusible, incombustible, inattaquable par l'eau, par l'acide nitrique, par l'eau régale et par la potasse. Uni au *phtore*, il constitue un acide particulier décrit sous le nom d'acide *fluo-silicique*, et que nous appellerons *phtoro-silicique*. Il entre dans la composition de la silice (*voyez* ce mot); il a été obtenu par M. Berzélius en 1824, en décomposant l'hydrophtorate double de silice et de soude par le potassium. Il n'a point d'usages. (ORFILA.)

SILLON, s. m., *sulcus*; nom donné aux rainures qu'on observe à la surface de certains os, et particulièrement à celles qui logent des artères, le nom de gouttières étant appliqué spécialement à celles qui reçoivent les veines. Divers organes, comme le foie, offrent aussi des sillons plus ou moins profonds.

SIMAROUBA, s. m. C'est l'écorce de la racine d'un arbre de la Guiane, nommé *simarouba amara* par Aublet, et rangé par Linné dans le genre *quassia* sous le nom de *quassia simaruba*. Ce genre forme le type d'un ordre naturel nouveau que l'on a nommé simaroubées, mais que quelques naturalistes considèrent comme une simple tribu de la famille des rutacées.

L'écorce de simarouba, telle que le commerce nous la présente, est en morceaux longs de plusieurs pieds, souvent recourbés sur eux-mêmes, d'une couleur jaunâtre, sans odeur marquée, mais d'une saveur franchement amère; leur texture est fibreuse et assez lâche. M. Morin, pharmacien à Rouen, a publié (*Jour. de Pharm.*, février 1822) une analyse de l'écorce de simarouba, d'où il résulte qu'elle se compose : d'une matière résineuse, d'une huile volatile à odeur de benjoin, d'acétate de potasse, de muriate d'ammoniaque, d'acide malique et de traces d'acide gallique, d'un principe particulier en tout semblable à celui qui existe dans le *quassia amara*, et que pour cette raison on a nommé *quassine*, de malate et d'oxalate de chaux, de quelques sels minéraux, et enfin d'alumine et de ligneux. Mais de tous ces principes, c'est la quassine seule qui mérite quelqu'intérêt, parce qu'elle paraît être en effet la partie active du simarouba. Le simarouba peut s'administrer de diverses manières; on le donne soit en poudre, soit en infusion ou en décoction; la dose varie suivant l'intensité de la maladie que l'on veut combattre, l'âge du malade et une foule d'autres circonstances. Ainsi on peut donner la poudre depuis dix à douze grains, jusqu'à celle d'un demi-gros à un gros; quant à l'infusion et à la décoction on la prépare avec deux à trois gros de l'écorce concassée, pour chaque livre d'eau.

Par l'impression qu'il détermine dans les divers organes, le simarouba appartient à la classe des médicamens toniques. Donnée à petites doses, sa poudre ou toute autre préparation augmente les fonctions de l'estomac, aiguise l'appétit et favorise la digestion. Si la dose est portée plus haut, ces phénomènes cessent d'être locaux et finissent par s'étendre au reste de l'économie; mais il arrive quelquefois qu'une dose un peu forte de cette substance, soit à cause de sa saveur amère, soit par son action propre, provoque les contractions de l'estomac et par suite le vomissement : aussi trouve-t-on ce médicament rangé parmi les émétiques dans la matière médicale de Desbois de Rochefort.

Le simarouba n'a guère été employé en Europe que depuis l'année 1713; on obtint de son administration les plus grands succès dans les épidémies de dysenterie qui firent de si grands ravages à Paris, en 1718 et 1723, où l'on avait vainement employé l'ipécacuanha. Dès lors on le regarda comme une sorte de spécifique contre ces maladies; mais néanmoins il est très-important de bien préciser les cas où son administration peut être utile. Ainsi on doit s'en abstenir au début et dans la période d'acuité de cette maladie, et en général tant que les symptômes d'irritation se manifestent, tant que le tenesme persiste, que les selles sont liquides, douloureuses et sanguinolentes; mais au contraire on pourra le prescrire quand les signes de l'inflammation auront disparu, et que la fluidité et l'abondance des déjections paraîtront dépendre en quelque sorte de l'état de relâchement qu'une inflammation laisse en général à sa suite dans les membranes muqueuses qui en ont été le siége.

Quelques praticiens ont aussi employé le simarouba dans d'autres circonstances. Ainsi quelquefois il a réussi, comme les autres toniques, dans le traitement des fièvres intermittentes; d'autres l'ont employé dans les hémorrhagies utérines dites *passives*; quelquefois on en a fait usage avec quelque succès pour combattre les vers intestinaux, ou dans les différens catarrhes chroniques, soit des bronches, de la vessie, etc.; en un mot on peut l'employer dans tous les cas où l'usage des médicamens toniques est indiqué.

Dans son ouvrage sur les plantes usuelles des Brasiliens, M. Auguste de Saint-Hilaire a décrit et figuré, planche V, une espèce nouvelle de *simarouba* qu'il nomme *versicolor*, et qui, au Brésil, et particulièrement dans la province des Mines où il est connu sous le nom de *paraïba*, est employé aux mêmes usages que le simarouba de Cayenne, dont il possède toutes les propriétés.

(A. RICHARD.)

SIMULÉ, adj., *simulatus*. On appelle, en médecine légale, *maladies simulées*, les affections dont on se donne les apparences par un moyen quelconque, ou dont on dit faussement être atteint, pour se soustraire à des devoirs imposés par la société ou par les lois. *Voyez* DÉCEPTION.

SINAPIS, s. m. *Voyez* MOUTARDE. (A. RICHARD.)

SINAPISME, s. f., *sinapismus*, du grec σιναπι, moutarde; cataplasme préparé avec la graine de moutarde en poudre. On emploie ordinairement la farine de la moutarde noire, grossièrement pulvérisée, celle de la blanche n'est pas aussi active. Il faut rejeter la farine qui est très-fine, et qui contient beaucoup plus de fécule que de partie corticale. C'est dans cette espèce de son que réside essentiellement l'huile âcre de la moutarde : aussi se sert-on avec raison dans certains pays du son des sénevés au lieu de la farine.

Pour préparer le sinapisme, on humecte la poudre de moutarde avec du vinaigre chaud, jusqu'à ce qu'elle soit d'une consistance molle; on l'étend ensuite sur un linge épais et serré, qu'on a soin de replier sur les bords, et on l'applique à nu sur la partie de la peau sur laquelle on veut agir. Lorsqu'on tient à obtenir une action énergique et prompte, on peut remplacer l'acide acétique par le vinaigre scillitique ou par l'acide hydrochlorique affaibli. On ajoute aussi fréquemment au sinapisme énergique des gousses d'ail pilées et du sel marin en poudre. Si l'intention du médecin est de produire un effet plus lent et léger, on mitige la farine de moutarde avec celle de froment, de graine de lin, de riz, ou de la mie de pain, ou du levain de froment, dans la proportion d'un quart, d'une moitié, des deux tiers ou des trois quarts, suivant le but qu'on se propose; on peut se servir aussi d'eau chaude au lieu de vinaigre. Qu'on emploie les sinapismes purs ou mitigés, il faut toujours avoir l'attention de les recouvrir de linges chauds, de flanelle, et même d'envelopper le tout de taffetas vernis, afin de conserver la chaleur et d'éviter le refroidissement que produisent facilement les corps humides. Cette précaution est surtout de rigueur lorsqu'on applique des sinapismes sur des individus très-affaiblis, principalement chez les vieillards et les très-jeunes enfans, dont la peau se refroidit également vite.

On retrouve dans l'action des sinapismes presque tous les degrés différens des brûlures : ils agissent ou en rubéfiant seulement la peau, ou en y déterminant des vésicules pleines de sérosités, comme à la suite des vésicatoires, ou en cautérisant profondément le derme dans toute son épaisseur. La différence de ces effets dépend du degré de susceptibilité de la peau, de l'activité des sinapismes en eux-mêmes, et de la durée de leur application. Certains individus ont la peau tellement susceptible, qu'au bout de quelques minutes seulement la rubéfaction est évidente et la douleur déjà très-vive, tandis que chez d'autres, au contraire, il faudra prolonger l'application d'un sinapisme tout aussi actif pendant plusieurs heures avant que la rubéfaction et la douleur soient manifestes. Il est bon d'observer aussi que, la sensibilité de la peau variant sur le même individu suivant les différentes régions, l'action du sinapisme n'est pas la même sur les diverses parties du corps. La peau de la plante des pieds est certainement une des parties les plus sensibles, excepté cependant chez les hommes de peine, qui marchent beaucoup, souvent les pieds nus, ou environnés de chaussures très-dures. Chez ces individus, la face plantaire est recouverte de plusieurs couches d'épiderme endurci et comme racorni, et il est préférable d'appliquer chez eux les sinapismes sur le coude-pied ou autour des malléoles. Dans toutes les parties où la peau est fine et recouvre presque immédiatement beaucoup de rameaux nerveux et de tendons, comme autour des articulations et autour du cou, il faut laisser agir peu de temps les sinapismes. La rubéfaction précède ordinairement la vésication; mais cependant chez les individus affectés de fièvres graves, qui sont dans un grand état de prostration ou dans une espèce de carus, la moutarde agit souvent très-profondément sur le derme, sans produire ni rubéfaction ni vésication apparentes. Ce n'est fréquemment que plusieurs jours après l'application du sinapisme qu'on s'aperçoit qu'il a produit des effets énergiques, et seulement lorsque la réaction générale ayant eu lieu, les propriétés vitales de la peau se sont ranimées.

Suivant les effets immédiats différens que déterminent les sinapismes, on retrouve plusieurs degrés de révulsion. Les sinapismes très-doux et mitigés, placés sur le tronc ou les extrémités, agissent comme de simples cataplasmes excitans ou des espèces de manuluves ou de pédiluves. Le sinapisme presque pur, mais dont l'application est peu prolongée, produit tous les effets locaux et généraux des rubéfians. Insiste-t-on sur son effet, jusqu'à ce qu'il donne lieu à des ampoules ou à des escarrhes, il rentre pour ses propriétés locales ou générales dans la classe des vésicans ou des escarrhotiques, et devient un des moyens les plus puissans et les plus énergiques de révulsion et d'excitation cutanées. Les sinapismes appartenant donc à divers genres de médications, ce serait s'exposer à des répétitions inutiles que de relater ici les cas particuliers et nombreux dans lesquels ils sont d'un usage habituel. (GUERSENT.)

SINCIPITAL, ALE, adj., *sincipitalis*, qui a rapport au sinciput.

SINCIPUT, s. m., *sinciput*. Mot latin conservé dans notre langue pour indiquer le sommet de la tête, qu'on désigne aussi sous ceux de *vertex*, *bregma*. Quelques anatomistes ont également employé ce mot pour indiquer la région frontale : les os pariétaux sont quelquefois appelés os du sinciput. (MARJOLIN.)

SINDON, s. m., *sindo*, dérivé de σινδὼν, toile, drap qui se fabriquait à Sidon, ville de Phœnicie. On désigne ainsi une petite pièce de toile ou un petit plumasseau arrondi, soutenu par un fil à sa partie moyenne, et que l'on introduit dans l'ouverture faite au crâne par le *trépan*. *Voyez* ce mot.

SINGULTUEUX, adj., de *singultus*, sanglot. On dit la respiration *singultueuse*, lorsqu'elle est génée, entrecoupée de sanglots. *Voyez* RESPIRATION.

SINUEUX, adj., *sinuosus*. On désigne ainsi certains ulcères et certaines fistules, qui sont étroits, profonds, et font plusieurs détours dans leur trajet.

SINUS, s. m. Mot latin conservé dans notre langage anatomique, et employé pour désigner une cavité plus ou moins irrégulière, dont l'ouverture est beaucoup plus rétrécie que la cavité à laquelle elle conduit. On a donné ce nom à plusieurs sortes de cavités qui, pour la plupart, n'ont d'ailleurs aucune analogie de fonctions.

Les premières, qu'on désigne collectivement sous le nom de *sinus méningiens*, sont des canaux veineux, de dimension variable, creusés dans l'épaisseur de la dure-mère. Ils ont été décrits avec détail dans un autre article. *Voyez* MÉNINGE.

Quelques anatomistes ont appelé, d'après Morgagni, *sinus muqueux*, les lacunes formées à la surface de la membrane muqueuse de l'urètre, par les follicules mucipares.

Les *sinus utérins* sont une autre sorte de cavités que les

veines utérines forment dans l'épaisseur des parois de l'utérus. Ces sinus, peu marqués dans l'état ordinaire, acquièrent beaucoup d'ampleur pendant la gestation. *Voyez* UTÉRUS.

M. le professur Chaussier a donné le nom de *sinus des vaisseaux seminifères* au corps d'hygmore. *Voyez* TESTICULE.

Le *sinus de la veine porte* n'est autre chose que le tronc résultant de la réunion de la veine ombilicale et de la veine PORTE. *Voyez* ce mot.

On a également nommé *sinus vertébraux* les deux longues veines qui règnent dans toute l'étendue du canal vertébral, derrière le corps des vertèbres, et qui communiquent entre elles par des branches transversales qu'on a aussi nommées *sinus transverses*. *Voyez* RACHIDIEN.

Une autre espèce de sinus sont les *sinus des os* qui constituent des cavités plus ou moins larges, de forme diverse, creusés dans différens os de la face, du crâne, et qui communiquent avec les fosses nasales par des ouvertures intermédiaires. On les a nommés, suivant la région qu'ils occupent, *sinus maxillaires*, *frontaux*, *sphénoïdaux*. (MARJOLIN.)

SIROP ou SYROP, s. m., *syrupus*. Mot dérivé, suivant les uns, de συρῶ, tirer, et de ὀπὸς, suc; et suivant d'autres, de siruph, sirab ou scharab, mots arabes qui signifient *potion*. Cette dernière étymologie est la plus vraisemblable; en effet, les sirops, inconnus aux Grecs, ont été inventés par les Arabes.

Les sirops sont des préparations officinales, de consistance visqueuse, formées d'eau ou d'un liquide médicamenteux et de sucre qui y est tenu en dissolution, et qui donne la consistance indiquée. L'eau pure, comme nous venons de le dire, peut servir à préparer un sirop, qu'on nomme *sirop simple*. Les liquides médicamenteux sont très-variés; ce sont des infusions, des décoctions, des eaux distillées, des sucs exprimés de plantes, des sucs fermentés de fruits, des sucs émulsifs, le vin, le vinaigre, quelquefois plusieurs sortes des liquides précédens, quand le sirop est composé. Nous ne nous étendrons pas sur les règles particulières propres à la préparation des sirops, et qui sont du ressort de la pharmacie. Nous indiquerons ce qu'il y a de plus essentiel et de plus général à connaître sur cette préparation. La quantité de sucre qu'on doit employer varie un peu, suivant la nature du liquide; en général, deux parties de matière sucrée sont nécessaires pour une du liquide. On doit éviter que les propriétés du liquide médicamenteux ne soient altérées lors de son mélange avec le sucre : pour cela, il faut, si le liquide est volatil ou contient des principes susceptibles de se dissiper par la chaleur, faire fondre la quantité de sucre convenable à froid, ou seulement à l'aide d'une légère chaleur; si le liquide n'est point exposé à s'altérer par la chaleur, on y fond le sucre, on le clarifie par ébullition, et on le ramène par évaporation à la consistance requise; enfin, si dans le même sirop, on veut conserver les principes fixes et les principes volatils du liquide, on emploiera, pour y dissoudre le sucre, les deux manipulations précédentes. C'est d'après le procédé employé qu'on divise les sirops en sirops par solution, sirops par ébullition, et sirops par solution et ébullition réunis : division préférable à celle qui est fondée sur les opérations préalables employées pour obtenir le liquide médicamenteux; comme on le faisait en distinguant des sirops par infusion, par distillation, par expression, etc. Nous ajouterons, relativement à la confection et à la conservation des sirops, qu'on doit employer un sucre très-pur; que la clarification doit être parfaite; que l'évaporation du sirop doit se faire rapidement et à gros bouillon; que les sirops doivent être cuits toujours au même degré : cependant on peut leur donner l'hiver un degré de moins que l'été; qu'ils doivent être mis dans des vases bien secs, qui ne seront fermés que lorsque le sirop sera complétement refroidi; qu'enfin, on les conservera dans des endroits frais et dans des vaisseaux toujours pleins et bien bouchés.

Les sirops ont des propriétés différentes suivant les liquides médicamenteux employés pour leur composition. Il en est fait mention à chacun des médicamens qui font le sujet d'un article dans ce dictionnaire. Les uns sont très-actifs en raison des propriétés énergiques des substances qui entrent dans leur composition; tels sont les sirops d'opium, d'acide hydrocyanique, etc.; d'autres ont des propriétés très-actives quoique moins énergiques, et doivent encore être administrés à faibles doses; tels sont les sirops d'éther, ceux préparés avec des eaux distillées stimulantes, avec des infusions ou décoctions de substances toniques, comme le quinquina, les plantes antiscorbutiques, le sirop d'ipécacuanha, les divers sirops purgatifs. D'autres enfin, en plus grand nombre, n'ont que des propriétés peu prononcées, et servent particulièrement à édulcorer des tisanes et des potions, ou mêlées à l'eau, forment une boisson agréable; tels sont les sirops préparés avec des infusions de plantes aromatiques, ceux qui sont composés avec des liquides mucilagineux, émulsifs, acidules, etc. On se sert encore souvent des sirops pour donner à des poudres médicamenteuses la consistance nécessaire pour les convertir en bols, pilules, électuaires.

SODIUM, s. m., métal de la deuxième classe (*voyez* MÉTAL). Il n'existe jamais dans la nature qu'à l'état d'oxyde dans certains sels. Il a été découvert en 1807 par M. Davy. Il est solide, très-ductile, plus mou que la cire, d'une couleur semblable à celle du plomb, d'une texture cristalline; son poids spécifique est de 0,972 à 15° + 0°.; il fond à 90° therm. centigrade; on ignore s'il est volatil. Il agit à peine sur le gaz *oxygène* à froid, mais à chaud il l'absorbe avec flamme, et passe à l'état de deutoxyde jaune. L'*air atmosphérique* le fait passer à froid à l'état de protoxyde, qui se combine avec l'acide carbonique; si on l'agite dans un têt que l'on fait chauffer, il se transforme en deutoxyde. L'*hydrogène*, le *bore* et le *carbone* ne se combinent pas avec lui; le *phosphore*, le *soufre*, l'*iode*, le *brome* et le *chlore*, s'unissent avec lui et donnent des composés connus sous les noms de *phosphure*, de *sulfure*, d'*iodure*, de *bromure* et de *chlorure de sodium*. L'*azote* est sans action sur lui, quoiqu'il soit possible de combiner ces deux corps par des moyens indirects. Il décompose l'*eau* froide sans s'enflammer, lors même qu'il a le contact de l'air, ce qui le distingue du *potassium*. Si l'eau est, au contraire, à 40°, il se dégage une vive lumière, même lorsqu'on agit dans des vaisseaux clos; l'élévation de température dans ce cas dépend uniquement de la combinaison de l'oxygène de l'eau avec le sodium; il est inutile de dire que dans ces diverses expériences il se dégage du gaz hydrogène. Les *oxydes de carbone*, *de phosphore*, le *protoxyde d'azote*, et tous les *acides* composés d'oxygène et d'un autre corps sont décomposés en totalité ou en partie à chaud par le sodium qui s'empare de leur oxygène : si les acides sont dissous dans l'eau, c'est celle-ci qui se décompose, et la soude produite se combine avec l'acide pour former un sel. Il exerce sur les acides *hydrochlorique*, *hydriodique* et *hydrosulfurique*, et sur l'*ammoniaque* la même action que le potassium. On l'obtient comme ce dernier métal; seulement, comme la décomposition de la soude pure est plus difficile que celle de la soude qui contient un ou deux centièmes de potasse, on emploie cette dernière : aussi le sodium qui en résulte est-il légèrement potassié; il suffit de le mettre sous forme de plaques dans de l'huile de naphte et de renouveler de temps en temps l'air du vase pour faire passer le potassium, qui est très-oxydable à l'état de protoxyde : alors le sodium reste pur.

SODIUM (oxydes de). Il existe deux oxydes de sodium. *Protoxyde* on ne le trouve jamais pur, mais il fait partie des sels de soude. Il est solide, blanc, très-caustique, fusible un peu au-dessus de la chaleur rouge, et susceptible de passer à l'état de deutoxyde lorsqu'on le chauffe avec le contact de l'air ou du gaz oxygène. L'air froid lui cède de l'humidité et de l'acide carbonique, et le change en proto-carbonate, qui ne tarde pas à s'effleurir. Il absorbe l'eau avec dégagement de chaleur et constitue la soude (*hydrate de protoxyde de sodium*). Il n'a point d'usages. On l'obtient en faisant agir le gaz oxygène desséché sur le sodium. *Deutoxyde* : son histoire ne diffère pas de celle du *deutoxyde de potassium*. *Voyez* POTASSIUM. (ORFILA.)

SODA, s. m., *soda*. Ce mot, qui vient de l'arabe et qui signifie *douleur de tête*, est communément employé comme synonyme de *pyrosis* (*voyez* ce mot). Cette confusion vient probablement de ce que la pyrosis est quelquefois accompagnée de céphalalgie. On a donné le nom du *symptôme* à la maladie principale.

SOIF, s. f., *sitis*; *διψα*, sentiment vif, soudain, et qui consiste dans le desir plus ou moins impérieux qu'ont le plus grand nombre des animaux de prendre des boissons.

La soif, très-rapprochée de la faim, a le même but d'utilité; l'une et l'autre président en effet en commun à la réparation des pertes que le mouvement de la vie produit constamment dans le corps, mais elles diffèrent dans l'objet du rapport qu'elles établissent; la soif ne s'appliquant qu'aux liquides, et la faim se rapportant aux seuls alimens solides. *Voyez* DIGESTION et FAIM.

La soif, qu'on désigne encore sous le nom d'*altération*, est toujours un état pénible; elle n'a point, comme la faim, de nuance agréable qui corresponde à l'appétit : dès qu'elle apparaît elle veut être satisfaite, et si elle se prolonge elle devient un des besoins les plus difficiles à supporter, un véritable tourment. La plupart des peuples ont senti cette vérité, en exprimant chacun dans leur langue par les mots *soif* et *altération*, les désirs les plus immodérés de l'âme. Mille exemples justifient cette remarque.

La soif semble varier par son caractère : 1° phénomène local et purement sensitif, elle survient inopinément, sans rapport avec la digestion, et le plus souvent sous l'influence de quelque cause morale. Alors elle se dissipe promptement d'elle-même, se distrait avec facilité, ou se laisse tromper, comme on sait, par la simple humectation des lèvres ou de la bouche; 2° étroitement liée à la réparation, elle se manifeste pendant et après le repas; elle sert particulièrement à favoriser la déglutition et à délayer et dissoudre les alimens solides, secs, pulvérulens, ingérés. On ne l'apaise qu'en introduisant dans l'estomac une quantité plus ou moins grande de liquide, et elle mérite le nom de *soif de l'alimentation;* 3° la soif, enfin, consiste dans le désir extrême de boire, qui précède et accompagne la pénurie des liquides ou l'affection de toute l'économie, qui provient de la privation entière et prolongée des boissons que rien ne supplée d'ailleurs dans leur action humectante. C'est la soif devenue maladie.

Quoi qu'il en soit de cette distinction assez peu importante, les *phénomènes* de la soif qui forment la principale partie de son histoire nous doivent occuper, et donnent lieu de les examiner dans l'état de santé et dans celui de maladie.

§ Ier. *Soif dans la santé.* — Dès que la soif existe, un sentiment de malaise et de chaleur vers la gorge s'en montre le premier indice; l'isthme du gosier, le palais, les lèvres et la langue deviennent secs. Ces parties gonflées sont comme irritées, et rougissent par l'injection de leurs vaisseaux capillaires sanguins. La salive et les sécrétions folliculaire et perspiratoire de la bouche et du pharynx manquent ou sont en très petite quantité, et d'une viscosité remarquable. La langue, comme collée au palais, se meut avec difficulté, une pellicule concrète revêt les lèvres et se sépare par écailles. Tous les mouvemens propres à la production de la voix et de la parole sont plus ou moins empêchés, et ne s'exercent qu'avec douleur et difficulté; c'est alors surtout que la soif *étrangle*, comme l'exprime le vulgaire. Si ce sentiment n'est pas satisfait, tous ces phénomènes persistent et s'aggravent; la scène change, la face s'anime, la peau paraît sèche et chaude; l'urine est rouge et rare; le pouls et la respiration s'accélèrent; celle-ci devient haletante, comme pour apporter quelque soulagement aux parties souffrantes par l'accélération du courant d'air qui en résulte. Et si la pénurie complète des boissons se prolonge, et qu'il n'existe d'ailleurs aucun moyen succédané d'humectation, l'anxiété générale la plus insupportable, l'agitation en tout sens, le délire plus ou moins furieux, se manifestent, et la mort enfin vient terminer cet état de souffrance. Celle-ci survient du reste beaucoup plus promptement que lorsqu'elle résulte de l'*inanition* ou de la faim prolongée outre mesure.

§ II. *Les causes éloignées* de la soif se déduisent d'une foule de circonstances dont les unes augmentent l'intensité et accélèrent les retours de ce sentiment, tandis que les autres ont sur lui une influence entièrement contraire.

a. Au premier mode de causes se rapportent : 1° l'*enfance* et la jeunesse. On observe à ce sujet qu'après la naissance et pendant tout le temps de l'allaitement, la soif succédanée de la faim est le seul sentiment auquel est confié le besoin de la réparation ; 2° le *sexe*, qui montre les femmes plus fréquemment portées à se désaltérer que les hommes, et plus souvent avides de liqueurs rafraîchissantes ; l'activité de la soif se manifeste d'ailleurs plus particulièrement chez elles aux époques de la menstruation et pendant qu'elles nourrissent ; 3° les personnes de *tempérament* bilieux, nerveux, de constitution sèche et irritable, parmi lesquelles on rencontre les exemples de ces soifs comme inextinguibles, ou vraies *polydipsies*, qui forment une sorte d'idiosyncrasie qui n'est pas très-rare ; 4° la température sèche et chaude, les saisons et les climats de même nature ; les lieux élevés, les pays arides sablonneux, les vents secs et impétueux ; 5° les vêtemens chauds, les tissus excitans portés sur la peau, les bains sulfureux, les étuves sèches, les frictions sèches et celles avec les substances aromatiques, les piqûres d'insectes, etc. etc. ; 6° les alimens copieux, disproportionnés avec les boissons, particulièrement les farineux, les viandes noires, et généralement tout ce qui porte le nom d'échauffans, comme sont les assaisonnemens, les boissons spiritueuses aromatiques, un très-grand nombre de médicamens, et notamment les purgatifs, les astringens auxquels il faut joindre encore les poisons ; 7° la plupart des exercices violens, la course, la marche forcée, la fatigue du corps et de l'esprit, l'insomnie, les plaisirs immodérés de l'amour, les cris, les chants, la déclamation, le jeu de la plupart des instrumens à vent; 8° les excrétions trop abondantes, notamment la transpiration, l'urine, et les sécrétions intestinales; 9° enfin, un grand nombre d'affections de l'âme, l'emportement, l'inquiétude, la colère, le chagrin, la jalousie, et même la timidité ou le simple embarras.

b. Les circonstances qui modèrent la soif et éloignent son retour journalier et périodique sont généralement celles qui se trouvent opposées aux précédentes, et parmi lesquelles nous nous contenterons d'indiquer comme les plus manifestes l'âge avancé, le tempérament lymphatique, la disposition glaireuse et pituiteuse, l'état de cachexie et d'affaiblissement; les saisons et les pays froids et humides, les temps brumeux; les bains tièdes, les étuves humides, les alimens doux et humectans, les viandes blanches, les fruits acidules, etc.; l'habitude de boire peu, de ne faire qu'humecter en quelque sorte la gorge, comme le font beaucoup de femmes et quelques enfans; la nécessité d'user de boissons inaccoutumées et qui déplaisent; l'inaction, le sommeil prolongé, la tranquillité de l'esprit et du cœur. Telles sont en effet les principales circonstances qui diminuent la soif et la rendent pour ainsi dire nulle, en amenant en quelque sorte sa privation ou l'*adipsie*.

§ III. Indépendamment de la recherche des causes éloignées de la soif, les physiologistes se sont encore efforcés de pénétrer le secret de l'organisme en dévoilant sa cause immédiate ou le mécanisme de sa production. Ici se reproduisent une foule de vaines hypothèses, comme celles de Platon et de Stalh, ou des animistes, qui n'explique rien; celle qui fait dépendre ce sentiment du desséchement des papilles nerveuses du pharynx, comme elle plaçait la faim dans une lésion semblable des papilles de l'estomac. La théorie de Dumas de Montpellier, étayée d'expériences spécieuses, et d'après laquelle la soif dépendrait d'un état sthénique ou d'irritation comme inflammatoire des vaisseaux sanguins, ainsi que la faim, se rapporterait à un état particulier du système lymphatique, dont l'activité absorbante s'exercerait, au défaut d'autres matériaux, sur la substance même de l'estomac. Ces deux opinions, dont la dernière nous a déjà occupé, donnent lieu à un si grand nombre d'objections, que nous ne nous y arrêterons pas davantage. D'autres, envisageant, d'une part, le but ou la fin de la soif, qui nous porte à user de liquides principalement propres à délayer le sang et à en augmenter la sérosité; de l'autre, l'influence si marquée qu'exercent sur son développement toutes les grandes évacuations, comme la diarrhée, les sueurs, le diabétès, etc., qui agissent évidemment en privant le sang de ses parties les plus liquides; d'autres, disons-nous, fondés sur de pareilles considérations, ont avancé comme une conjecture qui leur paraissait très-plausible, que c'était précisément dans la privation de l'élément aqueux du sang qu'il fallait trouver la cause essentielle de la soif. Bichat caressait cette opinion, qu'il croyait fortifier en faisant remarquer, dans ses leçons de physiologie, que les boissons réclamées par la soif ne recevant aucune altération du système absorbant, et ne servant pas dès-lors par elles-mêmes à la nutrition, avaient pour principal usage de délayer le sang; il indiquait d'ailleurs comme probable ce que beaucoup d'autres ont constaté depuis avec un plein succès, savoir: que l'injection d'eau dans le sang suffirait pour étancher la soif. Mais cette opinion, toute ingénieuse qu'elle puisse paraître, laisse à expliquer comment dans une foule de cas la soif survient, sans que l'on puisse accuser la diminution des principes aqueux du sang; et comment d'ailleurs, lorsque celle-ci existe, une cause générale de cette espèce borne-t-elle son influence à l'impression locale dont le pharynx est le siége? Aussi de tout ce qui précède est-il raisonnable de conclure que nous ignorons réellement encore la cause immédiate du sentiment qui nous occupe.

§ IV. L'incertitude qui règne sur la nature de la soif ne s'étend-elle pas d'ailleurs encore, jusqu'à un certain point, sur le véritable *siége* de ce sentiment? Qui ne sait, à l'égard du pharynx, auquel nous rapportons spécialement ce phénomène, que dans plusieurs cas il ne suffit pas d'humecter cette partie pour la faire cesser, que souvent encore il devient utile que d'abondantes boissons parviennent jusqu'à l'estomac lui-même, qui par là devient, dans l'opinion de plusieurs, un second siége de ce sentiment. On peut remarquer d'ailleurs encore, touchant ce double siége, qu'une foule de moyens d'action générale sur l'économie, comme les bains, la saignée, les sédatifs, le calme survenu dans l'état moral, etc., font, dans une foule de cas, cesser la soif sans agir en rien de particulier soit sur le pharynx, soit sur l'estomac. Quant au système vasculaire sanguin, siége assigné par Dumas à la soif, il devient également contestable, et ne recevrait tout au plus des expériences sur lesquelles cet auteur l'appuie, quelque degré de probabilité, qu'à l'égard de l'état de l'économie produit par la pénurie entière et prolongée de tous les moyens de réparer les fluides; mais on ne saurait confondre sans erreur le sentiment qui nous occupe avec cette véritable affection.

Chap. II. *Soif dans l'état de maladie.* — Immédiatement liée à la classe des sensations internes comme phénomène nerveux, à l'action des organes digestifs qui en sont le théâtre, à la quantité de nos humeurs, et particulièrement aux proportions qui existent entre l'élément séreux et les parties concrescibles du sang, par suite du besoin particulier qu'elle nous porte à satisfaire, la soif reçoit, sous ces différens points de vue, une influence tellement marquée des maladies, qu'elle s'en montre comme un phénomène presque inséparable. De là sans doute le juste intérêt que les médecins ont attaché aux différens états sous lesquels elle se montre, et qui sont : son augmentation, sa diminution, son absence et sa dépravation.

§ Ier. L'*augmentation* de la soif existe dans la plupart des inflammations et des pyrexies; mais tantôt elle est modérée, d'autrefois, extrême ou insatiable : elle constitue la *polydipsie*.

1°. La *soif modérée continue* n'est pas toujours un indice de maladie; elle tient à l'idiosyncrasie, à des prédispositions aux maladies, notamment à la phthisie pulmonaire, et elle dépend encore de causes locales propres à fatiguer ou dessécher la gorge, telles que le chant, les cris, les gémissemens, l'oblitération des fosses nasales, qui oblige à respirer exclusivement par la bouche, etc.

Propre au début de la plupart des maladies aiguës, la soif modérée est comme un des caractères de leur période de crudité. Son existence coïncide avec la diminution ou le défaut de la plupart des sécrétions. Cet état de la soif n'est en rien fâcheux; bien plus il a l'avantage de porter les malades à faire usage des boissons désaltérantes, que réclame leur position. Elle est, d'ailleurs, d'un augure d'autant plus favorable qu'elle se montre en harmonie avec l'état des autres symptômes, qu'elle augmente avec leurs exacerbations, décroît dans la rémission, et cesse soit dans l'intermission, soit après les crises. Elle permet généralement de bien augurer de la terminaison des maladies graves, qui comportent d'ordinaire une soif excessive.

2° La *polydipsie*, la *soif ardente*, celle qui se montre *insa-*

tiable, existe quelquefois isolément, ou du moins comme le caractère morbide le plus remarquable de certains individus que des boissons prises chaque jour à seaux parviennent à peine à désaltérer. Les observateurs fournissent plusieurs exemples de ce cruel état. C'est encore celui des voyageurs qui font partie des caravanes qui traversent les déserts arides, ou bien celui des navigateurs qui manquent d'eau potable au milieu des mers. La polydipsie naît d'ailleurs parfois de quelques circonstances accidentelles, comme de grandes intempérances dans le régime, de l'insolation, de quelque évacuation très-considérable; mais hors ces cas elle se montre comme le symptôme redoutable des maladies les plus graves, et notamment de l'état phlegmasique des organes les plus importans, comme on le voit en particulier dans la pleurésie, la gastrite, l'entérite, la dysenterie, le cholera-morbus, etc. La soif démesurée devient encore comme le principal symptôme des hydropisies, du diabétès; elle signale la plupart des phlegmasies chroniques, la fonte purulente des organes, et la dernière période de toutes les dégénérescences organiques; elle fait alors jusqu'à la mort le cruel tourment des malades, et son énergie, qui souvent redouble à l'agonie, rend celle-ci des plus pénibles à observer.

La soif ardente est d'un pronostic plus grave encore si elle s'allie avec l'état de sécheresse et de fuliginosités des lèvres et de la bouche; si, unie au délire, elle coïncide avec la dysphagie et l'horreur des boissons (*Hippocr., épid.*). Celle qui persiste à la suite d'une maladie annonce que la résolution en est imparfaite, et elle fait ordinairement craindre une rechute si elle existe avec défaut d'appétit et sécheresse de la bouche.

§ II. *L'adipsie* ou le défaut de soif se montre naturellement chez quelques personnes, comme le constatent un petit nombre d'observations plus ou moins curieuses; mais cet état accompagne encore quelques maladies. Il est comme particulier à celles qui sont propres aux organes digestifs et qui augmentent l'enduit muqueux de la bouche et de la gorge, ainsi que la sécrétion salivaire. On l'observe assez communément dans l'état adynamique, dans le scorbut, les scrofules, la paralysie, et plusieurs autres maladies chroniques, dont elle indique, du reste, l'opiniâtreté. L'*adipsie* est un des caractères de l'irritation ataxique de l'encéphale et de ses membranes. Elle en indique d'ordinaire tout le danger. Si elle survient au milieu d'un état fébrile manifeste, elle fait craindre le délire : et l'on voit fréquemment les malades dans ce dernier état refuser toute boisson, quand tout indique d'ailleurs l'extrême besoin qu'ils en ont. Survenue inopinément dans le cours des phlegmasies internes, avec persévérance des autres symptômes, elle est d'autant plus fâcheuse qu'elle est un des principaux signes de la terminaison de la maladie par la gangrène. L'angine, l'entérite, la pneumonie, la variole, etc., en offrent souvent de malheureux exemples.

§ III. La soif est *dépravée* ou pervertie dans les anomalies de ce sentiment qui le montrent vif quand rien n'indique le besoin de l'économie pour les boissons, ou bien tout-à-fait nul dans les cas diamétralement opposés. Une autre bizarrerie consiste dans la nature de l'appétence qu'entraîne la soif dépravée. C'est ainsi qu'on voit, parmi ceux qui l'éprouvent, les uns repousser les boissons qui dans l'état ordinaire leur plaisent le plus, les autres se complaire et rechercher celles qui dans le même cas leur inspirent le plus grand dégoût. Les exemples de soif dépravée sont communs parmi les maniaques, les chlorotiques, les hystériques et les hypochondriaques.

CHAP. III. *Régime et thérapeutique de la soif.* — 1° Ce que nous avons dit des causes diverses de la soif, et ce qui a été exposé au mot *boisson* ainsi qu'à l'article *digestion*; auxquels nous renvoyons, met suffisamment sur la voie de la diététique particulière de ce sentiment, pour qu'il nous suffise d'en faire ici une simple mention. Nous ferons seulement remarquer qu'il est rare que ce sentiment nous trompe et qu'il faille résister à son impulsion; mais en y obéissant, il importe néanmoins d'envisager le temps d'opportunité, la nature des boissons, leur quantité et leur température. 2° Les considérations thérapeutiques qui se rapportent à la soif dépendant presque toujours des affections générales de l'économie dont elle est le symptôme, ce que nous pourrions dire à ce sujet rentrerait dans les principes mêmes du traitement de ces affections : c'est ainsi que dans les phlegmasies aiguës, les fortes pyrexies, les hémorrhagies actives, les grandes douleurs continues, etc. tout en accordant un juste intérêt à l'emploi des boissons rafraîchissantes que l'on oppose en particulier au tourment de la soif, cependant l'on se propose moins encore de désaltérer le malade que de délayer son sang, et de diminuer, avec la consistance de cette humeur, ses qualités plastiques et manifestement irritantes.

Il arrive même souvent que, sans recourir à aucun moyen direct propre à apaiser la soif la plus cruelle, on parvient néanmoins à la faire sûrement cesser par le seul emploi des remèdes que réclame la nature du mal auquel elle est associée. C'est en effet ainsi, entre autres exemples, que la réduction de telle luxation, l'accouchement qui termine le mal d'enfant, le quinquina ou l'opium qui coupe une fièvre d'accès, la saignée qui guérit une fluxion sanguine vers la poitrine ou la tête, etc., dissipent mieux et plus promptement le tourment de la soif que le cortége des moyens les plus propres à *désaltérer*, comme sont en particulier l'ingestion dans l'estomac des boissons fraîches, acidules, nitrées, douces, émulsionnées, etc. les gargarismes et les lavemens adoucissans, l'atmosphère humide que l'on respire, les bains d'eau tiède, les lotions enfin, et les fomentations pratiquées sur des parties plus ou moins étendues de la peau.

(RULLIER.)

SOLAIRE, adj., *solaris.* Nom donné à l'un des plexus du grand sympathique qui est formé par l'assemblage de plusieurs ganglions et de filets nerveux très-multipliés. *Voyez* SYMPATHIQUE.

(MARJOLIN.)

SOLANÉES, *solaneæ*, s. f. pl., famille naturelle de plantes dicotylédones monopétales, à étamines hypogynes, composées de plantes, tantôt herbacées, tantôt ligneuses. Leurs feuilles sont alternes sans stipules, souvent géminées vers la partie supérieure des tiges; plusieurs sont hérissées d'aiguillons plus ou moins nombreux. Les fleurs, quelquefois très-grandes, sont tantôt solitaires, tantôt diversement réunies en épis ou en corymbes, qui assez souvent sont placés en dehors et à côté de l'aisselle des feuilles. Les fleurs offrent un calice monosépale, quelquefois renflé et vesiculeux, à cinq divisions plus ou moins profondes, et accompagnant en général le fruit jusqu'à sa parfaite maturité. La corolle est monopétale régulière, d'une forme variable, suivant les différens genres, ayant son limbe partagé en cinq lobes généralement égaux et réguliers, mais quelquefois inégaux. Les cinq étamines sont insérées à la base de la corolle; l'ovaire est libre et à deux loges; il devient un fruit qui tantôt est une capsule à deux loges s'ouvrant naturellement en deux valves, tantôt c'est un fruit charnu à deux ou trois loges contenant un grand nombre de graines. Le genre jusquiame (*hyoscinamus*) par sa capsule en forme de boîte à savonnette, c'est-à-dire s'ouvrant en deux valves superposées, forme une exception aux caractères généraux de la famille, et se distingue bien facilement des autres genres qui la composent. La famille des solanées présente quelques anomalies sous le point de vue de ses propriétés médicales. Cependant on peut dire en général qu'elles sont plus ou moins narcotiques, âcres, et par conséquent dangereuses; néanmoins quelques genres forment une exception notable à ces propriétés. Ainsi le genre *verbascum* tout entier est composé d'espèces qui sont douces, émollientes, et nullement narcotiques.

Si nous examinons comparativement chaque organe dans cette famille, nous verrons que les mêmes différences existent entre eux quant à leur mode d'action sur l'économie animale. Les racines sont en général vénéneuses; c'est dans cette partie que paraissent résider les propriétés les plus actives, ainsi qu'on le voit pour la mandragore, la belladone, la jusquiame, etc. Néanmoins les tubercules charnus qui se développent sur les tiges souterraines de la pomme de terre et de plusieurs autres espèces du genre *solanum*, comme les *solanum montanum* et *solanum Venezuelæ*, sont remplis d'une fécule douce et abondante, qui en fait un aliment extrêmement sain. Les feuilles sont en général très-âcres et très-narcotiques, comme le prouvent celles de stramoine, de tabac, de belladone, etc. Cependant elles sont émollientes dans toutes les espèces de *verbascum*, et dans plusieurs *solanum*. Ainsi on mange en différens pays les feuilles de la morelle noire.

Les mêmes différences se remarqueront dans les fruits, puisque l'on mange habituellement ceux de l'aubergine, de la tomate, de l'alkekenge, et même ceux du *capsicum annuum*, sous le nom de *poivre long*; tandis que dans la mandragore, la belladone, la stramoine et une foule d'autres solanées, c'est une des parties où le suc narcotique est le plus abondant.

En résumé on voit que cette famille est du nombre de celles dont il est important de connaître et de bien distinguer les genres, parce que ces genres jouissent souvent de propriétés tout-à-fait opposées.

La propriété dominante des solanées est leur action narcotique et stupéfiante, qui agit surtout sur le système nerveux. Aussi les emploie-t-on principalement dans les maladies qui dépendent de quelque altération dans les fonctions du système nerveux. Nous devons également noter ici la propriété commune à un grand nombre de solanées de dilater la pupille quand on en fait usage intérieurement, ou qu'on les applique sur le globe de l'œil. (A. RICHARD.)

SOLANINE, s. f., base salifiable alcaline, composée d'hydrogène, d'oxygène et de carbone. Découverte en 1821 par M. Desfosses dans les baies de morelle, de douce-amère, et dans les tiges de cette dernière plante, et trouvée depuis dans les fruits des *solanum mammosum* et *verbascifolium* et dans la pomme de terre. Elle est sous forme d'une poudre blanche, opaque, quelquefois nacrée et semblable à la cholestérine, sans odeur, et d'une saveur légèrement amère et nauséabonde; peu soluble dans l'eau, dans l'éther, dans l'huile d'olives et dans l'huile essentielle de térébenthine; très-soluble dans l'alcohol; formant avec les acides des sels neutres difficilement cristallisables, indécomposables par l'eau et décomposables par les alcalis. La solanine n'est point rougie par l'acide nitrique, comme la morphine et la brucine. Sa dissolution alcoholique ramène au bleu le papier de tournesol rougi par un acide. On l'obtient en précipitant par l'ammoniaque le suc filtré des baies de morelle parfaitement mûres, où elle existe à l'état de malate : on traite le précipité par l'alcohol bouillant, qui dissout la solanine; on fait évaporer. Elle est émétique et narcotique (*voyez* POISON, t. XVII, p. 292). On ne l'emploie pas en médecine. (ORFILA.)

SOLÉAIRE, adj. et s. m., *soleus* de *solea*, semelle; qui a la forme d'une semelle.

SOLÉAIRE (le muscle) occupe la région postérieure de la jambe, recouvert par les muscles jumeaux, le jambier grêle l'aponévrose jambière, et appliqué sur le péroné, les vaisseaux poplités, tibiaux postérieurs et péroniers, sur le muscle poplité et les autres muscles de la région profonde. Le muscle soléaire est alongé, large et épais au milieu, rétréci à ses extrémités. Il s'attache d'une part à la face postérieure d'une aponévrose large et mince qui est située au devant de sa partie externe, et fixée le long de la partie externe des deux tiers supérieurs du péroné : d'une autre part, ses fibres charnues adhèrent à la convexité d'une arcade aponévrotique sous laquelle passent les vaisseaux poplités, et qui est étendue entre l'aponévrose précédente et une autre qui s'attache à la ligne oblique postérieure du tibia, au tiers moyen de son bord interne, et qui se prolonge très-bas sur la partie interne des fibres charnues. Ces dernières, convergeant les unes vers les autres en s'éloignant de leurs divers points d'attaches, s'implantent à la surface d'une large aponévrose appliquée contre la face postérieure du muscle, et de laquelle il se détache un autre feuillet aponévrotique qui s'enfonce dans l'épaisseur des fibres charnues, et sur les deux faces latérales duquel ces fibres prennent aussi des points nombreux d'insertion. L'aponévrose du muscle soléaire se réunit bientôt avec celle des muscles jumeaux, et forme en se rétrécissant le tendon d'Achille (*voyez* JUMEAUX) qui continue à recevoir des fibres du muscle soléaire jusque près du calcanéum où ce tendon se fixe en s'élargissant un peu après avoir glissé sur une facette cartilagineuse que cet os présente, et qui est revêtue d'une membrane synoviale qui se réfléchit aussi sur le tendon.

Le muscle soléaire étend le pied sur la jambe, et réciproquement la jambe sur le pied. (MARJOLIN.)

SOLIDE, adj. pris subst., *solidus*. On donne, en anatomie, le nom de *solides*, de *parties solides*, aux divers organes du corps humain qui, par la force de cohésion plus ou moins considérable dont ils sont doués, diffèrent des fluides ou humeurs. *Voyez* ORGANE.

SOLIDISME, s. m., *solidismus*. On a donné ce nom à un système de médecine qui expliquait par les contractions de la fibre animale tous les phénomènes de la santé et des maladies. Quelques médecins, et Hoffmann en particulier, ont cru trouver la source du solidisme dans ceux des écrits d'Hippocrate où il recommande l'étude des mathématiques à son fils Thessalus, et où il rapporte tous les phénomènes du corps au mouvement. Des présomptions de ce genre, qui sont uniquement fondées sur ce que les solidistes soutiennent que *la nature* des anciens n'est autre chose que l'économie des mouvemens animaux qui surviennent dans les parties solides et fluides du corps, seraient plus justes si elles eussent été appliquées aux principes du méthodisme, plus rapproché des temps hippocratiques, et avec lequel la doctrine des solidistes offre des points de contact si frappans. Le solidisme de Baglivi et d'Hoffmann n'est en effet que la reproduction et le développement d'un système qui disparut presque en même temps que Thémison son auteur. *Voyez* MÉTHODISME.

Les idées émises par Michel Servet sur la circulation pulmonaire (*christianismi restitutio*), la découverte de la grande circulation par Harvey à laquelle elles purent donner lieu, la manière dont Harvey en expose le mécanisme, la propagation de la philosophie corpusculaire de Descartes renouvelée d'Épicure et d'Asclépiade, et toute environnée d'algèbre et de géométrie, les progrès remarquables de la physique ou plutôt la création de cette science expérimentale qui avant cette époque n'était pas séparée de la philosophie des scholastiques, le dégoût enfin que commençait à inspirer la chémiatrie qui avait gouverné si long-temps le monde médical, toutes ces causes réunies contribuèrent à donner à la médecine une direction toute nouvelle, et à préparer les voies aux nouveaux principes du solidisme.

Après les découvertes de Galilée, et au milieu de l'enthousiasme général qu'avaient excité les solutions rigoureuses introduites dans les sciences physiques par les mathématiques, il était impossible que les médecins restassent tranquilles spectateurs de tant d'heureux efforts. Aussi, la physiologie consacrée à l'étude d'une série de phénomènes qui suivent un ordre régulier et qui offrent de nombreux points de vue sous lesquels on peut les rapprocher des autres phénomènes de la nature, ne tarda-t-elle à se ressentir des idées dominantes du siècle, et à transmettre à la médecine les impressions nouvelles qu'elle recevait de toutes parts.

Pendant que les chémiatres commençaient à préparer eux-mêmes leur ruine en altérant la pureté de leur doctrine par l'addition des esprits vitaux aux fermens, Borelli leur portait une vive atteinte par la publication de son bel ouvrage *de motu animalium*. Cet ouvrage remarquable par la clarté étonnante avec laquelle y sont expliqués les phénomènes du mouvement musculaire d'après les lois de la statique, changea la direction de la médecine, et ouvrit la voie aux iatro-mathématiciens et aux solidistes. Au milieu des applications nombreuses que firent alors les disciples de Borelli des mathématiques aux sciences médicales, on remarquait des discussions sur le diamètre des vaisseaux, sur leur courbure et leur action sur les globules du sang, qui eux-mêmes étaient considérés comme autant de corps solides dont on calculait le choc et la marche. Le mouvement des solides, dont l'activité réagissait sur les humeurs, était souvent regardé comme la cause de la vie, de la santé et des maladies. Bientôt enfin l'emploi exclusif des lois de la mécanique dans les explications qu'on donnait des phénomènes de la vie, finit par amener les théories générales du solidisme, qui n'acquirent néanmoins tout leur développement qu'à l'époque des travaux d'Hoffmann.

Tandis qu'en Italie ce nouveau système prenait ainsi naissance dans la secte des iatro-mathématiciens dont il devait plus tard se séparer, en Angleterre, Glisson, qui peut être considéré comme le précurseur de Leibnitz sous le rapport de la philosophie, avait depuis long-temps professé des opinions que soutinrent plus tard les iatro-mathématiciens et les solidistes anglais. Dans son ouvrage *de Ventriculo et Intestinis*, Glisson accorde à la fibre animale une force particulière qu'il appelle *irritabilité;* il parle de la *faculté péristaltique* de certains organes, ainsi que de leurs mouvemens. Il annonce que cette faculté péristaltique est *une force par laquelle une cavité renferme et comprime en quelque sorte la matière qu'elle contient.* En d'autres mots, *c'est une faculté organique et mécanique*, réclamant quatre conditions essentielles : 1° *Une cavité contenante; 2° une matière contenue; 3° des fibres qui, en se contractant et en se relâchant, agissent sur cette matière; 4° enfin, des tuniques pour que la matière intérieure ne fuse pas à travers les gerçures des fibres.* Quoique ces principes de la doctrine de Glisson aient dû influer puissamment sur la formation du solidisme, le professeur de Cambridge n'est point cependant le père de ce système; ce titre appartient plus justement à Baglivi.

Né en Italie au moment où les théories des iatro-mathématiciens avaient envahi toutes les parties de la science, élevé par des maîtres habiles, qui n'étaient occupés qu'à chercher des applications des lois de la statique et de l'hydraulique à l'action des vaisseaux et au mouvement des fluides qui les parcourent, Baglivi ne tarda pas lui-même à renchérir sur les idées de ses maîtres et de ses rivaux. Tout rempli des idées mécaniques dans lesquelles son esprit s'était formé, il compare les dents à des ciseaux, l'estomac à une bouteille, les artères et les veines à des tuyaux hydrauliques, le cœur au piston d'une pompe, les viscères à des cribles, le thorax à un soufflet; enfin il n'y eut pour lui dans l'économie animale aucun organe auquel il ne trouvât une ressemblance avec quelque instrument mécanique.

Mais sentant bientôt la nécessité de rallier toutes ces idées de détail à un corps de doctrine, il en exposa les bases dans un traité spécial intitulé : *De fibra motrice*. Le corps, y est-il dit, est un cercle qui n'a ni commencement ni fin : si l'on veut cependant étudier le mouvement des parties qui le composent, on trouvera bientôt les principes qui mettent en jeu la machine; ils sont au nombre de deux, *le cœur et les membranes du cerveau*, qui, à l'instar d'un autre cœur, deviennent le centre des mouvemens oscillatoires des nerfs, des membranes proprement dites et de toutes les parties membraneuses. En étudiant surtout dans l'embryon ces principes du corps humain, ou mieux l'origine et la division des fibres qui le composent, on verra que ces fibres présentent deux ordres bien distincts : l'un comprend les parties membraneuses, l'autre les parties charnues et musculaires. Les premières naissent du cerveau, de la pie-mère et de la dure-mère; les secondes viennent des tendons qui prennent eux-mêmes naissance aux os. La cause du mouvement de toutes les fibres, ou bien la cause qui agit sur la *propriété impulsive* des solides, part des deux centres que nous venons d'indiquer, le cerveau et le cœur. Ces deux organes envoient continuellement, par suite de leurs facultés contractiles, et à travers les cordons et les vaisseaux qui en partent, les fluides propres à faire entrer les fibres en contraction, c'est-à-dire le sang et le fluide nerveux.

Mais quoique Baglivi accorde au cerveau et au cœur une importance à peu près égale, il est évident qu'il place l'organe de la circulation sous la dépendance du cerveau; car il accorde aux vibrations des méninges une force beaucoup plus grande que celle du cœur. Celui-ci, en effet, pour remplir complétement ses fonctions, est aidé par la pression atmosphérique, l'action des muscles, etc., tandis que la dure-mère, sans d'autre secours que celui de ses propres forces, va transmettre au loin et dans toutes les parties membraneuses les oscillations dont elle est constamment tourment e; ces oscillations forment des mouvemens *diastaltiques* et *pé staltiques*. Ces mouvemens sont ou naturels ou morbides, et produisent ainsi ou la santé ou la maladie suivant l'état des fibres qui les éprouvent. Les mouvemens dyastaltiques et péristaltiques n'ont point de cause spéciale : ils se trouvent sous la dépendance de la faculté motrice de la dure-mère, faculté qu'elle ne doit qu'à sa constitution fibreuse, et qui pourrait tenir peut-être aux qualités vivifiantes de l'air dont elle reçoit l'influence à travers les fosses nasales. Cette faculté motrice, excitée *à priori* dans le fœtus à l'aide des particules prolifères et spermatiques, est entretenue jusqu'à la mort par le balancement de toutes les parties fibreuses et la réaction de la dure-mère à laquelle elles sont soumises.

Toute la pathologie de Baglivi se rattache à cette physiologie, et s'adapte parfaitement à sa théorie de la contraction et du relâchement des parties fibreuses. Ainsi, le *strictum* et le *laxum*, déduits de l'état des solides, sont pour Baglivi la cause première de toutes les maladies. Mais, pour avoir en peu de mots une idée exacte de sa médecine entière, on n'a qu'à se rappeler que les deux principaux moteurs de l'économie animale étant la dure-mère et le cœur, c'est aussi dans l'accord parfait du cœur et du cerveau que consiste la santé, et du trouble de cet accord qu'émane la maladie. Dans les deux cas, les fluides sont purement passifs, ils courent indifféremment sans savoir où ils vont, et selon l'impulsion qu'ils reçoivent. S'ils pèchent dans l'animal, ce ne peut être que par leur abondance ou leur ténuité, et ces deux qualités dépendent entièrement des organes fibreux qui concourent à leur formation. Tout en un mot dans l'économie vivante est soumis à l'état de la fibre.

Pendant qu'en Italie Baglivi professait une doctrine qui ressemblait sous tant de rapports à celle des anciens méthodistes, et que cette même doctrine s'y propageait pas les efforts de Marini et de Pacchioni, le solidisme commençait à s'établir en Angleterre. Les idées de Glisson mieux connues, les théories de Borelli sur le mouvement animal, et principalement les découvertes de Newton en physique, contribuèrent à son apparition en ce pays. Mayow (*De spiritib. animalib.*) soutenait déjà que la dure-mère est un autre diaphragme. Nicolas et Bryan Robinson expliquaient les sensations par les vibrations et la tension des nerfs, qu'ils avaient prouvé ne pas être des vaisseaux creux mais des cordons fibreux. Thomas Morgan publiait un ouvrage intitulé : *Pratique mécanique de Médecine*. Dans cet ouvrage il fait dépendre l'état des humeurs de celui des solides, et il regarde les glandes comme étant enveloppées d'une membrane musculeuse à laquelle il accorde un mouvement péristaltique.

Malgré cette direction des esprits vers le solidisme en Angleterre, ce système eut beaucoup de peine à s'introduire en France, où la chémiatrie obtenait encore l'avantage. Cependant Chirac, admirateur de Borelli, s'appliqua comme lui à la connaissance des mouvemens des animaux. Dodart, dans un mémoire inséré parmi ceux de l'Académie des sciences, expliqua la voix par les vibrations des cordes vocales et par le mouvement des diverses parties du larynx. Sauvages s'adonna à l'étude des mathématiques, les appliqua à la connaissance des fonctions, à la théorie de la fièvre même, et se servit de la philosophie corpusculaire de Descartes pour raisonner sur l'action des médicamens. Mais ces efforts isolés, et qui ne se ralliaient pas à une idée principale, ne purent établir le solidisme en France avec autant de gloire et de sécurité, qu'il en avait obtenu en Italie, en Angleterre, en Hollande, et surtout en Allemagne, par les travaux plus modernes d'Hoffmann.

Le système médical fondé par Hoffmann ressemble beaucoup à celui de Baglivi et de Pacchioni, principalement sous le rapport des mouvemens des méninges, et sous celui de l'influence qu'il accorde au cerveau et au cœur. L'idée fondamentale de ce système est que le corps humain, de même que tous les autres corps de la nature, possède des forces matérielles à l'aide desquelles il opère les mouvemens qui lui sont propres. Tout corps, par cela même qu'il est corps, a des forces de cohésion et de résistance qui lui ont été données par le Créateur; et toutes les forces d'un corps agissant toujours avec nombre, équilibre et mesure, on peut dès-lors expliquer leur action mécaniquement et la calculer mathématiquement. La cause de l'activité plus grande dont jouissent les corps vivans réside dans l'influence de l'âme sensitive. Cette âme n'est autre chose qu'un éther qui, sécrété par le cerveau, est porté dans tous les organes. Ce fluide est la cause de tous les mouvemens; ce qui le prouve, c'est que le muscle cesse de se mouvoir dès qu'il n'en reçoit plus l'influence. Partant dès lors de son éther, qui était pour lui la cause primordiale des phénomènes du corps vivant, Hoffmann comparait ce dernier à une machine dont tous les effets se rapportent au mouvement, et dont on pouvait expliquer le jeu à l'aide de la mécanique, sans s'occuper d'aucune autre solution. Forcé cependant, comme on vient de le voir, de reconnaître une cause supérieure, et d'en respecter les secrets, il avouait sa faiblesse, se rejetant sur les lois de la haute mécanique qui n'ont pas été découvertes, mais qui ne pouvaient manquer de l'être un jour.

Hoffmann faisait donc consister la vie dans le mouvement continuel du cœur et des artères, dans l'action *vigilante du cerveau* et les contractions de la dure-mère. Suivant lui, la cause immédiate des mouvemens vitaux réside dans les humeurs et particulièrement dans le sang. Comme la circulation du sang, qui résulte des mouvemens du cœur et des artéres, est la cause de la chaleur, de la nutrition, de l'accroissement et de toutes les actions vitales, il s'ensuit que le mélange des humeurs dépend en grande partie du mouvement des solides et particulièrement de la circulation. Le sang, en effet, distend les vaisseaux par sa présence, et cette dilatation doit de toute nécessité être suivie d'une contraction. Mais indépendamment de l'influence de la circulation, Hoffmann admettait encore, comme Baglivi, un autre mouvement fondamental, la systole et la diastole des méninges qui poussent le fluide nerveux vers toutes les parties vivantes. Quant aux sécrétions, elles dépendent du diamètre des vaisseaux et de l'énergie du mouvement des fibres élastiques qui forment les glandes.

Toutes les fonctions animales étant ainsi rapportées au mouvement de la fibre, les lésions de ces fonctions d'où résulte l'état morbide, ne devaient pas être nombreuses pour le médecin de Halle. Toutes les maladies tendient en effet, dans son système, aux vices du mouvement qui ne peut être que trop fort ou trop faible. Les mouvemens immodérés constituent les spasmes; la lenteur de ces mêmes mouvemens constitue l'atonie. Les mouvemens forts ou les spasmes renfermaient toutes les maladies aiguës; l'atonie comprenait toutes les affections chroniques. Au milieu de ces idées d'un solidisme exclusif, Hoffmann se contredisait quelquefois lui-même en admettant comme cause de maladie la surabondance des humeurs et de leurs principes salins. Une pathologie aussi bornée que la sienne ne suppose pas l'emploi d'un grand nombre de médicamens. Aussi, à proprement parler, malgré les habitudes de sa pratique, toute polypharmaque comme celle des médecins de son temps, n'en admettait-il que quatre classes, les fortifians, les calmans, les évacuans et les altérans : grand partisan, au surplus, du traitement diététique, il cherchait à guérir une foule de maladies par l'exercice, la diète et l'eau froide.

Ce système, présenté avec clarté par Hoffmann, fut adopté

plus ou moins complètement sur plusieurs points de l'Europe, et jouit pendant long-temps d'une grande célébrité. Boërhaave contribua aussi pour sa part à l'affermissement du solidisme, et malgré la combinaison qu'il essaya de faire du vitalisme d'Hippocrate avec le chimisme de Sylvius, ses autres idées médicales analogues à celles d'Hoffmann durent prêter beaucoup de force au système de cet homme célèbre. En effet, les forces primitives de la vie une fois admises, Boërhaave soumettait tout, comme Hoffmann, aux contractions de la fibre et aux résultats calculés de la mécanique.

En jetant un coup d'œil rapide sur les principes de l'école des solidistes, on est forcé de reconnaître qu'ils ne constituent pas positivement un corps de doctrine organisé dans toutes ses parties, et qu'ils n'ont jeté qu'un très faible jour sur la pathologie, dont ces médecins se sont d'ailleurs peu occupés. Mais on doit remarquer que ces principes ont été généralement professés par des hommes d'un mérite supérieur, et l'on ne saurait nier que le système n'ait été utile à la physiologie, tant qu'il ne s'est appliqué qu'au résultat du travail de certains organes, tels que les mouvemens musculaires, l'action du cœur et des vaisseaux. Mais sa plus grande gloire sera toujours d'avoir préparé les travaux de Haller sur l'irritabilité. (COUTANCEAU.)

SOLUTION, s. f., *solutio*. On se sert souvent, en pathologie, de ce terme pour désigner soit la terminaison pure et simple d'une maladie, soit la terminaison avec phénomène critique. *Voyez* CRISE, TERMINAISON DES MALADIES. — En chirurgie on a donné le nom de *solution de continuité* à toute division de parties auparavant continues; telles sont les *plaies*, les *fractures*, les *ruptures* (*voyez* ces mots). Enfin, en chimie et en pharmacie, on comprend sous le nom de *solution* l'opération ou même le résultat de l'opération par laquelle un corps solide se fond dans un liquide, soit que ce corps se dissolve sans changer de nature, soit qu'il change d'état. Deux médicamens ont reçu le nom spécial de *solution;* ce sont la solution de Fowler et celle de Pearson.

SOLUTION ARSENICALE DE FOWLER : c'est un composé d'oxyde d'arsenic et de potasse (arsénite de potasse) dissous dans l'eau. Le Codex, d'après la Pharmacopée de Londres, donne la formule suivante de la solution de Fowler : on fait dissoudre 5 parties d'oxyde d'arsenic blanc en poudre et autant de sous-carbonate de potasse dans 500 parties d'eau distillée parfaitement pure, que l'on fait bouillir dans une capsule de verre jusqu'à ce que tout l'oxyde d'arsénic soit dissous; on ajoute à la liqueur refroidie 16 parties d'alcohol de mélisse composé, et quantité suffisante d'eau pour que le poids de toute la liqueur s'élève à 500. L'arsénite de potasse entrera pour $\frac{1}{50}$; 72 gouttes pesant 50 grains contiendront par conséquent un grain. On administre deux ou trois fois par jour une ou deux gouttes de ce liquide, mêlées dans une décoction légère de gruau, ou tout autre véhicule analogue. On arrive graduellement à des doses assez fortes; mais on ne doit pas dépasser 15 à 20 gouttes par jour. Quelques praticiens ont poussé la dose de ce médicament jusqu'à 60 gouttes. Il serait peut-être imprudent de suivre cet exemple. Il faut surveiller attentivement l'administration de ce médicament dangereux, en diminuer la dose ou le suspendre tout-à-fait dans le cas où il surviendrait des signes d'irritation de l'estomac, et employer les moyens convenables pour arrêter cette dernière affection. La solution de Fowler est prescrite surtout dans le traitement des maladies chroniques de la peau, telles que les diverses espèces de lichen, de lèpre, de psoriasis, etc. (*voyez* ces mots). On l'a vue réussir dans le cas où ces affections invétérées avaient résisté à un grand nombre de remèdes. Il faut l'employer avec persévérance, en interrompre de temps en temps l'administration. Lorsque avant de l'administrer on s'est assuré du bon état des voies gastriques, qu'on ne la prescrit qu'à des doses modérées et avec les précautions indiquées, on évite les accidens qui lui ont été justement attribués.

SOLUTION ARSENICALE DE PEARSON : c'est une solution de quatre grains d'arséniate de soude dans quatre onces d'eau distillée. Cette préparation est moins dangereuse, plus facile à manier que la solution de Fowler; mais son action, dit-on, est moins marquée. On peut la donner à la dose de 24 grains par jour, et même d'un demi-gros, ce qui fait $\frac{1}{16}$ de grain d'arséniate. Cette dose, à laquelle on arrive graduellement, peut être divisée en deux pour les individus irritables. Du reste, on doit prendre des précautions analogues à celles qui ont été indiquées pour l'administration de la solution de Fowler. M. Biett préfère la solution de Pearson à cette dernière dans le cas de dartres squammeuses, légères, et de *prurigo formicans*. La solution de Pearson, comme celle de Fowler, a été employée dans le traitement de fièvres intermittentes; mais elles doivent être également rejetées dans ce cas, puisqu'on possède des médicamens beaucoup plus efficaces et moins dangereux.

SOMMEIL, s. m., *somnus*. On appelle ainsi la suspension d'action qui s'établit forcément d'intervalles en intervalles dans les fonctions animales, qui prive momentanément l'animal de la conscience de son moi, de sa spontanéité, de sa volonté, et pendant la durée de laquelle le système nerveux répare les pertes que la *veille* lui a fait faire, et recouvre son aptitude à agir.

Toutes les fonctions dites animales, actions sensoriales, mouvemens volontaires, expressions, ne peuvent être produites d'une manière continue; après quelque temps d'exercice, elles réclament du repos. Non-seulement une sensation de fatigue éclate en chacune d'elles, dès qu'on a dépassé la mesure dans laquelle elles peuvent être employées, et conséquemment invite à les laisser reposer; mais encore la nature les suspend irrésistiblement elle-même d'intervalles en intervalles; à de certains momens, par exemple, les sens se ferment et cessent de faire apercevoir l'univers extérieur; les muscles ne se contractent plus, et le corps fléchit sous son propre poids; le cerveau interrompt tout travail intellectuel, n'exprime plus de volontés, ne donne plus de conscience du moi, etc. Or, c'est cette suspension obligée des fonctions animales, qui revient nécessairement d'elle-même d'intervalles en intervalles, et pendant la durée de laquelle les organes de ces fonctions réparent leurs pertes et recouvrent leur aptitude à agir, qui constitue ce qu'on appelle le *sommeil.*

Le sommeil, qui, avec l'état opposé qu'on appelle la *veille*, se partage la vie de l'homme et des animaux, est un des phénomènes les plus curieux de la physiologie. Inconnu encore dans son essence et dans sa cause, on a fait sur ce double point de son histoire de nombreuses hypothèses : nous allons d'abord en donner une description, afin de faire connaître au moins ce qu'on sait de positif sur lui.

Lorsque le sommeil va succéder à la veille, l'approche de ce nouvel état s'annonce par une sensation particulière, celle *du besoin de dormir;* sensation qui ne peut pas plus être définie que toute autre, mais qui est connue de chacun, et qui d'ailleurs est suffisamment caractérisée par le genre de désir qu'elle suggère, celui de se reposer, et de laisser librement établir la suspension dont l'économie accuse le besoin. Produite par une cause organique, un changement survenu dans nos organes par le fait même de leur travail, cette sensation est du genre de celles que nous appelons *internes;* on ne peut conséquemment en préciser ni la cause ni le siége, qui est, ou dans le système nerveux tout entier, ou seulement dans les portions centrales de ce système. Éclatant chez l'homme après que la veille a continué quinze ou dix-huit heures à peu près, elle augmente rapidement, et s'éteint bientôt par le fait de l'établissement du sommeil, qui fait cesser toute sensation. Aussi peu connue enfin que toutes les autres sensations internes, nos notions sur elle se bornent à ce que nous en sentons.

En même temps que cette sensation, ce besoin de dormir se prononce, les divers organes des fonctions animales perdent graduellement leur activité, se refusent de plus en plus à leur service, et enfin arrivent à cesser tout-à-fait d'agir; mais cela arrive dans un certain ordre, et plus promptement pour quelques-uns que pour les autres. Ce sont d'abord les *actions musculaires volontaires* qui s'engourdissent, les yeux ne peuvent se maintenir ouverts, les bras tombent sur les côtés du corps, la station cesse d'être possible, les membres inférieurs fléchissent sous le poids du tronc, la tête tombe en avant sur le thorax; il faut enfin que l'homme se couche pour que sa station soit tout-à-fait passive, et que le sol supporte mécaniquement le poids de son corps. La même atteinte s'observe dans la voix, la parole, qui sont devenues par degrés faibles, confuses, balbutiantes, impossibles. Entre toutes les actions musculaires volontaires, il n'y a d'exceptions que pour celles de la respiration, qui encore reçoivent aussi une première impression de langueur, s'entrecoupent de soupirs, de baillemens, et à la fin ne sont plus accomplies que par le diaphragme. M. Broussais excepte aussi le muscle orbiculaire des paupières, qui, selon lui, se contracte alors pour fermer l'œil et prévenir sa stimulation par la lumière. Ensuite, peu après s'affaiblissent et à la fin se suppriment les actions *des sens;* la vue d'abord, puisque les paupières étant closes, son excitant ne peut plus impressionner l'œil; après, le goût, qui est dans le même cas; ensuite l'odorat et l'ouïe, quoique les excitans de ces sens puissent toujours arriver au nez et à l'oreille; enfin le tact, quoique la peau ne puisse être sans contacts. De même s'évanouissent toutes les *sensations internes*, quand il en existe, la faim, la soif, des douleurs, etc. Enfin, les *actes intellectuels* et *moraux*, qui dès le principe ont manifesté la langueur qui frappe tout l'être, disparaissent eux-mêmes; d'abord, l'influence de la volonté sur tous les actes qu'elle régit, s'affaiblit et devient nulle; alors, pendant quelque temps, des idées sont formées encore, mais comme elles ne le sont plus avec spontanéité, elles sont confuses et constituent une sorte de délire; à la fin, elles cessent elles-mêmes d'être produites; dès-lors, plus de perception, plus de moi; l'animal, immobile, insensible, n'est plus en quelque sorte; il n'y a plus en lui que l'être vivant; le sommeil est établi. Toute cette scène se passe plus ou moins vite, selon diverses circonstances qui nous occuperont ci-après.

Mais, pendant que se suspendent ainsi toutes les fonctions animales, les fonctions nutritives continuent comme à l'ordinaire, digestion, absorptions, respiration, circulation, sécrétions, etc. On dit même qu'alors toutes ces fonctions ont plus d'énergie; *somnus labor visceribus, motus in somno intrò vergunt*, disait Hippocrate, et beaucoup de médecins modernes ont admis comme ce grand maître une opposition entre les deux ordres de fonctions de la vie; ils ont dit que la veille était un état d'effort des systèmes sensible et moteur, et le sommeil, au contraire, le temps d'effort du système nutritif; que la veille pressait tous les mouvemens excentriques de notre corps, et le sommeil tous ses mouvemens concentriques; qu'enfin il y avait sous ce rapport antagonisme entre les vies dites animale et organique, et balancement dans les époques d'activité de l'une et de l'autre. De nos jours on a nié ce dernier fait, et M. Broussais, par exemple, avance que la suspension d'action d'un organe aussi influent que l'est le cerveau doit bien plutôt amener une diminution d'énergie dans toutes les fonctions intérieures.

Toutefois, voilà la suspension des fonctions animales établie, et elle se prolonge un temps plus ou moins long, de cinq à huit heures. Elle est d'abord complète, et d'autant plus que le sommeil s'est établi plus vite, et qu'on est plus près du moment où il a commencé. Mais à mesure qu'il se prolonge et qu'on approche de l'instant où il va finir, déjà quelques-unes des actions animales recommencent à agir, ou du moins sont disposées à le faire à la moindre excitation. Les diverses fonctions animales, en effet, ne dorment pas avec la même profondeur, si l'on peut parler ainsi, ou mieux, n'ont pas besoin d'un repos aussi long pour recouvrer leur aptitude à agir. On s'en convainc par la facilité plus ou moins grande avec laquelle on réveille chacune d'elles, et par l'ordre dans lequel elles reprennent leurs services quand la veille succède au sommeil. Les plus faciles de toutes à exciter dans le sommeil, sont les *facultés intellectuelles* et *affectives*, et de là la fréquence des rêves, phénomènes sur lesquels nous reviendrons ci-après; pour qu'il s'en produise, il suffit qu'une irritation quelconque, soit directe, soit sympathique, frappe le cerveau. Ensuite, ce sont les *sens du tact* et *de l'ouïe*; on sait que dans le sommeil on change une attitude qui est gênante, ce qui prouve qu'on reçoit assez facilement une impression tactile; on est aussi facilement réveillé par un bruit. Enfin, ce sont le *sens de la vue* et les *actions musculaires volontaires*, qui sont le plus difficilement arrachés au sommeil. De sorte que ce sont les fonctions animales qui se sont endormies les dernières, qui sont les plus susceptibles d'être réveillées, et l'on va voir que ce sont elles aussi qui se réveillent les premières.

Lorsqu'en effet le sommeil a duré six ou huit heures, le temps nécessaire pour que la réparation qu'il a pour objet soit accomplie, le *réveil*, c'est-à-dire le retour à la veille, se fait, mais dans un ordre inverse de celui dans lequel s'était établi le sommeil, c'est-à-dire que les fonctions qui s'étaient endormies les premières se réveillent les dernières, et que celles qui avaient cessé d'agir les dernières se réveillent les premières. Ainsi, ce sont les *facultés intellectuelles* et *affectives* qui recommencent les premières leurs services; on a d'abord quelques perceptions, mais confuses, irrégulières encore, parce que la volonté ne peut les diriger; on est dans le même délire vague qui a précédé l'instant du sommeil complet. Ensuite la volonté reprend son empire sur ces opérations intellectuelles, qu'on peut alors appliquer à un travail méthodique, bien que toutes les autres fonctions animales soient encore dans le repos. Après se réveillent ceux de nos sens qui sont irrésistiblement et d'une manière continue accessibles à leurs excitans, le *tact* et l'*ouïe*; c'est surtout le matin qu'on apprécie toute position gênante, et chacun sait que le matin on entend long-temps avant que de pouvoir voir, parler, se lever. Dans le même temps reparaissent les *sensations internes*, si l'on est dans les conditions qui les font éprouver, la faim, des douleurs, etc. Enfin la volonté reprend son empire sur les *actions musculaires elles-mêmes ;* les paupières s'ouvrent, et les divers muscles peuvent effectuer la station, la progression, la voix, la parole; la veille alors est complète. Toute cette scène se passe aussi plus ou moins vite. Mais de même qu'un assoupissement avait généralement précédé le sommeil complet, de même le réveil incomplet précède la veille entière; et pour hâter celle-ci, on excite les organes qui se montrent trop lents à reprendre leur service, on se frotte les yeux, le corps; irrésistiblement surviennent, et des pandiculations qui rappellent l'influx nerveux dans les muscles, et des soupirs et des bâillemens qui réveillent les muscles de la respiration; alors le mode des inspirations et expirations change, et les intercostaux ajoutent leur action à celle du diaphragme pour les accomplir. Lors du réveil aussi s'effectuent généralement les diverses excrétions du moucher, du cracher, de l'urine, des selles; soit parce que la sensibilité générale, réparée par le sommeil, est alors plus vive; soit parce que la matière de ces excrétions s'est accumulée pendant la durée du sommeil et est plus abondante. Toutefois, les fonctions animales reparaissent, et, comme elles développent alors plus d'énergie et de facilité, il est évident que pendant le sommeil le système nerveux a réparé les pertes qu'il avait faites, et a recouvré son aptitude à agir.

Telle est en général la description du sommeil; mais ce phénomène offre de nombreuses variétés dans son invasion, sa durée, sa fin et son degré de profondeur.

1° L'invasion du sommeil s'entend du moment où son besoin se fait sentir et où il va s'établir. Quatre circonstances principales influent sur ce moment, le caractère de la veille qui a précédé, la constitution individuelle, l'habitude, et l'état actuel des excitans extérieurs et intérieurs. 1° Puisque le sommeil est destiné à faire réparer les pertes de la veille, on conçoit que son besoin doit se faire sentir, ou plus tôt, ou plus tard, selon le degré d'activité de cette veille; plus tôt, si la veille précédente a entraîné plus de dépenses nerveuses que de coutume; plus tard dans le cas contraire. Comme toute veille entraîne toujours des pertes, toujours aussi le sommeil s'établit au moins une fois dans l'espace de vingt-quatre heures; la puissance du système nerveux est montée à ce degré dans l'espèce humaine. 2° Chacun a, sous le rapport du sommeil, ou du besoin qu'a le système nerveux de se refaire, sa constitution propre; il y a des différences d'espèce à espèce, et dans une même espèce, d'individu à individu; tel éprouve plus fréquemment le besoin de dormir, tel autre peut veiller plus long-temps. Généralement le besoin du sommeil paraît être en raison du caractère exalté du système nerveux; et aussi les enfans, les habitans des pays chauds, qui ont ce système plus excitable, dorment plusieurs fois le jour. 3° L'habitude a pris sur les époques de retour du sommeil, comme sur tout autre acte organique; le sommeil revient en général périodiquement à la même heure; on peut par là, jusqu'à un certain point, avancer ou éloigner ses retours; il est même d'autant plus réparateur, et s'établit d'autant plus facilement, qu'il est plus régulièrement périodique; l'heure de son invasion une fois passée, son besoin est beaucoup moins impérieux. Non-seulement l'habitude étend son pouvoir sur les époques de ses retours, mais elle s'étend aux circonstances de son invasion; le meunier ne peut s'endormir qu'au bruit de son moulin; l'enfant, qu'au mouvement du bercer ou au chant de sa nourrice, etc. 4° Enfin, le sommeil s'établit d'autant mieux qu'il y a absence de tout excitant, tant extérieur, comme la lumière, le bruit, qu'intérieur, comme des sensations internes, douleurs physiques, des travaux d'esprit, des passions. Si quelque impression un peu forte retentit dans une partie quelconque du système nerveux, le sommeil est empêché. Aussi, c'est pour dérober à l'influence des excitans du dehors, que la nature a fait sagement coïncider le temps du sommeil avec la nuit; la plupart des animaux se couchent avec le soleil, et se lèvent avec cet astre; et si dans nos sociétés civilisées nous pervertissons cet ordre en prolongeant la veille pendant la nuit, et le sommeil pendant le jour, dans le premier cas nous nous entourons d'excitans artificiels, dans le second nous les éloignons avec grand soin, nous faisant ainsi un jour et une nuit factices. Du reste, s'il est assez facile de se dérober à tous les excitans extérieurs, à tout ce qui agit du dehors sur les sens, comme le bruit, la lumière, il n'en est pas de même des excitans intérieurs, des diverses irritations qui éclatent dans l'économie, savoir les sensations internes, les douleurs physiques, les réactions exercées sur le cerveau par les organes des fonctions nutritives dont le service continue toujours, des excitations spéciales du cerveau consécutivement à une passion, un chagrin, une idée de travail, etc.; souvent il est difficile et même impossible de les faire taire. Dans tous ces cas, ces irritations excitant le système nerveux, empêchent le sommeil; et c'est ainsi qu'à la suite de trop grandes veilles, de trop de fatigues, on ne dort pas bien, parce que mille irritations intérieures retentissent çà et là dans le système. Cependant si la veille a été très-prolongée, et qu'il n'y ait pas maladie, à la fin le sommeil s'établit en quelques circonstances que l'on soit, et malgré tous les excitans extérieurs et intérieurs. En somme, cette invasion du sommeil a lieu chez l'homme une fois toutes les vingt-quatre heures, coïncidemment avec le retour de la nuit, sauf quelques variétés selon les âges et les habitudes; les enfans dorment plusieurs fois le jour, et d'autant qu'ils sont plus jeunes; certaines personnes font un second sommeil le jour, ordinairement après le repas. Il est des animaux qui sont plongés dans le sommeil pendant toute la mauvaise saison, les *animaux hybernans;* mais il n'est pas de mon objet d'en traiter ici.

2° La durée du sommeil s'entend de la longueur du temps pendant lequel il se prolonge, et elle varie aussi selon les mêmes circonstances que nous venons de mentionner. 1° Puisque le sommeil a pour but de réparer les pertes nerveuses qui ont été faites pendant la veille, on conçoit que sa durée doit être en rapport avec la fatigue de la veille qui a précédé, plus prolongée si la veille a été plus active, plus courte dans le cas contraire. 2° La constitution individuelle a aussi ici une grande part; tel dort long-temps, tel autre dort peu; et cela est aussi en raison du caractère d'exaltation du système nerveux et du degré de rapidité des mouvemens vitaux. L'enfant, par exemple, dort plusieurs fois le jour, mais à chaque fois il dort moins long-temps; il n'a pas besoin de dormir aussi long-temps pour que la réparation s'effectue; cette réparation se fait vîte aussi bien que la dépense; on peut dire qu'il *dort vîte :* il en est de même de l'habitant des pays chauds; dans le vieillard et l'habitant des pays froids c'est le contraire. Il faut bien distinguer dans le sommeil ce qui est de sa fréquence et ce qui est de sa durée; l'enfant, comme nous venons de le dire, dort plus souvent que l'adulte, mais plus vite, moins long-temps à chaque fois; l'adulte au contraire ne dort qu'une seule fois dans le jour, mais pendant un temps plus long; enfin, le vieillard affaibli semble ne pouvoir plus réparer, c'est-à-dire dormir. 3° L'habitude a aussi sur la durée du sommeil une grande prise; par elle on se fait petit ou grand dormeur; et comment en effet cela ne serait-il pas, puisqu'elle influe sur l'heure à laquelle on s'endort, et sur celle à laquelle on se réveille? elle s'étend même aux circonstances qui accompagnent le sommeil, et qui ne peuvent cesser sans que le sommeil cesse aussi; le meunier se réveille dès que l'eau manque à son moulin, l'enfant dès que sa mère cesse de le bercer, etc. 4° Enfin, qui ne conçoit l'influence qu'exercent sur la durée du sommeil les divers excitans externes et internes qui peuvent impressionner le système nerveux? Ces excitans manquent-ils, le sommeil se prolonge davantage, et ne cesse que lorsque le système nerveux a recouvré toutes ses forces : existent-ils au contraire, il cesse avant que la réparation complète soit effectuée. De tout cela il résulte que la durée du sommeil est très-variable, aussi bien que toutes les autres particularités de ce phénomène : dans l'état ordinaire, sa durée est de huit heures; cet axiome de l'école de Salerne, *sex horas satis dormire est*, est trop absolu. Si le sommeil n'est pas assez long, la réparation, qu'il doit effectuer, n'est pas complète, et à la longue on s'épuise; si au contraire il est trop prolongé, il hébète, il engourdit, soit parce que les organes ne sont pas suffisamment cultivés par l'exercice, soit parce que le mouvement propre qui fonde le sommeil rend par degrés le système nerveux moins excitable.

3° C'est surtout sous le rapport de sa *profondeur*, c'est-à-dire du nombre des fonctions animales qui sont suspendues, que le sommeil varie : à cet égard, il se distingue en *complet* et en *incomplet*. Le premier est celui dans lequel il y a suspension de toutes les fonctions animales, et perte absolue de toute conscience et du moi. D'abord il ne s'observe que rarement, car il suppose que tous les organes ont un égal besoin de réparation, qu'aucun n'a conservé de la veille antécédente de la susceptibilité à agir, et n'est disposé à répondre aux impressions qui peuvent retentir dans le système nerveux. Ensuite, il n'a guère lieu que dans les premières heures. Par cela seul, en effet, que le sommeil se prolonge, il devient incomplet; comment cela pourrait-il ne pas être, puisque les divers organes ont effectué, les uns plus tôt, les autres plus tard, leur réparation ainsi que nous l'avons dit; puisque enfin ils ne sont pas tous endormis au même degré de profondeur, et qu'ils répondent, les uns plus, les autres moins aisément aux excitans externes et internes qui peuvent leur être appliqués? Chacun a pu observer sur lui-même, que sur la fin de son sommeil, déjà quelques sens sont éveillés, l'ouïe, par exemple; et que quelques actes intellectuels et moraux surtout sont produits; c'est surtout le matin que surviennent les rêves. Nous avons dit que lorsqu'on s'endort et qu'on s'éveille, un délire léger et vague précède l'instant où le sommeil est complet, et celui où la veille est pleinement rétablie : or, c'est dans l'intervalle de ces deux momens que le sommeil est le plus complet et le plus profond; tel dans les deux premières heures, il cesse de l'être à mesure qu'il se prolonge; et à la fin, les moindres excitans suffisent pour ramener l'exercice de quelques fonctions.

Le *sommeil incomplet* au contraire est celui dans lequel il y a persistance de quelques fonctions animales; et c'est relativement à lui que nous allons observer de nombreuses variétés. 1° D'abord, souvent quelques *sensations* peuvent être perçues encore; comme quand on change son attitude qui est gênante, qu'on relève ses couvertures, dont la chute permet de sentir le froid, etc. 2° Souvent aussi peuvent se produire encore quelques *mouvemens* qui semblent prouver un reste de volonté, une détermination intellectuelle; ceux, par exemple, que nous venons de citer comme preuve que quelques sensations étaient encore perçues. A la vérité, il serait possible que ces divers mouvemens fussent produits pendant un réveil qui ne serait ni assez long, ni assez complet pour qu'on puisse bien l'apprécier; mais du moins il est sûr que d'après la position que l'on prend au moment de se livrer au sommeil, on contraint souvent quelques muscles à continuer leur action, comme quand on dort assis, à cheval, debout, tenant un livre. 3° Souvent, pendant le sommeil, se produisent quelques actes intellectuels; et c'est ce qui constitue ce phénomène si commun des *rêves*. Ces rêves, long-temps considérés comme des actes surnaturels, comme des avertissemens célestes, des annonces de l'avenir, sont le produit d'un travail irrégulier et non réglé par la volonté du cerveau; les sens qui paraissent y agir ne le font pas; et si le plus souvent ces rêves sont bizarres, c'est que le sommeil ayant fait cesser toute spontanéité, les diverses idées qui sont formées sont associées comme au hasard, et par conséquent avec d'étranges incohérences. Il n'y a rien de plus incompréhensible et de plus étonnant dans ces rêves que dans les phénomènes du délire, de la manie, de la vision, de l'extase; la seule différence, c'est que dans les rêves le travail irrégulier du cerveau se fait pendant le sommeil, tandis que dans les autres états il se fait pendant la veille, ce qui rend l'être qui éprouve ceux-ci plus porté à croire à la réalité de ses chimères. Souvent les rêves ont par leur nature quelques rapports avec la cause qui oblige le cerveau à les engendrer, comme nous le dirons ci-après; c'est ainsi, par exemple, que quelquefois ils sont relatifs aux travaux, aux passions qui ont occupé pendant la veille, parce que ceux-ci ont laissé dans l'organe une susceptibilité à les produire. Quelquefois ils se bornent à la production d'actes intellectuels, ou à la mise en jeu de quelques facultés affectives. Mais d'autre fois ils s'accompagnent de tous les phénomènes expressifs qui dans l'état de veille auraient suivi naturellement cet exercice de notre moral; on se meut, on parle, on gémit, on se plaint, on chante; si le songe est relatif à la génération, les organes extérieurs de cette fonction agisssent; les organes intérieurs que frappe d'ordinaire la passion, sont modifiés; la respiration est haletante, entrecoupée de soupirs, le cœur palpite avec force, on éprouve la même angoisse que si l'on était en proie à la passion la plus réelle; les sensations qu'on éprouve alors sont même plus vives, parce que les actions ordinaires de la veille étant suspendues, ces sensations sont ressenties sans distraction. Selon le degré de profondeur du sommeil, on conserve ou non le souvenir de ces rêves; souvent on s'interroge pour savoir s'ils sont un songe ou une réalité; souvent on peut plus ou moins y donner suite, les prolonger, les faire renaître quand ils plaisent, ou les faire cesser par le réveil quand ils déplaisent. 4° Quelquefois, pendant le sommeil, se produisent de véritables travaux intellectuels, et que la volonté semble diriger. Il n'est personne qui en dormant n'ait travaillé les divers objets de ses études; Condillac dit qu'il a souvent mûri ainsi les diverses questions de sa métaphysique. Souvent on résout alors tout-à-coup avec promptitude des difficultés de mémoire, de jugement, d'imagination, qu'on n'avait pu vaincre pendant la veille; et on est souvent étonné de la fécondité de ses idées et de la facilité avec laquelle on les exprime alors. On peut d'ailleurs forcer en quelque sorte la volonté à veiller, comme quand on veut se réveiller à une heure déterminée, ou que malgré son sommeil on veut exercer encore une surveillance extérieure. 5° Enfin, dans quelques cas, le sommeil offre dans l'action de quelques facultés intellectuelles une persistance telle, que ces facultés semblent agir rationnellement, et commander le jeu des sens, des mouvemens, en un mot de toutes les fonctions qui dans l'état normal sont à leur disposition. C'est ce qui constitue le *somnambulisme*, état susceptible de mille degrés, dans lequel sont exécutés des mouvemens assez complexes et assez délicats, et dont on reconnaît deux espèces, le *naturel*, et l'*artificiel* ou *magnétique*. On a en effet des exemples de somnambules naturels, qui voient, entendent, marchent, écrivent, peignent, font des vers, de la musique, prononcent de beaux discours, répondent avec justesse aux interrogations qui leur sont faites; et si l'on en croit les magnétiseurs, on peut par art faire aussi de ces somnambules. Nous ne traiterons pas ici du somnambulisme naturel et du somnambulisme magnétique: nous renvoyons à ce mot; nous dirons seulement que le premier est un fait incontestable, qui n'a rien de plus incompréhensible en soi que le phénomène des monomanies, n'en differant qu'en ce que dans la monomanie la spontanéité coïncide avec la dominance absolue d'une faculté, tandis qu'en lui la persistance complète de quelques facultés coïncide avec l'absence de toute spontanéité; et que quand au deuxième, indépendamment de faits qu'on en rapporte, la théorie seule porte à croire que, par des influences extérieures, on peut jeter le cerveau dans cet état insolite qui fait le somnambulisme. Une particularité de cet état, et qui le distingue du rêve, même quand ce rêve commande à sa suite l'action des sens et la production de quelques mouvemens, c'est que le somnambule ne conserve aucun souvenir de ce qu'il a senti et fait pendant son sommeil.

Tels sont les degrés divers qu'offre le sommeil incomplet sous le rapport de sa profondeur. Or, quelles sont les causes de toutes ces différences? c'est sans doute la particularité qu'ont les divers organes des fonctions animales, de s'endormir et de s'éveiller à des époques différentes, et de n'avoir pas un sommeil également profond et également durable; mais ce sont aussi les quatre circonstances que nous avons vues influer sur l'invasion et la durée du sommeil, le caractère de la veille antérieure, la constitution individuelle, l'habitude et l'état des excitans extérieurs et intérieurs. 1° Si la veille a été très-fatigante, toutes les facultés sont dans le repos, le sommeil est complet; si au contraire elle a été peu occupée, le besoin de repos est moindre, et il y a plus de chances que le sommeil soit troublé par des rêves. Cependant une veille très-fatigante amène encore plus fréquemment ce résultat; elle laisse dans le cerveau une excitabilité qui le rend très-disposé à être éveillé accidentellement, et par suite à agir. C'est même ainsi qu'on peut concevoir les rêves qui sont relatifs aux objets qui ont occupé pendant la veille; la longue tension de l'esprit sur un objet, laisse le cerveau dans une grande excitabilité à cet égard; et de là la facilité qu'il a à revenir à cet objet à la moindre irritation; c'est la faculté intellectuelle ou affective qui est la plus exercée dans la veille, qui a la plus grande aptitude à se mettre en jeu; chacun rêve à ce qui l'occupe, le savant à ses travaux, l'amant à sa maîtresse, etc. 2° Selon la constitution individuelle, le sommeil est plus ou moins profond; tel a toujours un sommeil complet, tel autre au contraire rêve sans cesse : cela suit le degré d'exaltation du système nerveux; chez toutes les personnes qui ont l'esprit actif, les rêves sont bien plus fréquens. 3° L'habitude se fait sentir surtout sur les rêves qui sont suivis de marche, d'actes déterminés, sur le somnambulisme; avec le temps, ces états s'enracinent de plus en plus, et il faut de longs efforts pour en guérir. Les actes qui persistent alors sont souvent liés à quelques circonstances habituelles d'une manière irrésistible. 4° Enfin, l'état des excitans extérieurs et intérieurs a aussi une très-grande influence sur le degré de profondeur du sommeil; qui ne sait qu'on dort généralement moins bien et moins profondément au grand jour, exposé au bruit et sous l'influence d'un mauvais lit? Les excitans intérieurs sont surtout ce qui trouble le sommeil; les uns siégent dans le cerveau lui-même, et proviennent ou de causes morales, comme de passions, de chagrins, de travaux d'esprit, ou de causes physiques, comme quand cet organe est excité par des substances étrangères qu'ont fournies l'alimentation ou la respiration, et que le sang charrie avec lui; il est des alimens, des médicamens qui font rêver comme il en est qui font délirer. Les autres résident en d'autres points de l'économie, et consistent, ou dans l'explosion de quelques sensations internes physiques, comme la faim, la soif, les douleurs, ou dans les réactions sympathiques des organes intérieurs sur le cerveau. Cette dernière cause est d'autant plus probable que ces organes intérieurs sont alors seuls en action; évidemment, par exemple, la digestion a grande influence sur la production des rêves, et par les réactions sympathiques que l'estomac exerce sur le cerveau et par les parties des alimens qui, portées dans la circulation, vont influencer cet organe. Il en est de même des autres fonctions intérieures, respiration, circulation, excrétions, etc. Ces diverses réactions sympathiques retentissent alors d'autant plus fortement dans le système nerveux, que ce système ne reçoit alors aucune autre impression, et si elles ne suffisent pas pour produire le réveil, elles amènent des rêves. Il est sûr en effet que la moindre impression pendant le sommeil paraît très-forte; une piqûre de puce semble être à Descartes endormi un coup d'épée. Quelquefois même alors il y a un rapport entre le rêve qui est produit et l'impression qui en est la cause occasionelle; une mauvaise position du cou fait rêver au D. Frain qu'on l'étrangle; un malade affecté d'embarras gastrique rêve avoir une enclume, une maison sur l'estomac; la chute de nos couvertures nous fait rêver que nous sommes exposés aux intempéries de l'air, ou aux regards d'une assemblée; l'hydropique dévoré de soif rêve à de l'eau; le fébricitant à des objets rouges, à des incendies; le malheureux qui souffre la faim se croit assis à de bonnes tables; un soldat polonais rêve qu'il reçoit une blessure au sternum, la douleur le réveille, et effectivement la chute d'un corps sur cette partie venait d'y établir une forte contusion; Galien rêve qu'il a une jambe de pierre, et à son réveil, il trouve la sienne frappée de paralysie, etc.

Nous n'avons pas besoin de dire que le sommeil est d'autant plus réparateur qu'il est plus complet : s'il est troublé de rêves, il ne permet pas autant à la sensibilité de se réparer. Cela est encore plus évident du somnambulisme tant naturel qu'artificiel, puisque souvent alors les facultés intellectuelles sont à un haut degré d'excitation, et la sensibilité portée à un point que le cerveau perçoit, dit-on, par les extrémités de tous les nerfs, l'état des organes intérieurs du corps. Du reste ces phénomènes sont des états morbides, qui ont été à tort rapprochés du sommeil.

4° Enfin le *réveil* est l'instant où le sommeil finit, et fait place à la veille; et l'époque de ce réveil varie encore selon l'état de la veille antérieure, la constitution individuelle, l'habitude et le caractère des excitans. Le réveil devant arriver quand le but du sommeil est rempli, c'est-à-dire quand la réparation est effectuée, on conçoit que, comme celle-ci est en rapport avec le degré de fatigue qu'a occasioné la veille, l'instant du réveil doit être un peu dépendant de celle-ci; il arrive plus tôt ou plus tard, selon que cette veille a été plus ou moins active. Puisque la constitution individuelle influe sur la durée du sommeil, elle a prise conséquemment sur l'époque du réveil. Il en est de même de l'habitude : on se réveille généralement à la même heure et plus facilement sous l'empire des mêmes circonstances ; le soldat au bruit du tambour, le séminariste au son de la cloche, etc. Enfin, les divers excitans extérieurs et intérieurs, en ébranlant le système nerveux, peuvent déterminer le réveil, le hâter ; la nature le fait généralement coïncider avec le retour du jour, qui ramène tous les excitans extérieurs ; et quant aux excitans intérieurs, ce que nous avons dit de leur influence pour empêcher le sommeil, pour le rendre moins complet, prouve assez leur puissance pour le faire finir. Du reste il faut distinguer ici le *réveil naturel*, et le *réveil forcé ;* le premier arrive quand le but du sommeil est rempli, c'est-à-dire la réparation nerveuse effectuée ; et peut-être est-ce le besoin qu'a alors l'organe de recommencer son service qui seul le produit, ou au moins cet organe est alors plus apte à recevoir les moindres impressions. Quelques physiologistes ont dit que le réveil exigeait toujours l'intervention d'un excitant qui arrachât le système nerveux à son repos ; mais alors comment expliquer la périodicité du réveil ? et ne suffit-il pas du retour de l'activité intrinsèque du système nerveux, consécutivement à la réparation qui s'est faite en lui ? Quant au réveil forcé, on le détermine par l'application de nombreux excitans au système nerveux ; mais comme les organes ne sont pas également endormis, n'ont pas une égale susceptibilité à se réveiller, il y a dans les premiers momens irrégularité dans l'exercice des fonctions ; l'œil, quoique ouvert, ne voit pas ; l'oreille n'entend pas ; on chancèle dans sa marche ; on balbutie dans son langage ; la spontanéité et la volonté sont tardives à reprendre leur empire ; les mouvemens ne paraissent d'abord s'exécuter que par suite de l'assuétude, parce que c'est l'ordre selon lequel d'ordinaire ils se produisent.

Telle est l'histoire du sommeil dans ceux de ses phénomènes qui sont saisissables, acte organique qui n'est pas moins mobile que tout autre, et qui est sans cesse différent de lui-même sous les rapports de son invasion, de sa durée, de son degré et de sa terminaison. Il s'agit maintenant d'en indiquer et la cause et l'essence ; or, on en est réduit en ceci à des conjectures. Sans doute sa cause première est la déperdition qu'a faite le système nerveux pendant la veille. Mais en quoi consiste cette déperdition? le sommeil tient-il à un épuisement du fluide nerveux, ou à un défaut de circulation de ce fluide? c'est ce qui est ignoré. Il est bien sûr que le sommeil est destiné à réparer les fatigues de la veille; mais on ne sait pas comment il remplit ce merveilleux office. Et en effet, comment pourrait-on le savoir, puisqu'on ignore comment le système nerveux accomplit pendant la veille les diverses fonctions animales? Ignorant ce qu'il avait de plus pendant la veille, peut-on savoir ce qu'il a de moins pendant le sommeil? Ignorant ce qu'il a dépensé dans le premier temps, peut-on savoir ce qu'il recouvre dans le second? L'ignorance sur le premier point doit en entraîner une semblable sur le second. Ici, comme en beaucoup d'autres points de l'étude de la nature, nous n'avons saisi que la superficie; nous savons que le système nerveux est l'agent de la veille, qu'il ne peut l'être qu'un certain temps, qu'alors il lui faut le sommeil pour recouvrer la faculté de l'être encore; mais nous ignorons comment il agit dans chacun de ces deux états. Son mode d'action dans chacun d'eux est impénétrable; nos connaissances se bornent à savoir qu'il est édifié de manière à ce qu'ils se succèdent irrésistiblement l'un à l'autre à de certains intervalles, et que l'un répare les pertes qu'a occasionnées l'autre.

A la vérité on s'est fait encore plusieurs questions. 1° Le sommeil est-il un état purement négatif du système nerveux, et la réparation qui le suit est-elle le fait seul du repos de ce système, de la cessation de son action? Ou bien, au contraire, dans le sommeil y a-t-il une action spéciale du système nerveux par laquelle celui-ci se répare? 2° Le sommeil est-il un acte, un état de tout le système nerveux? ou bien est-il un phénomène exclusif au cerveau, et dans lequel les organes éloignés ne suspendent leurs fonctions que parce que le cerveau cesse de leur envoyer l'influx nerveux qui leur est nécessaire? 3° En admettant cette dernière hypothèse, c'est-à-dire que le sommeil soit un phénomène exclusivement cérébral, dans quel état est alors le cerveau? y a-t-il simplement collapsus des fibres cérébrales? ou compression de ces fibres par suite d'une congestion de sang qui se fait alors sur elles? ou viduité des vaisseaux du cerveau, et concentration du sang dans l'abdomen, pour fournir à l'augmentation des fonctions organiques?

Le sommeil n'est-il, comme l'a dit Cabanis, qu'un reflux des puissances nerveuses vers leur source, et une concentration dans le cerveau des principes les plus actifs de la sensibilité? Nous avouons ne pouvoir résoudre par les faits aucune de ces questions, et par conséquent nous ne nous arrêtons sur aucune des hypothèses que nous venons d'énumérer, d'autant plus que quelques-unes ont dans leur expression même quelque chose de vague que doit repousser la physiologie toute positive de notre époque : il doit nous suffire d'avoir fait connaître tout ce qui était observable dans le sommeil. (ADELON.)

SOMNAMBULISME, s. m. D'après son sens étymologique, ce mot indique l'action de marcher pendant le sommeil; mais cette expression ne désigne ainsi qu'un seul des actes auxquels cet état donne lieu : aussi a-t-on cherché à la remplacer par d'autres mots dont plusieurs ne valent pas mieux et dont la plupart valent beaucoup moins. Le plus grand de leurs défauts n'est pas le néologisme : aussi ne les adopterons-nous pas, nous nous contenterons du mot généralement reçu, puisque enfin pour tout le monde il porte avec lui la signification du phénomène que l'on veut désigner. Ainsi nous rejetterons les mots de *noctambulatio*, de *oneirodynia activa*, de *hypnobatasis*, *somnus vigilans*, *vigilia somnans*, *somno-vigil*, *etc. etc.*, pour nous en tenir à celui de somnambulisme.

Le somnambulisme consiste à faire pendant le sommeil un grand nombre d'actes que l'on ne fait ordinairement que pendant la veille. L'on sait que le sommeil consiste dans la suspension des fonctions qui constituent ce que l'on a appelé la vie extérieure. La sensibilité, la locomobilité et les actes sensoriaux ont cessé leur exercice. L'homme n'est plus en rapport avec les objets qui l'entourent. Lorsque le sommeil est complet et profond, cette suspension est pleine et entière; lorsqu'il est léger, superficiel, plusieurs des actes dont nous venons de parler peuvent s'exercer encore à la vérité d'une manière très-imparfaite, et presque toujours sans la participation du jugement et de la volonté. Ainsi, pendant le sommeil, il n'est pas douteux que la sensibilité ne s'exerce, et par suite la locomobilité; on s'éveille rarement dans la même position que l'on a prise au moment de se coucher; d'où l'on doit conclure que l'on a éprouvé pendant le sommeil une certaine gêne qui a déterminé le changement de position. Ainsi, dans le sommeil l'on sent et l'on se meut. A la vérité l'on a prétendu que pour se mouvoir ainsi l'individu s'est éveillé momentanément, mais qu'il s'est aussitôt rendormi, et n'a conservé aucun souvenir de ce déplacement. Il est difficile de dire si les choses se passent réellement ainsi : quoi qu'il en soit, il est indubitable qu'on sent et qu'on se meut sans en conserver le souvenir. Mais si l'on veut une autre preuve de l'exercice musculaire pendant le sommeil, on peut la trouver dans les positions actives que l'on peut garder quoique parfaitement endormi; on tient pendant long-temps un livre dans les mains sans le laisser tomber; certaines personnes dorment debout, et même, dit-on, dorment en marchant. Ce qui ne constitue pas le somnambulisme, ainsi que nous allons le voir.

Les sens externes ont surtout suspendu leur action, l'individu qui dort n'entend plus, ou, s'il entend, il se réveille; il ne voit plus, n'odore plus, etc. Si la lumière est assez forte pour produire une impression sur lui, le sommeil cesse aussitôt; il en est de même des odeurs plus ou moins pénétrantes auxquelles on s'expose, etc. *Voyez* pour les détails le mot SOMMEIL.

Dans un sommeil profond les facultés intellectuelles, l'exercice encéphalique relatif à l'intelligence, ont aussi complétement cessé; mais il est très-ordinaire que quelques-uns de ces actes s'exécutent encore d'une manière plus ou moins complète. En général cet exercice n'est nullement réglé par le jugement et la volonté. L'organe de la pensée agit sans règle, sans suite, sans discernement. C'est ce qui constitue les songes : phénomène dont les physiologistes, les psycologistes, les philosophes, les médecins se sont fort occupés, et dont on a tiré les conséquences les plus bizarres, les plus singulières. Les espèces d'illusions que l'on éprouve pendant le sommeil ne sont produites que parce qu'il s'opère dans l'encéphale d'une manière spontanée, c'est-à-dire sans le concours d'excitans extérieurs, les mêmes modifications que ces excitans déterminent pendant la veille. Mais comment ces modifications s'opèrent-elles? c'est là un de ces actes d'organisation primitive que nous ne pouvons pénétrer. Il peut se faire que telle disposition organique produite par l'exercice de la veille, par la position où l'individu se trouve pendant le sommeil, par tel aliment ou telle boisson pris en telle ou telle quantité, par telle condition atmosphérique, etc., détermine dans l'encéphale les mouvemens dont nous parlons, et qui sont dus ordinairement à des excitans extérieurs. Rien n'est plus probable que cela. L'on conçoit alors que la volonté et le jugement ne prennent aucune part à ces actes suscités par une cause étrangère. Voilà pourquoi l'on s'étonne, l'on rit d'une réponse que fait un interlocuteur absent, réponse dont on est soi-même l'auteur, etc.

Maintenant le somnambulisme ne sera qu'un degré de plus des songes ordinaires. L'homme qui tombe en somnambulisme, comme celui qui dort, n'est plus en rapport avec les objets extérieurs, ou s'il est en rapport avec ces objets, c'est d'une manière spéciale. Ainsi, un somnambule allume une chandelle et paraît s'éclairer avec cette lumière; si on vient à l'éteindre, quoiqu'on ait pris la précaution d'en allumer d'autres, il se trouve plongé dans l'obscurité, il va rallumer sa chandelle, et semble ne voir qu'avec celle-là. Il évite les chocs et les chutes avec la plus grande habileté; toutefois l'imagination, l'amour du merveilleux, ont bien exagéré les phénomènes du somnambulisme naturel.

Les facultés intellectuelles s'exercent dans l'état de somnambulisme : elles sont même souvent plus développées que dans l'état de veille, s'il faut en croire les exemples rapportés par les auteurs. Certains somnambules ont composé des vers, résolu des problèmes mathématiques, fait des discours, etc., qu'ils n'avaient pu faire pendant la veille. Nul doute que la mémoire ne partage aussi cette exaltation. On explique ces faits par la concentration où se trouve alors l'individu, qui n'est nullement distrait par les objets ambiants.

Ce qui étonne communément le plus, ce sont les actes musculaires auxquels se livrent les somnambules, qui paraissent aussi plus adroits dans cet état que dans l'état de veille. On les voit marcher, se diriger, éviter les obstacles, saisir les plus petits objets, ouvrir les portes, les fenêtres, grimper sur les toits, nager même sans s'éveiller. Je connais une jeune dame des plus distinguées, accomplie sous tous les rapports, qui se lève souvent la nuit, ouvre la fenêtre, s'y appuie comme pour voir les passans, circule dans son appartement, va consulter sa montre sur sa cheminée, et s'éveille ordinairement au milieu d'une de ces scènes, par l'impression du froid qu'elle éprouve aux pieds, car elle néglige de se chausser. Ordinairement elle se couvre d'une robe de chambre. La sœur de cette dame est aussi somnambule. Tous les actes des somnambules n'ont ni la même précision, ni la même régularité. Il en est beaucoup qui ne se livrent qu'à des mouvemens sans suite, insignifians.

Les sens extérieurs sont dans un état singulier; quelques-uns ont les yeux ouverts ou à demi ouverts, et semblent voir; ils semblent se diriger par la vue ordinaire : ceux-là se rapprochent beaucoup de l'état de veille; mais beaucoup ne voient que par la mémoire ou par l'imagination, comme cela a lieu dans les rêves. Ceux-là ont en général les yeux fermés; il leur arrive de prendre un objet pour un autre. Un individu à califourchon sur sa croisée, se croyait à cheval et piquait des deux. Parmi ceux qui écrivent, il en est, dit-on, qui l'ont fait quoiqu'on eût interposé un corps opaque entre leurs yeux et leur ouvrage. Mais ces faits auraient besoin d'un nouvel examen. Les phénomènes fournis par la vision sont sans contredit ceux qui offrent le plus d'intérêt. Ceux que présente l'audition n'en méritent guère moins. Il est des somnambules complétement sourds, le bruit du tambour ne les éveille pas; ce sont même les plus ordinaires: mais il en est qui entendent facilement et qui s'éveillent. Il en est d'un troisième ordre plus curieux que les précédens: ceux-là entendent et répondent sans s'éveiller. On peut avoir avec eux une conversation suivie, principalement lorsqu'on tombe sur le sujet qui les occupe. Enfin, l'état des sens, fort différent de celui de la veille, offre une multitude d'anomalies. Il serait intéressant de les constater par des faits nouveaux et authentiques.

L'odorat est quelquefois complétement insensible, d'autrefois l'individu perçoit les odeurs; enfin, il éprouve la sensation d'une odeur autre que celle dont est doué l'objet qu'on lui présente.

Il en est de même de la saveur. On cite le cas d'un somnambule qui demandait instamment un verre de liqueur et qui se fâchait lorsqu'on lui donnait de l'eau. Un autre, dans un cas analogue, buvait avec la confiance qu'on lui donnait ce qu'il avait demandé.

Le tact paraît très-délicat dans les somnambules naturels. Ils semblent principalement se diriger à son aide.

Quant aux fonctions organiques, on ignore assez complétement les modifications qu'elles présentent dans le somnambulisme.

Les uns disent que la peau est froide, le pouls lent et petit;

les autres affirment le contraire. Nous pensons que pour tracer un tableau exact des modifications éprouvées par les fonctions organiques, il faudrait de nouveau étudier la nature.

On prétend que le coït a pu s'exercer pendant le somnambulisme, ce qui est peu croyable.

Un fait très-remarquable, c'est qu'au réveil il ne reste plus aucun souvenir de ce qui s'est passé dans cet état.

Quelles sont les causes du somnambulisme? Ici, comme dans le plus grand nombre de cas, nous devons avouer notre ignorance. Cet état paraît dû à une exaltation cérébrale, et toutes les causes qui peuvent déterminer cette exaltation ou y disposer sont regardées comme pouvant produire le somnambulisme.

Il paraît que les personnes nerveuses, sensibles, irritables y sont plus disposées que celles que distingue une autre constitution. Les femmes y sont plus sujettes que les hommes, et les jeunes gens et les adultes plus que les enfans très-jeunes et que les vieillards. On a peu vu de somnambules avant la septième année et après la soixantième. L'âge peut être considéré comme le meilleur moyen de guérison.

Un chagrin cuisant, une contrariété vive, une passion violente, une affection tendre et profonde, une méditation opiniâtre, l'excès des travaux intellectuels, un exercice immodéré, un coït répété trop fréquemment, l'onanisme, la continence forcée, l'abus des liqueurs fortes, un repas trop copieux, des alimens indigestes pris surtout le soir, etc., paraissent favoriser le somnambulisme.

Le somnambulisme est-il une maladie, ou simplement un état physiologique? La question est difficile à résoudre, et sans nous appuyer sur des raisons trop longues à déduire, nous dirons que nous le regardons plutôt comme un état pathologique. Il nous paraît être une nuance de l'hystérie, une maladie des organes de l'innervation. En quoi consiste-t-elle? c'est ce que nous ignorons complètement.

Comment peut-on guérir le somnambulisme? Faut-il interrompre les accès, faut-il les laisser se terminer? Ici, comme partout, il faut soustraire le malade aux causes qui ont déterminé son affection; le faire respirer librement, le faire coucher la tête élevée; interdire les repas du soir, les alimens et les boissons de haut goût; changer la manière de vivre, et surtout donner peu de remèdes. Si le malade est pléthorique, la saignée locale ou générale peut être indiquée. Les bains tièdes, l'eau froide sur la tête, peuvent être utiles chez les personnes nerveuses. Enfin, il faut se conduire d'après les règles de la thérapeutique générale.

On prétend que la surprise en a guéri un grand nombre; que l'eau froide jetée à la figure pendant l'accès l'a non-seulement arrêté, mais en a empêché le retour. Ce moyen n'est pas sans danger; des convulsions, l'épilepsie, peuvent en résulter, ainsi que la suppression des règles, si la malade se trouve à cette époque. Il vaut mieux toucher le somnambule, lui chatouiller les lèvres avec la barbe d'une plume, l'appeler enfin, l'éveiller par des moyens doux, toutefois lorsqu'il n'y a aucun inconvénient à le faire.

Nous avons vu à l'article *magnétisme animal* qu'il était un état qui présentait avec celui-ci la plus grande ressemblance. Nous ne reviendrons pas sur la description que nous en avons donnée, nous y renvoyons le lecteur. Des discussions vives se sont élevées à cet égard; les uns nous ont accusés d'imposteurs, les autres, plus polis, d'enthousiasme et d'erreur. Nous nous bornerons à inviter les uns et les autres à se livrer eux-mêmes à des recherches de ce genre, avec assez de persévérance et de désir de s'instruire pour ne pas se décourager avant d'avoir obtenu quelques résultats; et il est impossible qu'ils n'en obtiennent pas.

Ce qui a beaucoup contribué à fortifier, je ne dirai pas le doute, mais l'incrédulité des antagonistes du magnétisme, c'est l'espèce de division qui s'est jetée parmi les partisans des phénomènes magnétiques. Comme si les divisions qui règnent dans une science ou dans un point quelconque d'une science étaient une raison suffisante pour en nier l'existence? quoi, parce que les théologiens disputent tous les jours sur un nombre infini de points de doctrine, la religion n'existe pas! Quoi, parce que les physiciens discutent sur l'émission ou sur l'oscillation de la lumière, sur la chaleur et l'électricité, la physique n'existe pas! quoi, parce que les médecins ne sont pas d'accord sur une multitude de phénomènes, il n'y a plus de maladies ni de remèdes, la médecine n'existe pas! Voilà ce nous semble une singulière manière de raisonner. Et qu'importe que M. N. explique les phénomènes du magnétisme d'une manière différente de M. X.? qu'importe qu'il rejette l'influence d'un fluide, la nécessité de la volonté, qu'il considère le *somnambulisme* comme une variété de l'extase? l'important, c'est qu'il existe des phénomènes dignes d'attention, beaucoup exagérés par les uns, beaucoup rabaissés par les autres, et que ces phénomènes, qui offrent entre eux dans tous les temps et dans tous les pays la plus parfaite ressemblance, soient produits à volonté, dans certaines circonstances données : or, c'est ce qu'aujourd'hui personne ne révoque plus en doute.

Quoique l'opinion de M. Bertrand ne change absolument rien au fond de la question, elle mérite cependant quelque examen sous le rapport théorique.

L'auteur des *Considérations sur l'extase* commence par dire qu'il donne à ce mot une signification différente de celle qu'on lui attribue ordinairement. Il entend par extase un état particulier qui n'est ni le sommeil, ni la veille, ni une maladie; un état qui est naturel à l'homme, en ce sens qu'on le voit constamment apparaître, toujours identique au fond, dans certaines circonstances données. C'est pour lui le type de l'état des prophètes, des miraculés, des possédés, des convulsionnaires, des trembleurs, des crisiaques, des saints à extase, de tous les pays et de tous les siècles, des siècles éclairés comme des siècles d'ignorance. Il a cru devoir lui-même avertir le lecteur du sens qu'il attachait à ce mot, parce qu'il paraît que quelques personnes s'y sont trompées, et *ont pensé qu'il voulait réduire les phénomènes du somnambulisme à n'être que ceux de l'état normal, tandis qu'il désigne au contraire par ce mot d'*extase *un état particulier dont la connaissance n'avait jamais jusqu'ici été introduite dans la science, et dont il espère mettre la réalité hors de doute.* Ainsi l'on voit que pour le fond de la question il n'y a rien de changé.

M. Bertrand considère comme extatiques tous les possédés, tous les démoniaques, etc. Il s'attache à prouver qu'à quelques nuances légères près, ils ont présenté les mêmes phénomènes. Il expose les symptômes qu'offraient les possédés de Loudun, les trembleurs des Cévennes, les convulsionnaires de Saint-Médard, puis ceux des malades exorcisés par Gassner, enfin ceux que l'on observe chez les somnambules des magnétiseurs. Il fait voir que dans les premiers se trouvait la faculté de connaître les pensées mêmes non exprimées, l'intelligence des langues inconnues, la faculté de parler les langues inconnues ou étrangères, la connaissance de ce qui se passe dans des lieux éloignés ou situés hors de la portée de la vue ordinaire, le développement de forces physiques supérieur à l'âge ou au sexe de celui qui les présentait, la suspension du corps en l'air pendant un temps considérable, l'influence des véritables reliques. Il examine ce que l'on doit croire de toutes ces prétendues merveilles dont il rattache plusieurs aux lois ordinaires de la nature.

Les trembleurs des Cévennes, au rapport de Jurieu, présentaient l'apparence d'une personne profondément endormie; ils étaient d'une insensibilité complète à toute sorte d'excitation; n'ayant dans leur état ordinaire qu'une connaissance imparfaite de la langue française, ils devenaient, pendant les extases, capables de s'exprimer dans cette langue avec une très-grande pureté; n'ayant jamais appris d'autres prières que leur *Pater* et leur *Credo*, ils fesaient pendant leur sommeil des prières admirables et excellentes; ils étaient exempts de mouvemens convulsifs; quand ils étaient sortis de leurs extases, ils ne se souvenaient de rien de ce qu'ils avaient dit; ils soutenaient qu'ils avaient fort bien dormi, quoiqu'ils eussent parlé souvent pendant plusieurs heures; ils faisaient des prédictions pendant les extases, et quelques-uns avaient besoin qu'on les éveillât pour sortir de cet état. Les convulsionnaires de Saint-Médard offraient à peu près les mêmes phénomènes; ils perdaient entièrement la faculté de sentir les excitans extérieurs, et leurs facultés intellectuelles s'exaltaient d'une manière extraordinaire. Les personnes qui connaissent les caractères du somnambulisme magnétique les reconnaîtront sans peine dans ceux que nous venons d'exposer. Ces caractères sont l'oubli au réveil de ce qui s'est passé pendant le sommeil; l'insensibilité extérieure, l'appréciation du temps, l'exaltation de l'imagination, le développement de l'intelligence, l'instinct des remèdes, la prévision, la communication des symptômes des maladies, celle des pensées, la vue sans le secours des yeux, des influences diverses de l'imagination des somnambules sur leur organisation, etc. De tout cela l'auteur conclut à l'identité de phénomènes, par conséquent à l'identité de la cause qui les produit. Il fait voir que ce sont toujours des persécutions ou des circonstances propres à exalter l'imagination qui ont produit les possessions, les obsessions, etc.; d'où il tire la conséquence que c'est seulement par sa conviction intime, portée au plus haut degré, que les somnambules tombent dans cet état; qu'il n'est nullement nécessaire que le magnétiseur ait la *volonté* d'agir, et que cette action ne s'opère en aucune manière à l'aide d'un fluide. Telles sont, si nous les avons bien comprises, les opinions de M. Bertrand sur les causes du somnambulisme magnétique. Ses raisonnemens sont présentés avec beaucoup d'art; les faits qu'il rapporte sont soumis à une critique judicieuse, et l'on ne peut disconvenir qu'il n'ait raison dans un grand nombre de circonstances. Toutefois cette manière d'envisager le somnambulisme magnétique est loin de rendre raison d'une multitude de faits, que sans doute pour cela l'auteur passe sous silence, ou sur lesquels il glisse très-légèrement. Par exemple, j'ai observé comme *phénomène constant* que l'on paralysait un membre à volonté, *sans proférer une seule parole, et même sans faire aucun geste aperçu par le somnambule;* la conviction qu'il ne peut avoir dans ce cas peut-elle produire un effet aussi extraordinaire, et, je le répète, aussi constant? Est-ce l'exaltation morale et la conviction qui font tomber en somnambulisme un individu non prévenu, placé derrière une cloison, etc.? Il serait trop long de discuter tout cela. Je crois bien, avec M. Bertrand, que l'exaltation cérébrale y est pour beaucoup : j'ai même défini le somnambulisme magnétique un état particulier du système nerveux; mais je crois que le principe de l'innervation agit d'une manière spéciale : au reste, ce n'est là qu'une idée théorique, un moyen d'explication, propre seulement à satisfaire l'esprit. L'opinion de M. Bertrand n'explique rien; peut-être n'en est-elle que plus sage; nous savons qu'il faut se défier des explications. Nous n'admettons d'ailleurs aucun fluide particulier autre que ceux généralement reconnus jusqu'à ce jour; l'agent nerveux seul nous paraissait propre à résoudre toutes les difficultés.

En admettant que les diverses *extases* observées dans tous les temps avaient avec l'état magnétique la plus grande analogie, il nous serait cependant facile de faire voir des différences essentielles telles que la production à volonté de cet état, et sa cessation par le même moyen, etc. Ce serait surtout dans les détails qu'on pourrait trouver la plus grande diversité; mais ce parallèle nous entraînerait beaucoup trop loin. D'ailleurs, cette discussion pourrait paraître singulière dans un temps où beaucoup de bons esprits, n'ayant pas été à portée d'observer des faits magnétiques, doutent encore de leur réalité. Avant de nous occuper des détails, occupons-nous d'abord des masses, du fond même de la question. Sous ce rapport la dissidence de M. Bertrand ne peut avoir aucun fâcheux résultat, puisqu'il admet, comme les ayant vus, tous les faits qui constituent le somnambulisme magnétique. *Voyez* MAGNÉTISME ANIMAL.

(ROSTAN.)

SOMNIFÈRE, adj., *somnifer;* qui porte au sommeil. Même signification que HYPNOTIQUE.

SOMNOLENCE, s. f., *somnolentia;* synonyme d'*assoupissement. Voyez* ce mot.

SON, s. m. Il est très-difficile, pour ne pas dire impossible, de définir les sensations primitives, et ce qui prouve l'imperfection de ces définitions, c'est qu'elles ne peuvent donner une idée de l'objet défini à un individu qui n'aurait pas perçu la sensation. Qu'est-ce que le son? Nous croyons qu'il est impossible de le faire comprendre à un sourd-muet de naissance. On pourra tout au plus lui communiquer quelques idées vagues plus ou moins éloignées de la vérité, mais jamais une image parfaite de l'impression du son.

On donne le nom de *son* à la sensation que les corps élastiques, et ordinairement l'air mis en vibration, font éprouver à l'organe de l'ouïe, ou plutôt à ces vibrations elles-mêmes, car le son peut exister sans être perçu; et comme nous allons le voir, ce sont les vibrations de l'air qui causent, en général, la sensation du son.

Tous les corps élastiques mis en vibration de diverses manières communiquent à l'air un mouvement vibratoire qui, transmis aux organes de l'audition, donnent la sensation du son. Il est facile de démontrer que l'air est le *corps sonore* par excellence au moyen d'expériences directes. Lorsque l'air est très-rare, le son est très-faible; aussi M. de Saussure ayant tiré un coup de pistolet sur le sommet du Mont-Blanc, fut-il surpris de la faiblesse du son produit. Si l'air, au contraire, est très-dense et très-élastique, le bruit est alors très-intense. Si l'on place sous le récipient d'une machine pneumatique un timbre de pendule sur lequel frappe un marteau mu par un mouvement d'horlogerie, en ayant soin d'isoler cet appareil le mieux possible; au moyen de corps peu élastiques (il serait préférable qu'on pût le suspendre au milieu du récipient), le son donné par la percussion diminue à mesure qu'on fait le vide; il cesse même entièrement lorsqu'il ne reste plus d'air sous la cloche. Si l'on condense l'air sous le récipient, ou si l'on augmente son ressort par le calorique, le son devient beaucoup plus intense.

Malgré ces preuves, un homme d'une vaste science a révoqué en doute l'opinion des physiciens sur la cause du son; M. Lamarck, dans sa *Philosophie zoologique*, page 243, pense qu'il existe une *matière sonore;* nous ne ferions pas mention de cette opinion, passée sous silence par tous les physiciens, si elle n'était pas celle d'un homme aussi célèbre. « Les physiciens, dit-il, pensent ou disent encore que l'air atmosphérique est la matière propre du son, c'est-à-dire que c'est celle qui, mue par les chocs et les vibrations des corps, transmet à l'organe de l'ouïe l'impression des ébranlemens qu'elle a reçus. »

« C'est une *erreur* qu'attestent quantité de faits connus, qui prouvent qu'il est impossible à l'air de pénétrer partout où la matière qui produit le son pénètre réellement. » Il renvoie à son mémoire sur la *Matière du son*, et il ajoute : « On a fait depuis l'impression de mon mémoire, que l'on s'est bien gardé de citer, de grands efforts pour faire cadrer la vitesse connue de la propagation du son dans l'air, avec la mollesse des parties de l'air, qui rend la propagation de ses oscillations trop lente pour égaler cette vitesse. Or, comme l'air, dans ses oscillations, éprouve nécessairement des compressions et des dilatations successives dans les parties de sa masse, on a employé le produit du calorique exprimé dans les compressions subites de l'air, et celui du calorique absorbé dans les raréfactions de ce fluide. Ainsi, à l'aide des effets de ces produits et de leur quantité, déterminés par des suppositions appropriées, les géomètres rendent maintenant raison de la vitesse avec laquelle le son se propage dans l'air. Mais cela ne répond nullement aux faits qui constatent que le son se propage à travers des corps que l'air ne saurait traverser ni ébranler dans ses parties. En effet, la supposition de la vibration des plus petites parties des corps solides, vibration très-douteuse, et qui ne peut se propager que dans des corps homogènes et de même densité, et non s'étendre d'un corps dense dans un corps rare, ni de celui-ci dans un autre très-dense, ne saurait répondre à un fait bien connu de la propagation du son à travers des corps hétérogènes et de densité ainsi que de nature très-différentes. » Nous ne pouvons taire une opinion aussi remarquable, mais il paraît qu'elle n'est pas adoptée, puisque ni M. Biot, ni M. Haüy, ni M. Beudant, n'en font mention. Au reste, c'est M. de Laplace qui a fait les corrections sur la propagation du son; c'est à lui que s'adressent les reproches de M. Lamarck.

L'opinion de ce savant n'étant donc point admise, nous nous bornerons à exposer sommairement celle qui paraît aujourd'hui généralement adoptée.

Nous venons de dire que le son dépendait des vibrations des corps élastiques communiquées à l'air, et transmises ordinainairement par ce fluide à l'organe de l'ouïe. La condition de *vibrer* est indispensable à la production du son; car si l'air est seulement chassé, déplacé, ce simple mouvement de locomotion ne donne lieu à aucun son. On entend par vibration les mouvemens alternatifs que fait un corps élastique pour reprendre son équilibre, lorsqu'il en a été tiré violemment par une traction ou une percussion quelconque. Si l'on pince une corde tendue par ses deux extrémités, on la voit se mouvoir en delà et en deçà de son point fixe; c'est ce qui constitue la vibration. Lorsqu'un corps élastique fait des vibrations régulières d'une certaine vitesse, le son est d'autant plus intense que les vibrations sont plus grandes. Le son rendu suppose toujours des vibrations sensibles ou insensibles à la vue. Lorsqu'on ne peut les apercevoir, on les sent ordinairement par le toucher; si l'on couvre de sable fin une tringle rigide de verre, de cuivre, de fer, on voit le sable bondir de toutes parts, ou courir longitudinalement lorsqu'on a pincé le corps vibrant pour lui faire rendre un son. Le mouvement vibratoire peut être porté au point de changer la disposition moléculaire des corps et même de les rompre.

Lorsque les vibrations sont régulières, qu'elles se continuent pendant un certain temps, on leur donne communément le nom de *son;* si elles se terminent brusquement, ou si plusieurs sons qui n'ont aucun rapport entre eux frappent l'oreille en même temps, on dit qu'on entend du *bruit;* des sons trop rapides, incohérens et confus, ne sont que du bruit.

Plus le corps sonore est volumineux, plus les vibrations sont étendues; et plus les corps vibrans sont nombreux, plus le son est intense. Les plus simples expériences suffisent pour prouver ces propositions. L'intensité du son est aussi augmentée par les vibrations des corps élastiques voisins du corps vibrant, et qui peuvent entrer avec lui en vibration : si l'on fait sonner une montre à répétition suspendue dans l'air, on n'obtiendra qu'un son médiocre; mais si on l'appuie sur une table de marbre, ou mieux encore de bois, le son sera beaucoup plus fort. Il en sera de même d'une corde tendue dans l'espace ou sur une caisse sonore, comme celle d'un violon, etc. Le silence contribue aussi à faire paraître le son plus intense.

Les corps élastiques vibrent de plusieurs manières : *transversalement*, *longitudinalement*, et en *tournant*.

L'expérience et les mathématiques démontrent que les vibrations transversales des cordes tendues donnent les rapports suivans : les diamètres et la tension étant les mêmes, le nombre des vibrations est en raison inverse de la longueur. Plus une corde est longue, et moins elle produit de vibrations dans un temps donné, et *vice versâ;* les sons se trouvent en raison inverse des longueurs.

La tension et la longueur étant les mêmes, le nombre de vibrations est en raison inverse des diamètres, c'est-à-dire que plus une corde a d'épaisseur, et moins elle produit de vibrations, et *vice versâ;* les sons, dans ce deuxième cas, sont en raison inverse des diamètres.

Enfin, lorsque les longueurs et les diamètres sont les mêmes, le nombre des vibrations est en raison directe du carré des poids qui tendent les cordes. Les sons, dans ce troisième cas, sont dans le même rapport; d'où il résulte que la hauteur des sons est toujours en raison du nombre des vibrations.

Le son est d'autant plus grave qu'il se fait une moindre quantité de vibrations dans un temps donné, et d'autant plus élevé qu'il s'en fait un plus grand nombre. Toutefois l'oreille ne peut percevoir que les sons produits par un certain nombre de vibrations; ils deviennent tellement graves au-dessous de trente-deux vibrations par seconde, qu'on cesse d'en avoir la conscience. La même chose a lieu lorsqu'il en existe plus de douze mille ou quinze mille, dans le même espace de temps. Le son est alors tellement aigu, qu'il est impossible de le percevoir.

Les cordes peuvent vibrer dans toute leur longueur, ou simplement divisées en quelques parties entre lesquelles les vibrations sont nulles.

Les points d'intersection portent le nom de *nœuds de vibrations*. Si l'on divise une corde tendue par les extrémités au moyen d'un chevalet, mise en vibration, elle donnera des sons proportionnés à la longueur comprise entre ce chevalet et l'une des extrémités. Si la corde est divisée en deux, le son sera deux fois plus élevé; si le chevalet est placé au tiers, au quart, etc. de la longueur de la corde, le son sera exactement le même que si cette corde n'avait que le tiers ou le quart de la longueur totale.

Les cordes peuvent vibrer dans le sens de leur axe longitudinal; l'intensité du son ne dépend alors ni de sa tension, ni du diamètre du corps sonore; mais seulement de sa longueur et de sa nature. Les sons, lorsque les cordes sont de même nature, sont en raison inverse des longueurs.

Les lois d'après lesquelles se comportent les verges sonores diffèrent sous quelques rapports de celles qui régissent les cordes vibrantes: ainsi, les sons qu'elles donnent sont en raison inverse du carré des longueurs. Des nœuds de vibrations peuvent aussi diviser la longueur des verges rigides dans leurs mouvemens vibratoires. La hauteur des sons est en raison directe du nombre des nœuds de vibrations. Les sons produits par une verge sonore ne suivent pas la série de 1, 2, 3, 4, etc., comme les cordes vibrantes, mais bien celle de 1, 4, 9, 16, etc. Au reste, les sons qu'on obtient varient suivant que l'une des deux extrémités de la verge est fixée solidement, l'autre restant libre; suivant que l'une des extrémités est simplement appuyée, l'autre restant libre; les deux extrémités étant libres, étant appuyées, étant fixées; l'une étant fixée, l'autre appuyée, etc.; mais ces détails nous entraîneraient trop loin, ainsi que la théorie des verges courbes.

Les verges rigides vibrent aussi longitudinalement, mais nous devons renvoyer aux ouvrages *ex professo* sur ces matières, et particulièrement à l'*Acoustique* de M. Caldini, et au mémoire de M. Savart, inséré dans les *Annales de Chimie et de Physique*, t. XIV, pag. 113.

Les membranes tendues et les plaques rigides, élastiques au premier degré, sont aussi susceptibles de vibrations. On a beaucoup étudié la forme des figures produites par les nœuds de vibration; mais elles sont tellement variées, que jusqu'à ce jour on n'a pu parvenir à fixer une théorie complète à ce sujet.

Pour étudier les figures nodales, on se sert de plaques rigides qu'on recouvre de sable fin, ainsi qu'on le pratique pour les expériences précédentes. Suivant le point par où elles sont fixées, et celui où l'on passe l'archet pour les mettre en vibrations, on obtient des figures différentes.

Nous avons déjà fait pressentir que les vibrations se communiquaient avec les corps en contact, lorsque ceux-ci se trouvent dans certaines conditions. Cette communication s'opère d'après des lois encore peu déterminées. Si l'on met en contact plusieurs verges sonores, de manière à ce que les unes soient verticales et les autres horizontales, et que l'on imprime à l'une des verges verticales, par exemple, des vibrations transversales, elle communiquera des vibrations longitudinales à la verge horizontale, et réciproquement; ces transmissions se feront de l'une à l'autre toujours dans le même ordre. Ceci explique parfaitement l'utilité de l'*âme* dans le violon; cette lame verticale reçoit de la table supérieure des vibrations longitudinales et communique à la table inférieure des vibrations transversales qui augmentent singulièrement l'intensité du son.

Mais comment se propagent les vibrations dans les corps solides? La transmission du choc dans une série de billes élastiques donne une idée juste de la manière dont le son se propage dans les corps. Si l'on frappe un point d'un corps sonore, ce point entre en vibration, et la communique au point contigu; le premier perd aussitôt son mouvement, il reste en repos; le deuxième transmet de même la vibration qu'il a reçue, perd son mouvement après l'avoir transmis, etc., ainsi de suite dans toute l'étendue du corps sonore. Si l'on imprime plusieurs chocs consécutifs, cette transmission a lieu d'une manière successive, de sorte que plusieurs points du corps sonore peuvent être en même temps en vibration; mais si l'on n'a imprimé qu'un seul choc, toutes les parties qui précèdent celle où les vibrations existent actuellement se trouvent en repos. Cette transmission successive ne peut avoir lieu sans produire la rencontre d'une partie dilatée avec une partie condensée; c'est ce qui constitue l'*ondulation sonore.*

Si le corps sonore est étendu en tous sens, le son se propage par une multitude d'ondes excentriques en formant une sphère dont les limites sont variables. Le son se transmet à l'oreille avec beaucoup d'intensité lorsqu'on applique cet organe sur l'extrémité d'un corps solide mis en vibration; cette intensité est beaucoup plus forte que celle de l'air libre, et la vitesse de transmission est aussi beaucoup plus grande.

La vitesse et l'intensité avec lesquelles les sons se propagent sont relatives à la nature, à la composition des corps vibrans; elles paraissent être en raison directe de l'élasticité de ces corps. La direction parallèle des fibres favorise la transmission des sons, etc.

La manière dont le son se propage dans l'air est facile à saisir; supposant le corps vibrant dans une masse d'air libre non circonscrite, il est évident que les vibrations devront se propager circulairement, autour du corps vibrant, avec une égale vitesse et une égale intensité, puisque les conditions de propagation seront partout les mêmes; le son pourra donc être considéré comme formant de véritables sphères successives et concentriques autour du corps mis en mouvement. Ce seront, si l'on veut, de véritables cônes dont les sommets correspondront au corps vibrant, et dont les bases seront indéfinies. Voilà pourquoi l'on dit également des rayons sonores et des ondes sonores. Les vibrations seront d'autant plus fortes que l'on sera placé plus près du corps vibrant, toutes les autres circonstances étant égales d'ailleurs; elles seront plus faibles en raison de l'éloignement. Cela se conçoit encore très-bien, car le corps vibrant n'aura à faire mouvoir autour de lui qu'une masse d'air très-petite, tandis qu'à une certaine distance, cette masse d'air étant plus considérable, et la force de vibration étant la même (à supposer qu'elle ne soit pas affaiblie par diverses causes), le mouvement vibratoire imprimé sera partagé, et partant beaucoup moins fort. Les calculs mathématiques ont prouvé que *l'intensité du son était en raison inverse du carré de la distance du corps sonore à l'observateur.*

Pour donner une idée de la manière dont le son se propage, on a coutume de le comparer aux cercles que l'on produit dans l'eau immobile, lorsqu'on y laisse tomber un corps quelconque : quoique cette comparaison ne soit pas parfaitement juste, puisqu'on substitue des cercles à des sphères, elle ne laisse pas que de donner cependant une idée assez exacte de la propagation des sons.

Si une onde vient à rencontrer un obstacle qu'elle ne peut franchir, elle est réfléchie, et prend en revenant sur elle-même la figure qu'elle aurait eue, si elle eût continué son mouvement. Si l'obstacle interposé est percé d'une ouverture, il se forme au-delà de l'ouverture des ondes demi-circulaires dont l'ouverture est le centre. Lorsque plusieurs ondes sont produites par diverses causes, on les voit s'entrecroiser sans se troubler, ce qui explique comment divers bruits peuvent frapper simultanément notre oreille et pourtant être distincts : ce n'est que lorsque les ondes sont très-multipliées qu'elles deviennent confuses ; il en est de même des sons.

Lorsque l'air en vibration est poussé dans un tuyau cylindrique de manière à être limité latéralement, le son peut être porté très-loin. La théorie même démontre que cette étendue peut être infinie; mais des circonstances particulières, telles que le frottement exercé sur les parois, etc., doivent nécessairement affaiblir son intensité, ce qui n'a lieu cependant qu'avec lenteur, puisque M. Biot a observé que dans un tuyau de 951 mètres, on pouvait entretenir une conversation à voix basse.

C'est d'après ces observations que sont construits divers instrumens d'acoustique, entr'autres le *porte-voix*, lequel consiste en un tube d'un mètre environ de longueur, terminé en entonnoir par une de ses extrémités. Une chose très-digne de remarque, c'est que la nature de la substance employée à la confection du porte-voix n'influe en rien sur la force du son.

L'air en vibration communique son ébranlement aux corps avec lesquels il est en contact, lorsque ceux-ci sont susceptibles de se mettre à l'unisson. Il est des chanteurs qui, dans certains tons, font vibrer manifestement les vitres; et tous les jours on peut voir les diverses cordes d'un instrument en repos rendre des sons lorsqu'on fait résonner celles d'un autre instrument avec lesquelles elles se trouvent correspondre. Les corps non élastiques ne sont pas susceptibles de vibrer, ils ne réfléchissent point les sons, ils semblent les absorber. Voilà pourquoi les appartemens meublés et drapés sont moins sonores que les appartemens non décorés.

Tous les sons se propagent dans l'air avec une égale vitesse : par des expériences exactes et rigoureuses, on est parvenu à déterminer cette vitesse; à la température de +o 6° R. le son parcourt trois cent trente-sept mètres par seconde.

Cette vitesse est bien éloignée de celle de la lumière, qui parcourt dans le même temps plusieurs milliers de lieues dans l'hypothèse newtonienne. L'humidité de l'air n'exerce aucune influence sur la vitesse du son, mais la direction du vent l'accélère ou la retarde suivant qu'il agit dans un sens ou dans un autre. On a calculé l'influence que la direction du vent pouvait avoir, suivant que sa direction était parallèle ou oblique, portait le son vers un but, ou qu'elle le repoussait en sens contraire, etc. D'après les calculs, la vitesse du son égale la racine carrée du rapport de l'élasticité avec la densité de l'air. Cependant les formules ne donnent que 282 mètres par seconde, ce qui est loin d'être d'accord avec l'expérience; mais M. de Laplace ayant pensé avec raison que les vibrations de l'air devaient nécessairement produire par les compressions et les dilatations qu'elles exercent un certain dégagement de calorique, ce calorique devait accélérer la marche du son; il est ainsi parvenu à rectifier ce défaut de rapport en admettant que le calorique dégagé accélère la marche du son d'un sixième environ, ce qui est considérable.

Ainsi que la lumière et les corps élastiques, le son se réfléchit, et à peu près par les mêmes lois. Lorsqu'un rayon sonore rencontre un obstacle qu'il ne peut traverser, il se réfléchit à sa surface, suit une marche rétrograde en faisant l'angle de réflexion égal à l'angle d'incidence, sans diminution de sa vitesse ou de son intensité, c'est-à-dire que le rayon réfléchi conserve la vitesse qu'il aurait eue sans cette circonstance, et que vers un point quelconque de son étendue il présente l'intensité qu'il aurait eue s'il n'eût pas été réfléchi. Cette propriété explique parfaitement les phénomènes de l'écho. On est parvenu à calculer d'une manière rigoureuse le nombre de réflexions qui peuvent avoir lieu sur divers plans. Ainsi, si le son est produit dans une masse d'air comprise entre deux plans parallèles indéfinis, il peut y avoir une suite considérable de réflexions, le son étant sans cesse renvoyé d'une surface à l'autre. Si les plans sont inclinés, le nombre des réflexions sera relatif à l'angle que les plans formeront entre eux. Si la surface est paraboloïde, ellipsoïde, ou autre, les circonstances de la réflexion devront varier d'après la direction de ces surfaces, et toujours d'après la loi précédemment émise de l'égalité des angles d'incidence et de réflexion.

Pour que l'écho ait lieu, il est nécessaire que les sons soient séparés par un intervalle suffisant pour être perçus distinctement : or, il faut au moins un dixième de seconde pour que cette distinction puisse se faire. Pour que le son réfléchi arrive au lieu d'où il est parti, et puisse y être perçu, il faut donc au moins ce temps, lequel équivaut à $33^m,8$ de distance. Or, comme cette distance comprend l'aller et le retour du son, il s'ensuit que la surface réfléchissante doit être à 17^m environ de l'observateur. Lorsque la distance est moindre, les sons cessent d'être distincts; il existe alors une simple résonnance confuse. Les échos sont simples ou multiples; ils peuvent répéter une seule ou plusieurs syllabes, des phrases entières, et souvent un assez grand nombre de fois; il est bon cependant de se tenir sur ses gardes touchant les échos merveilleux que les voyageurs disent avoir entendus. On raconte que certains échos répètent jusqu'à quarante fois le même mot, ce qui est peu vraisemblable; on doit ajouter une créance entière à M. Biot, lorsqu'il dit que dans les aqueducs de Paris la voix se trouve répétée jusqu'à six fois.

Les échos changent souvent l'accent et le timbre de la voix; les uns la rendent plaintive, d'autres ironique, etc.

La propagation du son à travers les corps liquides et solides n'a pas lieu de la même manière que dans l'air. Il est indubitable que les liquides ne soient susceptibles d'entrer en vibration. Tout le monde connaît l'expérience qui consiste à mettre de l'eau dans un vase, sur les bords duquel on passe le doigt à plusieurs reprises pour en tirer du son ; l'on aperçoit bientôt sur la surface du liquide des ondes qui se propagent de la circonférence au centre, et qui sont dues aux vibrations des molécules aqueuses. Si l'on plonge l'oreille dans l'eau et qu'en même temps on agite une sonnette dans ce liquide, le bruit est bien plus intense que dans l'air; c'est au point qu'il fatigue l'observateur. D'après les expériences faites à Turin par M. Pérolle, la faculté que les liquides possèdent de transmettre les sons est en raison directe de leur pesanteur spécifique. Dans l'eau de pluie le son parcourt 1526 mètres par seconde, et dans l'eau de mer 1621 mètres d'après les recherches de M, Laplace.

Les solides transmettent le son, avons-nous dit, avec plus de rapidité que l'air : en effet MM. Hassenfratz et Biot ont fait des expériences qui ne laissent aucun doute à cet égard. Lorsqu'on applique l'oreille sur l'extrémité d'une longue muraille, et que l'on fait percuter l'autre extrémité, on perçoit deux sons, dont l'un parvient rapidement à l'oreille appliquée contre le mur, et l'autre un peu plus tard à l'oreille libre. Dans l'expérience de M. Biot, faite sur des tuyaux de fonte de 951 mètres, en y comprenant les rondelles de plomb destinées à les réunir, le son arrivait à l'oreille appliquée sur le tuyau deux secondes et demie avant celui qui frappait l'oreille libre. Cette transmission est donc dix à onze fois plus rapide que celle qui a lieu au moyen de l'air, c'est-à-dire de 3538 mètres par seconde.

L'étude des sons comparés n'ayant avec la médecine que des rapports très-éloignés, nous n'en ferons aucune mention.

Effet du son sur l'organe de l'ouïe et sur l'économie animale (hygiène).—Les sons trop intenses produisent d'abord une sensation pénible, une véritable douleur, qui peut déterminer l'inflammation des diverses parties de l'oreille, et autres accidens. Lorsque le son trop fort est long-temps prolongé, il finit tôt ou tard par *affaiblir l'ouïe*, diminuer la finesse, la sensibilité de cet organe, et cela par cette loi générale que tout organe surexcité doit tomber dans le collapsus. Bien plus, la cophose en est souvent le résultat. Les personnes qui, par état, sont exposées à des bruits violens conservent rarement l'ouïe; les gens de guerre, les artilleurs, et parmi eux, surtout ceux de mer, deviennent fréquemment sourds. Le bruit du canon est bien plus retentissant, dit-on, sur mer que sur terre; on prétend aussi què le bruit des canons de fonte est plus violent que celui des canons de bronze. Il n'est pas rare que le bruit extrême rompe la membrane du tympan; ce sont surtout les marins qui ont la faculté de faire sortir la fumée du tabac par le conduit auditif. Les sons graves très-intenses produisent cet effet bien plus souvent que les sons aigus d'une égale intensité. Ainsi l'épithète métaphorique de *perçans* qu'on donne à ces derniers conviendrait réellement mieux aux premiers.

Les sons faibles ne produisent aucun inconvénient; il est cependant possible que si l'on était obligé de suivre pendant long-temps un orateur d'une voix très-basse, ou dont on serait trop éloigné, il n'en résultât quelque congestion vers la tête, ou peut-être quelque maladie de l'organe de l'audition; mais ce n'est là qu'une conjecture, et je ne sache pas qu'elle ait été jamais confirmée par l'expérience.

Mais le silence exerce une action puissante et sur l'ouïe et sur l'économie animale tout entière. Le silence est le repos de l'ouïe, comme l'obscurité est le repos de la vue. L'un et l'autre sont indispensables à l'exercice de ces deux fonctions; car sans intermittence d'action les corps organisés ne peuvent subsister, ils périssent. Les organes se retrempent pour ainsi dire dans le repos; mais il ne faut pas qu'il soit trop prolongé, car ils perdraient bientôt la faculté d'agir. La nature nous a sans doute donné la juste mesure du temps nécessaire à l'inaction dans la durée alternative du jour et de la nuit, et aussi dans le besoin que nous éprouvons et d'exercer et de reposer nos sens.

Le silence nous convie au sommeil, et par lui répare tout l'organisme.

Le silence agit sur l'encéphale; il favorise les méditations; il est indispensable à l'étude; il plonge l'ame dans une douce rêverie; il est le confident naturel des malheureux. Qui n'a pas senti mille fois, dans le silence d'une nuit profonde, une mélancolie sombre s'emparer de lui, pour ainsi dire, sans motif; les infirmités et les misères humaines lui arracher des larmes de pitié; l'iniquité, l'injustice, l'indigner; l'insolence, l'orgueil, la vanité des grands, lui inspirer le mépris; la tyrannie, de l'horreur? qui n'a été touché, dans ces momens pleins de charme, des actes de dévouement, de désintéressement, d'abnégation de soi? qui n'a fait mille fois le serment de devenir meilleur? qui n'a senti s'épurer son amitié, sa tendresse, son amour? et qui ne s'est trouvé le plus malheureux et le plus à plaindre des hommes? Le silence des bois, des lieux sauvages et déserts, nous plongent surtout dans cette mélancolie si pénible et pourtant si douce.

Un bruit médiocre est l'excitant naturel de l'ouïe; elle doit y être exposée et soustraite tour à tour; elle doit même s'y exercer, afin d'acquérir un développement convenable et nécessaire; mais c'est surtout par les sons comparés, c'est-à-dire par la musique, que cet exercice doit se faire (*voyez* MUSIQUE; *voyez* aussi pour le complément de cet article les mots OUÏE, VOIX, etc.). (ROSTAN.)

SONDE, s. f., *specillum*, *mela*, *μήλη*. Les chirurgiens emploient ce mot pour désigner un certain nombre d'instrumens dont la forme et les dimensions sont assez variées. Les uns sont destinés à explorer la cavité de quelques organes, à donner issue aux liquides qu'ils renferment; les autres servent de guide aux corps ou aux instrumens que l'on désire faire pénétrer soit dans certaines cavités naturelles ou formées accidentellement, soit à travers différens tissus sains ou malades. Les bornes de cet article ne me permettant pas de tracer l'histoire de tous les instrumens auxquels le nom de sonde a été appliqué, je me bornerai à décrire les plus remarquables.

Sonde urétro-vésicale. — Cet instrument, sorte de tuyau cylindrique, est destiné, comme son nom l'indique, à être porté dans la vessie à travers le canal de l'urètre pour donner issue à l'urine ou à d'autres liquides retenus dans ce viscère; on l'emploie aussi pour s'assurer s'il existe un calcul ou tout autre corps étranger dans la cavité de cet organe. Cette sonde est tantôt solide et tantôt flexible.

La première, qu'on appelle le plus souvent *algalie*, est faite en argent, en or ou en platine. Les sondes confectionnées avec cette dernière substance conviennent spécialement dans les cas où il faut franchir des obstacles. Les Anglais, au rapport de Cooper, se servent pour explorer la vessie, lorsqu'ils veulent reconnaître la présence d'un calcul, d'une sonde faite en acier, dont la surface est très-polie; ils ont le soin de lui donner beaucoup moins de courbure qu'au cathéter, afin que l'on puisse porter plus facilement son extrémité antérieure à la partie inférieure de la vessie où séjournent ordinairement les calculs. La longueur et la grosseur de l'algalie dont on se sert pour l'homme doivent en général être proportionnées à son âge, à la longueur et au diamètre de l'urètre. Cet instrument a ordinairement de dix à onze pouces de longueur sur deux lignes et un tiers de diamètre. On sonde les enfans avec des algalies qui n'offrent que cinq à six pouces de longueur et une ligne de diamètre. Il y a des sondes d'une longueur intermédiaire pour les différens âges de la vie. Chez les individus très-gras, ou lorsque la verge est très-longue, et la prostate très-volumineuse, il faut quelquefois des sondes de douze pouces, et même plus. Les algalies d'un gros calibre sont en général préférables lorsque l'urètre est libre; on doit au contraire se servir de petites sondes lorsqu'il y a des embarras dans ce canal. Cet instrument cylindrique, dont la surface est lisse et polie, présente deux extrémités, l'une antérieure et l'autre postérieure. La première ou bec, qui doit plonger dans la vessie, est arrondie et percée sur ses parties latérales de deux ouvertures de forme elliptique destinées à donner passage à l'urine; la seconde, qui reste en dehors de l'urètre, est un peu évasée; elle est garnie d'un double anneau pour le passage d'un cordonnet dont on se sert pour assujétir la sonde. L'algalie qu'on emploie le plus ordinairement est droite dans les deux tiers de sa surface, et courbée dans l'autre tiers. Cette courbure, qui s'étend jusqu'au bec inclusivement, est légère, égale partout, et représente celle d'un cercle de six pouces de diamètre. On sait que J. L. Petit en a fait construire qui avaient une double courbure. Ce n'est pas sans étonnement qu'on a appris que cette forme donnée à la sonde, qui est assez semblable à celle d'une *s*, était connue deux mille ans avant Petit. En effet, Lassus dit avoir vu dans le muséum de Portici, près de Naples, une sonde en *s* trouvée dans les ruines de Pompéia : chaque algalie est garnie d'un stylet d'argent.

Pour pouvoir pénétrer à travers les obstacles de l'urètre et du col de la vessie, M. Boyer a imaginé de rendre le bec de la sonde conique. Ce chirurgien emploie avec le plus grand succès des algalies presque pointues pour sonder les hommes dont l'urètre est tellement rétréci qu'il ne peut admettre ni les bougies ni les sondes les plus fines. Les sondes coniques doivent être d'un calibre moyen et avoir des parois très-épaisses, afin de ne pas plier contre les obstacles qu'elles sont appelées à surmonter. Leur grosseur va en diminuant depuis l'extrémité postérieure jusqu'à l'extrémité opposée, qui se termine en pointe mousse. Les ouvertures latérales sont placées à deux lignes de distance l'une de l'autre, afin que le sommet de l'instrument auquel elles répondent ne soit pas trop affaibli. La partie de la sonde comprise entre la dernière ouverture et l'extrémité conique de l'instrument doit être pleine et avoir quatre ou cinq lignes de longueur; elle doit être plus ou moins pointue suivant la dureté et la résistance de l'obstacle que l'on veut surmonter. Pour se servir de ces sondes, avec lesquelles on se fraye une route artificielle dans l'urètre même, il faut être éclairé par les lumières de l'anatomie et avoir une grande habitude du cathétérisme.

Sonde de femme. — On donne ce nom à une sonde creuse en argent qui a six pouces de longueur et deux ou trois lignes de diamètre. Cet instrument, droit dans presque toute son étendue, est légèrement incliné vers son extrémité antérieure, qui présente deux ouvertures sur ses parties latérales. L'extrémité opposée est munie d'un anneau. On se sert de cette sonde pour évacuer l'urine retenue dans la vessie chez les femmes; on peut l'employer aussi pour faciliter la sortie du sang épanché dans la poitrine à la suite des plaies pénétrantes; enfin on peut également avoir recours à cet instrument dans quelques préparations anatomiques : lorsqu'on veut, par exemple, souffler de l'air dans les intestins pour les distendre. L'algalie de femme fait partie de la trousse du chirurgien. Maintenant on met dans ces trousses des sondes qui peuvent servir pour les deux sexes. Cet instrument est composé d'une sonde de femme qui se démonte à un pouce de son extrémité antérieure, afin d'y adapter au moyen d'un pas de vis un bout plus long et plus courbe pour servir au cathétérisme de l'homme.

Sonde à double courant. — Cet instrument, semblable aux algalies d'argent, est divisé en deux conduits par une cloison; deux ouvertures pratiquées à l'extrémité de la courbure correspondent chacune à l'un des conduits; l'autre extrémité est bifurquée et présente deux entrées séparées. Cette espèce de sonde, inventée par Hales, a été tirée de l'oubli où elle était tombée par M. J. Cloquet. Cet habile chirurgien a proposé de se servir de la sonde à double courant pour faire passer une grande quantité d'eau dans la vessie. *Voyez* CALCUL, CATARRHE DE LA VESSIE, PIERRE.

Sonde à dard. — Cette sonde est en argent; elle a de huit à neuf pouces de longueur et trois lignes de diamètre; à partir des deux tiers de sa longueur, elle commence à décrire une légère courbure, et de ce point jusqu'à son extrémité antérieure, cette sonde est ouverte sur sa partie concave. L'extrémité opposée est garnie de deux anneaux; on introduit dans sa cavité un mandrin en argent, dont l'extrémité en acier est terminée par une pointe triangulaire. On se sert de cet instrument dans l'opération de la taille par le haut appareil. *Voyez* LITHOTOMIE.

Sonde droite. — Il paraît que la courbure des sondes a été universellement adoptée dès qu'on a reconnu celle de l'urètre. Cependant Abulcasis, au rapport de M. Deschamps, semble avoir reconnu la possibilité de parvenir à la vessie au moyen d'une sonde droite. On a trouvé dans l'officine d'un chirurgien de Portici de longues sondes d'airain toutes droites, qui doivent avoir servi au cathétérisme. Lieutaud a annoncé clairement l'idée de pénétrer dans la vessie avec une sonde droite. « Je puis assurer, dit-il, sur la connaissance que j'ai de ces parties saines ou malades (l'urètre et la vessie), qu'il n'y a aucun cas, si l'on en excepte la pierre engagée dans le canal, qui puisse empêcher une sonde droite conduite par une main un peu exercée d'entrer dans la vessie. » On ne songea pas alors à tirer parti de cette remarque. On doit à Tenon une algalie presque droite; elle a été gravée dans les planches de l'*Encyclopédie*. M. Montagu annonça en 1810 que l'on pouvait arriver dans la vessie avec une sonde droite. M. Gruithuisen, quelques années après (1813), sentit également la possibilité de pénétrer dans la vessie avec une sonde droite; mais toutes ces autorités étaient oubliées ou méconnues, lorsque M. Amussat parvint en 1822 à fixer l'attention des médecins sur l'emploi de cette espèce de sonde. M. Civiale ne tarda pas à revendiquer l'idée de ce mode de cathétérisme; enfin M. Fournier de Lempdes a cherché tout récemment à établir ses droits à la priorité de cette découverte.

La sonde proposée par M. Amussat est en argent, creuse et tout-à-fait droite; elle a de dix à onze pouces de longueur sur deux lignes de diamètre. Un cul-de-sac arrondi et percé de deux yeux se fait remarquer sur son extrémité antérieure; son autre extrémité se dévisse dans une longueur de deux pouces. Cette partie mobile de l'instrument est cannelée pour faciliter les mouvemens de rotation entre les doigts du chirurgien; elle porte un anneau destiné à recevoir le pouce. Un robinet ouvre ou ferme la sonde, et retient ou permet la sortie des urines.

Sonde flexible. Personne n'ignore que les sondes solides deviennent incommodes et nuisibles lorsqu'elles doivent séjourner pendant un certain temps dans l'urètre et la vessie: aussi, avant la découverte des sondes en gomme élastique, on avait fait différens essais pour remplacer la sonde d'argent. Vanhelmont avait proposé d'en faire en cuir, et Fabrice d'Aquapendente en corne; on a construit ensuite des sondes flexibles avec un fil d'argent aplati, et tourné en spirale; mais toutes ces sondes plus ou moins souples sont oubliées depuis qu'on a reconnu les avantages des sondes de gomme élastique inventées par un orfèvre mécanicien de Paris nommé Bernard. Ces sondes sont formées d'une tresse ou tissu de soie fait sur un mandrin de cuivre. On l'enduit tant à l'intérieur qu'à l'extérieur de plusieurs couches de caoutchouc dissous d'abord, puis étendu dans une huile grasse. L'instrument avant d'être fini doit avoir supporté de trente à quarante couches de la matière élastique, et être autant de fois séché à l'étuve et passé à la pierre ponce. Le bout de ces sondes se termine en olive; il est formé d'un tissu un peu plus épais, et fermé à son extrémité comme les algalies d'argent. Deux ouvertures se font remarquer sur ses parties latérales ; elles sont placées à une petite distance l'une de l'autre, afin de ne pas trop affaiblir cette extrémité qui sert d'appui au mandrin que l'on met dans la sonde pour pouvoir la conduire dans la vessie. Le mandrin, en fer très-lisse et assez gros pour remplir exactement la sonde, doit être courbé convenablement. On a garni pendant long-temps l'extrémité de ces sondes avec un pavillon en argent ; on a substitué ensuite à ce pavillon une espèce de virole en cire à cacheter, ayant dans sa partie moyenne une goutière circulaire destinée à recevoir les liens qui servent à fixer la sonde. M. Féburier a cherché à faire apprécier le diamètre des sondes en établissant un grado-mètre. Ce grado-mètre s'étend depuis le n° 1, qui a une ligne de diamètre jusqu'au n° 12 qui en a quatre. On a retiré, dans ces derniers temps, de trop grands avantages des bougies à ventre, pour n'avoir pas songé à construire des sondes qui présentassent la même forme. Ces sortes de sonde maintiennent dilaté un point déterminé de l'urètre sans fatiguer le reste du canal, et sans que le besoin d'uriner oblige, comme lorsqu'on fait usage des bougies, de retirer ce corps étranger.

La légèreté, la flexibilité et la composition des sondes élastiques les rendent très-propres à rester dans la vessie sans être altérées par les urines, et sans incommoder beaucoup les malades. Malheureusement tous les ouvriers n'apportent pas le même soin dans la confection de ces instrumens. Les sondes de mauvaise qualité, mal préparées, deviennent cassantes, peuvent se rompre et tomber dans la vessie où elles forment le noyau d'un calcul. Il est donc très-essentiel de bien choisir ces sortes de sonde, et de ne les prendre que dans des maisons sûres. En général, elles doivent réunir les conditions suivantes : leur surface est lisse et d'un poli uniforme, plutôt doux que brillant ; il faut pouvoir les plier dans tous les sens, et même nouer ensemble leurs extrémités sans occasioner de rupture ou même de gerçures à leur surface. Leurs parois sans être dures doivent se soutenir avec assez de force pour résister à la pression de l'urètre, maintenir ce canal dilaté, et conserver toujours ouvert le tube qu'elles constituent.

Sonde œsophagienne. Cette espèce de sonde flexible a de vingt à vingt-deux pouces de longueur, et présente les mêmes dimensions que les grosses sondes urétro-vésicales. On se sert de cet instrument pour porter des liquides jusque dans l'estomac à travers les fosses nasales, le pharynx et l'œsophage dans certains cas où la déglutition ne peut pas se faire. J'ai eu occasion d'employer fréquemment cette sonde chez les mélancoliques qui se refusaient à prendre toute espèce de nourriture.

Sonde à conducteur. M. Pichanzel a donné ce nom à une sonde ordinaire, percée par les deux bouts, et qui contient un mandrin très-long sur lequel il fait glisser de nouvelles sondes en le laissant à demeure dans la vessie, tandis qu'il retire l'ancienne sonde. Ce procédé, déjà indiqué et employé par Desault, peut être utile, en ce qu'il permet au malade de passer lui-même de nouvelles sondes, une fois que le chirurgien en aura placé la première.

Sonde exploratrice. Cet instrument est composé d'une sonde droite en gomme élastique, sur laquelle sont tracées les divisions du pied; il est garni à son extrémité d'un bourrelet de cire du même diamètre et de deux lignes et demie de longueur. Ce bourrelet est maintenu par un cordonnet qui traverse l'intérieur de la sonde dans toute sa longueur, et qui est attaché à l'autre extrémité. Cette sonde, imaginée par Ducamp, sert à faire connaître la forme de l'obstacle, et à quelle profondeur de l'urètre il se trouve. *Voyez* RÉTRÉCISSEMENT DE L'URÈTRE.

Sonde de Belloc. Instrument inventé par le chirurgien de ce nom pour remédier aux hémorrhagies nasales dont la durée compromet l'existence des malades; il est composé d'une canule d'argent, ouverte à ses deux extrémités, légèrement courbe et dans laquelle on introduit un mandrin de même métal, garni d'un anneau à l'une de ses extrémités. A l'autre est adapté un petit ressort de montre qui se termine par un bouton olivaire percé d'un trou. Cette sonde sert à tamponner les orifices postérieurs des narines (*voyez* ÉPISTAXIS); elle peut être remplacée par une tige de baleine mince et flexible, ou par une tige d'osier ou de bouleau également très-flexible.

Sonde brisée. On donne ce nom à un stylet aiguillé, long de quinze à dix-huit pouces; il est composé de deux parties égales, pleines, qui se divisent ou se réunissent au moyen d'une vis. Une des pièces de cette espèce de sonde a une ouverture au sommet qui permet de s'en servir comme d'une aiguille à séton. On emploie rarement cet instrument; il peut servir cependant à explorer les plaies très-profondes qui ont leur siége dans l'épaisseur des membres, à repousser, après qu'on a pratiqué la ponction abdominale, l'épiploon et les intestins qui viennent boucher quelquefois la canule du trois-quarts.*

Sonde cannelée. Cet instrument, que les couteliers confectionnent en acier, le plus souvent en argent, et quelquefois en or ou en platine, présente une tige longue de six pouces environ, lisse et polie dans toute son étendue, plus mince à l'une de ses extrémités qu'à l'autre, qui est surmontée d'une plaque ou manche. Cette plaque est presque toujours divisée suivant sa longueur par une échancrure, dans laquelle on place le filet de la langue lorsque sa longueur excessive oblige de le couper. Sur toute la longueur de la sonde est pratiquée une gouttière ou rainure profonde qui doit être parfaitement polie, et ne présenter aucune aspérité. La cannelure, dans quelques cas, se termine par un cul-de-sac profond et à parois solides; quelquefois au contraire, l'extrémité de cette cannelure est libre, et la sonde se termine par une pointe mousse. La première disposition convient lorsqu'on veut que le bistouri ne quitte pas la sonde; la seconde trouve son utilité dans les circonstances opposées. *Voyez* FISTULE A L'ANUS, HERNIE, etc. etc.

Les sondes cannelées faites en acier, en or ou en platine sont inflexibles, tandis que celles qui sont construites en argent battu prennent la courbure que l'on désire, et s'accommodent par conséquent aux différens trajets flexueux qu'on veut leur faire parcourir. Cet instrument, qui fait partie de la trousse du chirurgien, peut être considéré comme le conducteur des instrumens tranchans; on s'en sert pour sonder les plaies, les fistules, et conduire un bistouri propre à les inciser ou à les débrider, etc. etc.

Sonde à panaris. C'est une petite sonde en argent, flexible, pourvue d'une cannelure qui se termine par un cul-de-sac. L'extrémité opposée se termine en stylet. On emploie cet instrument lorsque les trajets fistuleux qu'on se propose d'inciser sont trop étroits pour admettre la sonde cannelée ordinaire. (MURAT.)

SOPORIFIQUE, SOPORATIF, SOPORIFÈRE; adj. de *sopor*, assoupissement : même signification que *somnifère*, *hypnotiques*.

SOPHISTICATION, *sophisticatio*, σοφιστικος. On entend par ce mot les mélanges frauduleux et les substitutions qu'on fait éprouver aux substances médicamenteuses et aux alimens. C'est cependant plus particulièrement en matière médicale ou en pharmacologie qu'on fait usage de cette expression. L'auteur de l'article ADULTÉRATION de ce dictionnaire a considéré ce terme comme une expression générique, comprenant toutes les espèces de fraudes que la cupidité peut employer en ce genre; il a sous-divisé l'*adultération* en deux classes principales, l'une renfermant la connaissance des mélanges frauduleux et des substitutions dans les préparations pharmaceutiques, magistrales, officinales : il en a été question à l'article FALSIFICATION; l'autre, comprenant les mélanges frauduleux ou les substitutions dans les drogues simples; c'est à cette dernière qu'il a réservé le nom de *sophistication*. Il ne sera donc ici question que de l'adultération des drogues simples, encore ne nous proposons-nous pas de les examiner toutes, plusieurs ayant été indiquées dans différentes parties de cet ouvrage, ou n'offrant pas assez d'importance pour être mentionnées dans un dictionnaire. Nous passerons aussi sous silence les altérations et sophistications des substances minérales. Nous dirons quelques mots des altérations naturelles qu'éprouvent certaines drogues et qui doivent les faire rejeter. Enfin, nous renvoyons à l'article ALIMENT pour les altérations qu'on leur fait subir.

Les considérations générales exposées aux articles ADULTÉRATION et FALSIFICATION étant entièrement applicables au sujet que nous traitons, nous ne les reproduirons pas ici, et nous nous hâtons d'entrer en matière. Nous ajouterons cependant que le rôle du médecin ne doit pas se borner à la connaissance des altérations qu'on peut faire éprouver à tel ou tel médicament, il faut encore qu'il puisse reconnaître la fraude : or, c'est à l'aide des réactifs chimiques et de la recherche des caractères zoologiques ou botaniques, qu'il peut parvenir à cette appréciation. Les premiers moyens sont plus particulièrement applicables à l'adultération des préparations pharmaceutiques, les seconds aux mélanges ou substitutions dans les drogues simples. L'ordre alphabétique nous a paru préférable à tout autre, comme plus propre à favoriser les recherches.

Aloës.—Les Hollandais, suivant Ferberd, le falsifient quelquefois avec du suc de réglisse. M. Dorffurt croit que depuis quelque temps on le sophistique plutôt avec la gomme arabique, ce qui se reconnaît au goût, à la grande transparence, à la ténacité et à la solubilité dans l'eau, ainsi qu'à la difficulté qu'a cet aloës falsifié à se dissoudre dans l'alcohol.

Ambre gris. — Il est quelquefois remplacé par un ambre blanc ou noir, lisse, poli, offrant une odeur extraordinaire. C'est un produit de l'art fort peu estimé. Quelquefois il est imité par un mélange de résines odorantes; ce qu'on reconnaît à ce qu'il ne se liquéfie pas comme l'ambre véritable à la chaleur de l'eau bouillante, à ce que, brûlé, il ne répand point l'odeur fine et suave qui caractérise l'ambre gris, et laisse beaucoup plus de cendre et de charbon.

Angélique. — On substitue quelquefois à sa racine celle de l'angélique sauvage, qui est beaucoup moins active, moins odorante, moins sapide, et ne présente point à l'intérieur les rainures et les points jaunes de l'angélique vraie,

Arnica. — On substitue quelquefois à ses fleurs celles de l'aunée dysentérique, ou celles de l'aunée à feuilles de saule, ou enfin celles de la porcelle tachetée. Fraîches, ces fleurs sont faciles à distinguer par les caractères botaniques et par la forme, la couleur, l'odeur et la saveur. Séchées, les deux premières espèces ont une couleur jaune plus pâle que celles de l'arnica, la saveur et l'odeur sont dans les trois moins âcres et moins irritantes. On a observé depuis quelque temps que souvent les fleurs d'arnica sont remplies d'œufs et de larves d'insectes qui leur donnent des propriétés très-nuisibles.

Asa, ou *Assa fœtida.* — Souvent on le trouve mêlé à des résines ou des gommes. Si on le brûle alors il ne répand pas l'odeur de l'asa fœtida, et de plus il ne s'enflamme pas et se carbonise s'il contient beaucoup de gomme. Quelquefois l'asa fœtida est composé artificiellement d'un mélange de poix blanche, de suc d'ail et d'une petite quantité d'asa fœtida. On reconnoîtra la fraude à l'odeur plus faible, à la dureté plus grande, à la cassure plus facile et plus brillante, à l'odeur de résine et de poix de cette masse mise en combustion. D'ailleurs l'eau et l'alcohol n'ont point sur ce mélange la même action que sur l'asa fœtida.

Baume de copahu. — Lorsqu'il est trop ancien, il devient gluant, épais, trouble, moins odorant et moins sapide; il se précipite dans l'eau sous forme globuleuse, tandisque lorsqu'il est récent, il surnage. Il est quelquefois falsifié avec une huile fixe; il suffit alors de l'agiter avec une lessive de potasse caustique qui saponifie l'huile sous forme de globules blancs, opaques, ayant enfin un aspect savonneux. On reconnoîtrait plus difficilement l'addition de térébenthine fixe; néanmoins en projetant sur une plaque rouge le baume ainsi sophistiqué, l'évaporation décéleroit l'odeur de térébenthine. Ce moyen peut être employé à l'examen de presque tous les *baumes* naturels, qui reçoivent souvent de la térébenthine et de la colophane. M. Planche a communiqué à la Société de Pharmacie de Paris un moyen de reconnoître les falsifications qu'on fait éprouver au baume de copahu; il le traite par l'acide sulfurique qui altère de suite le baume s'il est pur et le fait passer au brun; il y a en même temps dégagement de vapeur et développement d'une odeur dulcinée; il n'y a au contraire qu'une réaction très-faible si le baume de copahu est protégé par de l'huile de ricin qu'on y aurait ajouté. M. Ancelin a proposé le réactif suivant comme plus délicat : on met dans une capsule six gouttes de baume de copahu, deux gouttes d'acide sulfurique concentré ; on mêle exactement : ce mélange introduit dans un flacon et traité par l'alcohol se dissout si le baume est pur; le contraire a lieu si le baume est falsifié. M. Blondeau a observé que si on triture du carbonate de magnésie bien pur avec du baume de copahu exempt de mélange, le sel se dissout et disparait, le baume reprend sa transparence, la combinaison fait effervescence avec les acides. Lorsque le baume est falsifié avec de l'huile de ricin, le carbonate de magnésie ne s'y dissout qu'incomplétement et le mélange reste trouble et laiteux. Le baume du *Pérou* sec est souvent sophistiqué avec du benjoin, et ce n'est que par la comparaison avec le baume véritable qu'on découvre cette fraude.

Cacao (beurre de). — Il est quelquefois falsifié par des graisses animales, du suif ou de la moelle de bœuf. Alors sa saveur est moins fraîche, sa couleur plus pâle, sa dureté moins grande, sa cassure impure; il exhale une odeur de rancidité, forme avec l'éther une solution trouble. Il est quelquefois aussi mêlé à de la cire; alors l'éther ne le dissout pas entièrement à froid.

Cachou. — S'il est rendu plus pesant à l'aide d'une terre argileuse, il adhère à la langue, ne se fond pas complétement dans la bouche, ne se dissout pas dans l'alcool, l'eau, le vinaigre, le vin. Il se durcit au feu au lieu de se consumer.

Canelle. — On trouve souvent dans le commerce de la canelle qui a été privée de son huile par la distillation. Dans ce cas l'odeur et la saveur sont moins fortes et moins piquantes, la couleur est plus pâle. La canelle pure est souvent aussi sophistiquée avec de la canelle amère ou de la canelle en sorte, ou enfin avec le *cassia lignea*. Ce qui se reconnaît par l'examen des propriétés physiques, de la saveur et de l'odeur.

Cantharides. — Celles qui sont humides ou brisées et tombées en poussière, d'une odeur nauséabonde et de moisi, sont attaquées par le *ptinus fur*, et ne doivent point être employées. La poudre subit plus souvent cette altération. Elle doit avoir un aspect gris-verdâtre, et n'est pas trop fine. Lorsqu'elle est tout-à-fait légère, grise et cotonneuse, on doit soupçonner qu'elle est altérée par des vers.

Cigüe. — On substitue quelquefois à ses feuilles celles du *carophyllum bulbosum*, ou celles du cerfeuil sauvage, ou celles de l'éthuse fétide, ou de la ciguë vireuse. On y mêle quelquefois le *phellandrium aquaticum*, l'*œnanthe fistulosa*, l'*œnanthe crocata*, le *scandix odorata*, etc. Il faut s'attacher aux caractères botaniques de ces différentes plantes et à ceux de la ciguë pour reconnaître l'erreur ou la fraude.

Civette. — La cherté excessive de ce médicament, dont l'once vaut à Amsterdam 150 florins (324 fr.) y a fait introduire une foule de substances telles que la graisse rance, le miel, le beurre, pour en augmenter le poids : on a même essayé de l'imiter avec de la graisse, du musc, du sang de bouc, et autres substances. Mais cette civette sera dépourvue des qualités qui distinguent celle qui est pure et que nous allons énumérer. Elle est homogène, ne renferme ni parties opaques, ni grumeaux durs, elle s'étend facilement sur le papier; exposée à la flamme d'une chandelle, elle répand une odeur *sui generis*, un peu analogue cependant à celle de l'ambre; elle s'enflamme, pétille, et exhale, quand on l'éteint, l'odeur des cheveux roussis.

Colombo. — On bouche quelquefois avec une substance mucilagineuse colorée en jaune, les trous nombreux qu'y ont creusés les vers, ou bien on lui substitue la racine de *castus amarus*, ou celle de bryone colorée avec une décoction de véritable racine de colombo. Une comparaison soigneuse doit faire constater ces fraudes avec facilité. M. Guibourt a lu à l'Académie de Médecine une note sur la racine de colombo. On débite depuis plusieurs années sous ce nom une substance fort différente, connue aussi sous le nom de *Colombo d'Afrique*. Cette fausse racine est en rouelles; on en trouve comme la véritable, mais elle est bien moins régulière dans sa forme; elle a une teinte générale jaune-fauve, tandis que la couleur est verdâtre dans le vrai colombo. La saveur de ce dernier est *très-amère*, celle de la fausse racine est *faiblement* amère et sucrée; celle-ci a une odeur de gentiane, l'autre une odeur peu sensible et cependant désagréable. M. Guibourt a encore comparé dans les deux substances l'*épiderme*, les *surfaces transversales*, la *couleur intérieure*, le *collet* de la *racine*, la poudre. Il les a de plus soumises à divers réactifs. Ce travail ne permet plus de les confondre.

Encens. — Il est souvent falsifié avec les résines de pin ou du mélèze. On reconnaît cette résine à la couleur jaune foncée et rouge-brune, à sa saveur désagréable et à l'odeur de térébenthine qu'elle répand sur les charbons ardens.

Fougère mâle.—On l'a quelquefois confondue avec la fougère commune, et avec la racine de l'*aspidium spinulosum*. Mais la première est plus longue, plus mince, ramifiée, rampante, noire à l'extérieur, blanche et mouchetée dans l'intérieur. La seconde a été décrite dans le dictionnaire. L'*aspidium spinulosum* offre une racine dont le pivot est plus faible, et se distingue suffisamment par les poils qui garnissent les dentelures des feuilles.

Gaïac (résine de). — Toute résine de gaïac qui n'offre pas à l'air une couleur d'un vert chatoyant, qui, jetée sur les charbons ardens, répand une odeur infecte, qui est foncée, noirâtre ou grenue, doit être rejetée. Quelquefois elle est falsifiée avec de la colophane et de la résine commune à laquelle on a d'abord donné une couleur verte avec des mille-feuilles. Plusieurs procédés ont été conseillés pour reconnaître cette falsification. 1° Si on jette une petite quantité de résine de gaïac falsifiée sur des charbons ardens, il se développe une odeur de résine ou de térébenthine. 2° M. Schaub conseille de la dissoudre dans l'alcohol d'où on la précipite par l'eau, après quoi on la met en contact avec un alcali caustique qui la dissout en totalité si elle est pure, et incomplètement si elle est falsifiée. 3° M. Bucholz a modifié ce procédé, et conseille d'employer le moins d'alcohol et le moins d'eau possible : à la liqueur rendue laiteuse par l'eau, on ajoute doucement la dissolution alcaline, tout le précipité se redissout, mais il reparaît bientôt très-abondant, à mesure qu'on ajoute l'alcali, s'il y a un mélange de colophane. 4° M. Thiemann, se fondant sur l'insolubilité à toute température de la résine de gaïac dans la térébenthine pure, et sur la solubilité des autres résines dans ce liquide, a conseillé de faire chauffer une partie de résine douteuse dans quatre parties d'huile de térébenthine; celle-ci, décantée, donne par évaporation la résine étrangère sous sa forme naturelle. Il vaut mieux agiter l'huile à froid sur la résine de gaïac pulvérisée, car à chaud elle dissout un peu de résine pure, et si cette dernière n'était pas en poudre fine et qu'il y eût peu de colophane, la térébenthine ne s'en chargerait pas. M. Thiemann fait mention aussi de la falsification avec du succin concassé : on a employé la térébenthine bouillante qui a laissé un résidu grossier qui n'était que du succin concassé mêlé de petites pierres.

Gomme-gutte. — On recueille sur plusieurs espèces de mille-pertuis, peut-être aussi sur quelques espèces d'euphorbe une gomme-gutte plus pâle, d'une saveur moins âcre, d'une activité beaucoup moindre. Elle doit être rejetée.

Huiles. — Les huiles grasses mal préparées ou faites avec trop de chaleur, celles qui sont trop anciennes, ont acquis une saveur âcre, désagréable, amère, brûlante. Elles doivent être rejetées. Leur falsification consiste principalement dans le mélange de celles qui sont moins chères avec celles qui le sont le plus. L'huile d'amandes est quelquefois falsifiée avec celle d'olives; mais l'odeur et la saveur particulière à celle-ci, qui se congèle d'ailleurs à un froid très-léger, font reconnaître la fraude. Pour la falsification de l'huile de ricin, (*voyez* l'art. RICIN, et pour celle de l'huile d'olives, *voyez* l'art. HUILES.) Souvent les huiles grasses sont altérées par des substances métalliques, ce qui provient soit de l'emploi d'instrumens métalliques pour leur expression, soit de leur conservation dans des vaisseaux de même nature. *Voy.* l'art. POISON.

Les huiles volatiles sont quelquefois falsifiées par l'alcohol; elles donnent alors à l'eau une teinte laiteuse; une quantité connue d'huile agitée avec son poids égal d'eau et recueillie ensuite pèse moins qu'auparavant ; enfin, elles ont plus de fluidité et une couleur plus pâle. On les falsifie aussi avec de l'huile de ben ; il suffit entre autres moyens d'en verser sur du papier, et d'observer s'il reste ou non une tache après l'évaporation de l'huile essentielle. Quelquefois des huiles volatiles d'un prix élevé sont falsifiées avec des huiles moins chères ; l'odeur, la saveur, la comparaison avec une huile véritable et pure sont souvent les seuls moyens de reconnaître la fraude. Si une huile lourde allant au fond de l'eau est mêlée à une huile légère, elles se séparent bientôt en les agitant dans l'eau. La falsification par l'huile de térébenthine ou avec le baume de copahu, se reconnaît en faisant évaporer un peu d'huile dans une cuiller d'argent, ou en allumant une bande de papier imprégné de l'huile douteuse et éteignant aussitôt la flamme, l'odeur de la substance étrangère se fera sentir d'une manière remarquable.

Ipécacuanha. — Il est souvent falsifié par diverses racines étrangères, entre autres celles de l'*Asarum Europœum*. On les reconnaîtra par un examen un peu attentif. Il est plus difficile de reconnaître la sophistication de la poudre d'ipécacuanha.

Jalap. — La racine est quelquefois remplacée par des morceaux dont on a extrait une partie de la résine par l'alcohol. Les morceaux ont une couleur brune, uniforme, sans raies noires, et ne fournissent que peu de résine par l'alcohol. Les morceaux de racine de bryone qu'on y introduit aussi frauduleusement sont pâles, spongieux, plus légers, friables, composés d'anneaux et de rayons. La résine falsifiée avec la poudre ne se dissout pas en entier dans l'alcohol. Falsifiée par la résine d'agaric blanc, elle abandonne cette résine à froid à l'éther, d'où elle se précipite par évaporation. Falsifiée avec la colophane, elle peut être traitée par les mêmes moyens ci-dessus mentionnés pour la résine de gaïac.

Lycopode (Poudre de). — Parmi les falsifications qu'on lui fait éprouver nous signalerons celle qui est faite par la chaux ou par le soufre, parce qu'elle peut avoir des inconvéniens ; on reconnaîtra la fraude par les réactifs chimiques propres à déceler chacune de ces substances minérales.

Manne. — On substitue parfois à la manne en baguettes, un mélange artificiel de mauvaise manne, de moscouade, d'amidon, de scammonée et de sel de glauber. Ce mélange est en morceaux irréguliers, opaques, sans cristallisations intérieures. L'amidon et le sel de glauber peuvent en outre se reconnaître à leurs caractères chimiques. Si la manne est altérée par des fragmens de bois, d'écorces, de paille, de sable, ils ne se dissoudront pas dans l'eau. La manne en sorte est quelquefois falsifiée par de la manne gâtée, du miel, de la cassonade, du sirop, de la farine. Ce mélange a une couleur sale, un aspect gras, une odeur aigre, etc.

Musc. — Nous ajouterons à ce qui a été dit à l'art. MUSC de ce Dictionnaire, que souvent on introduit dans le commerce de fausses poches de musc : on les reconnaîtra à ce qu'elles n'ont pas une éminence transversale, garnie de poils qui se prolonge depuis l'extrémité la plus large, jusqu'à la plus étroite, et au défaut de cette membrane mince qui enveloppe le musc dans les poches véritables. Souvent elles ont une couture artificielle bien visible, ou bien elles sont composées de plusieurs pièces collées qui se détachent quand on fait tremper les poches dans l'eau.

On parvient aussi à retirer le musc de ces poches naturelles, et à les remplir de musc falsifié qui est dépourvu des caractères propres au musc pur. *Voyez* ce mot.

Nerprun (Baies de). — On leur substitue quelquefois les baies de troëne, ou celles des épines que l'on nomme prunelles. On reconnaîtra cette fraude par un examen attentif des caractères botaniques de ces divers fruits.

Noix de galle. — On envoya en 1802 aux rédacteurs du journal du Commerce de Nuremberg, des noix de galle mêlées de boules de pierre recouvertes d'argile grise. Ce ne fut qu'à leur poids extraordinaire qu'on découvrit ces fausses noix.

Opium. — On a indiqué quelques-unes de ses sophistications dans le 15e vol. de cet ouvrage. Nous allons examiner quels sont les moyens de les reconnaître. Si l'opium est mélangé avec du sable, il fait entendre un craquement quand on le coupe, le corps étranger peut en outre être aperçu dans la coupe, il reste insoluble si on dissout l'opium. On trouve souvent dans le commerce une espèce d'opium contenant une quantité extraordinaire de mucilage, et qui paraît être un mélange artificiel aggloméré par un peu de suc de pavot et du mucilage de gomme adragante. Si on verse sur une certaine quantité de cet opium un mélange d'une partie d'alcohol sur deux d'eau distillée, au bout de quelques jours de digestion le tout est converti en une sorte de gelée dont on ne peut séparer une goutte de liqueur. Lorsque l'opium est falsifié avec une goutte de suc de réglisse, il a une saveur sucrée; un fragment humecté forme sur le papier une trace brune, foncée et continue, tandis que l'opium pur en forme une brune claire et interrompue. Enfin les Marattes, suivant Schèele, ajoutent immédiatement à l'opium, pendant qu'ils le préparent, un tiers et jusqu'à la moitié de son poids d'huile de lin ou de graine de sésame, ce qui affaiblit beaucoup cet opium, et rend troubles les teintures que l'on fait avec lui.

Poivres. — Nous indiquerons, entre autres fraudes, celle qui a été observée relativement au poivre de la Jamaïque. On l'a quelquefois falsifié avec des coques du Levant; ces dernières sont uniformes, arrondies, plus grosses que le poivre de la Jamaïque. Elles renferment sous une écorce mince un noyau blanchâtre d'une amertume extraordinaire.

Quinquina. — On mêle quelquefois à l'écorce du quinquina gris, une écorce qui a déjà subi la décoction, et que l'on a fait sécher. La couleur de cette écorce est presque la même sur les deux surfaces, sa saveur est plus faible, en outre elle donne une quantité peu considérable d'extrait aqueux. M. Bucholz fait mention d'une sophistication qu'il a eu occasion d'observer, et où une partie d'écorce de quinquina qui offrait au premier coup-d'œil l'aspect du quinquina très-fin, s'est trouvée cependant mêlée de plus d'un quart d'écorce d'une espèce de saule, et cela de manière qu'il fallait l'attention la plus scrupuleuse pour découvrir la fraude.

On sophistique aussi le quinquina gris avec le *kina nova*. *Voyez* ce mot.

L'écorce de quinquina jaune peut quelquefois être sophistiquée avec celle de l'angusture. Mais il est facile de reconnaître cette fraude par la comparaison des deux écorces.

Quelquefois des écorces de quinquina ordinaire de mauvaise qualité ou vieillies, ou des écorces de quelques autres arbres sont saupoudrées avec de la terre bolaire rouge, ou colorées avec une décoction de fernambouc et vendues pour du quinquina rouge. Cette fraude se découvre par la saveur, par la cassure des morceaux qui sont plus pâles, d'un jaune fauve dans l'intérieur, ensuite par l'ablution dans l'eau qui se teint en rouge. Les morceaux qui ont été simplement saupoudrés perdent leur couleur par le frottement.

On prétend que la poudre de quinquina rouge qui nous vient d'Angleterre est généralement sophistiquée, et souvent composée d'un mélange de poudre de quinquina commun avec un quart de magnésie calcinée. Les réactifs qui décèlent la magnésie feraient facilement reconnaître cette fraude.

Réglisse (*Suc de*). — Il ne faut pas oublier qu'il contient souvent du cuivre.

Safran. — Il est quelquefois sophistiqué avec les fleurs de carthame, celles de grenadier coupées longitudinalement, les fleurs de soucis, etc. En ramollissant le safran dans l'eau, on ne voit pas partout les stigmates obtus et triphylles de safran, mais bien la forme des parties flosculeuses énoncées. Dans d'autres cas il est mêlé avec des fibres de viande bouillies et fumées, ce qui se reconnaît par la combustion. Quelquefois on vend du safran qui a déjà été soumis à l'action de l'alcohol et séché ensuite. Celui que l'on offre dans le commerce sous forme de poudre n'est jamais exempt de sophistication.

Salsepareille. — On confond quelquefois avec cette racine celle du *lychnis dioica.* On a aussi vendu, dit-on, des racines de houblon pour de la salsepareille; un journal de pharmacie allemand a cité un cas ou l'on avait substitué à la salsepareille des brins de balais fendus. Il faut dans ces cas s'attacher à reconnaître les caractères propres à ces diverses parties.

Scammonée. — Il faut rejeter toute scammonée qui est en morceaux lourds, denses, noirs et non friables, qui a une odeur empyreumatique, qui dissoute dans l'eau se prend en gelée par le refroidissement, qui donne des bulles lorsqu'on la traite par les acides, qui, jetée sur des charbons ardents, répand une odeur de poix et qui ne présente pas la saveur particulière de la scammonée pure et véritable.

Semen contrà. — On le falsifie avec des semences de la tanaisie, ou celles de l'aurone. Nous renvoyons à la description de chacune de ces plantes.

Squine. — Cette racine est souvent vermoulue, ce qui a donné l'idée de boucher frauduleusement les trous qu'elle offre avec de la terre bolaire, ou même avec de la litharge, suivant quelques auteurs. Un examen un peu attentif fera reconnaître cette fraude.

Tamarin (*pulpe de*). — Elle contient quelquefois du cuivre provenant des bassines où on l'a préparée. (*Voyez* poisons pour les réactifs du cuivre.) Si la pulpe est altérée par du sable, on le trouve en dissolvant la pulpe dans l'eau. On l'imite aussi avec de la pulpe de pruneaux, de la crême de tartre et de l'acide tartarique. La couleur de ce mélange est ordinairement d'un brun moins foncé que celui de la véritable pulpe de tamarins ; et par la solution dans l'eau, la crême de tartre se dépose.

Telles sont les principales sophistications qu'on fait éprouver aux drogues simples. Nous aurions pu multiplier les exemples à l'infini, car il n'est presque pas de substances que l'erreur ou la cupidité ne présentent altérées dans le commerce; mais nous renvoyons à l'excellent ouvrage d'Ebermayer, traduit de l'allemand par MM. Kapeler et Caventou. (ORFILA.)

SOPOREUX, adj., *soporosus ;* de *sopor*, assoupissement. On donne le nom de *soporeuses* ou *comateuses* aux fièvres intermittentes pernicieuses dont le coma est le principal symptôme (*voyez* INTERMITTENTES (fièvres). Quelques auteurs ont compris sous la dénomination de *maladies soporeuses* une classe d'affection dans lesquelles il y a un état comateux; telles sont la catalepsie, l'apoplexie et les diverses espèces de *coma* symptomatiques.

SORBIQUE (acide), s. m. Il est le même que l'acide malique. *Voyez* MALIQUE. (ORFILA.)

SORDIDE, adj., *sordidus ;* qui est sale. On caractérise ainsi certains ulcères qui fournissent une suppuration de mauvaise nature, et qui ont un aspect dégoûtant. *Voyez* ULCÈRE.

SOUBRESAUT, s. m., *subsultus tendinum ;* tressaillement transmis aux tendons par la contraction involontaire et instantanée des fibres musculaires. Ce symptôme, qui dépend d'une excitation particulière du cerveau, est observé dans la plupart des fièvres dites graves dans lesquelles cet organe est ordinairement affecté primitivement ou secondairement; il est surtout manifeste au poignet où se trouvent un grand nombre de tendons placés peu profondément sous la peau. C'est un signe fâcheux quand il s'en joint d'autres qui tendent à établir le même pronostic; seul il est de peu d'importance, surtout s'il n'est pas fréquent : il indique alors uniquement une vive sensibilité nerveuse.

SOUCHET, *cyperus*, s. m. C'est un genre de plantes de la

famille des cypéracées et de la triandrie monogynie, dont quelques espèces méritent d'être simplement mentionnées ici. Ainsi les racines ou tiges souterraines du *cyperus longus* sont connues sous le nom de souchet odorant. Elles sont de la grosseur du petit doigt, rameuses, offrant des impressions inégales et des nœuds espacés. Leur couleur est rougeâtre intérieurement, leur odeur est agréable, et ressemble assez à celle de la violette; la saveur est amère, un peu astringente et aromatique. Ces racines sont légèrement excitantes. Les anciens ont vanté leurs vertus emménagogues et stomachiques; mais de nos jours on n'en fait plus usage.

On peut en dire à peu près autant de la racine du *cyperus rotundus*, autre espèce du même genre, qui croît dans les provinces méridionales, et qui offre des tubercules ovoïdes de la grosseur d'une petite noix, blanchâtres et spongieux à leur intérieur. Leur odeur est faible, mais leur saveur est aromatique et comme résineuse. Autrefois employés dans les mêmes circonstances que la précédente, ces tubercules sont de même inusités aujourd'hui.

Une autre espèce de souchet est celle que l'on connaît sous le nom de *cyperus esculentus*. Elle croît en Egypte, en Italie, et en général dans le bassin de la Méditerranée. De même que le souchet rond sa racine offre des tubercules ovoïdes, mais plus petits, charnus, et d'une saveur douce et agréable quand ils sont frais. On les mange dans les contrées où cette plante croît naturellement; et quelquefois on en prépare une sorte d'émulsion en les broyant dans l'eau, que l'on édulcore ensuite.

(A. RICHARD.)

SOUCI, s. m. On nomme ainsi deux plantes de la famille des synanthérées, tribu des corymbifères appartenant au genre *calendula*, et qu'on distingue en grand souci ou souci des jardins, *calendula officinalis*, L. Rich., *Bot. méd.*, 1, p. 386, et petit souci ou souci des vignes, *calendula arvensis*, L. L'un et l'autre sont deux plantes annuelles qui croissent naturellement dans les lieux cultivés de presque toutes les provinces de la France. Leur odeur est aromatique et assez peu agréable, leur saveur amère et un peu âcre. Ce sont des médicamens qui ne manquent pas d'une certaine action stimulante, et dont on faisait autrefois usage, soit pour rétablir ou régulariser le cours des menstrues, dans les cas d'aménorrhée occasionée par quelque cause débilitante, soit comme antispasmodique. Mais leur usage est à peu près tombé en oubli. (A. RICHARD.)

SOUDE, s. f., *soda*. Protoxyde de sodium hydraté, ou hydrate de protoxyde de sodium, c'est-à-dire corps composé d'eau et de protoxyde de sodium; il contient en effet 100 parties de protoxyde et 28 d'eau. On ne trouve jamais la soude pure dans la nature, elle y est presque toujours combinée avec des acides; ses propriétés physiques, son action sur le calorique, sur le fluide électrique, sur le charbon, le phosphore, le soufre, le chlore, l'iode, le brôme, l'eau, les acides, les dissolutions métalliques et les corps gras est la même que celle de la potasse. *Voyez* ce mot.

Les caractères propres à distinguer la soude de la potasse et de tous les autres corps connus sont tirés de l'action de l'air et de divers réactifs. 1° Exposée à l'air à la température ordinaire, la soude en absorbe l'eau et l'acide carbonique, et se transforme en sous-carbonate blanc efflorescent, tandis que la potasse, placée dans les mêmes circonstances, fournit un sous-carbonate déliquescent; 2° la dissolution de soude pure dans l'eau distillée est incolore, verdit le sirop de violettes, rougit le papier de curcuma, et ne précipite ni par l'acide carbonique, ni par l'acide sulfurique, ni par les sous-carbonates, ni par l'acide hydrosulfurique, ni par les hydrosulfates, ni par l'*hydrochlorate de platine*, ni par le sulfate acide d'alumine : ces deux derniers réactifs précipitent la potasse, le premier en jaune serin, l'autre en blanc. La soude caustique pure est rarement employée, pour ne pas dire jamais. On l'obtient comme la potasse, à l'alcohol, excepté que l'on se sert de sous-carbonate de soude, au lieu de sous-carbonate de potasse. *Voyez* POTASSE.

SOUDE (chlorure de) : composé de chlore et de soude. Il est liquide, légèrement verdâtre, d'une odeur forte, savonneux au toucher, d'une saveur salée un peu caustique; il décolore le tournesol et verdit le sirop de violettes; il fournit avec le nitrate d'argent un précipité abondant de chlorure et d'oxyde d'argent; ce dernier se dissout dans l'acide nitrique; l'hydrochlorate de platine et l'oxalate d'ammoniaque ne le troublent point quand il est pur, ce qui le distingue des chlorures de potasse et de chaux. Les acides le décomposent, s'emparent de la soude et en dégagent beaucoup de chlore. Lorsqu'on le fait évaporer, il abandonne une grande quantité de chlore, et fournit une masse blanche gélatineuse. On l'obtient directement en traitant le sous-carbonate de soude dissous dans l'eau par le chlore, et mieux encore en décomposant 500 grammes de chlorure de chaux à 98 degrés par 690 grammes de sous-carbonate de soude cristallisé, et 9000 grammes d'eau : il y a double décomposition et formation de sous-carbonate de chaux insoluble et de *chlorure de soude* soluble. On fait usage de ce corps dans le traitement des brûlures, de certains ulcères, de quelques affections syphilitiques, de la pourriture d'hôpital, etc. Suivant M. Labarraque, il aurait été employé une fois avec succès pour combattre l'asphyxie produite par le gaz des fosses d'aisances : nous avons été témoin un assez grand nombre de fois des mauvais effets produits par le chlore dans des circonstances analogues ; pour ne pas attendre, avant de conseiller l'emploi de ce chlorure, que de nouvelles observations aient confirmé son utilité. Le chlorure de soude est un désinfectant énergique. *Voyez* MÉPHITISME, t. XIV, p. 226 et 232.

SOUDE (sels de). Sels formés d'un acide et de protoxyde de sodium; ils sont tous solubles dans l'eau ; leurs dissolutions ne sont troublées ni par l'acide hydrosulfurique, ni par les hydrosulfates, ni par l'hydrocyanate ferruré de potasse, ni par les sous-carbonates, ni par les alcalis, ni par l'hydrochlorate de platine, ni par une dissolution concentrée de sulfate acide d'alumine, tandis que ces deux derniers réactifs agissent sur les sels de potasse (*voyez* t. XVII, p. 407). Triturés avec de la chaux, de la baryte ou de la potasse, ils ne laissent point dégager d'ammoniaque. Les principaux sels de soude employés en médecine sont les suivans :

Arséniate de soude.—Il existe un surarséniate et un arséniate neutre de soude; ce dernier a été employé à la dose d'un huitième de grain deux ou trois fois par jour dans les fièvres intermittentes. Il cristallise en prismes quadrangulaires ou hexaèdres, non déliquescens et très-solubles dans l'eau. Comme arséniate il jouit d'un certain nombre de propriétés qui ont été décrites au mot ARSÉNIATE; on l'obtient directement en combinant l'acide avec le sous-carbonate de soude; il est à peine usité de nos jours.

Borate de soude. Sous-borate de soude (borax).— Sous-sel que l'on trouve impur, à la vérité, dans plusieurs lacs de l'Inde, dans l'île de Ceylan, dans la Tartarie méridionale, en Transylvanie, en Basse-Saxe, etc. Il est sous forme de prismes hexaèdres comprimés et terminés par des pyramides trièdres, translucides, incolores, d'une saveur styptique, alcaline, finissant par être douceâtre; il verdit le sirop de violettes, se dissout dans deux parties d'eau bouillante et dans sept à huit d'eau froide, et s'effleurit légèrement à l'air. Lorsqu'on le chauffe, il fond dans son eau de cristallisation, se dessèche et finit par éprouver la fusion ignée, si la température est assez élevée : il est alors vitrifié et transparent, mais il devient opaque en absorbant l'humidité de l'air. (*Voyez* BORATE et SOUDE (sels de) pour les autres propriétés). Il est formé de 100 parties d'acide et de 56,68 de soude. *Préparation.* On lave à plusieurs reprises successivement avec de l'eau et avec de l'eau de chaux le *tinckal* du commerce, sorte de borax impur, gris jaunâtre, dans lequel on trouve, outre le borax, une matière savonneuse, du sulfate et de l'hydrochlorate de soude; le tinckal ainsi lavé et débarrassé d'une partie de ces matières, est dissous dans deux parties et demie d'eau, et mêlé avec un kilogramme d'hydrochlorate de chaux par quintal, sel qui jouit de la propriété de décomposer les dernières portions de savon, et de précipiter la matière grasse : on filtre et on chauffe la dissolution jusqu'au degré convenable pour la faire cristalliser; les cristaux obtenus sont fondus dans un creuset pour détruire la matière colorante et pour vitrifier le sel : dans cet état, on le fait dissoudre dans l'eau bouillante; il cristallise en partie par le refroidissement, en partie par évaporation des eaux-mères. — *Usages.* — Le borax est employé dans les arts : 1° pour souder les métaux; il agit alors en enveloppant les deux bouts que l'on veut réunir, et dont il empêche l'oxydation, et en s'emparant des oxydes qui pouvaient ternir leur surface; 2° pour rendre les tissus incombustibles (Voyez *Annales de phys. et de ch.*, tome XVIII). Les chimistes se servent du borax pour préparer l'acide borique, pour rendre la crême de tartre soluble, et dans l'analyse des oxydes métalliques; dans ce dernier cas, il se combine avec les oxydes métalliques, facilite leur fusion et se colore différemment suivant la nature de l'oxyde; ainsi il devient bleu avec l'oxyde de cobalt, vert avec l'oxyde de chrôme, violet avec le tritoxyde de manganèse, etc. Considéré autrefois par les médecins comme fondant, le borax était souvent administré à l'intérieur dans les engorgemens de la matrice, dans la suppression des règles;

mais il n'est plus usité aujourd'hui qu'à l'extérieur, soit qu'il entre dans la composition des gargarismes détersifs, comme, par exemple, le *linctus ad aphtas*, composé d'une once de sirop de mûres, et d'un gros de borax, soit qu'il constitue une dissolution concentrée avec laquelle on touche les ulcères rongeans, les verrues, les condylômes, etc.

Carbonate de soude. — Il existe sous plusieurs états : nous ne parlerons que du *sous-carbonate* et du *bicarbonate*, *sous-carbonate*. On le trouve dans les cendres de presque tous les végétaux qui croissent sur les bords de la mer, et particulièrement du *salsola soda* de L.; il constitue presque à lui seul l'*urao*, matière que l'on rencontre abondamment dans les eaux d'un lac du sud de l'Amérique; le *natron*, produit salin qui existe dans quelques lacs d'Égypte, en contient aussi beaucoup; enfin on le trouve effleuri sur les murs de plusieurs souterrains, et dissous dans quelques eaux minérales, et dans certains fluides animaux. Il est sous forme de prismes rhomboïdaux blancs ou de pyramides quadrangulaires appliquées base à base, et à sommet tronqué; il a une saveur âcre, légèrement caustique; il verdit le sirop de violettes. Il est efflorescent, et lorsqu'on le chauffe il éprouve successivement la fusion aqueuse et la fusion ignée, sans se décomposer, à moins qu'on n'y fasse arriver de la vapeur d'eau. Il est soluble dans deux parties de ce liquide froid, et dans beaucoup moins de ce même liquide bouillant. Il se transforme en bicarbonate lorsqu'on lui fait absorber du gaz acide carbonique. Tous les acides en dégagent l'acide carbonique avec effervescence et sans vapeur. Son action sur l'économie animale et ses usages médicinaux sont les mêmes que ceux du sous-carbonate de potasse (*voyez* POTASSE); mais on le prescrit ordinairement à l'état solide, mêlé à des extraits à la dose de 6, 8, 10 à 12 grains par jour. Il est rarement employé dans les arts : toutefois les diverses soudes du commerce, telles que les soudes d'Alicante, de Narbonne, etc., dont on fait un si fréquent usage dans la fabrication du savon dur, du verre, de certaines teintures, etc., en contiennent une quantité ordinairement très-grande. — *Préparation.* — On traite par l'eau froide la *soude artificielle* réduite en poudre : ce liquide dissout la soude et le sous-carbonate de soude, et n'agit pas sur le sulfure de chaux avec excès de base et le charbon qui entrent aussi dans la composition de la soude artificielle : on évapore la liqueur jusqu'à siccité, et on la laisse à l'air pendant dix à quinze jours, pour que la portion de soude caustique absorbe l'acide carbonique de l'atmosphère et s'effleurisse : alors on traite de nouveau par l'eau et on fait évaporer jusqu'à cristallisation. Quant à la *soude artificielle*, on l'obtient soit en brûlant les plantes marines et en opérant avec les cendres, comme il a été dit à l'article du sous-carbonate de potasse (*voyez* tom. XVII, p. 409), soit en chauffant jusqu'au-dessus du rouge-cerise un mélange pulvérulent fait avec 18 parties de craie (sous-carbonate de chaux), 18 parties de sulfate de soude sec, et 11 parties de charbon de bois. — *Bicarbonate de soude*, son histoire et sa préparation sont les mêmes que celles du *bicarbonate de potasse* (*voyez* tom. XVII, p. 410). On l'emploie beaucoup depuis quelque temps soit dissous, soit sous forme de pastilles, dans le traitement des affections calculeuses de la vessie et des reins ; son usage ne peut manquer d'être suivi de succès, toutes les fois qu'il s'agira de dissoudre l'acide urique qui se dépose dans la vessie ou dans les reins, parce qu'il y est trop abondant. On peut s'en servir à la dose de 6, 8, 10, 20 ou 30 grains.

Hydrochlorate de soude (chlorure de sodium, muriate de soude, sel gemme, sel commun, sel gris, sel de cuisine). Il existe très-abondamment dans l'eau de la mer, de certains lacs, et d'un très-grand nombre de sources; il constitue des masses énormes, et même des montagnes en Pologne, en Hongrie, en Russie, en Espagne, en France, etc.; non pas qu'alors il soit toujours pur, car le plus souvent il est coloré en jaune, en rouge, en brun ou en violet par quelques oxydes métalliques. Lorsqu'il a été purifié, il est sous forme de cubes incolores, que plusieurs chimistes regardent comme formés de chlore et de sodium ; sa saveur est fraîche, salée; il n'éprouve aucune altération à l'air, et si le sel gris s'humecte par le contact de cet agent, cela dépend d'une certaine quantité d'hydrochlorate de magnésie qu'il renferme et qui est très très-déliquescent : chauffé il décrépite, fond un peu au-dessus de la chaleur rouge, et se transforme en chlorure de sodium (*voyez* HYDROCHLORATE); il suffit d'une partie et demie d'eau à 15° pour dissoudre deux parties et demie de ce sel; l'eau bouillante n'en dissout guère plus. L'acide sulfurique le décompose et en dégage des vapeurs blanches d'acide hydrochlorique. Le nitrate d'argent agit sur lui comme sur les autres hydrochlorates (*voyez* ce mot). Les usages du sel commun dans l'économie domestique sont généralement connus; il sert à saler les viandes et les mets; il peut même les conserver jusqu'à un certain point en s'emparant de l'eau qu'ils renferment et en les privant par là de l'élément sans lequel il n'y a point de putréfaction. On l'emploie dans les arts pour préparer le sulfate de soude avec lequel on fait la soude artificielle, pour obtenir l'acide hydrochlorique, le chlore, le sel ammoniac; il entre dans la composition des engrais, des vernis pour certaines poteries, etc. Considéré comme fondant par les médecins, il est quelquefois administré à la dose d'un gros ou d'un gros et demi dans une pinte d'eau dans certains engorgemens indolens et chroniques du foie, de la rate, du mésentère, et dans une foule d'affections scrofuleuses, dans quelques maladies cutanées. Dissous dans l'eau chaude, il rend les pédiluves irritans. Enfin, il peut être considéré, lorsqu'il est introduit sous forme de lavement dans le rectum, comme un irritant énergique dont on peut espérer de très-bons effets dans certains cas de congestion cérébrale, lorsqu'il y a menace d'apoplexie, dans l'asphyxie par submersion, dans l'empoisonnement par les champignons, etc.

Préparation du sel commun. — On l'arrache du sol lorsqu'il est en masses, et on le fait dissoudre dans l'eau s'il est impur. Le plus souvent cependant on le retire de l'eau de la mer, qui est formée d'*hydrochlorate de soude*, d'hydrochlorate de magnésie, de sulfate de chaux et de magnésie, de carbonates de chaux et de magnésie dissous dans l'acide carbonique, d'un peu d'hydrochlorate de potasse et de matière animale : aussi le *sel gris* que l'on obtient alors est-il loin d'être pur, puisqu'il contient toutes ces substances. Dans les pays chauds on profite du soleil pour évaporer l'eau de la mer, que l'on fait arriver dans des marais salans, sorte de bassins très-larges et peu profonds. Dans certains pays, dans le département de la Manche, par exemple, on profite des hautes marées, des nouvelles et des pleines lunes pour baigner une certaine quantité de sable qui se dessèche lorsque l'eau se retire, et se trouve recouvert de sel : on enlève celui-ci, on le fait dissoudre dans de l'eau de mer, qui, par ce moyen, se trouve plus chargée; il ne s'agit plus alors que de la faire évaporer. Dans les pays froids on tire parti de la propriété qu'a l'eau salée de ne se congeler que bien au-dessous de zéro; en effet, l'eau de la mer peut être considérée comme un mélange d'eau douce et d'eau fortement salée : celle-ci ne se congèle pas à zéro, tandis que l'autre se solidifie à cette température; donc on peut en la soumettant à un froid de 1° ou de 2° — 0°, en geler une grande portion, et avoir de l'eau liquide fortement salée, qu'il suffira de chauffer pour en obtenir le sel cristallisé. Comme aucun de ces procédés ne fournit de l'hydrochlorate de soude pur, il faudrait pour obtenir celui-ci traiter le sous-carbonate de soude purifié par l'acide hydrochlorique.

Phosphate de soude (sel microscomique ou fusible, sel admirable perlé). — Ce sel, que l'on devrait appeler *sous-phosphate*, parce qu'il est avec excès de base, se trouve dans l'urine, dans le sérum du sang, et dans plusieurs autres matières animales. Il est sous forme de rhomboïdes oblongs, ou de prismes rhomboïdaux, ou de petites lames brillantes nacrées, d'une saveur faiblement salée, nullement amère, d'une couleur blanche; il verdit le sirop de violettes, s'effleurit à l'air et se dissout très-bien dans trois parties d'eau froide, et dans beaucoup moins d'eau bouillante; chauffé il éprouve successivement la fusion aqueuse et la fusion ignée, et fournit un verre opaque et laiteux. Il est ramené à l'état de phosphate de soude neutre par les acides sulfurique, nitrique et hydrochlorique, qui s'emparent d'une portion de la soude. Il jouit en outre des propriétés qui appartiennent aux phosphates (*voyez* ce mot). On l'obtient en versant dans une dissolution de phosphate acide de chaux un excès de solution de sous-carbonate de soude; il y a effervescence, dégagement de gaz acide carbonique, formation de sous-phosphate de soude soluble, et précipitation de phosphate de chaux; on filtre et on fait évaporer et cristalliser. On emploie le sous-phosphate de soude comme purgatif, à la dose d'une à deux onces dans une pinte de bouillon aux herbes, ce qui constitue une boisson peu désagréable : on s'en sert aussi dans les laboratoires pour préparer les phosphates insolubles.

Sulfate de soude (sel de Glauber, sel admirable de Glauber, soude vitriolée, alcali minéral vitriolé). — Sel neutre que l'on trouve abondamment dans les eaux de Dieuse, de Château-Salins et dans plusieurs autres eaux de source; il existe aussi dans les cendres des plantes marines, dans plusieurs fluides animaux, etc. Il cristallise en prismes à pans, cannelés, terminés par un sommet dièdre, transparens, très-diaphanes, blancs, d'une saveur salée, fraîche, amère, sans action sur les couleurs bleues végétales. Il s'effleurit à l'air et se dissout très-bien dans l'eau à 33° + 0° th. centigr.; il est moins soluble à 100°, quoiqu'il le soit plus à cette température qu'à celle de 8° ou 10° + 0° : ainsi le maximum de solubilité est à 33° environ. Chauffé, il éprouve successivement la fusion aqueuse et la fusion ignée sans se décomposer : traité par le charbon à une température élevée, il se décompose et se transforme en sulfure de sodium; il est décomposé par les sels de baryte solubles qui en précipitent du sulfate de baryte blanc insoluble dans l'eau et dans l'acide nitrique ; il ne fuse pas lorsqu'on le met sur des charbons ardens ; enfin, l'acide sulfurique concentré ne lui fait subir aucune altération : ces trois derniers caractères le distinguent suffisamment du nitrate de potasse avec lequel il a été souvent confondu (*voyez* POTASSE (*nitrate de*)). On l'obtient en décomposant l'hydrochlorate de soude par l'acide sulfurique, lorsqu'on prépare l'acide hydrochlorique; mais le sulfate résultant contient souvent des sulfates de fer et de manganèse : on le purifie en le faisant rougir dans un creuset pour décomposer ces deux sels, et en traitant par l'eau qui ne dissout que le sulfate de soude. On l'emploie dans les arts pour préparer la soude artificielle (*voyez* SOUDE), pour fabriquer le verre. Les médecins l'administrent souvent comme purgatif à la dose de quatre à douze gros, dissous dans du bouillon aux herbes, ou associé à d'autres purgatifs ; on s'en est servi aussi comme apéritif et fondant dans certaines maladies cutanées, dans les jaunisses de longue durée, etc. M. Courdemanche en a fait usage, en 1825, pour composer le mélange frigorifique de Walker, dont il a fait une heureuse application à la congélation de l'eau; en effet, lorsqu'on mêle cinq livres de sulfate de soude pulvérisé et non effleuri, et quatre livres d'acide sulfurique à 36 degrés, ou cinq livres huit onces du même sel, et quatre livres quatre onces de résidus d'éther sulfurique, ramenés à une densité de 33 degrés, et qu'on plonge dans ce mélange des cylindres de fer blanc contenant de l'eau, celle-ci ne tarde pas à être congelée.

Tartrate de soude et de potasse (sel de seignette). *Voyez* TARTRATE DE POTASSE et de SOUDE à l'article POTASSE.

(ORFILA).

SOUFRE, s. m., *sulphur*. Corps simple très-répandu dans la nature, tantôt à l'état natif en poussière, en masse ou cristallisé en octaèdres, tantôt à l'état de sulfure, comme dans les pyrites de fer et de cuivre dans les galènes, etc., tantôt enfin, à l'état de sulfate; il existe aussi dans plusieurs végétaux, dans l'œuf, dans la matière cérébrale et dans quelques eaux minérales où il se trouve le plus souvent combiné avec l'hydrogène. Il est solide, jaune citron, inodore, insipide, opaque ou transparent, dur et très-fragile; sa cassure est luisante, son poids spécifique est de 1,99; il est fusible à 104° th. centigr; si on le chauffe d'avantage, il se volatilise, et si l'opération se fait dans des vaisseaux clos, on obtient le *soufre sublimé* (fleurs de soufre), non lavé, contenant un peu d'acide sulfureux formé aux dépens du soufre et d'une portion de l'oxygène de l'air de l'appareil; il importe, lorsqu'on veut administrer le soufre sublimé à l'intérieur, de le traiter par l'eau jusqu'à ce qu'il soit débarrassé de l'acide sulfureux qui l'altère. Si, au lieu de chauffer assez le soufre pour le volatiliser, on le laisse refroidir lentement après l'avoir fondu, il cristallise en aiguilles jaunâtres; tandis que si on continue à le tenir en fusion et à l'abri du contact de l'air, et qu'on le décante dans l'eau froide au bout d'un certain temps pour le figer, il offre une couleur rouge hyacinthe, devient terne comme la cire, et peut être employé pour prendre des empreintes de pierres gravées; en effet, il se durcit beaucoup en refroidissant. A la température ordinaire le soufre n'agit ni sur l'oxygène, ni sur l'hydrogène, ni sur le bore, ni sur le carbone, ni sur le phosphore, ni sur l'iode, ni sur l'azote, ni sur aucun métal, ni sur l'air atmosphérique, ni sur l'eau. A *chaud* il brûle avec une flamme bleuâtre lorsqu'on le met en contact avec du gaz *oxygène* ou avec l'*air atmosphérique*; dans ce dernier cas, la flamme est beaucoup moins intense : il ne se produit dans cette expérience que du gaz acide sulfureux doué d'une odeur piquante : toutefois il est possible par des moyens indirects de combiner le soufre et l'oxygène en plusieurs autres proportions pour former les acides hyposulfureux, hyposulfurique et sulfurique (*voyez* ces mots). L'*hydrogène* peut le dissoudre à chaud et former du gaz acide hydrosulfurique, que l'on ne prépare jamais par ce procédé (*voyez* HYDROSULFURIQUE). En chauffant un mélange de *bore* et de soufre, on obtient un borure couleur olive. Il existe aussi deux composés de *carbone* et de *soufre* que l'on prépare en faisant passer du soufre fondu à travers du charbon parfaitement calciné et chauffé jusqu'au rouge dans un tube de porcelaine légèrement incliné : le *percarbure de soufre* a été long temps connu sous le nom de *liquide de lampadius*; il est inusité, ainsi que le *proto-carbure*. Le *phosphore* fondu peut s'unir au soufre en plusieurs proportions. Le *sélénium* s'y combine aussi à l'aide de la chaleur. L'*iode* forme avec lui, lorsqu'on élève un peu la température, un iodure d'un gris noir. Quant au *chlore*, il suffit de le faire arriver à l'état de gaz desséché sur du soufre divisé et sec, pour obtenir un chlorure liquide, rouge brun, d'une odeur très-fétide; c'est la liqueur de Thomson.

Mis en contact avec le gaz *protoxyde de chlore*, il ne se passe rien d'abord; mais tout à coup l'action la plus vive se manifeste, il y a formation de gaz acide sulfureux et de chlorure de soufre; tandis qu'il n'agit pas à froid sur le gaz *deutoxyde de chlore*. Si le soufre a été allumé dans le gaz oxygène, et qu'on le place au milieu du *protoxyde d'azote* gazeux, il continue à brûler, tandis qu'il s'éteint dans le gaz *deutoxyde d'azote*. Les acides *iodique* et *iodeux* sont décomposés par lui, et lui cèdent de l'oxygène; il en est de même de l'acide *nitrique*, qui à l'aide de la chaleur, le transforme en acide sulfurique; il se dégage du gaz deutoxyde d'azote. Il n'agit point sur les acides *borique*, *carbonique*, *phosphorique*, *hydrochlorique*, *hydriodique*, *hydrobromique*, *etc.*

Le soufre peut se combiner avec tous les métaux, le plus souvent directement en le faisant chauffer avec le métal; quelquefois seulement par des moyens indirects, en traitant, par exemple, un sel métallique, par l'acide hydrosulfurique. On emploie en médecine plusieurs de ces sulfures : tels sont ceux de potassium, d'antimoine, de mercure, etc. *Voyez* POTASSE, ANTIMOINE, MERCURE.

On obtient le soufre sublimé (fleurs de soufre) en soumettant le soufre en canon à l'action de la chaleur dans un alambic en verre; on lave le produit volatilisé pour le débarrasser de l'acide sulfureux qu'il renferme. Quant au soufre en canon, on le prépare en chauffant dans des pots de terre cuite les substances terreuses qui contiennent du soufre; ces pots sont surmontés d'un tuyau qui va se rendre, en s'inclinant, dans d'autres pots couverts, et dont le fond, percé de trous, est placé au-dessus d'une tinette en bois remplie d'eau; par l'action de la chaleur, le soufre est fondu, volatilisé et condensé dans l'eau de la tinette : on lui donne le nom de *soufre brut*. Il suffit de sublimer celui-ci de nouveau dans des chambres en maçonnerie, et de le recevoir lorsqu'il est encore liquide, dans des moules de bois cylindriques, pour obtenir le soufre en canons. Lorsqu'on veut extraire le soufre du sulfure de fer et surtout du sulfure de cuivre, on chauffe ceux-ci avec le contact de l'air qui oxyde les métaux et fait passer une partie du soufre à l'état d'acide sulfureux : une grande portion de soufre se volatilise et vient se condenser dans des cavités pratiquées sur le plateau du sommet de la pyramide tronquée faite avec les morceaux de sulfure.

Le soufre a des usages nombreux : il sert à soufrer les allumettes, à la préparation de la poudre à canon, des acides sulfureux et sulfurique, du foie de soufre, des allumettes oxygénées, etc. En médecine il est considéré comme excitant des fonctions du système exhalant, et à plus forte dose comme purgatif : pour remplir cette dernière indication on l'administre depuis 1 jusqu'à 4 ou 6 gros. Les affections dans lesquelles on fait plus particulièrement usage du soufre, sont la gale, les dartres, la teigne, certains catarrhes pulmonaires chroniques, quelques maladies chroniques des viscères abdominaux, les rhumatismes anciens. On l'emploie sous diverses formes : 1° à l'état pulvérulent suspendu dans l'eau ou dans le lait, en pastilles, mêlé à des électuaires, à des extraits, et à la dose de 12, 20, 40 ou 72 grains par jour; 2° dissous dans les huiles essentielles, ce qui constitue les *baumes soufrés des pharmacopées*, comme les baumes de soufre térébenthiné, anisé, succiné, etc., que l'on administre à la dose de 20 à 24 gouttes. Les pilules de Morton, si souvent employées autrefois dans la phthisie que l'on appelait pituitaire, et que l'on ne prescrit aujourd'hui que dans certains catarrhes chroniques, contiennent du baume de soufre anisé; 3° uni avec l'hydrogène à l'état d'acide hydrosulfurique, seul ou combiné avec des bases; 4° à l'état d'acide sulfureux mêlé d'air, comme dans les fumigations sulfureuses préparées en faisant brûler du soufre avec le contact de l'air; 5° à l'état d'onguent, soit qu'on l'associe à de la graisse de porc, à du cérat ou à la pommade de concombre, soit qu'après l'avoir mêlé avec son poids de chaux vive pulvérisée, on l'incorpore dans de l'huile d'olives ou d'amandes douces. (ORFILA.)

SOUFRE DORÉ D'ANTIMOINE, s. m. *Voyez* KERMÈS, t. XII, p. 522.

SOUPLE, adj., *flexibilis;* on caractérise ainsi le pouls qui offre un certain développement et en même temps de la mollesse. *Voyez* POULS.

SOURCIL, s. m., *supercilium*. On nomme ainsi deux éminences arquées, situées au-dessous du front, au-dessus des orbites, entre les tempes et la racine du nez, et recouvertes de poils plus ou moins longs que l'on désigne vulgairement de la même manière. La longueur des sourcils, qui varie beaucoup suivant les individus, est en raison directe de l'âge, mais elle est généralement plus grande chez les personnes brunes que chez les blondes, et chez les sujets d'un tempérament bilieux, que chez ceux d'un autre tempérament. Les sourcils sont courbes et transversalement alongés, la concavité de leur courbure est tournée en bas. L'extrémité interne, qui est la plus épaisse, est plus ou moins rapprochée de celle du sourcil opposé, avec lequel elle est quelquefois confondue chez certains individus; l'extrémité externe est alongée, et se rétrécit en pointe. Les parties qui entrent dans la composition des sourcils sont l'arcade sourcilière de l'os FRONTAL, le muscle sourcilier, une partie de l'orbiculaire des paupières et de l'occipito-frontal; les vaisseaux sont fournis par les optiques; les nerfs viennent de la branche frontale de l'ophthalmique de Willis et du nerf facial. Quant à la peau, elle a beaucoup d'épaisseur et de densité, et se continue avec celle du front, de la paupière supérieure, de la base du nez et des tempes; les poils qui la recouvrent sont plus nombreux chez les sujets bruns et bilieux, que chez les blonds et les individus d'un tempérament sanguin : ils sont plus multipliés à l'extrémité interne et dirigés de bas en haut, ceux du milieu sont plus longs, et leur direction est horizontale. Ils ont généralement plus de grosseur que les cheveux, et rarement leur couleur est différente de celle de ces derniers.

Les sourcils concourent à l'expression et à la beauté du visage, ils empêchent que la sueur qui découle du front ne s'introduise entre les paupières; en se fronçant ils modèrent en partie l'impression de la lumière sur l'œil, et leurs mouvemens contribuent aussi à exprimer certaines sensations, comme la tristesse, la joie, etc.

SOURCILIER, ÈRE, adj., *superciliaris*, qui est relatif aux sourcils.

SOURCILIÈRES (les arcades) sont deux éminences peu saillantes formant la portion supérieure du contour ou de la base de l'orbite, et qui appartiennent à l'os FRONTAL. *Voyez* ce mot.

SOURCILIÈRE (l'artère) est une branche de l'artère OPHTHALMIQUE. *Voyez* ce mot.

SOURCILIER (le muscle), qu'on a aussi nommé *corrugateur des sourcils*, est situé à la partie supérieure et interne de la base de la cavité orbitaire, et s'étend depuis les côtés de la bosse nasale jusqu'à la partie moyenne de l'arcade sourcilière. Ce muscle, aplati d'avant en arrière, alongé transversalement, plus large en dedans qu'en dehors, correspond en avant, d'abord un peu au pyramidal, et dans le reste de son étendue à l'orbiculaire; en arrière il est appliqué sur l'arcade sourcilière, l'artère sourcilière et la branche frontale de l'ophthalmique de Willis. Ses fibres charnues s'implantent en dedans à la partie externe de la bosse nasale et sur la portion correspondante de l'arcade sourcilière.

Ce muscle abaisse les sourcils, les rapproche, et détermine la formation des rides verticales qu'on remarque sur la racine du nez.

(MARJOLIN.)

SOUS-CLAVIER, ÈRE, adj., pris quelquefois subst., *subclavius*, qui est situé sous la clavicule.

SOUS-CLAVIÈRES (les artères) sont au nombre de deux, l'une droite et l'autre gauche. Toutes deux présentent à leur origine des différences importantes à noter, et qui résultent de ce que la droite naît du tronc innominé vis-à-vis la partie latérale de la trachée artère, tandis que la gauche sort immédiatement de la courbure aortique. Par suite de cette disposition, la sous-clavière droite, n'étant pour ainsi dire que la continuation d'une branche née de l'aorte, se trouve moins profondément placée que la sous-clavière gauche, qui naît directement de la partie la plus reculée de la courbure aortique; en second lieu, la sous-clavière droite est moins longue que la gauche, puisque cette dernière se détache immédiatement de l'aorte, tandis que la première n'est qu'une bifurcation de l'artère innominée ou BRACHIO-CÉPHALIQUE, tronc qui la sépare de l'aorte; en troisième lieu, la sous-clavière droite se dirige de suite obliquement en haut et en dehors vers l'intervalle des muscles scalènes qu'elle traverse, tandis que la gauche se porte à ces muscles en remontant verticalement de bas en haut, et se recourbe en dehors seulement à son passage entre les deux muscles indiqués. Enfin, la sous-clavière droite, d'abord un peu recouverte par la clavicule, par le muscle sterno-thyroïdien et la veine sous-clavière droite, est croisée ensuite par le nerf vague; elle est assez éloignée du rachis et du muscle long du cou en arrière, parties auxquelles elle correspond; en dedans elle est séparée de la carotide primitive par un espace triangulaire, tandis qu'en dehors elle avoisine le sommet du poumon. La sous-clavière gauche, à son origine, se trouve couverte antérieurement par le poumon de ce côté, par la veine sous-clavière gauche et par le nerf vague dont la direction est analogue à la sienne; elle est un peu éloignée de la première côte et du muscle sterno-thyroïdien, auxquels elle correspond, et repose immédiatement sur le rachis et le muscle long du cou. En dedans, elle avoisine la carotide primitive dont elle suit la direction dans une certaine longueur, et enfin en dehors elle est médiatement contiguë au poumon gauche, dont elle n'est séparée que par la plèvre.

Arrivées au niveau de la première côte, les deux artères sous-clavières présentent exactement la même disposition; leur direction devient horizontale, et passant entre les deux muscles scalènes au-dessus de la première côte, elles changent alors de nom, et prennent celui d'AXILLAIRES. Les artères sous-clavières parcourent un assez long trajet sans qu'il s'en détache aucune branche, à l'exception de la droite, qui fournit la carotide primitive de ce côté; mais près de la première côte elles fournissent les branches suivantes, qu'on peut distinguer en supérieures, inférieures et externes. Les premières sont la vertébrale et la thyroïdienne inférieure; les secondes sont désignées sous le nom de mammaire interne, d'intercostale supérieure et de cervicale postérieure ou profonde; les troisièmes sont la cervicale transverse et la scapulaire supérieure. Nous allons les décrire successivement.

L'artère *vertébrale*, qui est habituellement la première et la plus grosse branche de l'artère sous-clavière, naît quelquefois immédiatement de la courbure aortique, surtout à gauche : parfois elle se trouve partagée en plusieurs troncs. Elle se détache profondément de la partie postérieure et supérieure de la sous-clavière, s'enfonce derrière l'artère thyroïdienne inférieure, entre le scalène antérieur et le muscle long du cou, pénètre dans le trou de la base de l'apophyse transverse de la sixième et quelquefois de la septième vertèbre cervicale, monte le long du cou devant les nerfs cervicaux en traversant la série de trous pratiqués à la base des vertèbres cervicales, et en formant des flexuosités qui sont surtout beaucoup plus considérables depuis la troisième vertèbre jusqu'à l'endroit où l'artère entre dans le crâne en traversant la dure-mère et le trou occipital immédiatement au-dessous du condyle de cet os : elle est placée d'abord sur la partie latérale, puis sur la partie antérieure de la moelle alongée, et là où commence la protubérance annulaire, elle se réunit à celle du côté opposé pour former un tronc unique, l'artère basilaire. Dans son trajet le long du cou l'artère vertébrale donne de nombreux rameaux musculaires et des ramuscules qui pénètrent dans le canal vertébral.

En pénétrant dans le crâne, cette artère fournit d'abord de petites ramifications qui se distribuent à la dure-mère, et avant de s'anastomoser avec la vertébrale du côté opposé elle donne encore d'autres petits rameaux et les trois branches suivantes : 1° La spinale postérieure, branche rétrograde qui provient souvent de la cérébelleuse inférieure, mais qui sort le plus ordinairement du côté externe de la vertébrale près des éminences olivaires, et se contournant en arrière, descend sur la face postérieure de la moelle épinière parallèlement à celle du côté opposé, avec laquelle elle s'anastomose fréquemment : elle se prolonge jusqu'à la seconde vertèbre lombaire. 2° L'artère cérébelleuse inférieure, qui se sépare de la vertébrale près sa terminaison, ou du tronc basilaire même ; il y en a assez souvent deux de chaque côté. Elle se porte aussitôt après sa naissance de dedans en dehors, d'avant en arrière, passe entre les filets d'origine du nerf pneumo-gastrique et de l'accessoire de Willis, et se répand sur la face inférieure du cervelet en distribuant des ramifications au névrilème des nerfs indiqués, à la pie-mère du quatrième ventricule et à celle qui revêt le cervelet dans la substance duquel ces ramifications pénètrent ensuite. 3° La spinale antérieure, née en dedans de la vertébrale, et quelquefois de la cérébelleuse ou de la basilaire, s'unit bientôt avec celle du côté opposé pour former un tronc unique qui descend le long du sillon antérieur de la moelle épinière, et se prolonge jusqu'au delà de la terminaison de cet organe, au niveau de l'articulation sacro-coccygienne, donnant dans son trajet des rameaux transverses qui s'anastomosent avec ceux des spinales postérieures. *Voyez* MOELLE.

Quand l'une et l'autre vertébrale ont fourni ces trois branches, elles se réunissent pour former l'artère basilaire, dont le calibre est plus gros que celui de chaque vertébrale en particulier, mais moindre que celui des deux réunies. Cette artère, qui commence vers le bord inférieur de la protubérance annulaire, se prolonge sur la ligne médiane jusqu'au bord supérieur de la protubérance, où elle se divise en quatre branches, deux de chaque côté, après avoir fourni dans son trajet des rameaux à la protubérance, au cervelet, aux éminences pyramidales et olivaires : quelques-uns pénètrent dans le trou auditif interne, et communiquent dans l'oreille interne avec des ramifications des deux carotides. Parmi les branches latérales de l'artère basilaire, deux sont désignées sous le nom d'artères supérieures du cervelet ou cérébelleuses supérieures, et les deux autres sous celui d'artères postérieures ou inférieures du cervelet : les premières se dirigent transversalement en dehors et en arrière sous la protubérance et sous ses prolongemens antérieurs qu'elles contournent pour gagner le bord antérieur du cervelet, où elles se divisent en un grand nombre de rameaux qui se distribuent sur la face supérieure de cet organe, tandis que d'autres remontent sur le bord postérieur du cerveau. Les secondes artères nommées postérieures ou inférieures du cervelet, sont plus grosses que les précédentes au-dessous desquelles elles naissent à angle aigu, se portent d'arrière en avant et de dedans en dehors, se dirigent ensuite en arrière, et, contournant les pédoncules cérébraux, elles se répandent dans la partie inférieure des lobes postérieurs après avoir distribué de nombreuses ramifications aux pédoncules cérébraux, aux couches optiques, aux tubercules quadrijumaux, à la valvule de Vieussens : l'une et l'autre s'anastomosent avec la branche antérieure de chaque carotide interne par l'intermédiaire de l'artère communicante de Willis. On voit, d'après cette distribution des branches de l'artère vertébrale, qu'elle se répand spécialement dans les parties postérieures du cerveau, tandis que les carotides portent le sang dans ses parties antérieures.

L'autre branche supérieure de la sous-clavière est la *thy-*

roïdienne inférieure qui naît de sa partie supérieure plus en dehors et en avant que la vertébrale. Elle se porte verticalement en haut le long du muscle scalène antérieur jusqu'à la hauteur de la cinquième vertèbre cervicale environ, où elle se recourbe en dedans, passe entre le rachis et la carotide primitive, et se répand dans le corps thyroïde. Dans ce trajet, elle donne naissance à une branche, nommée *cervicale ascendante*, qui remonte sur les muscles scalènes, le long du cou jusqu'au droit antérieur de la tête, leur fournit des ramifications, ainsi qu'au splénius, et quelques-unes s'anastomosent avec la vertébrale et l'occipitale. Enfin, à son entrée dans le corps thyroïde, l'artère thyroïdienne inférieure se divise en deux grosses branches qui se subdivisent à l'infini dans cet organe, en s'anastomosant fréquemment avec les divisions de la thyroïdienne du côté opposé, et celles des deux thyroïdiennes supérieures.

Il n'est pas très-rare de trouver une troisième artère thyroïdienne inférieure qu'on nomme encore *artère de Neubauer*, qui naît tantôt de la carotide primitive, ou du tronc brachio-céphalique, tantôt de la courbure aortique immédiatement, ou de la sous-clavière par un tronc commun avec celui du côté opposé. — On a observé cette anomalie plus fréquemment à droite, et toujours, dans ce cas, l'artère passe devant la trachée-artère pour pénétrer dans la thyroïde, où elle se distribue de bas en haut.

La *mammaire interne*, qu'on nomme aussi *thoracique interne*, naît de la sous-clavière vis-à-vis la thyroïdienne inférieure. Sa description a été donnée dans un autre article. *Voy.* MAMMAIRE.

L'*intercostale supérieure* se sépare de la partie inférieure et postérieure de la sous-clavière, se porte en bas et en dehors en passant sur le col de la première côte et près du ganglion cervical supérieur du grand sympathique; elle donne assez souvent un rameau au muscle scalène antérieur, et au niveau du premier espace intercostal, elle se replie en dehors, se continue le long du bord supérieur de la seconde côte au-devant de laquelle elle ne tarde pas à se terminer par deux autres branches. Dans le premier espace intercostal, elle fournit constamment : 1° Une branche postérieure qui jette quelques ramuscules dans le canal vertébral, et se perd ensuite dans les muscles du dos, en passant entre les apophyses transverses. 2° Une branche interne qui côtoie le bord inférieur de la première côte, et se distribue aux deux muscles intercostaux. L'artère intercostale supérieure, qui s'étend quelquefois jusqu'au troisième espace intercostal, y fournit deux branches semblables, et qu'on retrouve aussi dans le second espace intercostal, où cette artère se termine le plus ordinairement.

L'artère *cervicale postérieure* ou *profonde* naît tantôt immédiatement de la sous-clavière ou d'un tronc commun avec l'intercostale supérieure, tantôt de la thyroïdienne inférieure ou de la vertébrale. Dirigée obliquement de bas en haut et de dedans en dehors, elle s'engage entre les apophyses transverses des deux dernières vertèbres cervicales, ou de la dernière cervicale et de la première dorsale; se porte en haut, entre les muscles transversaires épineux et complexus, et s'anastomose avec les artères vertébrales et occipitales près du trou occipital.

La *cervicale transverse* ou *scapulaire postérieure*, sixième branche de la sous-clavière, naît très-souvent aussi de la thyroïdienne inférieure : elle se porte transversalement en dehors et en arrière, contourne les muscles scalènes et les nerfs du plexus brachial, et parvenue sous le muscle angulaire de l'omoplate, elle donne une branche assez grosse qu'on nomme *artère cervicale superficielle*, qui remonte et se distribue aux muscles splénius, trapèze, et aux tégumens. Près de l'angle supérieur de l'omoplate, l'artère cervicale transverse se divise assez souvent en deux branches dont l'une se porte obliquement en dehors sous l'omoplate, et se termine dans les muscles grand dentelé et sous-scapulaire, tandis que l'autre descend verticalement sous le muscle rhomboïde, le long du bord postérieur de l'omoplate jusqu'à son angle inférieur, où elle se divise en rameaux qui se perdent dans les muscles sous-scapulaire, grand dentelé, rhomboïde, petit dentelé postérieur et supérieur, trapèze, et dans la peau.

La *scapulaire supérieure*, dernière branche de la sous-clavière, provient tantôt de la thyroïdienne inférieure, tantôt de la cervicale transverse, et rarement de la mammaire interne; quelle que soit son origine, elle se porte transversalement en arrière et en dehors, derrière et un peu au-dessous de la clavicule, couverte par le sterno-mastoïdien et le trapèze, passe au-dessus, quelquefois au dessous du ligament coracoïdien, donne de nombreux rameaux au muscle sus-épineux, et s'enfonçant au-dessous de l'acromion et de la clavicule, elle descend dans la fosse sous-épineuse, où elle se divise en deux branches de terminaison qui se répandent dans les muscles grand rond, grand dorsal et sous-épineux.

SOUS-CLAVIER (le muscle) est situé à la partie supérieure et antérieure de la poitrine; il s'attache par une de ses extrémités à la partie externe de la face inférieure de la clavicule, et à la partie interne de la face antérieure du ligament coraco-claviculaire : l'autre extrémité est fixée par un tendon sur la partie supérieure de la première côte, à son union avec le cartilage correspondant. Ce muscle est en rapport antérieurement avec le grand pectoral, en arrière avec les vaisseaux et les nerfs axillaires, en bas avec la première côte, en haut avec la clavicule. Il abaisse la clavicule et la porte en avant; quand l'épaule est fixée, il peut élever la première côte.

SOUS-CLAVIÈRES (les veines) succèdent aux veines axillaires, et s'étendent depuis l'extrémité inférieure du muscle scalène antérieur au devant duquel elles passent, jusqu'à la veine cave supérieure qu'elles forment par leur réunion. Les deux veines sous-clavières se portent d'abord transversalement en dedans, puis elles se recourbent pour pénétrer dans le thorax. La droite est fort courte, la gauche est beaucoup plus longue et plus volumineuse. Ces veines reçoivent les veines jugulaires internes et externes, les vertébrales et les intercostales supérieures. La veine sous-clavière gauche reçoit deux veines de plus que la droite : ce sont les veines mammaire interne et thyroïdienne inférieure gauche. C'est dans la veine sous-clavière gauche que s'ouvre le canal thoracique, tandisque la droite reçoit la grande veine lymphatique correspondante.

SOUS-COSTAL, adj. et s. m., *infra-costalis*, situé au-dessous des côtes.

SOUS-COSTAUX (les muscles) sont de petits faisceaux charnus, décrits par quelques anatomistes comme muscles spéciaux, qu'on remarque à la face interne du thorax; leur situation et leur nombre varient beaucoup, et ils se prolongent ordinairement d'une côte à celle qui la suit : ces faisceaux charnus doivent être considérés comme de simples appendices des muscles INTERCOSTAUX internes. *Voyez* ce mot.

SOUS-CUTANÉ, ÉE, adj., *sub-cutaneus*, épithète donnée à plusieurs muscles, à des vaisseaux, à du tissu cellulaire, à du tissu adipeux, etc., lorsque ces parties sont placées sous la peau,

SOUS-DIAPHRAGMATIQUE, adj. et subst., *infra-diaphragmaticus*, situé au-dessous du diaphragme. On emploie assez souvent cette expression pour distinguer la portion du canal alimentaire qui comprend les cavités buccale, pharyngienne et œsophagienne, de la portion formée par l'estomac et les intestins, qui est véritablement sous-diaphragmatique, et qu'on désigne sous ce nom par opposition à l'autre portion qui est *sus-diaphragmatique*. On appelle aussi sous-diaphragmatique la portion du péritoine qui se trouve le plus immédiatement en rapport avec la face inférieure du diaphragme.

SOUS-ÉPINEUX, EUSE, adj. et subs. m. et f., *infra-spinalis*, qui est situé au-dessous de l'épine de l'omoplate.

Sous-épineuse (la fosse) est une large excavation située à la face postérieure de l'omoplate, au-dessous de l'épine de cet os, et qui est remplie par le muscle sous-épineux.

Sous-épineux (le muscle) est situé, comme son nom l'indique, dans la fosse sous-épineuse, aux deux tiers internes de laquelle il s'attache, ainsi qu'à une aponévrose qui s'insère supérieurement à l'épine de l'omoplate, inférieurement à la crête oblique intermédiaire à ce muscle et au grand rond, au bord axillaire, et en dedans au bord spinal du scapulum. De ces diverses insertions, les fibres charnues se rendent en convergeant les unes vers les autres à un tendon qui se prolonge sur la capsule articulaire de l'humérus qu'il concourt à fortifier, et qui va se fixer ensuite à la facette moyenne de la grosse tubérosité de l'humérus.

Ce muscle, recouvert en partie par le deltoïde, le trapèze et la peau, et antérieurement appliqué sur la fosse sous-épineuse et la capsule scapulo-humérale, a pour usages de faire exécuter à l'humérus un mouvement de rotation de dedans en dehors, et de l'attirer en arrière et en bas.

SOUS-HYOIDIEN, ENNE, adj., *infrà-hyoïdeus*, qui est placé au-dessous de l'os hyoïde.

On désigne sous le nom collectif de *muscles sous-hyoïdiens*, le scapulo ou omoplato-hyoïdien, le sterno-hyoïdien, le sterno-thyroïdien, et le thyro-hyoïdien, lesquels sont compris dans la *région sous-hyoïdienne*.

Cette région, qui occupe la ligne médiane, est symétrique, et constitue la portion du col comprise de haut en bas, entre l'os hyoïde et le sternum, et bornée latéralement par les deux muscles sterno-mastoïdiens dont les bords antérieurs la limitent sur les côtés. Cette région est convexe dans sa partie supérieure, concave dans sa partie inférieure, et présente successivement de haut en bas : une dépression transversale répondant à l'intervalle thyro-hyoïdien, la saillie anguleuse du bord du cartilage thyroïde et celle de la partie moyenne de ce cartilage, l'intervalle crico-thyroïdien, la saillie plus ou moins considérable formée par le corps thyroïde, la fossette sus-sternale qui devient plus profonde dans l'inspiration ; enfin, en haut et en dehors, une dépression légère au fond de laquelle on perçoit à l'aide du doigt des battemens artériels assez prononcés, et ceux même de la carotide.

Les parties qui constituent la région sous-hyoïdienne sont : au-dessous de la peau un tissu cellulaire très-extensible, qui recouvre en bas le feuillet superficiel de l'aponévrose cervicale, en haut l'aponévrose tout entière, et les deux muscles peauciers ; plus profondément et inférieurement, un intervalle triangulaire dans lequel on trouve de chaque côté près du muscle sterno-mastoïdien : la veine jugulaire antérieure, sur la ligne médiane, et souvent une autre veine qui descend de la région sus-hyoïdienne vers le plexus thyroïdien ; plusieurs ganglions lymphatiques, diverses branches veineuses provenant de la région sternale, et qui s'anastomosent avec la jugulaire antérieure : au-dessous de l'aponévrose cervicale on rencontre les sterno-hyoïdiens, la moitié supérieure de l'omoplato-hyoïdien, les deux muscles thyro-hyoïdiens, et les sterno-thyroïdiens qui recouvrent les filets de l'anse du nerf grand hypoglosse. Au-dessous de ces muscles, on découvre le larynx ; le corps thyroïde dont le bord inférieur donne attache à la lame profonde de l'aponévrose cervicale qui recouvre le plexus veineux sous-thyroïdien, la veine sous-clavière gauche, et le tronc brachio-céphalique. Le corps thyroïde enlevé met à découvert la trachée-artère, qui est elle-même, ainsi que le larynx, appliquée sur le pharynx ; à droite de la trachée, le nerf récurrent droit : à gauche, l'œsophage sur lequel rampe le nerf récurrent de ce côté, et la branche transverse de l'artère thyroïdienne inférieure. Enfin, tout-à-fait profondément, les muscles longs du col et le rachis, unis à ces dernières parties par un tissu cellulaire très-extensible.

Les vaisseaux de cette région offrent quelques variétés importantes à signaler. Ainsi, il existe quelquefois au devant de la trachée-artère une artère thyroïdienne moyenne et inférieure, souvent assez grosse (*voy.* SOUS-CLAVIÈRES); on voit aussi parfois des ramifications assez considérables de l'artère thyroïdienne supérieure sur la membrane crico-thyroïdienne; l'artère carotide peut croiser la direction de la trachée en passant au devant de ce conduit, si, comme on l'a déjà vu, elle naît du tronc brachio-céphalique : il en est de même de l'artère sous-clavière droite, qui naît quelquefois isolément de la courbure aortique, et alors pour se rendre de gauche à droite, elle passe toujours entre la trachée et l'œsophage.

SOUS-LINGUAL, adj. *Voy.* SUBLINGUAL.

SOUS-MAXILLAIRE, adj., *sub-maxillaris*, qui est situé sous la mâchoire.

SOUS-MAXILLAIRE (le ganglion), situé au niveau de la glande sous-maxillaire, paraît être formé par le rameau supérieur du nerf vidien, et communique avec la branche linguale du nerf maxillaire inférieur; ses filets forment un plexus qui pénètre dans la glande sous-maxillaire. *Voyez* MAXILLAIRE.

SOUS-MAXILLAIRE (la glande) est une des glandes SALIVAIRES, située au côté interne de la branche et du corps de l'os maxillaire inférieur; son volume est bien moindre que celui de la parotide; sa forme est irrégulièrement ovalaire; en dehors elle avoisine l'angle de la mâchoire et le muscle ptérygoïdien interne; en dedans elle correspond au muscle digastrique et au nerf hypoglosse; sa face supérieure, au muscle mylo-hyoïdien et à la glande sublinguale avec laquelle elle est continue; sa face inférieure, au muscle peaucier; son extrémité postérieure est unie à la glande parotide par du tissu cellulaire, tandis que son extrémité antérieure offre une échancrure qui reçoit le bord externe du muscle mylo-hyoïdien, de manière qu'une partie de cette extrémité est au-dessous du muscle, et que l'autre est au-dessus : c'est de cette dernière portion que sort le conduit excréteur de la glande sous-maxillaire.

Ce conduit, qu'on nomme à tort *conduit salivaire de Warthon*, puisque Bérenger de Carpi, et même Galien et Oribase en ont donné la description, est formé de radicules qui se réunissent successivement les uns aux autres en approchant de l'extrémité antérieure de la glande. Il en résulte un canal unique qui passe au-dessus du muscle mylo-hyoïdien, au-dessus de la glande sublinguale, entouré de vésicules de tissu adipeux, et de plusieurs grains glanduleux dont il reçoit les conduits excréteurs, et qui l'unissent à la glande sublinguale : chez certains sujets, plusieurs des conduits excréteurs de la glande sublinguale elle-même s'ouvrent aussi dans sa cavité. Ce canal se portant ensuite plus antérieurement, va traverser obliquement d'arrière en avant, et de dehors en dedans, la membrane muqueuse de la cavité buccale, près de la partie antérieure du frein de la langue; son orifice est plus étroit que la cavité du canal. L'accumulation accidentelle de la salive dans ce conduit constitue la maladie nommée GRENOUILLETTE.

La glande sous-maxillaire reçoit ses vaisseaux des maxillaires externes, et ses nerfs de la branche linguale du maxillaire inférieur.

SOUS-MENTAL. *Voyez* SUBMENTAL.

SOUS-OCCIPITAL, adj., *infrà occipitalis*, qui est situé au-dessous de l'os occipital.

SOUS-OCCIPITAL (le nerf) est aussi nommé OCCIPITAL : *Voyez* ce mot.

SOUS-OCCIPITAL (prolongement); nom donné à l'apophyse basilaire de l'os OCCIPITAL.

SOUS-ORBITAIRE, adj., *infrà orbitalis*, qui est situé au-dessous de la cavité orbitaire.

SOUS-ORBITAIRE (l'artère) est une branche de l'artère maxillaire interne, dont elle se sépare vers la partie antérieure et supérieure de la fosse zygomatique, pour pénétrer ensuite dans le canal sous-orbitaire. *Voyez* MAXILLAIRE.

SOUS-ORBITAIRE (le canal ou conduit) est creusé dans l'épaisseur de la paroi inférieure de la cavité orbitaire, qu'il parcourt obliquement d'arrière en avant; sa description a été donnée avec celle de l'os MAXILLAIRE supérieur. *Voyez* ce mot.

SOUS-ORBITAIRES (les nerfs) sont les rameaux de terminaison du nerf maxillaire supérieur, à sa sortie du canal sous-orbitaire. *Voyez* MAXILLAIRE.

SOUS-ORBITAIRE (la veine) suit le même trajet que l'artère de ce nom.

SOUS-PUBIEN, ENNE, adj., *infrà pubianus*, qui est placé au-dessous du pubis.

SOUS-PUBIENNE (la fosse) est une légère excavation qui entoure le trou sous-pubien.

SOUS-PUBIEN (le ligament) est aussi nommé OBTURATEUR (*voy.* ce mot). On appelle également ligament sous-pubien ou triangulaire un faisceau ligamenteux dont les fibres courtes sont situées transversalement au-dessous de la symphyse pubienne qu'elle concourent à affermir. *Voyez* BASSIN.

SOUS-PUBIEN (le trou), nommé improprement *obturateur*, est formé par le ligament sous-pubien, et donne passage aux vaisseaux et aux nerfs obturateurs. *Voyez* OS DE LA HANCHE.

SOUS-SCAPULAIRE, adj. et s. m., *infrà scapularis*, qui est situé sous le scapulum ou l'omoplate.

SOUS-SCAPULAIRE (l'artère) n'est autre que l'artère SCAPULAIRE inférieure ou commune.

SOUS-SCAPULAIRE (fosse). On donne ce nom à la concavité de la face antérieure de l'OMOPLATE dans laquelle s'attache le muscle sous-scapulaire.

SOUS-SCAPULAIRE (le muscle) qui occupe toute la face antérieure de l'omoplate, se fixe à presque tous les points de la fosse sous-scapulaire, soit par l'implantation immédiate de ses fibres charnues, soit par l'intermédiaire de cloisons aponévrotiques qui se fixent elles-mêmes aux crêtes qu'on voit à cette surface de l'os. Toutes les fibres de ce muscle se rendent en convergeant sur un tendon qui se confond en partie dans la capsule de l'articulation scapulo-humérale, et qui va s'attacher à la petite tubérosité de l'humérus. Le muscle sous-scapulaire correspond en avant au muscle grand-dentelé avec lequel il concourt à former le bord postérieur de la cavité axillaire : il est encore en rapport avec le plexus brachial, l'artère axillaire, les muscles coraco-brachial, biceps brachial et deltoïde; en arrière il a des rapports avec la fosse sous-scapulaire, la capsule de l'articulation scapulo-humérale, et une partie du muscle grand-rond et de la longue portion du triceps.

Ce muscle porte le bras dans la rotation en dedans : il peut aussi l'abaisser, et le rapprocher du corps.

SOUS-STERNAL, adj. et subst., m. et f., *infrà sternalis*, qui est situé au-dessous du sternum.

SOUS-STERNALE (appendice) ou xyphoïde, pièce cartilagineuse fixée par des ligamens à l'extrémité inférieure du sternum.

(MARJOLIN.)

SPARADRAP, s. m., *sparadrapum*. On désigne sous ce nom des bandes de toile ou de soie sur lesquelles on étend une couche mince d'emplâtre ou d'une substance agglutinative, ou qu'on imprégne de ces substances en les plongeant dans la masse liquéfiée. Un sparadrap doit être recouvert d'une couche lisse et également épaisse d'emplâtre, conserver de la souplesse, adhérer sans peine à la peau, et ne pas se séparer par plaques lorsqu'on l'en détache. Il faut qu'il se ramollisse par la chaleur des doigts et qu'il supporte les diverses variations de température sans trop changer de consistance. Les sparadraps servent à faire les bandelettes agglutinatives si souvent employées dans le traitement des plaies pour réunir immédiatement ou rapprocher les parties, pour maintenir de petits appareils, des topiques, sur des parties auxquelles on peut difficilement appliquer des bandages, pour soustraire certaines parties au contact de l'air ou à la vue. Il y a plusieurs sortes de sparadraps : le *sparadrap ordinaire* ou *simple* est fait avec 64 parties de cire blanche, 32 parties d'huile d'amandes douces et 8 de térébenthine, qu'on fait liquéfier ensemble et qu'on étend sur de la toile. On augmente ou on diminue la consistance de ce sparadrap en augmentant, suivant le besoin, la proportion de cire ou d'huile.—La *toile de mai* est un sparadrap analogue au précédent; il n'y entre pas de térébenthine, qui est remplacée par de l'alcohol affaibli. La proportion d'huile y est moindre; mais on y ajoute une certaine quantité de beurre frais.—Le *sparadrap d'emplâtre* est composé de parties égales d'emplâtre simple, de diachylon gommé, de cire jaune et d'un tiers de térébenthine, qu'on fait liquéfier ensemble, et qu'on étend convenablement.—Le *taffetas d'Angleterre* est fait avec de l'ichthyocolle fondue qu'on étend sur des bandes de taffetas, par plusieurs couches successives.

SPARGANOSE, s. f., *sparganosis*; σπαργάνωσις; mot que quelques auteurs ont employé pour désigner une secrétion trop abondante du lait. *Voyez* LACTATION.

SPASME, s. m., *spasmus*, σπασμός, de σπάω, tirer; cette dénomination vient de ce que les anciens, qui distinguaient peu les tendons des nerfs, pensaient que les spasmes ou les convulsions consistaient dans une rétraction de ces derniers vers la tête; le mot *spasme* est en général synonyme de *convulsion*. Toutefois quelques auteurs ont appliqué uniquement ce dernier terme aux contractions insolites, désordonnées des muscles soumis à la volonté; tandis qu'ils réservent la dénomination de *spasme* au même phénomène observé dans les muscles ou plans musculeux soustraits à l'empire de la volonté, appartenant, comme on le dit, à la vie organique (*voyez* CONVULSION). Mais on ne s'est pas borné à ces effets bien réels; on a supposé un état de raideur, de tension, de spasme, enfin, dans toutes les fibres organiques, dans les petits vaisseaux et conduits qui n'ont pas de fibres musculaires; état auquel diverses sortes de maladies ont été attribuées, et qui est l'opposé de l'atonie. Hoffmann, et après lui Cullen, ont basé une partie de leur théorie médicale sur le spasme, qui a joué, comme on le voit, un rôle à peu près semblable à celui qui est accordé de nos jours à l'*irritation*. *Voyez* SOLIDISME, article dans lequel sont exposés les systèmes d'Hoffmann et de Cullen.

SPASMODIQUE, adj., *spasmodicus;* qui est de la nature du spasme ou des convulsions, qui tient au spasme : *affection spasmodique, contraction, rire spasmodique.* Voyez SPASME et CONVULSION.

SPATULE, s. f., *spatula,* diminutif de *spatha,* en grec, σπάθη, glaive, épée large. On a donné ce nom à un instrument de longueur variée, mais qui est ordinairement de quatre à cinq pouces, afin de pouvoir entrer dans la trousse du chirurgien, formée d'une seule tige de métal étroite dans les deux tiers de sa longueur, et se terminant par une surface large de la forme d'une feuille de myrte. Le nom de feuille de myrte lui a même été donné à cause de cette forme. La spatule sert au chirurgien à étendre les emplâtres, onguens, cérats, sur du linge, sur des plumasseaux de charpie.—Les pharmaciens font également usage, dans la préparation des médicamens, de spatules de diverses formes, et faites de substances différentes.

SPÉCIFIQUE, s. m., pris souvent adjectivement; *specificus.* Ce mot a reçu en thérapeutique deux acceptions principales. On l'emploie tantôt pour exprimer les effets immédiats des agens médicamenteux sur nos organes, tantôt on l'applique au résultat thérapeutique de leur action relativement à la maladie. Les effets spécifiques de quelques médicamens sur nos organes sont une des choses les plus évidentes et les mieux constatées de la matière médicale. Tout le monde connaît les effets particuliers des cantharides sur l'appareil vésico-urétral; ceux du mercure sur les glandes salivaires : l'action immédiate de l'émétique sur l'estomac, du séné, des sels neutres et de beaucoup de purgatifs sur l'intestin grêle, celle de l'aloës sur le gros intestin, celle de la digitale pourprée sur l'appareil sécrétoire de l'urine, etc. sont des résultats tout aussi évidens et sont constans au moins chez le plus grand nombre des individus autant qu'il est possible qu'un phénomène vital se produise toujours de la même manière dans l'organisation vivante, car c'est dans la variété et la mobilité des effets que consiste la principale différence des phénomènes physiologiques et des phénomènes purement physiques. Quoi qu'il en soit, la spécificité, considérée dans la manière d'agir d'une substance sur tel ou tel organe, est une vérité thérapeutique établie sur un grand nombre de faits; le langage est donc exact quand on parle de l'action spécifique d'un médicament sur telle ou telle partie; mais il faut se garder de confondre ces sortes d'affinités organiques avec les effets secondaires et thérapeutiques des médicamens dans les maladies. Dans ce cas, le langage devient beaucoup moins exact, parce que les phénomènes se compliquent davantage. Dans le premier cas, il s'agit simplement des effets immédiats d'un agent médicamenteux sur des organes sains ou abstraction faite de la maladie; dans le second cas, un troisième élément, plus ou moins composé lui-même, vient s'ajouter à la combinaison, c'est l'affection morbide. Pendant long-temps on avait regardé la maladie comme due à une cause jusqu'à un certain point étrangère à l'organisation; elle y était introduite du dehors ou se développait spontanément, et dépendait, suivant les théories du jour, ou d'un vice ou virus, ou d'une cause humorale, ou du développement d'une propriété alcaline ou acide, ou enfin d'un principe contagieux; et dans tous ces cas, pour guérir, il fallait neutraliser la cause première. De là, toutes les idées d'antidotes, d'antisyphilitiques, d'antiscrofuleux; d'antidartreux, d'antiscorbutique, d'antivermineux, etc. On recherchait sans cesse le médicament spécifique qui devait détruire la cause matérielle latente du malade, et on faisait consister le perfectionnement de la médecine dans la découverte du spécifique qu'il fallait opposer à chaque maladie. L'observation a fini par désabuser les médecins, et toutes les tentatives ont abouti seulement à faire connaître que certains agens thérapeutiques sont plus ou moins appropriés à quelques maladies; ainsi le quinquina est devenu le moyen curatif principal des fièvres intermittentes, le mercure celui des affections syphilitiques, le soufre celui de beaucoup de maladies cutanées chroniques; mais ces agens médicamenteux, quoiqu'en général plus convenables que beaucoup d'autres dans ces diverses maladies, ne sont point d'une efficacité constante. Beaucoup de fièvres intermittentes ne cèdent en aucune façon au quinquina, s'exaspèrent même par son usage, et ne sont combattues avec succès que par des moyens entièrement opposés aux toniques. Les mercuriaux sont quelquefois nuls dans quelques affections syphilitiques, qui résistent opiniâtrément à ce genre de traitement; on peut en dire autant des médicamens sulfureux contre les dartres. La syphilis, les fièvres intermittentes, etc., ne sont point des êtres matériels identiques auxquels on puisse opposer des agens thérapeutiques toujours semblables, et ces prétendus spécifiques n'ont rien de plus spécial pour la guérison de ces maladies que la saignée dans la pneumonie, la pleurésie ou la péritonite. Il n'y a donc pas réellement de médicamens spécifiques dans l'acception rigoureuse du mot. On pourrait peut-être dire, avec un peu plus d'apparence de raison, qu'il y a des méthodes de traitement spécifiques pour certaines maladies données, parce que ces méthodes ne reposent pas sur une seule substance, sur un seul antidote qu'on opposé indistinctement à tous les cas comme une sorte de panacée, mais que les méthodes de traitement se composent d'une série de moyens qui peuvent être convenablement modifiés suivant les circonstances. C'est à trouver ces méthodes rationnelles constatées par l'expérience que doit spécialement s'attacher le praticien; mais ces véritables méthodes curatives, qui doivent être modifiées suivant les variétés particulières que présente chaque maladie, ne peuvent plus être considérées comme spécifiques, au moins d'après l'idée qu'on attachait autrefois à ce mot, et il n'y a peut-être pas plus de méthodes spécifiques par rapport à la nature de la maladie qu'il n'y a d'agens médicamenteux qui méritent ce nom. (GUERSENT.)

SPECULUM, s. m., *speculum;* mot latin qui signifie miroir, et qu'on a conservé dans notre langue pour désigner différens instrumens de chirurgie propres à dilater les cavités de quelques organes, à les tenir ouvertes afin de voir les maladies qui peuvent les affecter, et faciliter l'application des remèdes ou l'exécution des opérations qui sont jugées nécessaires à leur traitement. Ces instrumens sont assez nombreux, leur forme varie suivant l'espèce de cavité à laquelle ils sont destinés : ainsi, on a imaginé des moyens propres à éloigner les paupières l'une de l'autre (*speculum oculi*); pour voir dans le nez (*speculum nasi*); à tenir les mâchoires écartées et la langue abaissée (*speculum oris*), à écarter les bords de l'anus (*speculum ani*); la vulve et le vagin (*speculum uteri*), *etc. etc.* La plupart de ces agens mécaniques plus ou moins compliqués, et d'une application souvent difficile, sont employés rarement aujourd'hui, et ne figurent guères que dans les arsenaux de chirurgie de nos écoles. Toutefois l'instrument destiné à dilater le vagin pour découvrir et constater l'état du col utérin, ne doit pas être compris dans cette espèce de proscription, car on s'en sert très-fréquemment depuis quelques années : en effet, le toucher seul ne suffit pas toujours pour bien apprécier l'engorgement, la dureté, l'ulcération du col utérin; des élancemens douloureux, un flux sanieux et fétide, ne sont pas même le signe certain du caractère cancéreux de la maladie; il est donc souvent nécessaire d'examiner à la lumière la partie lésée. On y réussit assez bien au moyen de l'instrument que je vais décrire.

Connu des anciens écrivains, il est désigné sous le nom de *dioptra* par Paul d'Égine, de *torculum volvens* par Rhazès, et sous celui de *vertigo* par Albucasis. Le speculum gravé dans Franco, Ambroise Paré, Scultet, l'*Encyclopédie méthodique*, etc., est à deux ou à trois branches qui, étant rapprochées, forment un cylindre parfait. Ces branches parallèles, concaves en dedans, convexes en dehors, sont réunies lorsqu'on introduit l'instrument dans le vagin; en les éloignant ensuite l'une de l'autre à l'aide d'un mécanisme particulier renfermé dans le manche, on écarte les parois de ce canal, de manière à voir jusque dans son fond. Garangeot a décrit un speculum dont la pièce principale a la figure d'un cône; il est également composé de trois lames qui, en s'éloignant l'une de l'autre, dilatent considérablement le vagin. M. Récamier, qui a rappelé l'usage du speculum, se sert d'un tube conique en étain poli, dont le calibre est proportionné à l'ampleur du vagin. Sa petite extrémité, coupée perpendiculairement à son épaisseur, est garnie d'un léger bourrelet qui lui permet d'embrasser le col de l'utérus sans le blesser. L'extrémité opposée, c'est-à-dire celle qui doit rester en dehors, est largement évasée et taillée de haut en bas en bec de flûte; elle a vingt-deux lignes de diamètre, tandis que la première n'en a que seize. Sa face interne, faisant l'office d'un réflecteur, éclaire d'une vive lumière les parties sur lesquelles est appuyée sa petite extrémité, lorsqu'on place une bougie à l'orifice antérieur de ce tuyau conique. Le canal qu'il forme permet de porter au besoin jusque sur le col de l'utérus des substances caustiques, sans crainte de léser les parois du vagin.

La longueur du speculum de M. Récamier devenant incommode lorsqu'on veut porter des remèdes ou des instrumens sur les parties malades, M. Dupuytren a jugé convenable de le faire réduire à la longueur ordinaire du vagin, et à fait ajouter une tige ou manche de cinq pouces de long, qui s'élève à angle droit du bord de son ouverture la plus large. Avec cette double modification le speculum est tenu dans le vagin d'une manière fixe, et on peut opérer sans aucune gêne en conservant le précieux avantage de bien voir ce qu'on fait. M. Dubois a fait pratiquer à cet instrument une échancrure vers sa région supérieure pour rendre les fistules urinaires accessibles à la vue.

Mme Boivin a apporté aussi quelques modifications à cet instrument : son speculum, construit d'après le modèle de l'ancien speculum à deux branches, se divise en deux parties qui glissent l'une sur l'autre; de chaque partie de ce tuyau cylindrique part une tige terminée par un anneau : les deux tiges sont à jonction passée comme celles des ciseaux.

D'autres changemens ont été apportés à cet instrument par M. Guillon. Le speculum proposé par ce médecin est en cuivre argenté et a cinq pouces de longueur; il se compose de deux segmens de tube réunis par leur plus long bord au moyen d'une charnière. Lorsque le speculum est fermé, il a la forme d'un cône tronqué aplati, dont la base offre une coupe oblique. Un embout d'ébène qui s'adapte au sommet en facilite tellement l'introduction, qu'on l'applique ordinairement sans douleur. Deux branches fixées à la base de cet instrument et une crémaillère, disposées à cet effet, servent à l'ouvrir et à le maintenir dans le degré d'élargissement qu'on juge convenable de lui donner; un troisième segment ou élargissure sert à le convertir en un tube complet et à dilater l'extrémité utérine du vagin.

Au moyen de ce speculum convenablement ouvert, on explore aisément le canal vulvo-utérin dans toute son étendue; et comme son élargissure qu'on adapte facilement, peut opérer une dilatation considérable de l'extrémité utérine de ce canal, sans augmenter celle de la vulve, à l'aide de cet instrument, les opérations que réclame l'état pathologique du vagin et de la matrice seront plus faciles et moins douloureuses.

M. Guillon, qui s'occupe avec zèle des maladies de l'utérus et de ses annexes, ayant reconnu que la distension de la vulve était la seule partie qui causât de la douleur, a fait construire un nouveau dilatatoire avec lequel on peut, sans augmenter celle-ci, produire une dilatation triple de l'extrémité utérine du vagin. Cet instrument qui consiste en six leviers du premier genre, qu'on fait mouvoir sur un cercle à l'aide d'une corde à boyau fixée à une sorte de cric qui lui sert de manche, peut être remplacé par le spéculum dont nous venons de parler.

Le speculum et le dilatatoire de M. Guillon construits dans de petites dimensions, servent aussi à explorer le rectum, et peuvent être également très-utiles pour conduire dans cette cavité certains agens thérapeutiques.

L'introduction du speculum, qu'on a le soin de graisser auparavant avec du beurre frais ou du cérat, est plus facile qu'on ne le croirait d'après son calibre, spécialement chez les femmes qui ont fait des enfans et qui n'ont aucune ulcération soit à la vulve, soit dans les parois du vagin. Lorsqu'on veut employer cet instrument, on doit placer la femme comme dans le cas où il devient nécessaire de procéder à l'accouchement artificiel.

Je ne crois pas devoir terminer cet article sans indiquer les moyens ingénieux proposés par Bombolzini et M. Ségalas. Le premier, destiné à explorer l'intérieur de l'estomac, de la vessie, de la matrice et la fin du gros intestin, consiste en deux tubes adossés l'un à l'autre, et à l'une des extrémités desquels sont placées deux glaces qui réfléchissent l'image des cavités dans lesquelles on le porte. L'un des conduits livre passage aux rayons lumineux qu'on fait arriver dans l'organe, et l'autre en ramène l'image au dehors sur un corps blanc où elle se retrace exactement. Pour réunir un plus grand nombre de rayons lumineux, on se sert d'une lampe à réflecteur.

M. Ségalas a lu à l'Académie des sciences une note sur un moyen d'éclairer l'urètre et la vessie, de manière à voir dans l'intérieur de ces organes. Ce moyen, qui semble avoir beaucoup d'analogie avec celui de Bombolzini, consiste en deux bougies, deux miroirs et des tubes cylindriques; il forme une sorte de lunette à laquelle ce médecin donne le nom de *speculum uretro-*

cystique. M. Ségalas, pour donner une idée de la clarté que son appareil jette dans la vessie et l'urètre, annonce qu'à son aide il parvient à lire dans le lieu le plus obscur et à quinze pouces de distance les caractères les plus fins de notre imprimerie. Le speculum urétro-cytique pourra donner, suivant son auteur, des notions utiles non-seulement sur l'état de la membrane muqueuse de la vessie et de l'urètre, mais encore sur les corps étrangers qui se développent dans ces organes, et particulièrement sur le calcul urinaire. M. Ségalas pense que cet appareil est susceptible en outre d'aller, avec de légères modifications, éclairer des parties jusqu'à présent inaccessibles à nos regards, telles que les régions profondes du rectum, du pharynx et des fosses nasales. (MURAT.)

SPERMACÉTI. *Voyez* CÉTINE.

SPERMATIQUE, adj., *spermaticus*, qui est relatif au sperme.

SPERMATIQUES (les artères) sont ordinairement au nombre de deux, une de chaque côté; quelquefois ce nombre est double. Elles naissent tantôt de l'aorte sur ses parties latérales ou antérieures, à une même hauteur ou à des hauteurs inégales, tantôt des artères rénales, ou de l'une des capsulaires. Il est plus rare qu'elles soient fournies par une artère lombaire, par l'iliaque externe, par l'hypogastrique ou par l'épigastrique du côté correspondant. Quoi qu'il en soit, elles se portent verticalement de haut en bas, et de dedans en dehors, derrière le péritoine, et au devant des uretères dont elles croisent la direction. Celle du côté droit passe en outre devant ou derrière la veine cave inférieure. Ces artères sont très-longues, très-grêles et flexueuses, et offrent des différences suivant les sexes.

Chez l'homme, l'artère spermatique se place à côté du canal déférent, sort avec lui par l'anneau inguinal, concourant à former le cordon spermatique avec la veine qui lui correspond, donne dans son trajet des ramifications à la membrane commune du cordon, de l'épididyme et du testicule dans lequel elle se ramifie spécialement. Dans son trajet, elle envoie en haut des rameaux au duodénum, au foie, au mésocolon transverse, à la capsule du rein, aux ganglions lymphatiques lombaires, à l'uretère, et s'anastomose avec les branches mésentériques et lombaires.

Chez la femme, cette artère est moins longue que chez l'homme, car elle ne sort pas de l'abdomen, et se termine à l'ovaire après avoir fourni des ramifications à la trompe de Fallope, au ligament rond de l'utérus, ainsi qu'à la partie supérieure de cet organe en s'anastomosant avec les artères utérines.

Ces artères sont mieux nommées *testiculaires* chez l'homme, et *artères de l'ovaire* chez la femme (Chaussier).

SPERMATIQUE (le canal ou conduit) n'est autre que le canal déférent. *Voyez* TESTICULE.

SPERMATIQUE (le cordon), qu'on nomme aussi *testiculaire*, se compose de l'artère et des veines spermatiques, de quelques autres vaisseaux sanguins peu volumineux, de vaisseaux lymphatiques, de filets nerveux provenant du plexus spermatique et de la branche génito-crurale du plexus lombo-abdominal, du conduit déférent, et fréquemment d'un cordon fibro-celluleux plein ou creux, qui s'étend du péritoine à la tunique vaginale du testicule, et dans lequel se forment les hydrocèles enkystées du cordon testiculaire. Ces différentes parties sont réunies entre elles par un tissu filamenteux, très-extensible sur lequel nous allons revenir dans un instant, et enveloppées successivement de dehors en dedans : 1° par la peau et le tissu cellulaire sous-cutané; 2° par un feuillet fibro-celluleux fourni par le *fascia superficialis*; 3° par les fibres charnues du muscle crémaster qui forment au devant et quelquefois en arrière du cordon des arcades très-marquées; 4° par la gaîne propre des vaisseaux spermatiques que le *fascia transversalis* forme au niveau de l'orifice supérieur du canal inguinal.

Le cordon spermatique est généralement moins long du côté droit que du côté gauche, et sa grosseur varie suivant les individus. Il est probable, comme le pense M. Jules Cloquet, d'après diverses expériences, que la force plus grande des fibres du crémaster du côté droit, et la situation plus élevée du testicule correspondant, dépendent des contractions plus vives et plus fréquentes que ce muscle éprouve pendant les efforts habituels du corps. Le cordon spermatique monte presque verticalement du bord supérieur du testicule à l'orifice du canal inguinal, pénètre dans ce canal dont il suit la direction, et de là dans l'abdomen au-dessous du péritoine, en croisant l'artère épigastrique, et formant un coude ordinairement arrondi en se portant en arrière; dans ce point de sa longueur, les parties qui le forment se séparent les unes des autres, le conduit déférent s'enfonçant dans l'excavation pelvienne, derrière la vessie, tandis que les vaisseaux sanguins et lymphatiques remontent vers la région lombaire.

Le tissu cellulaire lamelleux qui unit les vaisseaux spermatiques au péritoine et au muscle iliaque s'introduit avec eux dans l'orifice infundibuliforme du *fascia transversalis*, et conséquemment dans la gaîne du cordon, qui n'est que son prolongement. Il résulte des recherches de M. Jules Cloquet que chez certains sujets ce tissu est tellement serré et adhérent à l'orifice évasé de la gaîne, qu'il serait difficile de dire que celle-ci n'en provient point également : si on l'insuffle, la gaîne qui le contient se dilate, et alors si on le fend, on voit qu'il est formé de grandes mailles alongées très-extensibles. C'est au milieu de ce tissu, dans l'intérieur même de l'enveloppe membraneuse du cordon, que descend le sac de la hernie inguinale externe, tandis que les hernies inguinales internes se font toutes en dehors de cette gaîne. C'est lui aussi qui est le siége de l'hydrocèle par infiltration du cordon spermatique, maladie assez rare, et qu'il ne faut pas confondre avec l'infiltration du scrotum ; c'est encore dans ce tissu que s'accumule parfois une quantité plus ou moins grande de graisse qui peut être une cause d'erreur dans le diagnostic des hernies. Ce tissu celluleux et filamenteux enveloppe et accompagne les vaisseaux spermatiques jusqu'à l'endroit où ceux-ci pénètrent dans le testicule, et se confond aussi avec la gaîne du cordon : celle-ci se perd sur la tunique vaginale, qu'elle enveloppe en présentant quelquefois inférieurement un rétrécissement circulaire.

SPERMATIQUES (les plexus), au nombre de deux, sont formés par les plexus rénaux, et formés par des filets nerveux, nommés *spermatiques*, lesquels suivent le trajet des artères de ce nom jusqu'au testicule chez l'homme, et à l'ovaire ainsi qu'aux trompes de Fallope chez la femme, organes auxquels ils se distribuent.

SPERMATIQUES (les veines) sont assez nombreuses : il y en a deux ou trois de chaque côté. Elles remontent en accompagnant l'artère spermatique, et s'ouvrent dans la veine-cave inférieure, à droite, tandis que celles du côté gauche se rendent dans la veine rénale correspondante. Chez l'homme, ces veines forment au-dessus du testicule un réseau que l'on a nommé aussi *plexus spermatique*, et un autre au-devant du muscle psoas qu'on appelle *corps pampiniforme*. (MARJOLIN.)

SPERMATOCÈLE, s. f., de σπέρμα, sperme, et de κήλη, tumeur. Les anciens nommaient ainsi certains gonflemens des testicules, qu'ils regardaient comme produits par l'accumulation du sperme dans cet organe. En lisant attentivement les auteurs qui ont écrit sur cette affection, entre autres Morgagni, on voit qu'on a souvent désigné par ce nom des tumeurs qui n'étaient autre chose que des hernies inguinales, des varicocèles, etc. Mais s'il est peu d'observations exactes de cette maladie, on conçoit que des accidens peuvent résulter de l'accumulation et de la rétention du sperme dans les organes qui sont chargés de le sécréter et de le contenir. Les auteurs s'accordent à indiquer, comme prédisposés au spermatocèle, les hommes qui se livrent à la vie contemplative et religieuse; elle se montre également chez ceux qui, après des excès vénériens, vivent dans une continence absolue, mais surtout quand un obstacle quel qu'il soit s'oppose à l'évacuation du sperme.

On a donné comme symptômes de cette affection des tiraillemens dans les lombes, la rétraction des cordons testiculaires, un sentiment de douleur et de crispation qui s'étend des testicules à la verge, le gonflement et la rougeur du scrotum, des nodosités le long des vaisseaux déférens, etc. Il paraît aussi que les malades éprouvent promptement des symptômes cérébraux plus ou moins graves, qui s'expliquent très-bien par la sympathie qui existe entre les organes génitaux et l'encéphale.

Il est facile de prévoir ce qu'il faudrait faire, dans un cas où l'on aurait bien constaté l'existence d'une spermatocèle. L'évacuation de la cause de la maladie serait assurément le meilleur remède : mais si cette évacuation est impossible, comment s'assurer de la nature de l'obstacle qui s'y oppose? et quand la nature en serait connue, comment y remédier? Il faudrait alors calmer les accidens inflammatoires par le traitement antiphlogistique le plus sévère, les applications locales, les bains tièdes, etc., et tâcher ensuite d'en prévenir le retour par la prescription d'un régime très-doux et très-peu substantiel.

(J. CLOQUET.)

SPERMATOPÉE, adj., *spermatopœus*. On a donné ce nom aux alimens et aux médicamens auxquels on supposait la propriété de favoriser la sécrétion du sperme, d'augmenter la quantité de cette humeur. Il n'existe point de substances qui aient cette vertu spécifique; elles ne peuvent paraître agir de cette manière qu'en fortifiant la constitution, ou en produisant une excitation générale qui s'étend aux organes génitaux.

SPERME, s. m.; liquide sécrété dans les testicules, et qui lors de l'éjaculation se mêle à l'humeur liquide et laiteuse de la prostate. Ainsi mélangé, il est composé, d'après M. Vauquelin, de 900 parties d'eau, de 60 parties de mucus animal d'une nature particulière, de 10 de soude, de 30 de phosphate de chaux, et de quelques traces d'hydrochlorate et peut-être de nitrate de chaux. D'autres chimistes ont annoncé l'existence de deux ou de trois matières animales dans le sperme, sans les bien caractériser. Il est certain que l'on peut séparer de la liqueur spermatique dont nous parlons deux matières animales distinctes : l'une soluble dans l'eau froide, jouissant de caractères particuliers; l'autre, comme glutineuse, insoluble dans ce liquide; c'est ce qui sera mis hors de doute plus bas.

Le sperme est incolore et épais; abandonné à lui-même, il devient liquide au bout de vingt ou de vingt-cinq minutes et même plus tôt, si on l'a soumis à une douce chaleur. Distillé, il fournit beaucoup de sous-carbonate d'ammoniaque. Il s'épaissit et se prend en écailles solides, fragiles, demi-transparentes, semblables à la corne, lorsqu'il est exposé à l'air sec et chaud, et fournit du phosphate de chaux cristallisé; si l'air est chaud et humide, au contraire, il s'altère, jaunit, exhale l'odeur du poisson pourri, devient acide, et se recouvre d'une grande quantité de *byssus septica*. L'eau ne le dissout qu'en partie. Il est très-soluble dans les acides et moins soluble dans les alcalis.

Caractères des taches de sperme sur le linge (médecine légale).—Ces taches, que nous supposerons déjà parfaitement desséchées, sont en général minces, de couleur légèrement jaunâtre ou grisâtre, peu apparentes, au point que pour les bien apercevoir, on est souvent obligé de placer le linge entre l'œil et la lumière : pressées entre les doigts elles sont légèrement rudes, et résistent comme si elles eussent été empesées, tandis que les parties du linge qui n'ont pas été tachées conservent leur mollesse; elles sont inodores, à moins qu'on ne les humecte, car alors on ne tarde pas à sentir l'odeur du sperme. Si on approche du feu le linge ainsi taché, au bout d'une ou de deux minutes toutes les portions salies par du sperme *deviendront d'un jaune fauve*, tandis que les autres parties ne se coloreront pas, à moins que le linge n'ait été placé assez près du feu pour roussir : ce caractère, qui n'appartient à la matière d'aucun des écoulemens morbides que nous avons examinés, permet de distinguer sur l'étoffe plusieurs petites taches blanchâtres qu'il était impossible d'apercevoir avant de l'avoir chauffée. Dans cette expérience, le sperme ne paraît avoir éprouvé qu'un grand degré de dessiccation, puisqu'en laissant dans l'eau distillée pendant quelques heures le linge ainsi jauni, il perd sa couleur, et le liquide acquiert toutes les propriétés de la dissolution du sperme dans l'eau.

Lorsqu'on plonge pendant quelques heures dans l'eau distillée froide, les lambeaux tachés, on voit qu'ils s'humectent dans toute leur étendue, ce qui n'arriverait pas pour les parties tachées, si elles étaient salies par de la graisse : en ayant soin de presser de temps en temps ces lambeaux à l'aide d'un tube de verre, on voit qu'ils ne tardent pas à se décolorer et à se désempeser, mais ils deviennent *visqueux* et *répandent une odeur spermatique*, comme on peut s'en assurer en les comprimant entre les doigts. Le liquide, d'un blanc laiteux, troublé par une multitude de flocons, et par les fibrilles qui se sont détachées du linge, tarde beaucoup à s'éclaircir : si on le filtre et qu'on le fasse évaporer à une très-douce chaleur dans un petit verre à montre, on remarque des phénomènes dont on peut tirer beaucoup de parti pour reconnaître le sperme : 1° il est alcalin : quelquefois cependant il ne rétablit la couleur du papier de tournesol rougi par un acide, qu'après avoir été concentré par la chaleur; 2° si on l'évapore à un feu doux, il offre pendant l'opération l'aspect visqueux d'une dissolution gommeuse; il ne se coagule point, quoiqu'il laisse déposer quelques flocons *glutineux*, et sa consistance est tellement particulière, qu'il est difficile de ne pas accorder de l'importance à ce caractère; 3° lorsqu'il est évaporé jusqu'à siccité, il laisse un résidu demi-transparent, semblable au mucilage desséché, luisant, de couleur fauve ou à peine fauve, décomposable comme toutes les matières azotées à une température plus élevée, et qui, étant agité pendant deux ou trois minutes dans l'eau distillée froide, se partage en deux parties, l'une *glutineuse*, gris-jaunâtre, adhérente au doigt comme de la *glu*, insoluble dans l'eau, et soluble dans la potasse, l'autre soluble dans l'eau; 4° la dissolution aqueuse filtrée est incolore ou légèrement jaunâtre, transparente, et donne un précipité blanc floconneux par le chlore, l'alcohol, l'acétate et le sous-acétate de plomb et le deutochlorure de mercure : l'acide *nitrique pur et concentré* lui communique une légère teinte jaunâtre, *sans la troubler*, tandis qu'il a constamment précipité ou louchi les matières des divers écoulemens morbides qui se font par le vagin ou par le canal de l'urètre. La teinture alcoholique de noix de galle y fait naître un dépôt blanc grisâtre abondant; l'infusion aqueuse a agi de la même manière toutes les fois qu'elle était récente.

Mis dans l'alcohol à 38 degrés pendant vingt-quatre heures, le linge taché de sperme ne se désempèse pas, et la liqueur ne précipite pas par l'eau; cependant l'alcohol dissout une petite quantité de matière, car en l'évaporant jusqu'à siccité, on obtient un léger résidu.

Ces caractères suffisent pour distinguer les taches de sperme sur le linge, de celles que produisent la graisse, le mucus des narines, les lochies blanches et la matière de l'écoulement dans la leucorrhée aiguë et chronique, dans la blénorrhagie, dans la blénorrhée. Il est *quelquefois* moins aisé de distinguer une tache spermatique d'une tache formée par la salive; mais il est encore possible d'y parvenir, ce dernier liquide ne présentant dans aucune circonstance tous les caractères du sperme; d'ailleurs il n'est guère présumable que les chemises, sur lesquelles on est le plus souvent appelé à opérer, aient été tachées avec de la salive, d'autant plus que pour former avec ce liquide une tache appréciable, il faut en déposer à plusieurs reprises, et attendre que les premières parties appliquées soient desséchées, ce qui exige beaucoup de temps.

On concevra facilement qu'on ne peut tirer aucun parti des observations microscopiques pour reconnaître les taches dont nous parlons : les animalcules découverts dans le sperme humain par Lewenhoeck, fréquemment observés depuis par de Gleichen, Buffon et Spallanzani, et dont MM. Prévost et Dumas ont constaté l'existence dans tous les animaux mâles en état de puberté, ne sont plus appréciables lorsqu'après avoir desséché le sperme sur un linge, on le délaie dans l'eau pour l'examiner au microscope; en effet, quel que soit le ménagement que l'on apporte dans cette opération, les animalcules sont tellement désunis dans plusieurs points de leur corps, qu'il n'est plus possible de les apercevoir. Il n'en serait pas de même s'il s'agissait de distinguer du sperme déposé et desséché sur une lame de verre; les animalcules dont il s'agit n'ayant été ni froissés ni désunis dans ce cas, sont, on ne peut plus visibles, quoique sans mouvement; nous les avons parfaitement reconnus sur du sperme desséché depuis dix-huit ans. Mais c'est surtout immédiatement ou peu de temps après l'éjaculation, par exemple, une demi-heure, une heure et même deux heures après, que la présence de ces animalcules est facile à constater, car alors, indépendamment de leur forme, qui ressemble à celle d'un têtard, ils exécutent des mouvemens très-marqués, et l'on pourrait à la rigueur prononcer, d'après la seule existence d'animalcules *ainsi conformés*, que la liqueur soumise à l'examen est du sperme, puisqu'on ne les observe avec les mêmes caractères dans aucun autre liquide. Toutefois, pour ne rien laisser à désirer, on devrait chercher à reconnaître dans cette liqueur, les propriétés physiques et chimiques dont nous avons déjà fait mention. Les globules nombreux que l'on voit dans l'humeur de la prostate de plusieurs animaux ne manifestent aucune faculté locomotrice, sont toujours dépourvus de queue, et ne sauraient être assimilés aux animalcules spermatiques. (ORFILA.)

SPERNIOLE, *sperniolum;* nom sous lequel on désigne quelquefois le frai de grenouille. *Voyez* GRENOUILLE.

SPHACÈLE, s. m., *sphacelus*. Ce terme, qui est souvent employé comme synonyme de gangrène, est plus spécialement appliqué à la gangrène profonde de tout un organe, d'un membre, par exemple. *Voyez* GANGRÈNE.

SPHÉNO-ÉPINEUX, EUSE, adj., *spheno-spinosus*, qui est relatif à l'épine de l'os SPHÉNOÏDE. *Voyez* ce mot.

SPHÉNO-ÉPINEUSE (l'artère) ou méningée moyenne, est une branche de la MAXILLAIRE INTERNE. *Voyez* ce mot.

SPHÉNO-ÉPINEUX (le trou) est situé au devant de l'épine du sphénoïde, et donne passage à l'artère spléno-épineuse. *Voyez* SPHÉNOÏDE.

SPHÉNOIDAL, ALE, adj., *sphenoïdalis*, qui est relatif au sphénoïde.

SPHÉNOÏDAUX (les cornets) sont deux petits os minces et recourbés sur eux-mêmes, situés entre le sphénoïde et l'ethmoïde, avec lesquels ils sont confondus chez l'adulte. Ils ont la forme d'une pyramide creuse dont la base est tournée en arrière, et ferme les cellules creusées dans le corps du sphénoïde, tandis que leur sommet, qui est alongé, s'enfonce dans une rainure creusée en dedans de la base de l'apophyse ptérygoïde, et se trouve un peu recouvert par l'apophyse postérieure de l'os palatin. La face inférieure des cornets sphénoïdaux fait partie des fosses nasales, et fournit ordinairement un petit prolongement qui s'articule avec le vomer; leur face externe correspond en haut à l'ouverture des sinus sphénoïdaux, et concourt à former en bas, avec l'os du palais, le trou spléno-palatin. Ces os s'articulent avec le sphénoïde, l'ethmoïde, le vomer et l'os palatin. Les cornets sphénoïdaux, qui se développent par un seul point d'ossification, ont aussi reçu le nom de cornets de Bertin, parce que cet anatomiste les a décrits le premier.

SPHÉNOÏDALE (épine); nom donné à la crête saillante qui occupe la face inférieure du corps du sphénoïde, et qui s'articule avec le vomer : on appelle aussi *épine sphénoïdale,* l'apophyse triangulaire qui existe près du bord postérieur du sphénoïde, derrière le trou sphéno-épineux.

SPHÉNOÏDALE (la fente), ou orbitaire supérieure, est située entre la grande et la petite aile du sphénoïde, et occupe la partie supérieure et profonde de la cavité orbitaire.

SPHÉNOÏDAUX (les sinus), sont des cavités creusées dans l'épaisseur du corps du sphénoïde.

SPHÉNOIDE, s. m., *os basilare, sphénoïdale seu multiforme;* nom composé de σφὴν et εἶδος, qui est analogue à un coin.

Le sphénoïde est un os impair, symétrique, situé à la partie inférieure et moyenne de la base du crâne; sa forme irrégulière et difficile à déterminer a été comparée à celle d'une chauve-souris dont les ailes sont étendues. Sa partie moyenne, est à peu près cubique, on l'appelle le corps du sphénoïde, tandis que ses parties latérales sont surmontées de quatre apophyses considérables, qu'on distingue par les noms de grandes et petites ailes du sphénoïde. Considéré dans son ensemble et dans ses rapports avec les autres os de la base du crâne, cet os offre six faces que nous allons examiner successivement, ainsi que les bords qui leur correspondent.

La face supérieure, ou cérébrale, est inégale, concave, recouverte par la dure-mère, et présente d'avant en arrière : 1° sur sa partie moyenne, deux surfaces lisses, parallèles, correspondant aux pédicules des lobes olfactifs; une gouttière transversale sur laquelle appuie l'entrecroisement des nerfs optiques; la fosse pituitaire ou sus-sphénoïdale qui loge la glande pituitaire; une lame quadrilatère, inclinée en avant, faisant partie de la gouttière basilaire, et terminée latéralement et supérieurement par deux angles saillans, nommés *apophyses clinoïdes postérieures;* 2° sur chaque côté de la même face, on trouve une éminence aplatie de haut en bas, triangulaire, dirigée transversalement, correspondant inférieurement à la cavité orbitaire et à la fente sphénoïdale : c'est la *petite aile* ou *apophyse d'Ingrassias*, dont le bord antérieur s'articule avec le frontal, son bord postérieur forme en dedans un prolongement anguleux qui constitue l'apophyse clinoïde antérieure : sa base est percée obliquement par le trou optique, qui transmet le nerf optique dans la cavité orbitaire. Entre ce trou et l'apophyse clinoïde antérieure, est une gouttière qui loge l'artère carotide interne, et sur les côtés de la fosse pituitaire en existe une autre qui forme une partie des parois du sinus caverneux. Derrière et au-dessous de la petite aile du sphénoïde, on remarque une surface large, concave, inégale, creusée de plusieurs sillons, bornée en dehors par une facette raboteuse qui s'articule avec l'angle antérieur et inférieur du pariétal, et circonscrite en arrière par un bord concave qui s'articule avec le temporal. Cette surface est séparée de l'apophyse d'Ingrassias par la fente sphénoïadale, qui donne passage à des vaisseaux et à des nerfs; dans sa partie interne elle est traversée par le trou grand-rond ou maxillaire supérieur dans lequel passe le nerf de ce nom, par le trou ovale du maxillaire inférieur qui livre passage au nerf maxillaire inférieur, et par plusieurs autres ouvertures vasculaires, et entre autres par le trou petit-rond ou sphéno-épineux par lequel l'artère méningée pénètre dans le crâne.

La face gutturale ou inférieure du sphénoïde est très-inégale; sa partie moyenne est surmontée d'une crête qui se continue supérieurement avec la cloison des sinus sphénoïdaux, et qui s'unit inférieurement avec le vomer. Latéralement, et de dedans en dehors, on trouve, 1° une petite gouttière qui reçoit la lame du vomer; 2° une autre gouttière analogue qui concourt à la formation du conduit ptérygo-palatin; 3° l'apophyse ptérygoïde qui est dirigée en bas, et qui contribue à former en dedans l'ouverture postérieure des fosses nasales, et en dehors la fosse zygomatique : cette apophyse s'articule en avant avec l'os palatin; en arrière elle est creusée par un enfoncement qui constitue la fosse ptérygoïde; sa base est traversée par le conduit vidien ou ptérygoïdien, et des deux lames qui la terminent, l'une est interne, étroite, terminée par un crochet sur lequel se réfléchit le tendon du muscle péristaphylin externe; en dehors des apophyses ptérygoïdes, on voit les orifices inférieurs des trous maxillaire inférieur et sphéno-épineux.

La face antérieure ou orbito-nasale est irrégulière, plus large à la partie moyenne qu'à ses parties latérales, surmontée d'un angle saillant sur la ligne médiane, au-dessous duquel est une crête mince qui s'articule avec la lame perpendiculaire de l'ethmoïde, et se prolonge en arrière pour former la cloison des sinus sphénoïdaux dont l'ouverture est fermée par les cornets de Bertin; la cavité de ces sinus est d'autant plus large que le sujet est plus avancé en âge, et se trouve tapissée par un prolongement de la membrane pituitaire. En dehors de ces sinus on trouve des inégalités qui s'articulent en haut avec l'ethmoïde, et en bas avec l'os palatin; l'orifice antérieur du trou optique, et de la fente sphénoïdale; une surface plane, triangulaire, dirigée en avant et en dedans, et faisant partie des parois de l'orbite : cette surface est borné en haut par la fente sphénoïdale, en bas par un rebord arrondi qui concourt à former la fente sphéno-maxillaire, en avant par un bord inégal qui s'articule avec l'os malaire, et en dedans par l'orifice antérieur du trou ou conduit maxillaire supérieur.

La face postérieure ou occipitale du sphénoïde a peu d'étendue, présente à sa partie moyenne une surface rugueuse, quadrilatère qui s'articule avec l'apophyse basilaire de l'occipital, et sur les côtés, l'orifice postérieur du conduit vidien ou ptérygoïdien, et un bord rugueux qui se joint à la portion dure de l'os temporal.

Les faces externes ou zygomato-temporales, très-irrégulières comme les précédentes, sont dirigées en dehors et en haut, et présentent supérieurement une surface concave qui fait partie de la fosse temporale, inférieurement une autre surface également concave qui entre dans la composition de la fosse zygomatique : ces deux surfaces sont séparées par une crête transversale.

Des bords du sphénoïde, il y en a deux principaux : un antérieur, inégal, coupé en biseau, mince au milieu où il s'articule avec l'ethmoïde, et s'élargissant en dehors pour s'unir avec l'os frontal; un postérieur concave qui s'articule avec le temporal, et qui forme en arrière une saillie qu'on nomme *épine du sphénoïde*, et qui est enclavée dans l'angle rentrant formé par la réunion des portions écailleuse et pierreuse de l'os temporal.

Le sphénoïde est formé de deux lames de tissu compacte et de tissu celluleux qui est surtout très-abondant dans le corps de l'os avant le développement des sinus : il existe aussi dans l'épaisseur des grandes et des petites ailes, et dans les apophyses ptérygoïdes.

Le sphénoïde présente dans son développement des particularités que nous allons indiquer, et qui ont été signalées par Béclard. Cet os est évidemment formé dans le fœtus de deux os distincts, l'un postérieur ou sphéno-temporal, l'autre antérieur ou sphéno-orbitaire. L'os sphéno-temporal est, par une de ses parties du moins, l'un des os du crâne les plus précoces : de quarante à quarante-cinq jours, il paraît de chaque côté un point osseux à la réunion de l'apophyse temporale avec l'apophyse ptérygoïde externe. A quarante-cinq ou cinquante jours, ce point osseux, qui est le germe de la grande aile du sphénoïde, est déjà sensiblement prolongé en dehors pour former l'apophyse temporale, et en bas pour former l'apophyse ptérygoïde externe. Il va s'étendant dans tous les sens, et jusqu'après la naissance cette partie est distincte du corps de l'os. L'apophyse ptérygoïde interne, qui ne s'ossifie qu'au troisième mois, reste distincte jusqu'à cinq, époque où elle s'unit par son milieu avec l'apophyse ptérygoïde externe, et concourt par son développement en arrière à former la fosse ptérygoïde. Quant au corps du sphéno-temporal, c'est-à-dire à la partie postérieure du corps du sphénoïde en entier, il commence à s'ossifier de cinquante à soixante jours par deux germes qui se réunissent vers trois mois, et composent un corps osseux étendu transversalement, échancré en arrière, et surtout en avant, ce qui rappelle son mode de formation ; mais à la naissance, sa forme est à peu près cubique, aplatie de haut en bas, et forme la fosse sus-sphénoïdale ou pituitaire. Quelques mois après la naissance, les trois parties du sphéno-temporal s'unissent entre elles ; et vers dix-huit ans, il s'unit à l'apophyse basilaire de l'occipital. Cet os sphéno-temporal forme une seconde vertèbre céphalique.

La portion antérieure du sphénoïde, ou l'os sphéno-orbitaire, ou sphénoïde antérieur, ne se développe pas d'une manière uniforme. Cependant il a toujours deux parties latérales (les petites ailes ou apophyses d'Ingrassias); mais la partie moyenne est formée tantôt par un noyau particulier, tantôt par la réunion médiane des deux parties latérales. Les petites ailes commencent à s'ossifier vers quarante à cinquante jours par un seul germe osseux qui embrasse le nerf optique, et fréquemment aussi on rencontre un autre point osseux au côté interne de la circonférence du trou optique : tous les deux se réunissent vers le milieu de la vie intrà-utérine. Le corps du sphéno-orbitaire, ou sphénoïde antérieur, se développe tantôt par un germe unique, tantôt par l'union des deux germes des petites ailes au devant desquels il se joint quelquefois un germe impair. Quand il y a un germe unique pour le corps, il est triangulaire et correspond à la crête du sphénoïde et à la cloison future des sinus sphénoïdaux; mais il est plus fréquent de voir cette ossification résulter de l'union des germes latéraux qui représentent les petites ailes. Vers huit mois de conception, les diverses parties du sphénoïde antérieur, qui constitue une troisième vertèbre céphalique, s'unissent entre elles et avec le corps du sphénoïde postérieur.

SPHÉNO-MAXILLAIRE, adj., *spheno-maxillaris*, qui est relatif aux os maxillaire et sphénoïde.

SPHÉNO-MAXILLAIRE (la fente) ou orbitaire inférieure, est située à la partie postérieure de l'angle de réunion des parois externe et inférieure de la cavité orbitaire : elle est formée en bas par les os maxillaire et palatin, en haut par le sphénoïde, et complétée en avant par l'os malaire. *Voyez* TÊTE.

SPHÉNO-MAXILLAIRE (fente); tel est le nom que plusieurs anatomistes ont donné à un enfoncement qui existe à la réunion des fentes sphéno-maxillaire et ptérygo-maxillaire.

SPHÉNO-ORBITAIRE, *spheno-orbitalis*, adj. et s. m. Béclard a donné le nom d'os sphéno-orbitaire à la partie antérieure du corps du sphénoïde qui se développe par un nombre variable de points d'ossification. *Voyez* SPHÉNOÏDE.

SPHÉNO-PALATIN, INE, adj., *spheno-palatinus*; qui est relatif aux os sphénoïde et palatin.

SPHÉNO-PALATINE (l'artère) est une ramification qui termine en quelque sorte l'artère MAXILLAIRE interne. *Voyez* ce mot.

SPHÉNO-PALATIN (le ganglion) est situé en dehors du trou

sphéno-palatin, dans la fente ptérygo-maxillaire. Les rapports directs de ce ganglion avec le nerf maxillaire supérieur ont fait joindre sa description à celle de ce tronc nerveux. *Voyez* MAXILLIARE.

SPHÉNO-PALATIN (muscle); dénomination donnée par Morgagni et Cowper au muscle PÉRISTAPHYLIN interne. *Voy.* ce mot.

SPHÉNO-PALATIN (les nerfs) ont été décrits avec le ganglion de ce nom. *Voyez* MAXILLAIRE.

SPHÉNO-PALATIN (le trou) est une ouverture arrondie formée par le rapprochement de la portion verticale de l'os palatin et du sphénoïde. Il établit une communication entre les fosses nasale et zygomatique.

SPHÉNO-PARIÉTAL, ALE, adj., *spheno parietalis*, qui a rapport au sphénoïde et au pariétal. On a donné ce nom à la suture qui unit l'extrémité des grandes ailes du sphénoïde avec l'angle inférieur et antérieur du pariétal.

SPHÉNO-TEMPORAL, adj., *spheno temporalis*, qui appartient au sphénoïde et au temporal. On appelle ainsi la suture qui joint les grandes ailes du sphénoïde avec la portion écailleuse du temporal. Béclard a nommé *os spheno-temporal* la partie postérieure du corps du SPHÉNOÏDE, qui se développe par deux points d'ossification. *Voyez* ce mot.

SPHINCTER, s. m., *sphincter*, de σφίγγω, je serre. Nom donné à plusieurs muscles annulaires qui ont pour usage de fermer ou de resserrer certaines ouvertures naturelles : quelques auteurs l'ont appliqué à des muscles qui ont une dénomination particulière, comme l'ORBICULAIRE des lèvres, que Douglas a appelé *sphincter des lèvres*, et les trois muscles constricteurs du PHARYNX que Cowper a nommé *sphincter du gosier* : tel est aussi le nom sous lequel Santorini désigne le CONSTRICTEUR du vagin (*voyez* ce mot). Mais la dénomination de *sphincter* est spécialement donné aux muscles suivans.

SPHINCTER (le muscle) *externe de l'anus* est membraneux, ovalaire, et entoure l'extrémité inférieure du rectum. Il s'insère au sommet du coccyx par une espèce de tendon duquel partent deux faisceaux charnus qui se prolongent sur les côtés de l'anus, et se réunissent de nouveau au devant de cette ouverture en formant un angle alongé qui se confond en partie avec le muscle bulbo-caverneux, et semble s'épanouir en partie dans le tissu cellulaire.

Ce muscle correspond en arrière à la peau, en avant au releveur de l'anus, et tout-à-fait antérieurement ses fibres se confondent avec celles des muscles bulbo-caverneux et transverse du périnée. Les usages de ce muscle sont, comme son nom l'indique, de resserrer et de fermer l'anus : il tire en même temps en arrière le bulbe de l'urètre.

SPHINCTER (le muscle) *interne de l'anus*, analogue au précédent, est décrit isolément par différens anatomistes, tandis que le plus grand nombre le considèrent comme la terminaison des fibres circulaires du rectum : il est annulaire, placé autour de l'extrémité inférieure du rectum, dans l'étendue d'un travers de doigt environ. Il a les mêmes usages que le précédent relativement au rectum seulement.

SPHINCTER (le muscle) de la vessie entoure le col de cet organe, et est formé de fibres blanchâtres, fibro-celluleuses, élastiques et circulaires, que plusieurs anatomistes ne considèrent pas comme un muscle particulier. (MARJOLIN.)

SPHYGMIQUE, adj., *sphygmicus*; de σφυγμὸς, pouls; qui concerne le pouls. On n'emploie guère cette épithète qu'appliquée au mot *art* (*art sphygmique*), pour désigner la branche particulière de la séméiotique qui a pour but la connaissance du pouls.

SPICA, s. m. Mot latin qui signifie *épi*, et qu'on a conservé dans notre langue pour désigner une espèce de bandage, ainsi appelé parce qu'on a cru trouver de la ressemblance entre les circonvolusions ou tours de bande qui le composent, et l'ordre suivant lequel sont disposés les rangs d'un épi de blé. Ce bandage varie suivant les régions du corps sur lesquelles on l'applique.

Le *spica de l'épaule* exige une bande roulée à un chef qui ait trois doigts de largeur et six aunes de longueur. Avant de procéder à son application, on doit protéger les bords de l'aisselle contre les effets de la compression au moyen de quelques compresses douces. Après avoir placé le chef de la bande sous l'aisselle opposée, on dirige le globe de derrière en devant, en croisant obliquement les deux épaules; on passe ensuite sur la tête de l'humérus, sous l'aisselle du côté malade; on vient de là croiser sur le deltoïde, on descend sur la partie antérieure de la poitrine, puis sous l'aisselle où on assujettit l'extrémité de la bande. On recommence trois ou quatre fois en ayant le soin de faire à chaque fois une doloire; après avoir entouré la partie supérieure du bras d'une circulaire, on remonte et on ramène la bande sous l'autre aisselle; on termine enfin par des circulaires autour du corps. On se sert de ce bandage dans les luxations de l'humérus, dans les fractures de l'acromion et de l'extrémité scapulaire de la clavicule; mais dans ce dernier cas on doit faire les croisés non pas sur la tête de l'humérus, mais bien sur la clavicule.

Le spica de l'aine s'applique de la manière suivante : on pose le chef de la bande sur l'épine antérieure de l'os iléon du côté malade; on descend obliquement sur l'aine entre la cuisse et les parties génitales, sur le périnée; on entoure ensuite la cuisse en arrière, on revient sur l'aine où on fait un croisé; on continue l'application en portant la bande sur le pubis, sur l'os ilium du côté opposé, autour du corps, au-dessus des fesses, et on revient sur le chef de la bande; on parcourt quatre ou cinq fois le même trajet en faisant des doloires; on finit par des circulaires autour du corps. On emploie ce bandage pour le bubonocèle et pour la luxation du fémur : il est nécessaire, lorsqu'on se sert du spica dans ce dernier cas, que les croisés se fassent non pas sur l'aine, mais sur la partie interne et supérieure de la cuisse. (MURAT.)

SPICA NARD. *Voyez* NARD.

SPINA BIFIDA, terme latin qui a passé en français, et qui signifie *épine divisée en deux;* il sert à désigner la variété de l'hydrorachis dans laquelle les vertèbres sont déformées, séparées. *Voyez* HYDRORACHIS et MOELLE (pathologie).

SPINA VENTOSA, s. m., ou VENTUM SPINÆ, *spinæ ventositas, flatum spineum,* épine venteuse, etc. Les Arabes désignaient par ces noms une maladie dans laquelle du pus formé dans l'intérieur d'un os se fraie une issue pour sortir à travers la peau. Le mot *spina* représentait, suivant eux, le caractère de douleur propre à cette maladie, et celui de *ventosa* l'espèce de gonflement emphysémateux qu'elle présente. Aujourd'hui on entend par *spina ventosa* une affection des os, inconnue des anciens, qui consiste dans la distension plus ou moins considérable, l'amincissement progressif et la perforation des parois du canal médullaire, et dont le siége paraît être dans la membrane du même nom. C'est l'opinion de Béclard, qui en distingue trois espèces, suivant le genre d'altération pathologique qu'on rencontre après la mort, et qui pense que le développement considérable de l'os tient à l'accroissement extraordinaire de la membrane médullaire; c'est celle d'Astley Cooper, qui considère l'ostéo-sarcome et le spina ventosa comme des variétés d'une seule et même maladie à laquelle il donne le nom d'*exostose fongueuse de la membrane médullaire*. M. le professeur Boyer, au contraire, croit que le spina ventosa a pour principe une affection simultanée du tissu osseux et de l'organe médullaire.

Il existe deux espèces de *spina ventosa*, l'une qui est fréquente chez les enfans jusqu'à l'âge de la puberté, et l'autre qui affecte surtout les adultes. La première dépend de l'affection scrofuleuse, et se développe surtout aux os du métacarpe, du métatarse, aux phalanges, et quelquefois même à l'astragale et au calcanéum. Je l'ai rencontrée deux fois ayant son siége sur ces deux derniers os. Un gonflement dur et fusiforme de l'os malade, quelquefois indolent, mais assez ordinairement précédé et accompagné de douleurs sourdes, qui n'altère les mouvemens que quand il est arrivé au point de dévier les tendons ou de déformer les surfaces articulaires, tel est le symptôme de la première période de cette affection. Bientôt les parties molles fortement distendues s'ulcèrent, et donnent issue à du sang ou à un pus séreux et sanguinolent; les ulcères deviennent fistuleux, et si l'on vient à introduire une sonde dans leur intérieur, on voit qu'ils répondent à des ouvertures du cylindre osseux au fond desquelles on rencontre une cavité remplie d'un tissu mollasse. Dans cet état, la maladie peut durer un temps plus ou moins long; et si l'enfant atteint l'âge de la puberté, pourvu que la suppuration et les douleurs n'aient pas détérioré sa constitution, la portion d'os malade se nécrose, se sépare, le reste de l'os s'affaisse, et la guérison s'opère au moyen d'une cicatrice enfoncée.

La seconde espèce, beaucoup plus grave, mais plus rare, affecte spécialement les os longs des membres : dans le fémur, c'est ordinairement la partie inférieure qui est malade; dans l'humérus, le tibia et le péroné, c'est la partie supérieure. Cette maladie s'annonce le plus souvent par des douleurs aiguës, profondes, qui existent quelquefois long-temps avant qu'on aperçoive le moindre gonflement. Il n'est pas rare cependant que la tumeur, se développant peu à peu, ait acquis un volume considérable avant que des douleurs vives s'y soient fait sentir. Dans les deux cas, d'ailleurs, la tuméfaction s'empare de toute la circonférence du membre ; la compression n'y développe pas de douleur, et ses inégalités, sa dureté, achèvent de déceler son point de départ. On a vu la tumeur parvenue à un volume considérable, devenir indolente, rester stationnaire, et subsister ainsi pendant long-temps sans altérer les parties molles, sans gêner beaucoup les mouvemens du membre. Le plus souvent, au contraire, elle continue à faire des progrès, et elle se couvre de saillies, d'éminences d'une consistance tout-à-fait particulière, et qui laisse dans l'incertitude sur l'existence d'un liquide dans leur intérieur. Mais bientôt leur sommet s'enflamme, les parties molles s'ulcèrent, et il s'établit des fistules qui sont entretenues par l'écoulement d'une matière purulente et ichoreuse, et qui présentent à peu près les mêmes caractères que dans l'espèce précédente. Cependant, la tumeur s'accroît de nouveau, la maladie continue à s'aggraver, et elle retentit bientôt dans toute l'économie. A mesure que les bords des ouvertures fistuleuses se dépriment, que le pus qu'elles fournissent se détériore, la fièvre, d'irrégulière qu'elle était, devient continue, les fonctions digestives s'altèrent ; un dévoiement abondant et opiniâtre, une insomnie invincible causée par la violence et la continuité des douleurs, usent rapidement alors les forces du malade, et il succombe épuisé.

Lorsqu'on vient à disséquer la tumeur qui constitue le spina ventosa, on trouve de dehors en dedans, 1° les parties molles dans un état de distension et d'amincissement considérable, quelquefois confondues entre elles, et le plus souvent criblées par les ouvertures fistuleuses à bords renversés en dedans, que nous avons décrites plus haut ; 2° l'os malade, dont l'état varie beaucoup. Tantôt, en effet, son tissu est sain, et n'a éprouvé qu'une dilatation plus ou moins grande, une simple extension ; il forme une cavité globuleuse ou fusiforme ; il constitue une enveloppe quelquefois énormément dilatée, presque toujours perforée, et traversée par des végétations de la membrane médullaire dégénérée. Tantôt, au contraire, l'os est lui-même altéré ; il est affecté de nécrose, la carie s'est emparée de ses lames internes, ou bien on trouve entre lui et le périoste une masse cartilagineuse dans l'épaisseur de laquelle il s'est développé des rayons osseux de formes extrêmement variées, et dont quelques-uns tendent à se réunir aux lames externes de l'os primitif. 3° enfin l'organe primitivement affecté, la membrane médullaire, a éprouvé une altération considérable. Chez les enfans, et surtout dans les spina ventosa qui affectent le métacarpe, le tarse, le métatarse et les phalanges, presque toujours cette altération consiste en une substance rouge très-vasculaire, dont la nature n'est pas bien déterminée, mais qui a beaucoup d'analogie avec le fungus hœmatodes, ainsi que l'a très-bien vu Astley Cooper. Dans d'autres cas, la tumeur est fibreuse et cartilagineuse, ou bien elle ressemble à de la matière tuberculeuse non ramollie. La troisième espèce d'altération que subit la membrane médullaire dans l'affection qui nous occupe, est de nature cancéreuse; la cavité osseuse est alors remplie par des masses de tissu squirrheux ou par des végétations cérébriformes qui ont traversé sa substance, et ont bourgeonné quelquefois jusqu'au niveau des tégumens. Au milieu de ces désordres, et quoique la tumeur, presque toujours développée vers l'extrémité des os, ait par son volume complétement déformé l'articulation voisine, il est très rare que l'affection se soit propagée aux surfaces articulaires; elle fait fort peu de progrès dans ce sens, et c'est ce qui explique la possibilité des mouvemens étendus que peuvent exécuter les malades, même dans un degré avancé de l'affection, pourvu que l'os, malgré sa raréfaction, soit encore assez solide pour supporter le poids du corps, et que l'intensité des douleurs n'ait pas d'ailleurs trop altéré les forces du malade.

Le spinosa ventosa qui attaque les enfans est bien certainement de nature scrofuleuse; les sujets qui en sont atteints ont presque toujours les caractères prononcés d'une constitution extrêmement lymphatique, quand même ils ne présentent pas d'autres symptômes de scrofules. Chez les adultes, la maladie se développe quelquefois dans les mêmes circonstances, de sorte que le vice scrofuleux peut être regardé comme la cause la mieux avérée du spina ventosa. Il n'en est pas de même de la maladie syphilitique; il est assez probable cependant que les douleurs ostéocopes, si fréquentes dans cette affection, quand elle est devenue constitutionnelle, dépendent de l'inflammation de la membrane médullaire; mais quelque rationnel qu'il soit de penser que cette inflammation prolongée peut amener à sa suite les altérations que nous avons indiquées, si l'on interroge l'expérience, on voit que le traitement antisyphilitique n'arrête pas les progrès du spina ventosa, tandis que tous les jours on a occasion de constater son efficacité contre les exostoses de nature vénérienne. Le vice dartreux, le rhumatisme, la suppression des anciens ulcères, ont été considérés par les auteurs comme pouvant donner lieu au spina ventosa; peut-être la difficulté où l'on est souvent de déterminer la véritable cause de cette affection aura-t-elle fait quelquefois recourir à des explications forcées qui n'avaient d'autre fondement que la coïncidence ou la succession des phénomènes morbides; mais il est certain que les violences extérieures, les coups, les chutes, lui ont souvent donné naissance. J'ai vu amputer la cuisse à un jeune homme qui, après une chute sur la partie extérieure du genou, vit se développer un spina ventosa énorme de la face externe du péroné, et cela en quelques mois.

Si l'on compare ce qui a été dit de l'ostéo-sarcome avec la description que nous venons de faire du spina ventosa, on verra que ces deux maladies ont beaucoup de caractères qui leur sont communs. Aussi plusieurs chirurgiens les regardent-ils comme de simples variétés d'une même affection. Cependant leur marche n'est pas la même. L'ostéo-sarcome se développe beaucoup plus rapidement que le spina ventosa, qui ordinairement emploie des années à son développement; il est accompagné de douleurs beaucoup plus aiguës et plus constantes; enfin il affecte beaucoup de parties dans lesquelles on ne rencontre pas le spina ventosa. On peut encore confondre le spina ventosa avec l'exostose, quand il n'existe encore qu'un gonflement de l'os peu considérable, et même à une époque plus avancée de la maladie, quand l'os affecté est situé profondément sous une grande épaisseur de parties molles. Il est vrai que l'exostose est bornée à un point de la circonférence de l'os, tandis que le spina ventosa l'envahit tout entier. Néanmoins il peut rester beaucoup d'obscurité et d'incertitude dans un cas semblable, surtout à cause des inégalités que présente le spina ventosa à son origine.

Le spina ventosa des enfans n'est pas dangereux; sa marche est lente comme celle de toutes les maladies de nature scrofuleuse, et il guérit le plus souvent dans les mêmes circonstances. Celui qui attaque les adultes est d'autant plus grave que ses progrès sont plus rapides, que le malade est plus âgé, sa constitution plus détériorée, etc. Ordinairement cette maladie subsiste assez long-temps sans causer de vives douleurs, et elle n'expose les jours du malade que quand elle est ulcérée. Mais dans tous les cas, elle est bien plus dangereuse quand elle a envahi un point très-rapproché du tronc.

Il n'est peut-être aucun moyen topique ou pharmaceutique auquel on n'ait eu recours contre le spina ventosa; mais c'est surtout l'incision et la cautérisation qui ont été proposées. On a prescrit d'inciser largement sur la tumeur dès son origine, de trépaner l'os malade, et d'introduire dans sa cavité de la teinture de myrrhe, d'aloès, ou quelque autre médicament excitant; mais avant d'entreprendre une semblable opération, il faudrait au moins bien s'assurer de la nature de la maladie à laquelle on a affaire, et nous avons insisté plus haut sur la difficulté que l'on éprouve souvent dans le diagnostic de cette affection. D'ailleurs, l'efficacité de ce mode de traitement, bien démontrée dans quelques cas de carie, n'est rien moins que prouvée dans les cas d'altérations de la membrane médullaire que nous avons décrites plus haut, encore bien que des modernes aient sanctionné les préceptes des auteurs à cet égard; et elle restera toujours fort douteuse, tant qu'elle ne reposera pas sur des faits bien observés.

On assure avoir guéri des spina ventosa par l'application du feu, après avoir pénétré dans l'intérieur de la tumeur : cela n'est pas impossible, mais les observations dans lesquelles il est question de ces opérations sont faites en général avec trop peu de soin et de détails pour résoudre tout-à-fait la question. Ce moyen est assurément beaucoup plus rationnel et beaucoup mieux indiqué que le précédent; cependant il aura toujours contre lui la difficulté très-grande de détruire, à travers les ouvertures pratiquées par le trépan, toute l'étendue des altérations de la membrane médullaire et de la face interne de l'os, si ce dernier participe de la maladie. Quelques portions de la tumeur qui auraient échappé au fer rouge ne pourraient-elles pas reproduire l'affection? Au reste, il se passerait vraisemblablement après cette opération, si elle réussissait, ce qui a lieu dans le spina ventosa des enfans dont la nature opère la guérison, c'est-à-dire que les lames externes de l'os se nécroseraient, comme nous l'avons vu à l'article NÉCROSE, n°s 2, 3; et de l'ossification d'une lymphe albumineuse déposée à la face interne du périoste, résulterait un os de nouvelle formation, qui se confondrait avec les lames externes de l'ancien, si ce dernier n'avait été frappé de mort dans toute son épaisseur. La connaissance des phénomènes pathologiques du tissu osseux, et l'existence de la plaque cartilagineuse que nous avons dit exister assez souvent à la face externe des os affectés de spina ventosa, donnent à cette opinion le caractère de la certitude.

Quoi qu'il en soit, tant que la maladie n'intéresse point la constitution du malade, il faut se borner à calmer les douleurs par des applications narcotiques : des cataplasmes de jusquiame, de morelle, arrosés de préparations de pavot ou d'opium, et des fomentations faites avec des décoctions des mêmes plantes, remplissent assez bien cette indication.

On ne doit point ouvrir la tumeur, quelle que soit l'imminence de son ulcération. Sa distension dépend des progrès de la maladie, bien plus que de l'accumulation du pus qui s'en écoule toujours peu abondamment ; et l'on a remarqué qu'ils augmentent plus rapidement quand l'air a pénétré dans l'intérieur de l'os.

Quand le spina ventosa a acquis un volume considérable, que les parties molles sont criblées d'ouvertures fistuleuses ; lorsque le malade est affaibli par l'écoulement d'un pus ichoreux et fétide, par les douleurs, par l'insomnie et la fièvre, il faut se hâter de faire l'amputation du membre. Cette opération doit être pratiquée de bonne heure quand la maladie est voisine du tronc ; plus tard elle pourrait devenir impossible.

On ne recourt à ce moyen chez les enfans, que dans les cas extrêmes, et quand on a bien acquis la certitude de l'inutilité du traitement anti-scrofuleux. (J. CLOQUET.)

SPINAL, ALE, adj., *spinalis*, qui a rapport à l'épine du dos ou rachis.

SPINALES (les artères) sont au nombre de trois, une antérieure et deux postérieures : leur description a été donnée avec celle des vertébrales dont elles sont des branches. *Voyez* SOUS-CLAVIÈRE.

SPINAL (le nerf) ou accessoire de Willis, que Ch. Bell nomme nerf respiratoire supérieur du tronc à cause de ses usages, s'insère assez bas sur la moelle épinière, et suit un trajet fort remarquable avant sa sortie du crâne. En effet, son premier filet d'origine correspond le plus souvent au niveau des racines de la quatrième paire cervicale, et quelquefois vis-à-vis la sixième et même la septième : il est rare de la voir commencer plus haut que la quatrième; en outre, ces limites ne sont pas les mêmes des deux côtés, et il arrive parfois que les deux nerfs spinaux correspondent chacun de leur côté à des hauteurs différentes. Quoi qu'il en soit, de ce premier point de jonction avec la moelle épinière le nerf spinal remonte latéralement entre le ligament dentelé et les racines postérieures des nerfs cervicaux correspondans, et reçoit successivement de nouveaux filets implantés les uns au-dessus des autres par deux ou trois racines chacun; ces filets, qui augmentent progressivement le volume du nerf spinal, sont fixés exclusivement, suivant Ch. Bell et Bellingeri, sur la bandelette médullaire latérale, indépendante des cordons antérieurs et postérieurs de la moelle épinière, laquelle sert également à l'insertion des racines du nerf pneumo-gastrique et du respiratoire de la face; selon Bellingeri, ces filets ne sont en communication qu'avec la substance blanche dans laquelle ils pénètrent profondément. On ne voit que très-rarement le nerf spinal communiquer dans son trajet avec le second nerf cervical, mais plus souvent il communique par un ou plusieurs filets avec la racine postérieure du nerf sous-occipital. Quand le nerf spinal a franchi le trou occipital et pénétré dans le crâne, il se porte en dehors et en haut, et sort par le trou déchiré postérieur avec le tronc du pneumo-gastrique auquel il se trouve très-intimement uni, et dégagé ensuite du canal fibreux qui les contenait, il s'écarte de ce tronc nerveux, se réunit à l'hypoglosse, puis l'abandonne, se porte derrière la veine jugulaire interne le long de laquelle il descend; il se jette bientôt en dehors dans le muscle sterno-mastoïdien, le traverse à la hauteur de son tiers supérieur, et devenant plus superficiel, il s'engage sous le trapèze, et se porte sur la face antérieure de ce muscle dans lequel il se termine.

Avant de pénétrer dans le muscle sterno-mastoïdien, le tronc du nerf spinal donne une branche assez considérable d'où se détachent un ou deux filets qui se réunissent à un troisième fourni par le pneumo-gastrique, et leur réunion constitue le rameau pharyngien. Parvenue au-dessous de l'origine du rameau laryngé, la même branche se divise en plusieurs filets qui s'unissent intimement à ceux qui forment le tronc du nerf pneumo-gastrique qui offre dans ce point une disposition plexiforme. Jusqu'au muscle sterno-mastoïdien, le nerf spinal ne fournit aucun filet, mais en sortant de la partie postérieure de ce muscle, il communique avec une branche de la troisième paire cervicale qui monte derrière ce muscle, et avec une autre provenant du second nerf cervical. Le tronc du nerf spinal descend alors sur le col, et se divise en quatre ou cinq rameaux qui se distribuent dans le muscle trapèze, où ils se subdivisent un grand nombre de fois : le plus inférieur de ces rameaux reçoit un long filet descendant de la seconde paire cervicale, et descend ainsi sous le muscle trapèze et derrière la clavicule : ce filet est exclusivement destiné au trapèze, et derrière le scapulum il reçoit encore plusieurs filets des nerfs spinaux dont les anastomoses forment une sorte de plexus d'où se détachent des ramuscules qui suivent le bord inférieur du muscle trapèze dans lequel ils se terminent.

Si l'on examine le nerf spinal dans son ensemble, on voit qu'il est tout-à-fait analogue aux nerfs respiratoires; qu'il distribue des filets anastomotiques aux nerfs de la langue, du pharynx et du larynx; qu'il se joint au pneumo-gastrique, et que toutes ses branches se rendent au sterno-mastoïdien et au trapèze, sans fournir une seule ramification à d'autres muscles et à la peau. C'est d'après cette distribution que Ch. Bell l'a considéré comme le nerf respiratoire supérieur du tronc, et cette opinion me paraît très-fondée. Quant à son insertion sur une bandelette isolée dans la moelle épinière, ce point a besoin encore de vérification, car, comme je l'ai déjà dit dans un autre article (*voy.* MOELLE), l'existence de cette bandelette au delà du bulbe rachidien n'est pas très-distincte. Bellingeri, qui admet comme Ch. Bell cette disposition anatomique, pense aussi que le nerf spinal est au nombre de ceux qui ont une part active dans les mouvemens respiratoires, que sa distribution prouve en même temps que toute la partie externe de ce nerf préside uniquement au mouvement et non au sentiment, tandis que sa branche interne, c'est-à-dire celle qu'il fournit avant de pénétrer dans le muscle sterno-mastoïdien, a rapport exclusivement à des fonctions instinctives et involontaires.

(C. P. OLLIVIER.)

SPIROIDE, adj., *spiroides.* On a donné ce nom à l'aqueduc de Fallope. *Voy.* OREILLE.

SPLANCHNIQUE, adj., *splanchnicus*, qui a rapport aux viscères : ce mot est synonyme de *viscéral*.

SPLANCHNIQUES (cavités) : nom commun donné aux trois grandes cavités du corps, le crâne, le thorax et l'abdomen.

SPLANCHNIQUES (les nerfs) sont au nombre de quatre, deux à droite et deux à gauche : ils sont fournis par le grand SYMPATHIQUE. *Voyez* ce mot.

SPLANCHNOLOGIE, s. f., *splanchnologia;* partie de l'anatomie qui traite des viscères. Elle apprend à connaître le mécanisme des fonctions plus ou moins complexes que les organes sont appelés à remplir, et les notions qu'elle fournit sont de la plus grande importance dans l'étude des maladies organiques qui se manifestent par des changemens dans la conformation extérieure et dans la structure interne des parties. Enfin, elle apprend à distinguer l'état sain des organes de leur état morbide quand on est appelé à les examiner sur le cadavre.

SPLANCHNOTOMIE, s. f., *splanchnotomia;* dissection des viscères.

SPLÉEN, s. m. Mot anglais qui signifie rate, et employé quelquefois pour désigner l'hypocondrie si commune chez les Anglais, et que l'on attribuait à l'influence de la rate ou d'une humeur noire dont cet organe était la source prétendue. *Voyez* HYPOCONDRIE.

SPLÉNALGIE, s. f., *splenalgia;* de σπλὴν, rate, et de ἄλγος, douleur. Douleur ressentie dans la rate, ou du moins dans la région de cet organe. *Voyez* SPLÉNITE, et les articles DOULEUR, NÉVRALGIE.

SPLÉNIQUE, adj., *splenicus*, qui est relatif à la rate.

SPLÉNIQUE (l'artère) est la plus grosse des branches du tronc COELIAQUE, et aussitôt après son origine elle se porte de droite à gauche au-dessous de l'estomac et derrière lui, en formant des flexuosités plus ou moins nombreuses, et en côtoyant le bord supérieur du pancréas, jusqu'à la scissure de la rate. Dans ce trajet elle fournit plusieurs rameaux qui méritent une description particulière. Les premiers sont les artères *pancréatiques moyennes et gauches*, dont la grosseur est assez grande : ces vaisseaux sont disposés en arcade, se dirigent de droite à gauche sur le pancréas, et il naît de leur convexité un très-grand nombre de ramifications antérieures et postérieures qui se distribuent au pancréas dans lequel elles pénètrent de bas en haut, en s'anastomosant avec les branches pancréatico-duodénales fournies par la gastro-épiploïque droite. Un autre rameau plus gros que les précédens se détache encore de l'artère splénique, et quelquefois d'une des divisions qui la terminent : on le désigne sous le nom d'artère *gastro-épiploïque gauche ;* dirigé un peu à gauche, il se porte vers la grande courbure de l'estomac le long de laquelle il descend, et s'anastomose avec la gastro-épiploïque droite ; et de même que cette dernière artère, il fournit des ramifications supérieures qui se portent à l'estomac, et des ramifications inférieures qui se rendent au colon transverse : assez souvent il en envoie une assez considérable à la rate elle-même. Enfin, il n'est pas rare de voir naître de l'artère splénique, lorsqu'elle est encore située dans l'épaisseur du pancréas, quelques ramifications qui se portent à la grosse extrémité de l'estomac, et se distribuent à sa face postérieure en se rapprochant plus ou moins de son orifice œsophagien.

Près de la scissure de la rate, l'artère splénique se divise en plusieurs branches qui pénètrent dans cet organe, et desquelles se détachent auparavant des branches volumineuses qu'on nomme *vaisseaux courts*, qui se rendent à l'estomac en étant situés dans l'épaisseur de l'épiploon gastro-splénique, et qui sont ordinairement au nombre de cinq ou six. Les vaisseaux courts se terminent dans la grosse extrémité de l'estomac après s'être divisés en deux plans, un pour chacune des faces de cet organe. L'artère splénique, diminuée à peu près de moitié par toutes les branches qu'elle a données, se divise en deux ou trois branches qui pénètrent dans la scissure de la rate, placées derrière le péritoine de la partie postérieure de la cavité des épiploons. Chacune de ces branches se subdivise avant d'entrer dans la rate, par les orifices arrondis qu'on remarque au bord interne de cet organe, et se divise bientôt en un nombre infini de ramuscules très-déliés qui se distribuent sur les parois des cellules qui constituent le tissu de la RATE (*voy.* ce mot). Chacune des branches de terminaison de l'artère splénique se comporte de telle manière que ses ramifications ne s'étendent pas au delà de la portion de la rate dans laquelle elles se rendent, et ne s'anastomosent point avec les ramifications des branches voisines ; les expériences d'Assolant ne permettent pas de douter de ce fait anatomique.

SPLÉNIQUE (le plexus), formé par les filets nerveux détachés du plexus cœliaque, accompagne l'artère splénique, et fournit des plexus secondaires sur chacune de ses branches.

SPLÉNIQUE (la veine) n'offre pas dans ses radicules un trajet analogue à celui des ramifications de terminaison de l'artère splénique; leur disposition présente quelque chose d'analogue à ce qu'on observe dans les tissus caverneux. En sorte qu'on ne remarque de branches veineuses distinctes que près de la scissure de la rate; et dès que leur conformation est bien apparente, on voit qu'elles communiquent avec les cellules du tissu de la rate par une infinité d'ouvertures dont leurs parois sont criblées, et qui deviennent d'autant plus petites que les troncs veineux augmentent davantage de volume (*voy.* RATE). Ces derniers se réunissent successivement de manière à former un nombre de veines analogue à celui des branches artérielles qui pénètrent dans la scissure de la rate, et sortant de cet organe, ils se confondent bientôt pour ne former qu'un seul tronc qui suit le même trajet que l'artère splénique, et se joint derrière le pancréas à la veine mésentérique supérieure pour former la veine PORTE abdominale. Depuis la rate jusqu'à cette insertion, la veine splénique reçoit successivement, 1° plusieurs veinules correspondant aux vaisseaux courts; 2° une branche assez considérable qui porte le nom de *gastro-épiploïque gauche*, et qui accompagne l'artère de ce nom; 3° un grand nombre de veinules pancréatiques; 4° un rameau à peu près constant, qui pourrait être appelé *veine coronaire stomachique gauche*; 5° enfin, la veine mésentérique inférieure ou petite veine mésaraïque, ou veine hémorrhoïdale interne. (C. P. OLLIVIER.)

SPLÉNITE, s. f., *splenitis; inflammation de la rate.* Les pathologistes sont loin d'être d'accord, soit sur les caractères anatomiques de cette phlegmasie, soit sur ses symptômes. Pour les uns, il n'est presque aucune altération de la rate qui ne puisse être considérée comme une splénite; pour quelques autres, qui entendent d'une manière différente le mot INFLAMMATION, il n'est pas même démontré que la *splénite* ait jamais été réellement observée. D'autres enfin en admettent l'existence; mais ils en décrivent vaguement les symptômes, sans signaler les lésions de tissu qui lui appartiennent, tant elles leur sont peu connues! Il est en effet remarquable que diverses altérations qui, partout ailleurs, annoncent presque infailliblement un travail de phlegmasie, telles qu'augmentation de volume, ramollissement, induration, ne l'indiquent plus aussi sûrement dans la rate; elles y semblent souvent liées soit à des modifications toutes mécaniques de la circulation, soit à certains états particuliers de la masse du sang lui-même. Quant aux symptômes de la splénite, leur grande obscurité dépend de plusieurs causes : 1° puisque les fonctions de la rate sont ignorées, leur trouble ne saurait déceler son état de souffrance, de même que le trouble de la digestion révèle une affection de l'estomac; 2° les accidens produits par l'inflammation de la rate doivent être facilement confondus avec ceux auxquels peut donner lieu une phlegmasie des organes qui l'entourent, et *vice versâ*. Si telle est l'incertitude des caractères anatomiques de la splénite et de ses symptômes, il est évident qu'elle ne saurait être décrite, comme l'ont été dans ce dictionnaire les inflammations mieux connues des autres organes. Ici il faut procéder autrement; il faut faire pour la splénite ce que probablement l'on fera un jour pour toute affection dite *phlegmasique*. Lorsqu'en effet on a compris sous les termes génériques de *pneumonie*, d'*hépatite*, de *gastrite*, la plupart des altérations de texture du poumon, du foie, de l'estomac, on a eu raison, si, par ces dénominations communes, l'on n'a eu d'autre but que de fixer l'attention sur l'irritation, lien commun par lequel se rattachent les unes aux autres des altérations dont la nature est d'ailleurs si différente; mais on a eu grandement tort, si l'on n'a pas senti que ce ne pouvait être là que du provisoire. Déterminer les conditions de la spécialité de chacune des lésions qui succèdent à un même travail d'irritation; rechercher si, outre le traitement de l'irritation, il n'y en a pas un à diriger contre les causes qui, à la suite de l'irritation, créent chez l'un une ossification et chez l'autre des tubercules; adopter des noms qui, tout en ne faisant pas perdre de vue le rôle plus ou moins actif, plus ou moins nécessaire, joué par l'irritation, aient de plus l'avantage de faire ressortir et la spécialité prouvée du travail pathologique, et la spécialité probable du traitement : voilà les voies qui, dans l'avenir de la science, seront nécessairement parcourues. Il me semble que dès maintenant ces principes sont les seuls qui puissent raisonnablement nous guider dans l'étude des maladies de la rate.

Les recherches entreprises à diverses époques sur l'organisation de la rate conduisent à diviser en deux classes les affections de cet organe, d'après le siége qu'elles occupent. Les unes ont lieu dans la matière que contiennent les cellules de la rate, les autres résident dans les parois de ces cellules.

On se tromperait, à mon avis, si l'on regardait le sang plus ou moins modifié qui remplit les cellules spléniques comme inapte à manifester des phénomènes vitaux. Semblable au caillot de fibrine que l'on voit s'organiser hors des vaisseaux, ou dans les vaisseaux, le sang des cellules spléniques peut s'irriter aussi bien, et même plus que le tissu fibreux qui l'entoure; il peut s'hypertrophier ou s'atrophier, séparer de sa propre substance divers produits de sécrétion morbide, etc.; ici donc, comme en mille autres circonstances de l'état sain ou morbide, s'efface la distinction tranchée du solide et du liquide; de la partie sécrétante et de la matière sécrétée; et peut-être ne serait-ce qu'accepter une conséquence déduite de beaucoup de faits observés, que de regarder toute molécule séparée du sang comme participant plus ou moins aux phénomènes de la vie, comme obéissant à ses lois, par cela seul que, dans le point de l'économie où cette molécule est déposée, elle se trouve en contact avec des parties vivantes.

Parmi les modifications qui s'observent dans le sang des cellules spléniques, une des plus fréquentes est celle que ce sang éprouve dans sa consistance, qui peut être ou diminuée ou augmentée. Le ramollissement de la rate dans la très-grande majorité des cas est dû à la diminution de la consistance normale de la matière épanchée dans ses cellules. Cette matière revient alors à un état à peu près liquide; la rate présente à l'extérieur une fluctuation obscure; vient-on à l'inciser et à la soumettre à un filet d'eau, on entraîne facilement sa partie liquide, et la rate se trouve alors réduite à son parenchyme cellulo-fibreux, qui est resté intact. L'endurcissement de la rate est encore le plus ordinairement le résultat d'une modification dans les qualités du sang que contiennent ses cellules. Il devient d'une densité remarquable, et à la coupe il présente souvent la plus grande analogie soit avec le tissu de certains foies assez gorgés de sang pour qu'on n'y distingue plus les deux substances, soit dans d'autres circonstances avec un véritable morceau de *jambon*. La rate peut être ainsi ramollie ou endurcie, soit dans toute son étendue, soit d'une manière partielle; quand ce second cas a lieu, on trouve quelquefois disséminés dans l'intérieur du parenchyme splénique, un certain nombre de points isolés dont la consistance diffère de celle des points environnans.

Le changement de volume de la rate dépend de la même cause que son changement de consistance : ici encore le rôle principal est joué par la matière épanchée, soit que, sans cesse déposée dans les cellules par les extrémités artérielles, elle ne soit plus reprise par les veines en quantité suffisante, soit qu'une fois déposée et devenue partie vivante, elle ait en elle-même la faculté de se nourrir par intussusception, et que cette nutrition trop active en produise l'hypertrophie. Augmentée de volume, la rate s'étend en d'autres points que ceux où on la trouve ordinairement : d'abord elle peut s'élever vers le haut de l'hypocondre gauche, refouler le diaphragme, s'appliquer exactement sur les côtes, et, éloignant de celles-ci le grand cul-de-sac de l'estomac, donner à la partie latérale inférieure gauche du thorax un son aussi mat à la percussion que le son produit à droite par la présence du foie. Ce qu'il y a de remarquable en plus d'un cas de ce genre, c'est qu'en même temps la rate ne fait aucune saillie au-dessous du bord cartilagineux des côtes, de telle sorte que, sans le secours de la percussion, son augmentation de volume resterait ignorée. Chez d'autres malades, c'est au-dessous des côtes qu'elle vient à se développer, et alors elle donne lieu à une tumeur de forme, de dimension et de situation variables. Elle peut occuper 1° le simple hypocondre gauche; 2° le flanc de ce côté; 3° l'épigastre; 4° l'ombilic; 5° elle peut dépasser ce point, s'avancer vers le flanc droit, occuper les fosses iliaques ou l'hypogastre. On reconnaît presque toujours les tumeurs de la rate, 1° d'après leur direction oblique de haut en bas et de gauche à droite; 2° d'après la circonscription possible de leur périphérie. Toutefois on a vu des tumeurs produites par la rate, qui pouvaient être confondues soit avec certaines tumeurs du péritoine, ainsi que j'en ai cité quelques exemples dans le tome IV de la *Clinique médicale*, soit avec une tumeur due au développement insolite du lobe gauche du foie. Il n'est pas rare non plus que la rate forme tumeur, sans être augmentée de volume, parce qu'un épanchement pleurétique, en refoulant le diaphragme vers l'hypocondre, a chassé la rate de sa place accoutumée. La diminution de volume de la rate a été aussi assez fréquemment observée : quelquefois ce viscère a tout au plus la grosseur d'une noix ordinaire. Dans ce cas, d'ailleurs, comme dans le cas où existe une augmentation de volume, la consistance de la matière épanchée peut ou rester la même, ou augmenter, ou diminuer. La diminution de volume peut dépendre aussi d'une véritable atrophie du tissu fibreux de l'organe : il serait également possible de concevoir l'augmentation de volume comme due à une véritable hypertrophie de ce même tissu. L'accroissement de surface des parois des cellules ne doit-il pas entraîner, en effet, une formation plus active, plus abondante de la matière ordinairement épanchée ?

La couleur ordinaire de la rate est susceptible d'éprouver diverses altérations : quelquefois elle paraît d'un rouge vermeil très-remarquable, ou d'un noir foncé; ces deux teintes peuvent exister simultanément en divers points d'une même rate. Il est d'autres cas où on la voit se décolorer : elle est alors d'un rouge qui devient de plus en plus pâle, et qui, en quelques points enfin, est remplacé par une teinte blanche ou légèrement jaunâtre, analogue à celle que présente la fibrine coagulée une fois dépouillée de sa matière colorante. C'est qu'effectivement telle me paraît être aussi la nature de ces masses blanchâtres, tantôt dures et résistantes, tantôt molles et comme pulpeuses, qui peuvent n'occuper que quelques points isolés de la rate, ou se montrer dans une grande partie de son étendue. On a souvent donné à la matière ordinairement épanchée dans les cellules spléniques le nom de *production encéphaloïde*, lorsqu'elle a simplement subi dans sa couleur comme dans sa consistance, quelques-unes des altérations précédemment décrites. J'ai trouvé remplies de sang coagulé et décoloré tout ensemble les veines qui provenaient de ces portions de rate regardées comme cancéreuses. De pareils faits doivent d'autant plus exciter notre attention, que la rate n'est pas le seul organe où, d'après un mûr examen, j'aie reconnu que les productions dites *encéphaloïdes* n'étaient autre chose que des masses de sang altéré, encore contenues dans les vaisseaux, ou épanchées hors de ces vaisseaux.

Le sang plus ou moins modifié que contiennent ordinairement les cellules spléniques peut y être remplacé par diverses matières qui proviennent du sang lui-même, ou qui sont sécrétées par les parois des cellules. Ainsi on rencontre du pus dans la rate, et le siége qu'il occupe est quelquefois bien remarquable : au milieu de la matière épanchée, on observe quelques gouttelettes d'un liquide purulent que l'on dirait formées aux dépens de cette matière même; de vastes collections purulentes peuvent aussi se montrer dans la rate; les unes sont séparées du parenchyme splénique par une pseudo-membrane d'organisation variable; autour des autres, on ne trouve aucune trace d'organisation, et le pus se confond insensiblement avec le sang. De semblables abcès envahissent une grande portion de la rate : j'ai vu récemment un cas dans lequel les trois quarts environ du parenchyme splénique n'étaient plus occupés que par du pus; le tissu filamenteux de la rate, baigné par ce liquide, était resté intact en certains points; en d'autres, il était ramolli, pulpeux, tendait à se détruire; la membrane enveloppante était devenue elle-même très-friable, là où elle était en contact immédiat avec le pus, et il est vraisemblable que si la vie se fût prolongée, le pus se serait fait jour dans la cavité péritonéale. On a effectivement cité des exemples de pareilles terminaisons d'abcès de la rate; on dit avoir vu d'autres abcès ouverts dans l'estomac, dans le colon, dans la cavité thoracique, dans les voies urinaires; d'autres enfin se frayent une issue au dehors à travers les muscles abdominaux, dorsaux, ou lombaires. Au lieu de pus, et plus souvent même, on peut trouver disséminés dans le parenchyme splénique des tubercules plus ou moins nombreux, en d'autres termes, une matière solide, blanchâtre, friable, disposée en forme de petits grains isolés ou agglomérés. Cette matière, ainsi que le pus, semble le plus souvent déposée au milieu du sang qui remplit les cellules; je ne l'ai jamais rencontrée qu'à son état de crudité. Rares chez les adultes où je les ai cependant plus d'une fois trouvés, mais seulement lorsqu'il y en avait en même temps dans plusieurs autres organes, les tubercules de la rate sont au contraire assez communs chez les enfans. Il ne faudrait pas d'ailleurs prendre pour tels, soit de ces simples fragmens de fibrine décolorée dont j'ai parlé plus haut, soit de ces granulations d'un gris demi-transparent, quelquefois disséminées en grand nombre dans le parenchyme splénique, et que j'ai retrouvées ou libres, ou pédiculées, jusque dans l'intérieur des vaisseaux de la rate; leur nature ainsi que leur origine me sont encore inconnues. Enfin des kystes, de différente sorte dont ces granulations ne sont peut-être qu'une variété, peuvent se former dans la rate; et, comme le pus, comme les tubercules, ils semblent aussi principalement développés à l'intérieur des cellules spléniques, à la place du sang qui les remplit. J'ai vu un de ces kystes, à parois fibro-séreuses, dont l'intérieur contenait une matière grasse, semblable à du suif, au milieu de laquelle étaient disséminés quelques poils; j'en ai vu un autre, à parois simplement séreuses, qui distendait une substance, d'un jaune brillant, semblable à du miel. Enfin plusieurs kystes de la rate logent des hydatides, qui ne présentent d'ailleurs rien de spécial à décrire.

Les altérations qui semblent frapper plus particulièrement le tissu fibreux de la rate peuvent être divisées en celles qui affectent sa capsule, et en celles qui ont leur siége dans le tissu filamenteux intérieur. Les premières consistent, 1° dans une injection insolite de la capsule fibreuse de la rate; 2° dans son ramollissement qui peut être assez prononcé pour en occasioner la rupture; 3° dans son épaississement qui lui donne quelquefois comme une texture fibro-cartilagineuse; 4° dans le développement de plaques cartilagineuses ou osseuses, qui paraissent plus particulièrement formées au sein du tissu cellulaire interposé entre les membranes fibreuse et péritonéale. Les altérations du tissu fibreux intérieur sont encore peu connues. On l'a vu, 1° ramolli, soit consécutivement, soit primitivement, dans certains cas d'abcès de la rate; 2° hypertrophié, de telle sorte, qu'il en résulte des cloisons plus nombreuses, ou plus épaisses que dans l'état normal; 3° partiellement transformé en tissu cartilagineux ou osseux. Quelquefois, en même temps qu'a lieu cette transformation, soit à l'intérieur, soit à l'extérieur de la rate, on observe une diminution notable de la quantité de matière épanchée. Une fois, par exemple, j'ai vu une rate n'être plus autre chose qu'une coque osseuse divisée intérieurement par quelques compartimens également osseux, entre lesquels existait une petite quantité d'un liquide rougeâtre semblable à du vin mal clarifié.

Si de l'étude tout empirique des altérations de la rate, nous passons à l'étude de leur cause et de leur nature, nous n'en trouverons qu'un petit nombre qui puissent être rapportées à un travail bien démontré d'irritation, et par conséquent susceptibles d'être comprises sous le terme générique de splénite. Le ramollissement de la rate, par exemple, dû à la liquéfaction du sang contenu dans ses cellules, est-il un effet d'inflammation? rien ne le prouve. Tout ce que nous savons, c'est que ce ramollissement coïncide souvent avec certains états morbides, dont la cause est loin de n'être qu'une simple phlegmasie. Ainsi on l'observe dans le scorbut, dans certaines fièvres continues, où indépendamment des irritations locales, variables par leur siége et par leur intensité, un grand rôle est indubitablement joué par le sang et par le système nerveux; on a également observé ce ramollissement dans plusieurs cas de fièvres intermittentes pernicieuses. Dira-t-on que celles-ci résultent d'une splénite, ou bien d'un empoisonnement miasmatique qui, en altérant la masse du sang, doit aussi modifier les qualités de celui qui est contenu dans la rate? De ces deux hypothèses, la seconde n'est-elle pas la plus vraisemblable? L'induration de la rate est-elle davantage un caractère certain de son inflammation? C'est surtout à la suite des fièvres intermittentes qu'elle apparaît: elle n'en est pas la cause, puisqu'on ne la trouve qu'un certain temps après l'invasion de la fièvre, et qu'elle lui survit. Le plus souvent, aucune douleur ne l'accompagne, du moins dans les premiers temps de son existence. Elle semble résulter d'abord d'une accumulation insolite du sang dans le parenchyme de la rate; c'est ainsi que lorsque l'on met à découvert la rate d'un animal vivant, en même temps que la circulation est fortement et brusquement troublée, on voit la rate changer de forme, se tuméfier, s'indurer. Vraisemblablement les mêmes phénomènes ont lieu pendant les accès de fièvre intermittente; si ces accès se répètent, il peut en résulter dans leurs intervalles ou après qu'ils ont cessé, un endurcissement permanent de la rate, accompagné le plus souvent d'une augmentation de volume. Dans un certain nombre d'affections organiques du cœur avec trouble considérable de la circulation veineuse, j'ai trouvé pareillement des rates remarquables par leur dureté, avec ou sans accroissement de leur volume. Dans quelques cas où le foie a subi une atrophie telle qu'il ne reçoit plus que difficilement tout le sang de la veine porte, la rate s'engorge, augmente de volume et s'endurcit. J'en ai vu récemment un exemple remarquable sur un enfant de douze ans. L'ascite que l'on voit souvent survenir en pareil cas n'est pas liée à l'affection de la rate, mais bien à celle du foie; cependant la première frappe seule l'attention, parce que seule, dans la plupart des cas, elle peut être reconnue pendant la vie; comme l'hydropisie, elle n'est cependant qu'un *effet*. Il peut d'ailleurs arriver qu'au bout d'un temps plus ou moins long, l'engorgement chronique de la rate détermine un véritable travail d'irritation; alors, soit dans le tissu fibreux de la rate, soit dans le sang de ses cellules qui est devenue partie vivante, pourront naître diverses altérations de nutrition et de sécrétion qui donneront lieu tantôt à une douleur locale, tantôt à divers phénomènes sympathiques : il y aura splénite; mais elle n'aura été que consécutive. Les diverses nuances de coloration de la rate, depuis le noir foncé jusqu'au blanc mat, en indiqueront-elles plus sûrement l'inflammation que les lésions précédentes? on n'oserait le soutenir. Regardera-t-on cette inflammation comme cause de la production des différentes sortes de kystes trouvées dans la rate? ce ne serait encore là qu'une hypothèse; ce serait gratuitement supposer qu'il y a eu augmentation réelle de l'action nutritive, là où l'observation ne montre autre chose qu'une simple modification de cette action. Enfin, dans le cas même où du pus remplit les cellules de la rate, est-ce là une preuve de splénite? oui, dans un grand nombre de cas, mais non pas nécessairement dans tous; car ce pus peut avoir été simplement apporté avec le sang dans la rate, et déposé avec le sang dans les cellules de la rate. C'est ce qui arrive quelquefois dans ces cas remarquables, dont j'ai déjà parlé à l'article *pus*, où en même temps qu'on rencontre du pus dans les veines d'un organe qui est lui-même en suppuration, on retrouve des dépôts purulens disséminés dans la plupart des autres parenchymes. Ainsi chez une femme atteinte d'une métrite, et dont les veines utérines étaient pleines de pus, j'ai retrouvé des amas de ce liquide, 1° dans la rate; 2° dans d'autres parenchymes, savoir, le cerveau, le poumon et le foie. Quant aux altérations du tissu fibreux de la rate, soit intérieur, soit extérieur, elles ont encore été le sujet de trop peu de recherches, pour qu'on soit en état de décider maintenant si elles peuvent ou non être rapportées à une splénite.

Ainsi donc, parmi les nombreuses altérations de la rate, il n'en est à peu près aucune qu'il faille regarder comme caractérisant d'une manière certaine son inflammation. Quelquefois cependant l'on a observé pendant la vie, vers la région de la rate, des symptômes qui appartiennent ordinairement à l'inflammation, et à l'autopsie, des lésions, qui la plupart du temps annoncent un travail de phlegmasie, ont été trouvées dans le parenchyme splénique; la coïncidence bien marquée de ces symptômes avec ces lésions, doit faire admettre comme très-réelle l'existence de la splénite. Un des cas de ce genre, des plus frappans que je connaisse, est celui où s'est trouvé un enfant de trois ans, dont la rate remplie de pus vient de m'être apportée par M. Huguier, élève interne à l'hôpital des enfans. Il y avait eu pendant la vie une douleur vive vers la base de la poitrine du côté gauche, une fièvre continue, plusieurs symptômes de méningite; le tube digestif fut trouvé exempt de lésion, de telle sorte que, dans ce cas, la splénite parut donner lieu à la même série d'accidens qui sont plus souvent le résultat d'une phlegmasie gastro-intestinale. Je ne crois pas d'ailleurs que, dans l'état actuel de la science, on puisse tracer un tableau général de la splénite aiguë; pour cela les faits nous manquent. Quant à la splénite chronique, on a surtout désigné sous ce nom la tuméfaction et l'induration de la rate, avec existence de diverses sécrétions morbides. Mais presque toujours, en pareille circonstance, il y a simultanéité d'affection du foie et des voies gastro-intestinales; et malheureusement, dans les observations, jusqu'à présent publiées, on n'a pas cherché à faire la part des symptômes produits par chacune de ces deux sortes d'affection.

(ANDRAL fils.)

SPLÉNIUS, s. m., de σπλὴν, rate. Nom donné à un muscle qu'on avait comparé, à cause de sa forme, à la rate de certains animaux.

Le muscle splénius qui a été divisé par la plupart des anatomistes en deux portions, l'une inférieure, nommée *splenius du col*, et l'autre supérieure, nommée *splénius de la tête*, s'attache par des faisceaux tendineux et courts aux apophyses épineuses des trois à cinq premières vertèbres dorsales, à celle de la dernière cervicale et aux deux tiers inférieurs du ligament cervical, et lorsqu'il est parvenu à la partie moyenne du col, il se divise en deux portions, comme nous venons de les indiquer; la première se fixe par deux, rarement par trois digitations au sommet des apophyses de la première, de la seconde, et quelquefois de la troisième vertèbre cervicale; quant à la seconde portion, elle s'insère en dehors de l'empreinte raboteuse qui est au-dessous de la ligne courbe occipitale supérieure, à la portion mastoïdienne de l'occipital, et à tout le côté externe de l'apophyse mastoïde du temporal.

Le muscle splénius est en rapport superficiellement avec le

trapèze, en haut avec le sterno-mastoïdien et la peau; inférieurement avec le rhomboïde et le petit dentelé postérieur et supérieur; enfin, plus profondément avec le grand et le petit complexus, le long dorsal et le transversaire. Les usages de ce muscle sont d'étendre la tête, de l'incliner, et de lui faire exécuter un mouvement de rotation qui la tourne du même côté; si les deux muscles splénius agissent ensemble, ils étendent directement la tête. (MARJOLIN.)

SPLÉNOCÈLE, s. f., *splenocele;* de σπλὴν, rate, et de κήλη, tumeur. Hernie formée par la rate. *Voyez* HERNIE.

SPOLIATIF, adj., *spoliativus.* On caractérise ainsi la saignée prescrite dans le but spécial de diminuer le volume du sang : *saignée spoliative.* On oppose cette expression à celles-ci : *saignée dérivative, révulsive.* Voyez SAIGNÉE.

SPONGIEUX, EUSE, adj., qui est analogue à une éponge. On a donné ce nom à la partie du tissu osseux qui remplit les os courts, les extrémités des os longs et le bord renflé des os plats (*voyez* OS). Les corps caverneux du pénis sont également appelés par quelques anatomistes, *corps spongieux.* Ce nom a été aussi donné à l'ethmoïde, qu'on appelait l'*os spongieux.* Enfin, en botanique on nomme *parties spongieuses* des végétaux, celles dont le tissu est lâche, aréolaire, et mou à peu près comme celui d'une éponge. (MARJOLIN.)

SPORADIQUE, adj., *sporadicus;* de σπείρω, disperser, semer çà et là. On nomme ainsi les maladies qui n'attaquent que quelques individus isolément, par opposition aux maladies épidémiques ou endémiques, qui sévissent à la fois sur un plus ou moins grand nombre de personnes.

SPUMEUX, adj., *spumosus*, qui est mêlé d'écume : *crachats spumeux.* Voyez CRACHATS.

SPUTATION, s. f., *sputatio;* de *sputum*, crachat. *Voyez* EXSPUITION.

SQUAME, s. f., *squama;* écaille. On donne ce nom à des lames opaques et épaissies de l'épiderme, qui se produisent ordinairement par suite de quelque inflammation spéciale du tissu de la peau. Ces squames forment le caractère de certains groupes de maladies cutanées, qui sont appelées *squammeuses* à cause de cela. Willan et Bateman ont rapporté à ce groupe la *lèpre*, le *psoriasis*, le *pityriasis* et l'*ichthyose. Voyez* ces divers mots.

SQUAMEUX, EUSE, adj., qui ressemble à une écaille. On

donne cette épithète à la partie supérieure de l'os temporal, parce qu'on l'a comparée à une valve d'écaille bivalve. On désigne également sous ce nom la *suture* très-oblique et taillée en biseau, qui réunit cette portion de l'os temporal avec le pariétal, parce que ces deux os sont appliqués l'un contre l'autre à la manière des écailles imbriquées qui revêtent certains animaux. (MARJOLIN.)

SQUELETTE, s. m., *sceletum*. Tel est le nom donné à l'ensemble de tous les os du corps, réunis entre eux par leurs articulations. Le squelette forme un tout symétrique, et constitue la charpente solide du corps dont il détermine la forme, ainsi que les proportions de ses principales régions ; c'est autour de lui que sont fixées et suspendues les parties molles qu'il soutient, et dont il empêche l'affaissement. On appelle le squelette *naturel* quand les os sont assemblés par leurs propres ligamens, et *artificiel* quand ils sont réunis par des liens étrangers à l'organisation. On le divise en tronc et en membres. Considéré d'une manière générale, le tronc, qui en est la partie principale et centrale, est formé sur la ligne médiane par le rachis, et présente deux grandes cavités, l'une postérieure et supérieure qui résulte de la réunion du canal rachidien et de la cavité crânienne, l'autre antérieure et inférieure formée par le thorax et le bassin. Ces cavités renferment les appareils organiques les plus importans : plusieurs autres cavités servent à loger les organes des sens. Au tronc, sont réunis les membres, appendices mobiles pourvus d'articulations nombreuses, et destinés surtout à exécuter les mouvemens ; ils sont au nombre de quatre, et présentent des points d'analogie et des différences qu'on a fait connaître dans un autre article. *Voyez* MEMBRE.

Comme l'accroissement des os n'est pas le même dans tous, la forme et les proportions du squelette varient nécessairement suivant les âges. En général, dans l'homme adulte bien conformé, la tête ne forme que la huitième partie de la hauteur du corps en totalité, et sa proportion relativement au tronc et aux membres est d'autant plus grande, que le sujet, au-dessous de vingt ans, est plus jeune. Après le développement complet du corps, lorsque les bras sont étendus horizontalement à droite et à gauche, la distance qui sépare l'extrémité des doigts de l'une et l'autre main, est à peu près égale à la hauteur du corps prise du sommet de la tête à la base des pieds. Dans le fœtus, les proportions relatives des diverses parties du squelette offrent surtout des différences bien remarquables; ainsi, au second mois de la vie intrà-utérine, la tête fait la moitié de la hauteur du corps, elle en fait le quart à la naissance, le cinquième à trois ans, et le huitième seulement quand l'accroissement est achevé; la face est aussi d'autant plus petite, relativement au crâne, que le sujet est plus jeune : il en est de même pour le bassin relativement au thorax, pour les membres proportionnellement au tronc. En résumé, plus le fœtus est jeune, plus la tête est volumineuse relativement aux autres parties du tronc, de sorte que chez lui les dimensions de la tête l'emportent beaucoup sur celles du thorax et du bassin, et plus le tronc est long relativement aux membres.

Le squelette offre des différences très-prononcées dans les deux sexes, et que nous allons indiquer avec quelque détail. 1° Il est plus petit chez la femme que chez l'homme, plus grêle, et les diverses saillies des os qui le composent, sont bien moins prononcées; 2° la tête est plus rétrécie en avant et plus alongée d'avant en arrière que chez l'homme, et toutes les parties de la face offrent également des dimensions moindres; 3° Les corps vertébraux ont moins de largeur chez la femme, les trous de conjugaisons ont plus d'ampleur, et la région lombaire du rachis plus de longueur que chez l'homme; 4° le thorax est plus court et un peu plus large jusqu'à la quatrième côte, il est rétréci inférieurement, en sorte qu'il est ovoïde chez elle, tandis qu'il est conoïde chez l'homme; sa base est plus éloignée du bassin que chez ce dernier, et il est moins saillant en avant; 5° chez la femme, tous les diamètres du bassin sont plus larges, les crêtes des os coxaux plus écartées l'une de l'autre, l'arcade pubienne plus évasée, etc. (*voyez* BASSIN); 6° chez elle, les fémurs sont plus courbes en avant et plus obliques en dedans, le col de l'os forme avec le corps un angle moins ouvert que chez l'homme; les pieds sont plus petits; 7° les épaules sont plus basses, les articulations scapulo-humérales plus rapprochées l'une de l'autre, les clavicules sont moins courbées, en somme les membres supérieurs sont plus courts, le poignet plus étroit, et les doigts plus minces et plus effilés; 8° enfin, chez l'homme, la longueur du tronc est à peu près égale à celle des membres abdominaux, de sorte que le milieu de la hauteur du corps entier correspond à peu près au niveau du pubis : chez la femme, les membres abdominaux ayant proportionnellement plus de longueur, le milieu de la hauteur du corps correspond au-dessous du pubis.

On observe aussi quelques différences dans le squelette suivant les races; les principales sont relatives aux dimensions et à la forme du crâne proportionnellement à la face. Quant aux membres, il paraît que dans la race nègre, les membres supérieurs sont plus longs relativement au tronc; l'avant-bras et la jambe sont plus grands proportionnellement au bras et à la cuisse. Quant aux différences individuelles que présente le squelette, elle sont nombreuses, et relatives soit aux dimensions, aux proportions de ses parties considérées isolément ou prises dans leur ensemble, soit à leur conformation, à leur défaut de symétrie : on trouve encore des variétés non moins multipliées dans les proportions relatives des membres entre eux et des diverses parties du tronc entre elles. Nous nous bornerons à cet aperçu général du squelette sans descendre dans la description en quelque sorte topographique des objets qu'il présente : nous ne ferons pas non plus l'énumération des pièces osseuses qui le composent, leur indication se trouvant aux articles où il en est question d'une manière spéciale. *Voy.* BASSIN, CRANE, FACE, MEMBRES, OS, RACHIS, TÊTE, THORAX.

SQUELETTOLOGIE, s. f., *sceletologie*, partie de l'anatomie qui traite des os et de leurs ligamens.

SQUELÉTOPÉE, s. f., *sceletopœa*. On donne ce nom à la partie de l'anatomie pratique qui traite de la préparation des os dont l'ensemble constitue le squelette. Les préparations qu'on fait subir aux os ont pour objet de mettre en évidence leur conformation, leur structure, leur composition chimique, leur mode de développement, leurs altérations, la disposition des diverses cavités qu'ils forment par leur réunion, leurs connexions, leurs rapports, leurs moyens d'union, les mouvemens dont ils sont susceptibles, etc. On fait ces préparations à l'aide de moyens purement mécaniques, d'agens chimiques, etc., dont l'indication et les applications ne peuvent être données dans un ouvrage de ce genre. *Voyez* PRÉPARATION ANATOMIQUE.

(MARJOLIN.)

SQUINE, s. f.; c'est la racine du *smilax squina*, L. Plante sarmenteuse de la famille des asparaginées, appartenant au même genre qui nous fournit la salsepareille. La squine nous vient également de l'ancien et du nouveau continent. On en tire, en effet, et de la Chine, et du Mexique, et d'autres parties de l'Amérique méridionale, sans que cette racine présente des différences bien tranchées suivant l'une ou l'autre de ces deux localités.

La racine de squine du commerce est en morceaux irréguliers et inégaux, à peu près de la grosseur du poing, noueux, brunâtres extérieurement, rosés à leur intérieur; leur texture varie un peu. Tantôt ils sont celluleux, assez lâches, tantôt plus denses, et contenant une matière résineuse ou gommeuse, d'une teinte brunâtre. Cette dernière sorte doit toujours être préférée. L'odeur de la squine est nulle, et sa saveur est un peu fade et amilacée. Elle contient en effet beaucoup de fécule, de la gomme, une matière colorante rouge, etc.

C'est un médicament fort peu énergique, que l'on emploie comme sudorifique, mais en l'associant aux autres substances du même ordre, et surtout à la salsepareille, au sassafras et au gaïac. (A. RICHARD.)

SQUIRRHE, s. m., *squirrhus*, *scirrhus*; en grec, σκίῤῥος, de σκίρος, morceau de marbre. Les anciens donnaient généralement ce nom à toute tumeur dure, indolente, surtout à celles qui se développent dans les ganglions lymphatiques. Cette acception du mot *squirrhe* est encore quelquefois conservée; elle désigne alors le résultat d'une inflammation chronique. Mais on entend plus communément aujourd'hui, en anatomie pathologique, par squirrhe, cet état d'induration qui précède le développement du cancer. C'est à proprement parler le premier degré du CANCER. *Voyez* ce mot et INFLAMMATION.

SQUIRRHEUX, adj., *scirrhosus*; qui tient au squirrhe, qui est de la nature du *squirrhe*. *Voyez* ce mot.

STADE, s. m., *stadium*. Ce mot est employé en médecine comme synonyme de période ou de degré d'une maladie, et plus spécialement encore pour désigner chacun des trois temps que présente un accès de fièvre intermittente.

STAGNATION, s. f., *stagnatio*. Accumulation et rétention des liquides dans un lieu quelconque du corps. Dans la théorie des humoristes, la stagnation du sang était un état auquel était attribué un grand nombre de maladies.

STAHLIANISME, s. m. Nom donné à la doctrine de Stahl. *Voyez* ANIMISME.

STANNIQUE (acide). Nom donné par quelques chimistes au deutoxyde d'étain. (ORFILA.)

STAPÉDIEN, s. m. et adj., *stapedius*. On a donné ce nom au muscle de l'étrier, l'un des osselets de l'ouïe. *Voy.* OREILLE.

STAPHISAIGRE, s. f. On nomme ainsi les graines du *delphinium staphisagria*, L. Rich. *Bot. méd.*, t. II, p. 629. Plante annuelle de la famille des renonculacées et de la polyandrie trigynie, qui croît naturellement dans les provinces méridionales de l'Europe. Les graines sont triangulaires, comprimées, grisâtres, d'une saveur à la fois amère et très-âcre. MM. Lassaigne et Feneulle ont soumis ces graines à l'analyse et en ont retiré : un principe amer brun, un principe amer jaune, une huile volatile et une huile grasse, de l'albumine, une matière animalisée, du mucoso-sucré, une substance alcaline nouvelle qu'ils ont nommée *delphine*, et qui dans la staphisaigre est combinée avec l'acide malique, à l'état de surmalate, et enfin quelques sels minéraux.

Les graines de staphisaigre sont éminemment âcres et irritantes. Dans quelques pays on s'en sert pour étourdir le poisson, à la manière de la coque du Levant. C'est un poison violent pour l'homme et les animaux lorsqu'elles sont introduites dans l'estomac, ainsi que l'ont prouvé les expériences de M. Orfila. Aujourd'hui ce médicament est fort peu usité. On emploie encore quelquefois sa poudre incorporée à l'axonge, dont on forme une pommade pour détruire la vermine, qui pullule quelquefois sur la tête des enfans. D'autre fois on fait macérer les graines dans du vinaigre, et on se sert de cette préparation pour le même usage. Les expériences de M. Orfila l'ont amené à penser que la partie la plus active de ces graines est celle qui est soluble dans l'eau. (A. RICHARD.)

STAPHYLE, mot latin, dérivé de σταφυλη, la luette, et de σταφις, raisin, et employé pour désigner la LUETTE. *Voy.* ce mot.

STAPHYLIN, adj., *staphylinus*, qui appartient à la luette; Winslow nommait *muscles staphylins moyens* le PALATO-STAPHYLIN. *Voyez* ce mot. (MARJOLIN.)

STAPHYLOME, s. m., *staphyloma*, de σταφυλη, raisin. On a donné ce nom à plusieurs affections du globe de l'œil. Nous avons décrit le staphylome de l'iris au mot *procidence* ; il ne sera question ici que de celui de la cornée transparente et de celui de la sclérotique.

Le staphylôme de la cornée consiste dans une tumeur plus ou moins saillante d'une portion ou de la totalité de cette membrane, qui trouble la vue ou la détruit entièrement. Cette affection, beaucoup plus fréquente dans l'enfance que dans l'âge adulte, survient ordinairement au déclin ou à la suite d'une ophthalmie aiguë ou chronique, des maladies éruptives, et surtout de la variole. On l'a vue produite par une contusion, ou par une plaie surperficielle. La maladie vénérienne a été quelquefois accusée de lui avoir donné naissance. Enfin elle paraît être dans quelque cas l'effet d'une diathèse particulière.

Le staphylome se présente sous la forme d'une tumeur quelquefois hémisphérique, plus souvent irrégulière; arrondie ou conique, lisse ou bosselée, blanchâtre ou bleuâtre, dont le volume varie depuis celui d'une tête d'épingle jusqu'à celui du poing. Il n'y a ordinairement qu'une seule tumeur, qu'elle n'occupe qu'une portion de la cornée (staphylome partiel), ou qu'elle comprenne la totalité de cette membrane, et s'étende même jusqu'à la sclérotique; quelquefois il en existe plusieurs, et dans ce cas elles sont presque toujours fort petites. C'est à cette dernière variété qu'on a donné le nom de *staphylome en grappe*.

Richter a prétendu à tort que le staphylome dépend constamment de l'épaississement de la cornée. Cela est vrai pour celui des enfans, surtout quand il est récent. Dans l'enfant, en effet, la cornée, d'une consistance molle et pulpeuse, acquiert une épaisseur considérable, lorsque par l'effet d'une ophthalmie ou d'une métastase varioliquè, elle devient le siége d'un épanchement purulent. Naturellement fort épaisse à cette époque, et par cela même fort peu distante de l'iris, il résulte de l'écartement de ses lames qu'elle se rapproche davantage encore de cette cloison, et va même souvent contracter des adhérences avec elle, en même temps que sa face antérieure fait saillie au devant du globe de l'œil. A mesure que le malade avance en âge, l'œil augmentant du volume, l'iris et le cristallin sont poussés en avant par le corps vitré, dont le volume plus considérable que dans l'état sain et la fluidité ont été remarqués avec soin dans ces cas par les auteurs; la cornée distendue s'amincit progressivement, et elle se projette de plus en plus en avant. Il n'est pas rare cependant de voir le staphylome, dont la marche est en général chronique, rester stationnaire pendant un temps plus ou moins long. Les douleurs dont il était le siége disparaissent alors, et si son volume ne s'oppose pas à l'occlusion des paupières, il constitue plutôt une difformité qu'une maladie. Mais quelquefois aussi l'affection qui nous occupe a une marche plus rapide. La tumeur s'accroissant de jour en jour, ne permet bientôt plus la réunion des paupières; un larmoiement continuel, une ophthalmie chronique causée par le contact permanent de l'air sur la conjonctive, viennent ajouter aux souffrances du malade; enfin la cornée distendue et amincie outre mesure s'altère dans un ou plusieurs points de sa surface, les humeurs de l'œil s'échappent, et l'iris se précipite bientôt à travers les ouvertures fistuleuses (*Voy.* procidence de l'iris). Cette terminaison est ordinairement retardée par l'épaississement de la conjonctive enflammée, dont l'aspect variqueux en a quelquefois imposé pour un épaississement de la cornée elle-même. Scarpa, d'après son expérience particulière, pense que les staphylomes des adultes qui font saillie au devant des paupières, datent de l'enfance. Ce qui est plus certain, c'est que la cornée est d'autant plus mince et moins dense, que la tumeur est plus volumineuse, et la maladie plus ancienne. On distingue assez bien dans ces cas, à travers la cornée, la membrane iris qui est contenue dans la tumeur, et qui, par les adhérences qu'elle a contractées avec elle, lui donne la consistance qu'elle présente le plus fréquemment.

Je n'ai rien à ajouter pour rendre facile le diagnostic du staphylome. Quant à son pronostic, il est toujours grave, puisque la cécité en est presque constamment le résultat. Richter assure avoir guéri en quatorze jours un staphylome récent, survenu chez un enfant, en établissant et en entretenant, au moyen de l'application réitérée du nitrate d'argent ou du chlorure d'antimoine, un ulcère artificiel à la partie inférieure de la tumeur; et dans plusieurs autres cas, cette méthode en a au moins diminué de beaucoup le volume. Mais cette opération n'a réussi dans les mains d'aucun autre chirurgien. Scarpa l'a pratiquée plusieurs fois sans le moindre succès.—Celse indique pour le traitement du staphylome deux procédés opératoires. L'un consiste à traverser la tumeur de haut en bas, puis transversalement avec une aiguille garnie d'un double fil, et à serrer ensuite ces fils deux à deux, de manière à comprendre dans quatre ligatures la totalité du staphylome. Ce procédé est généralement abandonné. L'autre, modifié par Scarpa, réunit aujourd'hui tous les suffrages. Voici comme ce célèbre opérateur l'exécute : le malade assis, la tête fixée par un aide, le chirurgien enfonce un couteau à cataracte dans la tumeur qu'il transperce de dehors en dedans, à une ligne et demie ou deux lignes de son sommet; il taille un lambeau demi-circulaire, comme dans l'opération de la cataracte, et soulevant ce lambeau avec des pinces, il l'excise au niveau de sa base, soit avec le couteau, soit avec de petits ciseaux. Le diamètre du segment qu'on emporte doit varier, suivant les dimensions de la tumeur, depuis deux lignes jusqu'à quatre. S'il était plus large, l'écoulement trop rapide des humeurs de l'œil pourrait entraîner des accidens. L'opération terminée, il faut couvrir l'œil avec de la charpie sèche, et un bandeau médiocrement serré. Trois ou quatre jours après, une inflammation ordinairement modérée s'empare des membranes de l'œil et des paupières; il faut la combattre par l'application de cataplasmes émolliens, et un régime antiphlogistique plus ou moins sévère. Bientôt la suppuration s'établit, le gonflement diminue, et l'œil se réduit à un moignon caché derrière les paupières, et sur la partie moyenne duquel il reste souvent pendant quelque temps un petit tubercule rougeâtre qu'on est obligé de détruire avec le nitrate d'argent. Loin d'avoir à combattre une inflammation violente après l'opération que nous venons de décrire, Scarpa a souvent dû l'exciter par des moyens mécaniques. Celui qu'il a le plus souvent employé dans ce cas, c'est l'introduction dans la cavité de l'œil d'une petite tente de linge.

Ce qui a été dit du staphylome de la cornée transparente s'applique sous tous les rapports à celui de la sclérotique. Seulement ce dernier n'est pas apparent et ne peut être soupçonné, quand il se développe sur l'hémisphère postérieur de l'œil. Scarpa l'a observé deux fois dans ce dernier cas. La sclérotique était tellement amincie qu'elle était devenue transparente; la rétine était détruite dans le lieu affecté, et la maladie avait causé la cécité. Lorsque la tumeur occupe l'hémisphère antérieur de l'œil, on l'aperçoit en soulevant les paupières, et en faisant diriger l'œil dans un sens favorable. La saillie qu'elle fait, sa forme arrondie lui donnent quelque ressemblance avec la cornée, et sa couleur noirâtre qui dépend de la teinte de la choroïde, ajoute encore à l'illusion en simulant l'iris. (J. CLOQUET.)

STAPHYLORAPHIE, s. f., *staphyloraphia*, *velosynthesis*. M. Roux a proposé d'appliquer le nom de staphyloraphie à une opération de chirurgie nouvelle, qui consiste à pratiquer une suture au voile du palais dans l'intention de remédier à la division congéniale ou accidentelle dont cette partie peut être affectée. Cette idée heureuse doit être considérée comme une extension de l'opération du bec de lièvre, aux divisions du voile palatin. La staphyloraphie a été d'abord mise à exécution par M. Roux, à Paris, et par M. Groefe, à Berlin : plus tard les chirurgiens anglais et quelques praticiens français et belges ont pratiqué cette opération.

Comme la lèvre supérieure et la voûte palatine, le voile du palais demeure quelquefois séparé sur la ligne médiane en deux moitiés égales, que l'élasticité des tissus et les contractions musculaires écartent plus ou moins l'une de l'autre. Cette lésion congéniale qu'on a cru très-rare, et qui n'est peut-être guère moins fréquente que le bec de lièvre, se présente sous trois formes différentes que je vais examiner rapidement. Dans quelques cas la luette seule est divisée (*uvula bifida*). On trouve alors cette appendice terminée en bas par deux éminences mamelonnées, séparées l'une de l'autre par un intervalle plus ou moins étendu, et obéissant chacune aux muscles de la moitié du voile du palais à laquelle elle correspond. D'autrefois toute la hauteur du voile palatin est divisée, ainsi que la luette, le long de la ligne médiane; quelquefois cependant la lésion se borne à la moitié ou au tiers du *septum*. Enfin dans les cas les plus graves la difformité s'étend non-seulement au voile du palais, mais encore à la voûte palatine, et parfois à la lèvre supérieure. Les parties latérales qui résultent de la division congéniale du voile du palais sont rétractées en dehors, et laissent entre elles un espace triangulaire moins large en haut qu'en bas, où l'écartement des bords est déterminé par la force de rétraction des muscles péristaphylins. Ces bords sont rougeâtres, arrondis, et un peu plus épais inférieurement qu'à leur partie supérieure. La communication établie au moyen de cette difformité entre la bouche et le pharynx, est d'autant plus large, que la division congéniale est plus complète; elle s'étend aux fosses nasales lorsque les os palatins et maxillaires sont séparés.

Les incommodités produites par ce vice de conformation sont proportionnées à son étendue. Si la luette seule est divisée, les individus jouissent de la faculté de parler d'une manière assez distincte; la déglutition des alimens et des boissons est peu altérée. Il n'en est pas de même lorsque le voile du palais est entièrement divisé, ou lorsque la difformité occupe la voûte palatine. L'enfant qui naît avec le voile du palais bifide, les lèvres et la voûte palatine étant bien conformées d'ailleurs, peut bien saisir le sein de sa mère ou d'une nourrice; mais, comme il ne peut pas faire le vide dans l'intérieur de sa bouche, la base de sa langue ne pouvant pas s'appliquer exactement aux parties divisées, il tète mal ou même ne tète pas du tout, surtout s'il est tenu dans la position horizontale : la déglutition se fait aussi d'une manière défectueuse. On sait qu'il y a impossibilité complète de téter, lorsque la voûte palatine est divisée. Il faut dans ces deux circonstances, que la femme place l'enfant qu'elle allaite dans une position verticale, et aide l'action de sa bouche par une pression légère et continuée sur le sein. Si ce moyen ne réussit pas, on le nourrit au biberon ou à l'aide d'une petite cueiller. Les personnes qui ont le voile du palais bifurqué éprouvent plus tard les incommodités suivantes : la déglutition des alimens solides et spécialement liquides, quoique laborieuse et quelquefois difficile, est encore possible; mais elles ont une disposition à rendre par les narines une partie des substances que l'estomac rejette dans l'acte du vomissement, ou lorsque la déglutition est troublée par une cause quelconque; il y a impossibilité de boire dans une position horizontale, de siffler, d'emboucher un instrument à vent, etc., etc. Cette lésion congéniale altère d'une manière remarquable l'exercice de la parole : la voix présente alors le timbre nasonné que l'on remarque chez les individus dont le voile du palais ou la voûte palatine ont été perforés ou détruits par le virus syphilitique; il y a une imperfection des plus grandes dans l'articulation des sons et particulièrement des sons gutturaux : la prononciation se fait avec une extrême difficulté. Quelques individus surtout peuvent à peine être compris lorsqu'ils veulent exprimer leurs pensées.

Avant les recherches de MM. Roux et Groefe, on considérait cette lésion congéniale comme étant au-dessus des ressources de la chirurgie, ou du moins on n'avait songé à y remédier que par l'incommode et inutile usage d'un obturateur. On sait maintenant qu'on peut mettre fin à une condition aussi pénible, en ramenant le voile du palais à son état normal; on parvient à ce résultat au moyen d'une opération délicate et difficile, il est vrai, mais qui n'a rien de cruel, qui n'expose pas les jours de l'individu qu'on y soumet, et qui n'aggrave point sa position habituelle alors même qu'elle serait tentée sans succès.

La division congéniale du voile du palais n'est pas accompagnée de perte de substance. Les bords peuvent être rapprochés et mis en contact sans qu'il soit nécessaire d'exercer beaucoup d'efforts. Lorsque la bouche est ouverte, si le malade exécute un mouvement de déglutition, on voit quelquefois les tissus divisés être ramenés vers le centre par le jeu des muscles et s'affronter pendant un instant. C'est cette action bien remarquable qui a fait concevoir à M. Roux la possibilité de remédier, au moyen de la suture, à la difformité dont je m'occupe. Aviver les bords de la division anormale, les rapprocher et les maintenir en contact pendant tout le temps jugé nécessaire à leur agglutination, telle est la nouvelle opération imaginée par M. Roux, et que cet habile chirurgien a exécutée plusieurs fois avec le plus grand succès.

Pour pratiquer la staphyloraphie, il faut : des aiguilles courbes ordinaires, fort petites et bien pointues; un porte-aiguille assez long pour pouvoir, sans porter les doigts dans la bouche, retirer en arrière l'anneau qui en maintient les branches rapprochées; des pinces à anneaux; un bistouri boutonné, ou mieux des ciseaux à branches très-longues dont les lames fort courtes, sont coudées à angle très-obtus sur l'un des côtés immédiatement au-dessus des écussons; enfin des fils cirés, larges et aplatis : une aiguille est placée à l'extrémité de chaque fil.

Le malade est assis sur un siége solide et un peu élevé, la tête fixée contre la poitrine d'un aide, la bouche largement ouverte et dirigée de manière que la lumière en éclaire les parties les plus profondes. Si le malade n'est pas sûr de lui, il faut placer entre les dents molaires de chaque côté un corps capable de prévenir le rapprochement quelquefois involontaire des mâchoires. Ces préparatifs terminés, le chirurgien, placé vis-à-vis de l'individu qu'il va opérer, introduit dans la bouche jusque derrière le voile du palais, à l'aide d'un porte-aiguille, une des aiguilles dont le fil est garni. Lorsque les parties excitées par la présence du corps étranger sont revenues à l'état de repos, il doit enfoncer la pointe de l'instrument dans l'organe, à quatre lignes environ du bord de la division, et lui faire traverser les parties d'arrière en avant. La pointe de l'aiguille faisant saillie en avant est saisie avec des pinces à anneaux et retirée vers la bouche, après toutefois que l'on a fait lâcher prise au porte-aiguille. L'aiguille qui se trouve à l'autre extrémité du fil est ensuite portée de la même manière derrière la seconde portion du voile du palais, qu'elle doit traverser à la même hauteur. Deux et quelquefois trois ligatures suffisent ordinairement : la première doit être placée un peu au-dessus du bord inférieur du voile palatin, la seconde vers le milieu, et la troisième au niveau de l'angle d'union des deux bords de la fente congéniale. Les anses des ligatures sont dirigées en arrière, et leurs extrémités correspondent à la cavité de la bouche. Les ligatures étant placées, il faut rendre saignantes les lèvres de la division afin qu'elles soient susceptibles d'être bientôt le siége d'une inflammation adhésive, et de contracter entre elles une union intime. Pour exécuter cette seconde partie de l'opération, on doit saisir avec des pinces à anneaux la portion du voile du palais la plus voisine de l'angle inférieur de la fente congéniale, l'attirer légèrement à soi, et la mettre dans un état de tension qui favorise l'action de l'instrument; puis, avec un bistouri droit boutonné, porté en dehors de la pince, le dos tourné vers la base de la langue, on détache, en agissant de bas en haut, un lambeau épais d'une demi-ligne; on prolonge ce lambeau un peu au-dessus de l'angle d'union des deux parties du voile du palais. On avive le côté opposé de la même manière. La résection s'opère avec plus de facilité et une plus grande régularité, lorsqu'on fait usage des ciseaux. Il ne reste plus pour terminer l'opération qu'à mettre les surfaces sanglantes en contact, et à les y maintenir : on y parvient en nouant d'abord le fil d'en bas, puis successivement les deux autres, et en formant avec chaque ligature deux nœuds simples l'un sur l'autre. Immédiatement après avoir fait le premier nœud et l'avoir serré suffisamment, on a le soin de le faire saisir avec une pince à anneaux afin qu'il ne se relâche point, et que les parties que l'on vient de rapprocher ne s'éloignent pas l'une de l'autre pendant que l'on fait le second nœud, et cela jusqu'au moment où on se dispose à serrer fortement celui-ci sur l'autre.

L'opération étant terminée, le malade doit s'interdire tout mouvement capable de troubler le travail de la réunion. Pendant les trois ou quatre premiers jours, il doit garder un silence absolu, ne prendre ni alimens, ni boissons, éviter même d'avaler sa salive : il faut écarter de l'opéré toutes les causes susceptibles d'exciter la toux, le rire, l'éternuement, etc. Des lavemens fréquens, des bains peuvent suppléer momentanément les alimens et les boissons. Lorsque rien ne vient troubler la marche du travail de la nature, on peut ôter le fil supérieur à la fin du quatrième jour, et celui du milieu le jour suivant; on laisse le fil inférieur jusqu'au sixième jour. Des ciseaux à pointe mousse bien tranchans coupent les ligatures près du nœud; on saisit ensuite celui-ci avec des pinces à anneaux, et ordinairement on en débarrasse les parties avec facilité. Du cinquième au sixième jour on permet au malade quelques cuillerées de bouillon, puis des potages clairs qu'il faut lui recommander d'avaler doucement et par petites cuillerées. A mesure que l'inflammation du voile du palais se dissipe, on prescrit peu à peu des alimens plus solides; enfin on lui accorde aussi la permission d'articuler quelques sons, et de se livrer graduellement à l'exercice de la parole.

Lorsque cette opération réussit, il se manifeste un changement subit et des plus remarquables dans le timbre de la voix, dans l'articulation des sons et dans le mode de prononciation. Cependant ce n'est souvent qu'après quelques mois que les organes vocaux acquièrent toute la perfection désirable.

La staphyloraphie, une des opérations les plus difficiles et les plus laborieuses de la chirurgie, exige beaucoup d'adresse de la part de l'opérateur, une grande patience, de la docilité et un certain courage de la part du malade : aussi, on ne peut la pratiquer que sur des sujets dont la raison est assez développée pour se soumettre tant aux manœuvres longues et pénibles qu'elle exige, qu'aux privations qu'il faut s'imposer pour en assurer le succès. On ne peut donc y avoir recours que sur les adolescens et au-dessus de cet âge. Les irritations du pharynx et des conduits aériens sont autant de contre-indications à cette opération : en effet, les secousses de la toux feraient nécessairement échouer le travail de la réunion.

Cette opération n'est pas susceptible d'être employée avec un succès égal dans tous les cas de bifurcation du voile du palais. Lorsque la division se borne aux parties molles, que le sujet est docile, et que rien ne vient troubler le travail de la nature, on peut se promettre le plus souvent un entier succès. L'expérience, au contraire, a constaté que le plus léger écartement des os palatins et maxillaires suffit pour faire échouer la suture. Toutefois, je dois dire ici que M. Roux, qui n'avait pas réussi d'abord dans cinq cas de staphyloraphie, où la division du voile du palais se compliquait de l'écartement de la voûte palatine, a été plus heureux la sixième fois, et qu'il a obtenu, à bien peu de chose près, tout ce qu'on peut désirer en pareille circonstance.

La staphyloraphie peut être appliquée aux plaies récentes et accidentelles du voile du palais, et aux perforations produites dans cette partie par les ulcères dont elle est si fréquemment atteinte. S'il devenait absolument nécessaire, comme je viens de le faire, de fendre le voile du palais pour faire l'extraction d'un corps étranger étroitement engagé dans le pharynx, pour faire l'ablation d'un polype volumineux ou de toute autre tumeur, ne devroit-on pas pratiquer ensuite un ou plusieurs points de suture au voile du palais? (MURAT.)

STASE, s. f. *stasis;* de στάω, s'arrêter. Ce mot a à peu près la même signification que *stagnation;* seulement les humeurs stagnantes pouvaient être altérées. Cette altération n'était pas supposée dans la stase.

STATION, s. f., du verbe latin *stare*, *se tenir debout*. On appelle ainsi en physiologie l'action par laquelle les animaux soutiennent fixes les diverses parties de leurs corps, empêchent que par leur poids elles ne se derobent les unes sous les autres, et prennent point d'appui sur le sol. Il était impossible que les animaux destinés à se mouvoir eussent, comme les végétaux, le corps tout d'une pièce, ou inflexible; il a fallu que leur corps, ou fût composé de plusieurs pièces articulées entre elles de manière à pouvoir se mouvoir, ou qu'il fût souple; et dans l'un et l'autre cas, il a fallu aussi qu'ils pussent en soutenir les diverses parties. Or, c'est l'action qui établit ce soutien, et de laquelle résulte la pose de l'animal sur le sol, qui est ce qu'on appelle la *station*.

Les stations varient dans chaque espèce animale en raison de la conformation du corps; et on les partage en *passives* et *actives*, selon qu'elles n'exigent pas, ou exigent des efforts musculaires pour s'accomplir. La station est passive quand le corps reposant de toute sa longueur sur le sol est soutenu par celui-ci, sans qu'il y ait aucun effort de la part de l'animal, comme dans les serpens. Elle est active, au contraire, quand le tronc est soutenu sur des membres comme sur des colonnes, et que des efforts musculaires préviennent la flexion des diverses articulations qui composent ces membres et maintiennent le tronc en équilibre sur eux. Dans ce dernier cas, la station est d'autant plus pénible à maintenir, qu'il y a moins de membres pour l'effectuer: la *multipède*, c'est-à-dire celle pour laquelle il y a autant de paires de membres que d'anneaux au corps, est la moins fatiguante, car chaque segment du corps a deux colonnes qui le soutiennent, et toutes dans l'ensemble se prêtent un appui mutuel : la *quadrupède*, c'est-à-dire, celle dans laquelle il n'y a plus que deux paires de membres, placées chacune à une des extrémités de l'animal, exige déjà plus de fatigue, car il faut plus d'efforts de la part des quatre membres pour supporter le poids entier du tronc : enfin, la *bipède*, c'est-à-dire celle dans laquelle le corps entier est relevé et maintenu sur deux membres placés tout-à-fait à sa partie postérieure, est la plus pénible, et de plus, la moins solide; le corps en effet y est dans une position verticale, tandis que dans les deux premières il est dans une position horizontale.

Les stations varient aussi dans un même animal, d'où résultent ses diverses attitudes : mais il en est toujours une qui est effectuée de préférence, et qui est pour chaque animal sa station proprement dite.

Dans cet article, nous allons nous borner à ce qui est des stations de l'homme; nous allons commencer par celle qui lui est la plus naturelle et la plus ordinaire, la station sur les deux pieds.

§ 1. *Station sur les deux pieds.* — La station propre de l'homme est de toute évidence la *bipède*; nous le prouverons ci-après par un coup d'œil rapide jeté sur la structure de cet être. Elle exige de sa part de grands efforts musculaires, car les diverses pièces qui composent son corps de la tête aux pieds, non-seulement sont mobiles les unes sur les autres, mais encore sont placées de manière à ne pouvoir pas rester en équilibre dans une même position verticale par le fait seul de leur poids. La tête, par exemple, est placée sur le rachis de manière à avoir tendance à s'incliner en avant ; il en est de même du rachis par rapport au bassin, et du bassin qui est articulé d'une manière fixe avec ce rachis par rapport à la cuisse; la cuisse, de son côté, tend à se fléchir en arrière sur la jambe, et la jambe en avant sur le pied. Dès lors il a fallu que des muscles étendus de l'une de ces pièces à l'autre, et faisant l'office de crampons actifs, maintiennent par leurs contractions toutes ces pièces en un même levier continu; et comme on le conçoit, ces muscles ont dû être placés au côté opposé à celui dans lequel la flexion a tendance à se faire; et ils ont dû être d'autant plus vigoureux, que la tendance à la flexion est plus grande et le poids de la pièce à soutenir plus considérable. Du reste, pour exposer avec clarté et d'une manière complète le mécanisme de la station bipède de l'homme, il faut successivement dire: comment les diverses pièces qui composent le corps de la tête aux pieds sont maintenues fixes les unes sur les autres dans une même ligne verticale; comment elles se transmettent ainsi successivement du haut en bas et supportent leur poids respectif; comment enfin tout le corps reste verticalement en équilibre sur le sol par une de ses extrémités, les pieds.

1°. Les pièces qui composent le corps de la tête aux pieds, et qui dans la station doivent être fixées les unes sur les autres dans une même ligne verticale, sont la tête, le rachis, le bassin, la cuisse, la jambe et le pied.

La *tête*, chez l'homme, est presque naturellement en équilibre sur le rachis, les condyles occipitaux étant chez cet être placés horizontalement en bas, au lieu d'être rejetés en arrière comme ils le sont chez les animaux. Cependant comme ces condyles ne sont pas situés au milieu de la base du crâne, mais à peu près à son tiers postérieur, la tête a tendance à tomber en avant; et pour contrebalancer cette tendance agissent les muscles situés à la face postérieure du col, splénius, petit et grand complexus, trapèze, petit et grand droits postérieurs. Ces muscles attachés pour la plupart, d'un côté aux apophyses épineuses et transverses des vertèbres cervicales, de l'autre à la face postérieure de l'occipital, prennent dans ce cas-ci leur point fixe en en bas; et la tête représente un levier du premier genre, dont la *puissance* est à une extrémité, au lieu de l'occipital où sont insérés les muscles; la *résistance* à l'autre extrémité, à la partie de la tête qui est en avant de l'articulation atloïdo-occipitale; et le *point d'appui*, dans l'intervalle à cette articulation. Ils sont insérés perpendiculairement à l'os à mouvoir, ce qui est une compensation à la brièveté du bras du levier par lequel ils agissent, le bras de la puissance étant ici plus court que celui de la résistance. Du reste, ils sont bien moins volumineux chez l'homme que dans les quadrupèdes, chez lesquels la tête, non-seulement est horizontale, et nullement en équilibre sur le rachis, mais encore est plus pesante dans la partie faciale à cause du plus grand développement des organes du goût et de l'odorat. Le ligament cervical postérieur qui, étendu de l'occipital aux apophyses épineuses des vertèbres du col, sert mécaniquement chez ces animaux au soutien de la tête, chez l'homme est purement celluleux et un simple vestige.

Le *rachis* a aussi tendance à s'incliner en avant, parce qu'il est situé tout-à-fait sur le plan postérieur du corps, qu'il est chargé en avant du poids du thorax et de l'abdomen, et parce qu'il porte à son sommet la tête que nous venons de voir tendre à tomber en avant, et qui doit d'autant plus entraîner le rachis avec elle qu'elle agit sur lui par un bras de levier plus long. Or, pour contrebalancer cette tendance, se contractent les muscles qui remplissent les gouttières vertébrales, sacro-lombaire, long dorsal, transversaire, transversaire épineux, muscles étendus du sacrum aux vertèbres inférieures, et des vertèbres inférieures aux supérieures. Ces muscles, dans cette circonstance, prennent encore leur point fixe en bas; les vertèbres inférieures ou lombaires sont d'abord maintenues droites sur le sacrum; et fixées une fois, elles deviennent un point d'appui qui sert à retenir toutes les autres vertèbres de proche en proche, de bas en haut. Chaque vertèbre simule aussi un levier du premier genre; la *puissance* étant à une extrémité, aux apophyses épineuses et transverses auxquelles s'attachent les muscles; la *résistance*, qui consiste dans le poids du thorax et de l'abdomen, étant à l'autre; et le *point d'appui* étant dans l'intervalle, à l'articulation des vertèbres entre elles. La résistance agit encore ici par un bras de levier plus long que la puissance, puisque le bras de l'une se mesure par la longueur des côtes, et celui de l'autre par la longueur des apophyses épineuses; mais ce désavantage pour la puissance est compensé, en ce que les muscles s'insèrent perpendiculairement aux os à mouvoir. Comme c'est à la partie inférieure du rachis que la puissance musculaire a le plus grand effort à exercer, le levier qu'elle a à soutenir ayant là toute sa longueur, c'est là aussi que les muscles sont plus épais et plus forts, et qu'on rapporte le sentiment de lassitude qui suit la station prolongée. Tous ces muscles vertébraux ayant un grand effort à vaincre, sont parsemés d'aponévroses, ce qui augmente le nombre de leurs fibres, et par conséquent leur force ; ils sont moins de longs faisceaux qu'une série de beaucoup de petits muscles étendus d'une vertèbre à une autre.

Le *bassin*, pour être fixe sur le rachis, n'exige aucun effort musculaire ; cette fixité est le fait irrésistible de la disposition des parties, l'os iliaque étant articulé d'une manière immobile avec le *sacrum*. Mais, en bas, ce bassin repose par la cavité cotyloïde sur un pivot arrondi, la tête du fémur; et il est d'autant plus impossible qu'il se tienne mécaniquement en équilibre sur ce pivot, qu'il est converti alors en un seul levier avec la tête et le rachis. Il tend donc à tomber, et c'est encore en avant, à raison de la tendance qu'a à s'incliner en ce sens toute la moitié supérieure du corps, et à cause de la situation oblique du bassin d'arière en avant et de haut en bas entre le rachis et la cuisse. Pour prévenir cette chute, agissent les muscles puissans des fesses, les abducteurs du fémur, le grand fessier, et les plus obliques des rotateurs externes du fémur, le moyen et le petit fessier. Ces muscles sont moins chez l'homme des abducteurs que chez les animaux, et servent surtout à soutenir le bassin sur la tête du fémur. Prenant leur point fixe en bas sur la cuisse, ils tirent en arrière le bassin et le tronc, et les tiennent dans une même ligne verticale avec la cuisse. La partie du corps qui est mue représente un levier du troisième genre; le point d'appui étant à une extrémité, à l'articulation iléo-fémorale; la résistance, qui consiste dans le poids du tronc, à l'autre; et la puissance, dans l'intervalle, à la partie du bassin où s'insèrent les muscles moteurs. Ceux-ci conséquemment devaient avoir beaucoup de puissance, car on sait que ce genre de levier est le plus désavantageux pour la force, et d'ailleurs ils avaient à supporter un levier très-long, étendu du vertex à la cavité cotyloïde : aussi sont-ils très-gros, et les fesses qu'ils constituent sont-elles considérées comme un attribut des animaux à station bipède. Du reste, si le genre de levier que représente la partie du corps qui ici est soutenue, est le plus défavorable pour la force; si les muscles moteurs sont ici attachés très-près du point d'appui, disposition qui est encore contraire à la force; c'est qu'il était impossible à la nature de faire autrement; pouvait-elle, en effet, attacher les muscles des fesses plus haut qu'elle ne l'a fait, au sommet du rachis, par exemple? D'ailleurs, ces deux dispositions sont les plus avantageuses pour la rapidité et l'étendue des mouvemens; et il était plus facile à la nature de se procurer toute la force motrice nécessaire en multipliant le nombre des muscles et celui des fibres qui les composent, que de rendre les muscles plus longs pour faire que les mouvemens soient plus rapides et plus étendus.

La *cuisse* s'articule inférieurement avec la jambe par une surface trop étroite pour que le corps puisse se maintenir de lui-même en équilibre sur celle-ci; et il faut aussi des actions musculaires pour maintenir cet équilibre. A raison de la situation de la cuisse sur le plan antérieur du corps, et de la disposition de l'articulation fémoro-tibiale, c'est en arrière sur la jambe que le poids du corps tend à fléchir la cuisse; et c'est à quoi s'opposent les muscles extenseurs de la jambe, droit antérieur, triceps crural: prenant leur point fixe sur le tibia, ils maintiennent dans la même ligne verticale que cet os, le fémur, et avec celui-ci tout le reste du corps qui y est fixé. Ils agissent encore ici sur un levier du troisième genre; le point d'appui est en effet à une extrémité, à l'articulation tibio-fémorale; la résistance, qui est le poids du corps, à l'autre; et la puissance dans l'intervalle, au lieu d'insertion des muscles moteurs. Mais cette disposition était commandée par la nécessité de donner à nos membres des proportions sveltes; pouvait-on, en effet, attacher ces muscles à un point plus élevé du levier, au sommet antérieur du rachis, par exemple? D'ailleurs si cette disposition a nécessité de la part des muscles plus de force, elle a donné plus d'étendue et de rapidité aux mouvemens. Un autre inconvénient sous le rapport de la force qui existe de plus ici, est l'insertion des muscles sous une direction très-oblique et presque parallèle à l'axe de l'os à mouvoir; mais la forme que devaient avoir nos membres y a contraint. Quelques physiologistes ont pensé que les muscles fléchisseurs de la jambe, demi-tendineux, demi-membraneux, biceps, agissaient aussi pour assurer la fixité de la cuisse sur la jambe; il est certain, en effet, que l'attache de ces muscles à la jambe se fait assez près de l'articulation tibio-fémorale, pour que la cuisse et la jambe puissent être mises dans une même ligne droite; et c'est une différence de l'homme d'avec les animaux, chez lesquels ces muscles s'attachent trop bas à la jambe, pour que celle-ci puisse s'étendre pleinément sur la cuisse.

Tout le corps portant ainsi sur l'extrémité inférieure du tibia, a encore tendance à tomber en avant, parce que cette extrémité du tibia est trop étroite pour que le corps puisse se tenir en équilibre sur elle, et parce que l'articulation de la jambe avec le pied est une charnière très-mobile. Mais il est retenu par les muscles du mollet, gastrocnémiens, jumeaux, soléaire, grand et moyen péroniers, jambier postérieur, qui prennent leur point fixe sur le pied. Il s'agit encore ici d'un levier du troisième genre; car le point d'appui est à une extrémité, l'articulation tibio-astragalienne; la résistance, à l'autre; et la puissance, dans l'intervalle, à l'attache supérieure des muscles du mollet. Mais il ne pouvait encore en être autrement; il était bien impossible que les muscles du mollet fussent attachés à l'extrémité supérieure du corps, à l'occiput. La nature s'est contentée de faire ces muscles très-forts; et aussi sait-on que les mollets ne sont pas moins que les fesses une annonce de la station bipède? Nous pourrions répéter ici tout ce que nous avons dit plus haut de l'inconvénient de ce genre de levier relativement à sa force, et de son avantage relativement à l'étendue et à la rapidité des mouvemens.

Enfin le *pied* appliqué à plat sur le sol, par une surface assez étendue, lui est fixé déjà par le fait seul du poids du corps qui repose alors en entier sur lui; mais de plus il y est attaché par l'action de ses muscles propres, fléchisseurs communs et propres des orteils, savoir : plantaire grêle, fléchisseurs superficiel et profond, lombricaux, accessoire du fléchisseur commun; long et court fléchisseurs du gros orteil, adducteur et abducteur de ce gros orteil. C'est surtout, en effet, ce gros orteil qui agit. La particularité qu'a le premier os du métatarse d'être plus long, plus gros que les autres, et de leur être fortement attaché, est une disposition favorable; et il en est de même de la situation du court fléchisseur du gros orteil sous la plante du pied, en avant du talon, et de celle de son long fléchisseur qui passe à côté du calcanéum, de manière à ce que son action soit libre, malgré que la plante du pied soit appliquée au sol. Chez les animaux, ces deux dernières dispositions n'existent pas, et les deux muscles dont nous parlons sont des dépendances du plantaire grêle.

Telle est la série d'actions musculaires par lesquelles les diverses pièces du corps, de la tête aux pieds, sont maintenues en une seule ligne verticale. Nous faisons abstraction des membres supérieurs, qui sont attachés aux parties latérales du tronc. On voit que chaque pièce, une fois fixée, devient point d'appui pour les muscles qui l'unissent à la suivante; et peut-être à cause de cela, au lieu de procéder de la tête aux pieds, comme nous l'avons fait, serait-il mieux de suivre un ordre inverse? Ainsi, 1° le pied fixé au sol, et par le corps qui l'y applique de toute sa pesanteur, et par l'action des muscles fléchisseurs des orteils, devient point d'appui pour les muscles du mollet qui en se contractant soutiennent la jambe dans une position verticale : considérés ainsi, ces muscles s'insérant en haut, près de l'articulation tibio-fémorale, agissent par un bras de levier plus long, ce qui est favorable à la force; 2° la jambe fixée devient point d'appui pour les muscles antérieurs de la cuisse; et ceux-ci, qui soutiennent alors la cuisse droite sur la jambe, agissent aussi par un bras de levier assez long, leur attache supérieure étant assez haut sur le fémur, et même étant pour quelques-uns au bassin; 3° la cuisse fixée sert aux muscles fessiers, dont l'action maintient dans la ligne verticale la hanche et la partie inférieure du rachis, le sacrum; 4° la hanche fixée sert de point d'appui aux muscles des gouttières vertébrales qui soutiennent le rachis; 5° enfin le rachis fixé fournit point d'appui aux muscles du col qui soutiennent la tête. Toutes ces puissances se prêtent un mutuel secours; et par exemple, quand les muscles du mollet agissent pour fixer sur le pied tout le levier du corps, les muscles des parties supérieures ont déjà amené une portion de ce levier dans la ligne verticale, et l'y maintiennent; de sorte que ces muscles du mollet n'ont guères qu'à prévenir la flexion de la jambe consécutivement au poids du corps, et n'ont pas autant de puissance à déployer qu'on aurait pu le croire d'abord. Toutefois, voilà l'artifice par lequel tout le corps ne semble plus former qu'une seule pièce, de la tête aux pieds, et constitue un seul levier, appelé le *levier de la station*, résultant du rachis et du membre inférieur, et portant à son sommet la tête.

2° Maintenant voyons comment ces diverses pièces se transmettent successivement leur poids respectif. Ici la nature a pris beaucoup de précautions, qui semblent toutes inspirées par les lois de la plus savante mécanique.

D'abord, le poids de la tête est transmis au rachis, qui supporte en même temps celui des membres supérieurs, du thorax, et d'une partie de l'abdomen. De là, la nécessité que ce rachis soit construit de manière à pouvoir résister à un tel poids. Et en effet, formé d'une série d'os superposés les uns aux autres, unis entre eux par des surfaces fort larges, et attachés par de forts ligamens; résultant d'une série de portions de cylindre placées les unes au-dessus des autres; il représente dans son ensemble une colonne dont la grosseur augmente généralement de son sommet à la base. A raison du canal rachidien qui existe dans son intérieur, il est une colonne creuse; et l'on sait qu'une colonne creuse est plus résistante qu'une colonne solide de même volume. Présentant enfin dans sa longueur trois courbures dirigées en sens opposé l'une de l'autre, étant convexe au col, concave au dos, et de nouveau convexe aux lombes, il est sous ce rapport comme une colonne torse, et c'est là encore une disposition qui lui donne plus de résistance. Le rachis est donc très-bien organisé pour être la base de la charpente du tronc, et il peut très-bien supporter le poids de la partie supérieure du tronc; il peut même plus, puisque c'est sur lui que se placent les lourds fardeaux que l'homme peut porter; tout le poids va se concentrer dans le sacrum, qui est un os très-solide, et qui devait l'être.

Ce sacrum est comme enclavé entre les deux iliaques, et l'on avait pensé qu'il agissait là à la manière d'un coin, serrant d'autant plus en avant les os iliaques, qu'il les écartait en arrière. Mais cela n'est pas; les articulations de tous ces os sont immobiles, de sorte que le bassin peut être considéré comme une seule pièce; seulement ces articulations, symphyses sacro-iliaques et pubienne, ont toute la solidité dont elles avaient besoin pour résister au poids dont elles sont chargées. Le sacrum d'ailleurs ne reçoit pas seul tout le poids; une partie de celui de l'abdomen est transmis directement aux os iliaques, qui sont étalés comme pour servir d'appui aux viscères de cette cavité.

Du bassin, le poids est transmis aux cuisses, qui de leur côté ont toute la solidité nécessaire. En effet, les fémurs sont les os les plus gros et les plus solides de tout le corps; la tête de ces os presse contre la partie la plus résistante de la cavité cotyloïde; cette cavité est elle-même fortifiée par l'éminence iléo-pectinée et l'épine antérieure et inférieure de l'os des îles; des organes contentifs puissans attachent ces femurs aux os des hanches, savoir une capsule fibreuse, la plus forte de toutes celles qu'offre l'économie, un ligament interarticulaire qui manque à l'articulation analogue du membre supérieur, etc.

Sous la cuisse est la jambe : et la grosseur et la solidité du tibia; la situation entièrement perpendiculaire de cet os au-dessous du femur; la largeur de l'articulation qui les unit; la force des moyens contentifs qui les attachent; la disposition, pour soutenir l'articulation, des ligamens croisés en arrière, et de la rotule en avant; l'immobilité du tibia et du péroné l'un sur l'autre; le soutien que ce dernier fournit à la jambe en dehors, etc., telles sont les principales particularités anatomiques auxquelles la jambe doit d'être un appui solide de tout le corps.

Enfin, il en est de même des pieds : articulés à angle droit avec la jambe, ils reçoivent perpendiculairement le poids du corps. Celui-ci semble affermir davantage leur articulation; l'astragale est en effet plus enfoncé dans l'espèce de mortaise qui le reçoit; et de chaque côté les malléoles, en guise d'arcs-boutans, préviennent les déplacemens; de forts ligamens d'ailleurs y mettent obstacle. Les pieds sont composés de beaucoup d'os, et le poids en passant des uns aux autres se dissémine, et perd de son effet. A la différence de ce qui est en beaucoup d'animaux, ils appuient sur le sol par toute leur surface. De plus, ils ont intrinséquement une grande solidité; et, à la différence de ce qui est à la main, leur partie immobile ou le tarse l'emporte en longueur sur leur partie mobile ou les orteils. Enfin, notons dans les pieds la longueur des os du métatarse, leur grosseur, la longueur du premier de ces os, son union aux autres, sa situation sur un même plan; notons la plus grande épaisseur de la peau, surtout à la plante, et le tissu cellulaire fort dense, rempli d'une graisse élastique, qui, faisant l'office d'un coussinet élastique, est au-dessous; et de ce coup d'œil rapide sur la disposition anatomique des pieds, concluons qu'ils sont merveilleusement organisés pour être la base de tout le corps et en recevoir sans souffrir tout le poids. Ajoutons que les deux membres inférieurs s'aident dans cet office : mais un seul des deux suffit, et si la station sur un seul pied est plus fatiguante, c'est moins à cause du plus grand poids que ce pied a à supporter qu'à raison de la plus grande difficulté qu'on éprouve a maintenir l'équilibre et la ligne de gravité dans la base de sustentation. Mais ceci nous conduit au troisième objet que nous avons à examiner, comment le corps reste dans une situation verticale sur le sol par une de ses extrémités, les pieds.

3° Tout corps reste dans une situation verticale quand la partie par laquelle il repose sur le sol, et qu'on appelle la *base de sustentation*, est assez étendue pour que la ligne verticale de ce corps, celle qui passe par son centre de gravité, tombe dans l'espace qu'occupe cette base. Or, l'homme reste debout sur les pieds, les diverses pièces de son corps étant une fois fixées les unes sur les autres dans une même ligne verticale, parce que la surface de ses pieds, par laquelle il touche au sol, forme une base de sustentation assez étendue pour que sa ligne verticale, sa ligne de gravité, puisse y tomber. Seulement, comme cette base de sustentation est assez étroite relativement à la hauteur de l'homme, que de plus le corps dans sa moitié supérieure a tendance à s'incliner en avant, il faut des efforts musculaires continuels, non seulement pour maintenir fixes les unes sur les autres les diverses pièces du corps, mais encore pour maintenir le levier total, malgré la tendance qu'a sa partie supérieure à tomber en avant, et malgré les mouvemens qu'on peut faire produire à cette partie supérieure, dans une situation telle que sa ligne de gravité tombe toujours dans l'espace que forme la base de sustentation.

La structure anatomique offre sur ce point beaucoup de conditions qui semblent aussi être inspirées par les lois de la plus ingénieuse mécanique. D'abord, on remarquera que la base de sustentation augmente à mesure que le levier de la station s'augmente d'une pièce et prend plus de hauteur. Ainsi, à la tête, cette base de sustentation est la vertèbre atlas; après l'addition du rachis elle est déjà plus large puisqu'elle consiste dans le sacrum; à la cuisse elle est augmentée encore puisqu'elle a pour mesure l'étendue transversale du bassin, l'intervalle des cavités cotyloïdes; à la jambe elle est agrandie encore en avant par la convexité des femurs en ce sens, et transversalement par les cols des femurs, qui déjettent sur les côtés les axes de ces os; enfin aux pieds elle est encore plus grande, puisqu'elle consiste dans l'espace quadrilatère qui est compris entre eux. De sorte que, sous ce premier rapport, la base de sustentation s'élargit successivement de haut en bas, et que les pièces qui forment le corps constituent comme une pyramide, qui a son sommet en haut, sa base en bas, et qui conséquemment est bien assise.

En second lieu, cet agrandissement successif de la base de sustentation à mesure qu'on l'examine à un point plus bas du levier, se fait dans tous les sens, en avant, en arrière, de côté, mais surtout dans les sens dans lesquels il y a tendance à inclinaison. Ainsi : 1° *En avant*, on peut remarquer que le lévier de la station est disposé en échelons, qui sont sur un plan d'autant plus antérieur qu'ils sont plus inférieurs. Par exemple, le rachis qui est le plus haut, est tout-à-fait en arrière; vient ensuite le bassin, qui est déjà plus antérieur; après la cuisse, qui à raison de la convexité du fémur en avant, l'est encore davantage; et enfin le pied, qui tout-à-fait en bas, est aussi le plus antérieur, à juger par l'avance qu'il offre au devant de son articulation tibio-astragalienne. Une double raison a rendu cette disposition nécessaire; d'une part la nécessité que nos principaux mouvemens se fissent surtout en avant; d'autre part, le besoin urgent qu'il y avait conséquemment à agrandir en ce sens la base de sustentation. Outre cette disposition des différentes pièces du corps, en échelons qui sont d'autant plus antérieurs qu'ils sont plus inférieurs, nous signalerons encore, comme conditions propres à donner quelque champ aux oscillations de la ligne de gravité en avant, les courbures que présente le rachis en sa longueur et qui sont telles que le rachis paraît avoir plus d'étendue de devant en arrière qu'il n'en a réellement, et la position intermédiaire du bassin, entre le rachis avec lequel il s'articule par sa partie postérieure, et le membre inférieur avec lequel il s'articule par sa partie antérieure, ce qui porte évidemment la base de sustentation sur un plan plus antérieur : qui ne sent combien les chutes eussent été plus fréquentes, si les fémurs s'étaient articulés avec le bassin sur le même plan que le sacrum! Sous le rapport de la question qui nous occupe, on peut diviser le levier de la station en deux moitiés qui sont disposées en sens inverse l'une de l'autre; la moitié supérieure, formée de la tête et du rachis, et placée tout-à-fait sur le plan postérieur du corps, parce qu'il fallait qu'elle eût tendance à s'incliner en avant pour l'exécution de nos principaux mouvemens qui se font en ce sens; et la moitié inférieure, formée du membre inférieur, et placée au contraire sur le plan antérieur du corps, afin de servir de soutien, de base de sustentation, à l'autre : le bassin, qui est intermédiaire à ces deux moitiés, est placé obliquement entre l'une et l'autre. 2° *En arrière*, la base de sustentation n'avait pas autant besoin d'être agrandie, car c'est dans un sens tout opposé, comme nous l'avons vu, que le corps tend à s'incliner : cependant c'est pour ce but que le calcanéum offre une avance, en arrière de l'articulation tibio-astragalienne. D'ailleurs, tandis qu'en avant les sens pouvaient éclairer sur les conditions du sol et faire prévenir les chutes, la nature a accumulé en arrière les précautions propres à rendre ces chutes moins redoutables; le crâne de ce côté est plus épais, recouvert de plus de chairs, de plus de cheveux, plus arrondi, et plus apte à résister aux percussions par le mécanisme des voûtes; le rachis est hérissé d'aspérités qui le protégent; le scapulum, les côtes qui de ce côté sont larges et rapprochées, forment comme des cuirasses au tronc; il en est de même des muscles épais des gouttières vertébrales; au niveau du bassin enfin, la crête de l'os des îles, les saillies des fesses remplissent le même office. 3° Enfin, sur *les côtés*, l'agrandissement de la base de sustentation n'était pas non plus aussi nécessaire, chacune des deux moitiés du corps se faisant à peu près équilibre; et néanmoins cet agrandissement est réel : l'étendue transversale du sacrum est certainement plus grande que celle de l'atlas; l'intervalle des deux cavités cotyloïdes est de même plus grand que le diamètre transversal du sacrum; cet intervalle est ensuite surpassé par celui des deux fémurs déjetés sur les côtés par la disposition de leurs cols; et enfin les pieds en se dirigeant en dehors agrandissent encore la base de sustentation en travers.

Ainsi, toutes les précautions ont été prises dans tous les sens pour que la base de sustentation ait toujours assez de largeur. D'ailleurs les muscles nombreux qui entourent le levier de la station, agissent toujours de manière à ramener sa ligne de gravité dans l'espace où elle doit tomber; et c'est à cause de cela que notre attitude se modifie selon la direction dans laquelle le corps a tendance à s'incliner, et varie selon qu'on a l'abdomen saillant et chargé de graisse, ou qu'on est dans des conditions inverses. Il est avantageux que les pieds qui circonscrivent une base de sustentation assez étendue, s'appliquent par toute leur surface au sol, à la différence de beaucoup d'animaux qui ne posent que sur l'extrémité de l'ongle. Il est avantageux aussi que le membre inférieur soit double, car les deux pieds circonscrivent entre eux une base de sustentation plus large. A cet égard, l'étendue des pieds et leur degré d'écartement ne sont pas des choses indifférentes ; il y a dans l'écartement des pieds une juste mesure, où ces appuis du corps circonscrivent le plus grand espace possible dans tous les sens ; c'est celle où ils sont éloignés l'un de l'autre d'un pied à peu près, et placés presque paralellement en avant et cependant un peu en dehors.

Telle est la station de l'homme, qui sans doute est bien ordonnée chez cet être d'après la structure générale de son corps et les autres facultés qu'il a à exercer, mais qui ne présente pas autant de solidité, et exige beaucoup plus d'efforts pour être maintenue, que celle de beaucoup d'animaux, des quadrupèdes, par exemple. Et en effet, on voit ici un long levier balancé sans cesse par l'action musculaire, et soutenu sur une base de sustentation assez étroite. Loin d'être un temps de repos, elle est donc un état très-actif et exige l'action de beaucoup de muscles. Aussi, pour n'employer à la fois qu'un certain nombre de ceux-ci et faire qu'ils puissent se suppléer, et parce qu'il est difficile de faire tomber toujours la verticale sur l'axe qui unit le centre des deux fémurs, toutes les fois que la station se prolonge un peu, on fait tomber cette ligne tour à tour, un peu en avant, un peu en arrière, un peu de l'un et l'autre côté : dans le premier cas, les muscles fessiers seuls agissent, les psoas et iliaques se reposent ; dans le second cas, c'est le contraire ; et enfin, dans le troisième il n'y a que les fléchisseurs latéraux d'un côté qui sont en contraction. C'est ainsi que quand on reste debout longtemps, on fait porter alternativement le poids du corps sur chacun des deux membres inférieurs.

Cependant cette station sur les deux pieds est celle qui est naturelle à l'homme : en vain des philosophes ont voulu soutenir qu'elle n'était qu'un effet de l'éducation et du perfectionnement social ; elle nous est commandée par notre organisation ; les preuves en sont écrites sur toutes les parties de notre corps, à la tête, au tronc, aux membres inférieurs et supérieurs !

A la tête, tout est en rapport avec la station bipède, et serait en contradiction avec la station quadrupède. Les condyles articulaires de l'occipital sont placés horizontalement à la face inférieure de la tête et non verticalement à la face postérieure. La tête repose horizontalement sur le rachis, de manière à être presque en équilibre sur son sommet. Les muscles postérieurs du col qui sont destinés à la tenir droite, sont moins forts que leurs analogues dans les animaux, et seraient évidemment trop faibles pour soutenir la tête dans la station quadrupède ; il en est de même du ligament cervical postérieur, qui est réduit à un filet celluleux. L'articulation atloïdo-occipitale est trop serrée pour permettre à la tête de se redresser assez pour diriger la face en avant, et de s'abaisser assez pour aller toucher le sol de l'extrémité des lèvres et des mâchoires. La face et les yeux, qui dans la station bipède sont dirigés en avant, comme ils doivent l'être, dans la station quadrupède seraient dirigés en bas, les narines le seraient en arrière, la bouche aurait une situation déclive, et telle que les alimens en tomberaient sans cesse ; les cheveux couvriraient la face, et surpasseraient en longueur la stature de l'homme, ce qui ne se voit chez aucun animal. Enfin, l'existence de l'apophyse mastoïde à elle seule ferait preuve, car c'est à elle que s'attachent les muscles qui font pivoter la tête horizontalement sur le rachis, et ce mouvement de pivotement ne peut servir que dans la station bipède. Ajoutons que la face de l'homme n'offre aucun des instrumens de préhension qu'elle présente en d'autres animaux, et dont cet être cependant aurait eu besoin si son membre supérieur avait dû être employé à sa station. Disons que son cerveau n'offre pas à sa base le lacis des carotides aussi prononcé.

Au *tronc*, des nouvelles preuves anatomiques se présentent. Le rachis, au lieu d'offrir une seule et grande courbure, dont la concavité est dirigée en en bas, comme dans les quadrupèdes, offre trois courbures en sens opposé l'une de l'autre, et qui, semblant être l'effet d'une pression exercée de haut en bas, sont favorables, comme nous l'avons vu, à la station bipède. Ce rachis est plus gros en bas qu'en haut ; et en arrière de lui sont placés des muscles nombreux et puissans, évidemment destinés à le tenir en une position droite. A la région dorsale de ce rachis, les apophyses épineuses sont toutes dirigées en en bas, et non les supérieures en haut, et les inférieures en bas, comme dans les quadrupèdes, ce qui prouve que c'est vers le bas que ces vertèbres sont fixées. Le col, considéré comme levier de la tête, est trop court, et non en proportion avec les membres antérieurs ou supérieurs. Le thorax est applati de devant en arrière, et non sur les côtés. Le ventre n'est pas pointu en avant; le muscle grand dentelé n'est pas aussi développé que chez les quadrupèdes, et ne fait pas comme chez ceux-ci, avec son congénère du côté opposé, une véritable sangle pour soutenir le tronc. Le dos est nu, et c'est au contraire la partie antérieure qui offre le plus de poils. Le cœur enfin est placé dans le thorax plus perpendiculairement, et la courbure que fait l'aorte à sa sortie de ce viscère est plus grande.

Enfin, l'examen des *membres inférieurs et supérieurs* fournit la même démonstration, car tout semble fait pour la solidité dans les premiers, et pour la mobilité dans les seconds, pour constituer les premiers des organes de sustentation, et les seconds des organes de préhension. Ainsi, relativement aux membres inférieurs, le bassin fait chez l'homme avec le rachis un angle plus obtus que chez les quadrupèdes; d'où il résulte que ce bassin a pu plus facilement être amené dans la même ligne verticale que la cuisse. Tout ce membre inférieur aurait trop de longueur dans l'hypothèse de la station quadrupède; et la longueur du fémur que nous avons vue si favorable à la station bipède, est de même contre cette hypothèse. Le volume énorme des fesses atteste assez, que la hanche et le rachis doivent être maintenus dans une situation droite sur la cuisse; et certainement on peut conclure à notre destination à la station bipède, de ce que les muscles qui, de la hanche vont à la jambe, s'attachent à celle-ci de manière à permettre que la cuisse et la jambe se mettent en une même ligne droite. Enfin, on peut encore présenter comme autant de preuves anatomiques de la même proposition : le mode d'articulation du pied, qui, très-convenable pour la station bipède, mettrait dans la station quadrupède les parties dans un état forcé; la largeur de ce pied et son application au sol par toute sa surface; la brièveté des orteils, comparativement à la longueur des doigts; la longueur, au contraire, du tarse et du métatarse; le déjettement d'une portion du calcanéum en arrière; l'attache ferme du gros orteil aux autres orteils; l'impossibilité où il est de se mettre en opposition avec eux, à la différence de ce qui est du pouce à la main; enfin, toutes les dispositions musculaires qui dérivent de celles-là, par exemple, la situation des fléchisseurs des orteils à la plante des pieds, comme si ceux de ces fléchisseurs qui viennent de la jambe avaient été coupés au talon. D'autre part, considérez la moindre longueur et la moindre solidité des membres supérieurs; la mobilité de l'épaule par opposition à l'immobilité de la hanche; la situation de ces membres, non en devant et en bas, mais en dehors, et telle que, dans une station quadrupède, ce ne serait pas sur la cavité glénoïde qu'appuierait l'humérus, mais sur la capsule; l'existence des clavicules, qui, si utiles aux membres supérieurs considérés comme organes de préhension, nuiraient à leur office pour la sustentation du corps; considérez l'articulation de la main avec l'avant-bras, qui, bien entendue pour la station bipède, mettrait lors de la station quadrupède les parties dans un état forcé; la mobilité des deux os de l'avant-bras, et la possibilité des mouvemens de pronation et de supination; l'impossibilité où sont au contraire les doigts de se renverser, comme cela est chez les animaux, sur le métacarpe; enfin, ayez égard à toutes les particularités anatomiques qui font de la main un organe de toucher, et qui ont été exposés à l'art *main*, ou qui le seront au mot *toucher;* et vous aurez toute conviction que les membres supérieurs sont des organes de préhension, et ne sont pas destinés à servir à la station, qui par conséquent est bipède.

Si du reste on pouvait ici conserver quelques doutes, qu'on observe les enfans en bas âge; dans les premiers essais qu'ils font de leur force, on les voit tenter de se mettre debout sur leurs pieds; c'est pour eux un instinct du genre de celui qui pousse le petit oiseau à agiter ses ailes avant que des plumes les recouvrent, et que ces parties aient le développement qu'exige le vol. Chaque animal décèle ainsi le genre de station, de progression auquel son organisation le destine.

§ 2. *Des autres stations de l'homme.* — L'homme est susceptible de plusieurs stations, de plusieurs attitudes autres que celles que nous venons de décrire; mais il nous est impossible de les exposer toutes avec les mêmes détails; nous mentionnerons seulement les principales.

D'abord, on sait que pendant qu'il est en station sur ses deux pieds, il peut mouvoir isolément et placer en des inclinaisons diverses les parties supérieures de son corps, et sa tête, et le rachis, et les membres supérieurs, pourvu que dans chacune de ces attitudes la ligne de gravité continue de tomber dans la base de sustentation que mesurent les pieds. Tout le long levier de la station du vertex à l'extrémité inférieure du tibia, peut, même pendant la station sur les deux pieds, se balancer sur les pieds en avant, en arrière et de côté.

Ensuite, l'homme présente plusieurs autres stations, dont plusieurs même lui sont très-familières, qui se rapportent à la station bipède que nous avons décrite, avec cette seule différence, que tantôt le levier de la station est diminué de quelques pièces, et que tantôt ce levier a plus de longueur. Ainsi, dans la première catégorie nous placerons les *stations à genoux* et *assise*. Dans la station à genoux le corps repose sur les deux rotules, et la jambe et le pied sont retranchés du levier de la station; la base de sustentation est agrandie en arrière de toute la longueur de la jambe qui, fléchie, repose sur le sol, mais elle est sans étendue en avant; d'où la grande fatigue des muscles lombaires, et la nécessité de placer un appui mécanique en avant. Dans la station assise, le levier de la station est diminué de toute la longueur du membre inférieur, et le corps repose sur les tubérosités de l'ischion; la base de sustentation est agrandie en avant, parce que ces tubérosités sont sur un plan un peu plus antérieur que les cavités cotyloïdes, et que d'ailleurs tout le membre inférieur fléchi, la cuisse au moins, repose sur le sol; mais elle est sans appui en arrière; d'où il résulte que c'est aux muscles abdominaux que dans cette espèce de station se fait sentir la fatigue, et que c'est en arrière qu'il faut placer l'appui mécanique qu'on destine à la soulager. Il y a donc sous ce rapport différence complète d'avec la précédente. Si dans cette station qui nous est assez familière, parce que les fesses forment un coussinet qui la favorise, on croise souvent une des jambes sur l'autre, c'est pour se faire un arc-boutant, qui mécaniquement contrebalance la tendance qu'a le corps à tomber en arrière. Dans la seconde catégorie, au contraire, nous placerons la *station sur la pointe des pieds*. Ici le corps ne porte plus sur la plante entière des pieds, mais sur les premières phalanges des orteils; le tarse et le métatarse forment une nouvelle pièce qui se met en une même ligne verticale avec la jambe, et alonge le long levier de la station. Les muscles qui agissent sont les muscles du mollet, et la pièce à mouvoir représente un levier du second genre, le point d'appui étant à une extrémité à l'articulation métatarso-phalangienne; la puissance, à l'autre extrémité, à l'attache des muscles au calcanéum, au tarse; et la résistance, qui consiste dans le poids du corps, dans l'intervalle, à l'articulation tibio-astragalienne. Comme il y avait ici à triompher du plus grand poids possible, la nature a choisi le levier du second genre, qui est le plus favorable pour la force, et elle a inséré les muscles perpendiculairement à la pièce à mouvoir. Si l'extension des premières phalanges des orteils sur les os du métatarse n'eût pas été plus étendue que celle des premières phalanges des doigts sur les os du métacarpe, cette station n'eût pas été possible. On n'a pas besoin de dire qu'elle exige encore plus d'efforts que la station bipède ordinaire, et présente moins de solidité.

En troisième lieu, l'homme peut se *tenir sur un seul pied*, et il doit cette faculté à l'existence du col du fémur. Ce col constitue une base de sustentation, qui, quelque étroite qu'elle soit, peut recevoir la ligne de gravité, et qu'agrandit d'ailleurs ensuite le pied unique qui repose sur le sol en se dirigeant en dehors. Dans ce mode de station, les muscles qui agissent sont les abducteurs du membre qui supporte le corps, savoir, les muscles de l'abdomen, le carré des lombes, les trois fessiers, le muscle du fascia lata, les jumeaux, le biceps; ces muscles tiennent en équilibre sur le fémur du membre qui agit toute l'autre moitié du corps qui est sans soutien, et ils ont besoin de faire beaucoup d'efforts pour maintenir la ligne de gravité dans la base de sustentation étroite que mesure un seul pied. On n'a pas besoin de dire que dans la station sur la pointe d'un seul pied, les efforts sont encore plus grands.

Enfin nous mentionnerons encore, mais pour les nommer seulement, parce que le caractère de cet ouvrage nous défend d'entrer ici dans les détails nécessaires, les *stations sur la tête*, sur *les mains*, *à cheval*, sur *des béquilles*, etc. Toutes exigent plus ou moins d'efforts musculaires. Il n'est qu'une seule attitude où le repos soit entier, celle *du coucher*, et aussi est-ce elle que nous prenons quand nous voulons nous livrer au sommeil; le corps repose de toute sa longueur sur le sol, qui le soutient mécaniquement; nul muscle n'agit. (ADELON.)

STATIONNAIRE, adj., *stationarius*; de *stare*, s'arrêter. On dit qu'une maladie est stationnaire lorsqu'elle persiste pendant un temps illimité avec la même intensité. Sydenham et Stoll ont employé l'épithète de stationnaire dans une autre acception. Ils ont donné le nom de *maladies*, de *fièvres stationnaires*, aux affections qui, indépendantes des conditions sensibles de l'atmosphère, telles que le chaud ou le froid, la sécheresse ou l'humidité, durent pendant un certain temps et forment une constitution générale, qui est remplacée par une autre au bout de ce temps. Ces affections sont attribuées à des causes générales et inconnues, dont l'existence est seulement admise d'après les effets observés. Pendant le règne de ces sortes de constitutions, il survient, suivant les mêmes auteurs, des maladies particulières qui peuvent bien recevoir l'influence de ces causes générales, mais qui sont dues aux températures spéciales : elles sont nommées *intercurrentes* ou *sporadiques*.

STÉARINE, s. f., de στέαρ, suif. Matière solide contenue dans les graisses de mouton, de bœuf, de porc et d'homme, et qui existe aussi dans le *myrica cerifera* (voyez GRAISSE). La stéarine de mouton, qui ne diffère pas de celles de bœuf et de porc, est formée de 9,454 d'oxygène, de 78,776 de carbone, et de 11,770 d'hydrogène. Elle est sous forme d'aiguilles blanches très-fines, peu éclatantes, sans odeur lorsqu'elles n'ont pas été altérées par l'air, fusibles au-dessus de 44°, et sans action sur le tournesol. L'eau ne dissout point la stéarine, tandis que cent parties d'alcohol à 0,795 bouillant en dissolvent 16 parties. Chauffée avec le contact de l'air, elle brûle comme le suif; distillée, elle fournit, *comme toutes les graisses*, des produits qui n'ont été bien connus que dans ces derniers temps depuis les travaux de MM. Bussy et Lecanu, et qui sont pour la *première époque* de la distillation, de l'eau, des gaz hydrogène carboné, oxyde de carbone et acide carbonique, de l'acide nitrique, des acides *margarique*, *oléique* et *sébacique*, une huile volatile légèrement odorante, une huile empyreumatique fixe relativement à la précédente, et une matière particulière, volatile, très-odorante, non acide et soluble dans l'eau; pour la *seconde époque*, une espèce d'huile contenant un peu d'acide acétique, peu soluble dans l'alcohol, non saponifiable par la potasse, et susceptible de brûler à l'air, comme les huiles essentielles; et pour la *troisième époque*, une petite quantité d'une matière solide d'un rouge orangé, transparente, inodore, insipide, d'une cassure cireuse, fusible au-dessous de 100° et très-soluble dans l'éther : il reste dans la cornue fort peu de charbon spongieux, et facile à incinérer. Chauffée avec de l'eau et de la potasse, la stéarine se décompose et fournit une masse savonneuse fusible à 53°, formée de glycérine et d'acides stéarique, margarique et oléique. On obtient la stéarine en traitant la graisse de mouton, de porc, ou de bœuf par l'alcohol concentré et bouillant qui dissout à la fois l'oléine et la stéarine; la première de ces matières reste en dissolution, même après le refroidissement de la liqueur, tandis que la stéarine se dépose; il ne s'agit plus que de la purifier en la traitant de nouveau par l'alcohol bouillant. Elle n'a point d'usages. La *stéarine* de la graisse humaine diffère de la précédente en ce que la masse savonneuse qu'elle fournit avec la potasse ne renferme point d'acide stéarique.

STÉARIQUE (acide), s. m., de στέαρ, suif; acide découvert par M. Chevreul, et que l'on obtient en traitant la graisse de mouton, de bœuf ou de porc par la potasse et l'eau. Il est formé de 100 parties d'acide sec, et de 3,52 d'eau : l'acide sec contient 7,377 d'oxygène, 80,145 de carbone, et 12,478 d'hydrogène. Il est solide, nacré, insipide, sans odeur, plus léger que l'eau, ne rougissant la couleur bleue du tournesol qu'à l'aide de la chaleur, fusible au-dessus de 70° th. centig., décomposable à une température plus élevée, inflammable comme la cire si on le chauffe avec le contact de l'air, insoluble dans l'eau, soluble dans l'alcohol et dans l'éther, surtout lorsqu'il a été préalablement liquéfié par la chaleur, susceptible de former avec les bases salifiables des sels qui sont de véritables savons. Le stéarate de potasse peut être obtenu sous forme de paillettes ou d'écailles solubles dans l'eau chaude, tandis que l'eau froide, si elle est employée en assez grande quantité, le réduit en potasse qui se dissout et en stéarate acide (bistéarate), insoluble ou peu soluble. L'acide stéarique n'a point d'usages. (ORFILA.)

STÉATOME, s. m., *steatoma*, στεάτωμα; de στέαρ, suif, graisse. Nom donné à des tumeurs enkystées dans lesquelles est renfermée une matière semblable à de la graisse ou à du suif. *Voyez* LOUPE.

STERCORAL, adj., *stercorarius*, de *stercus*, excrément, matières fécales; qui donne passage aux matières fécales, qui est déterminé par l'épanchement de ces matières : *fistules stercorale*, *abcès stercoral*.

STÉRILITÉ, s. f., *sterilitas*. Dans l'acception la plus commune, la stérilité est l'état, la condition de tout individu privé de la faculté de se reproduire, d'avoir des petits, des enfans; et ce mot est appliqué surtout à cette condition des femelles des animaux, de la femme en particulier, quelle qu'en soit du reste la cause. En traitant de l'*impuissance*, que l'on confond souvent dans une acception vague avec la *stérilité*, nous avons indiqué que, scientifiquement parlant, nous réservions cette dernière dénomination pour désigner l'inaptitude d'un homme ou d'une femme à procréer, à féconder ou à être fécondée, quoiqu'ils présentent l'un et l'autre toutes les conditions apparentes pour exercer un coït fécondant. Nous traiterons donc de la stérilité dans ce sens.

La stérilité chez l'homme est extrêmement rare; elle ne peut dépendre que d'une altération particulière du sperme. Jusqu'à présent nos connaissances sur la composition des humeurs du corps humain et sur les circonstances organiques de leur sécrétion sont trop bornées pour pouvoir apprécier les qualités d'un sperme susceptible de féconder, et par conséquent pour constater l'absence de ces qualités. Les conditions générales au milieu desquelles la stérilité s'est montrée chez l'homme sont également obscures et indéterminées à raison du peu d'occasions qu'on a eues de l'observer, et de l'incertitude où l'on est souvent pour déterminer auquel de l'homme ou de la femme elle doit être attribuée. On peut cependant admettre sans témérité, qu'un âge trop ou trop peu avancé, qu'une constitution débile, que des maladies chroniques qui détériorent tous les organes, sans causer toutefois l'impuissance, sont les circonstances qui mettent le plus souvent obstacle à la faculté de reproduction de la part de l'homme. Mais il ne faudrait pas regarder ces circonstances comme des obstacles absolus; car des exemples nombreux démentiraient une assertion trop exclusive.

Chez les femmes, la stérilité est tellement fréquente comparativement à celle des hommes, et même à l'impuissance de ces derniers dans l'âge convenable à l'exercice des facultés génératrices, que celui des époux qu'on accuse presque constamment, et avec quelque fondement lorsqu'ils sont privés d'enfans, c'est la femme. Les causes de la stérilité chez celle-ci sont, comme dans l'homme, très-obscures : le défaut d'un examen rigoureux des organes sexuels, l'impossibilité où l'on est de constater l'état des organes internes de la génération, font que le plus souvent on est obligé de rester dans le doute sur la nature de ces causes. Comment, en effet, décider si elles consistent dans l'occlusion de l'orifice interne du col utérin, dans l'absence ou l'imperfection de l'utérus ou des ovaires, dans l'oblitération des trompes, etc. Pendant la vie, on peut tout au plus soupçonner l'existence de quelques-unes de ces causes, lorsque la femme se prête à un examen toujours désagréable et ordinairement rejeté. Comme dans ces cas toutes les conditions physiques de la copulation ne sont pas remplies, puisque les ovaires ne peuvent recevoir l'influence du sperme, nous les avons rapportés à l'impuissance. Il n'en est pas de même de certaines conditions générales auxquelles on a attribué l'inaptitude de quelques femmes à être fécondées, quoique les organes de la génération aient paru après la mort dans leur état naturel, conditions que nous allons passer en revue. Nous devons toutefois prévenir que, pour présenter des données positives, ce sujet n'a pas été éclairé par des recherches assez exactes, qu'il éloigne du reste par la nature des détails dans lesquels il faudrait entrer.

On a en général indiqué comme un des signes de l'aptitude à la fécondation l'existence des attributs extérieurs qui caractérisent le sexe féminin (*voyez* SEXE); la naissance des désirs à l'époque de la puberté, l'apparition convenable des menstrues, la sensation voluptueuse éprouvée lors des approches conjugales. Cependant la stérilité s'observe souvent chez des femmes qui présentent ces conditions ordinairement favorables; et l'on a des exemples de femmes qui, en offrant de tout opposées, ont été remarquables par leur fécondité. Malgré ces exemples, on n'en a pas moins avancé avec raison que l'on pouvait davantage présumer la stérilité chez les femmes dont la constitution se rapproche de celle des hommes, qui ont une taille élevée, des formes rudes et carrées, une voix forte et grave, dont les mamelles sont peu développées, dont la peau est brune et couverte de poils aux parties qui en sont habituellement dépourvues, telles que le menton et la lèvre supérieure. L'embonpoint considérable a été regardé comme défavorable à la fécondité; mais que d'exceptions viennent contredire cette assertion! On a encore accusé un prétendu défaut de convenance dans le tempérament des époux; on a cherché à expliquer par un besoin de contraste dans le caractère moral et physique l'amour qui entraîne un sexe vers l'autre, et dans cette absence de contraste on a trouvé la cause de la stérilité de certaines unions. Bernardin de Saint-Pierre est de tous les auteurs celui qui a adopté cette idée avec le plus de chaleur, et qui l'a présentée avec le plus de succès en employant pour la développer les ressources habituelles de son style enchanteur. Mais elle ne mérite de place que dans la physique sentimentale de cet auteur, et ne pourrait ailleurs soutenir un examen sévère. Si quelques faits semblent se prêter à cette ingénieuse théorie, il en est un plus grand nombre avec lequel elle cadre mal. Quelques femmes, il est vrai, n'ayant pas eu d'enfans avec un époux, en ont eu avec un autre. Mais qu'en peut-on conclure rigoureusement? La contr'épreuve a-t-elle été faite? s'est-on assuré en même temps de la puissance génératrice du mari? D'ailleurs ne sait-on pas que quelques femmes ne sont stériles que pendant un certain temps; que, dans des cas où suivant toute probabilité elles n'ont eu de rapports qu'avec le même homme, l'âge a amené des modifications inconnues, inexplicables dans leur constitution générale ou dans l'organisation des parties génitales, et qu'elles sont devenues fécondes? De plus, il suffit, pour ruiner tout-à-fait la théorie des contrastes, d'ajouter que beaucoup de femmes indifférentes pour les plaisirs de l'amour sont devenues mères à la suite de commerce avec des hommes de tempéramens et de caractères très-variés; que l'acte organique qui constitue la conception ne demande pas une participation nécessaire de la femme. Plusieurs sont devenues enceintes au milieu de la violence qui leur était faite, et même, dit-on, au milieu de la léthargie et du narcotisme le plus complet. Ainsi l'aversion qu'excite la difformité d'un mari ou toute autre circonstance n'est nullement un motif de stérilité pour les femmes; à plus forte raison doit-on le dire de la froideur qu'elles montrent dans les embrassemens conjugaux. On a même été jusqu'à prétendre que celles qui recevaient ces embrassemens avec le moins d'ardeur étaient les plus fécondes. Il serait difficile de prouver cette assertion.

Par suite de cette opinion, on a cru devoir attribuer la stérilité dont sont frappées quelques unions récentes à la fougue des transports de jeunes époux, à la fréquence avec laquelle ils s'y livrent. On a regardé le tempérament érotique de certaines femmes comme un obstacle à la fécondité. Ce tempérament dans quelques cas, la répétition fréquente du coït dans tous, ont servi à expliquer la stérilité des filles publiques. On a pensé que la sensibilité des organes génitaux étant usée, ils n'étaient plus susceptibles de l'action qui donne lieu à la conception; explication qui, comme toute autre où l'on se paie de mots, ne rend compte de rien, et équivaut simplement à l'expression du fait que l'on veut expliquer. D'ailleurs que de restrictions à faire sur toutes ces causes de stérilité! Nous en dirons autant de la leucorrhée, qui est certainement une condition défavorable pour la fécondation, mais qui ne l'empêche pas dans un très-grand nombre de cas.

De toutes les circonstances qui peuvent faire présumer la stérilité, la plus certaine est sans contredit l'absence de la menstruation. Les auteurs citent quelques exemples de femmes qui sont devenues mère quoiqu'elles ne fussent pas réglées, qui n'ont même été réglées que pendant leur grossesse. Mais ces faits sont extrêmement rares. L'absence de la menstruation dans l'âge où elle devrait avoir lieu n'en n'est pas moins l'indice le plus sûr de la stérilité. Nous ne chercherons pas à expliquer cette influence; il faudrait pour cela connaître le mécanisme intime de la génération : jusqu'à présent tous les efforts ont échoué. Il est presque inutile de dire que l'on ne peut pas accuser les femmes de stérilité, lorsqu'ayant contracté un mariage prématuré, et étant encore à une époque de leur âge où la menstruation n'est point ou n'est qu'incomplétement établie, où leur constitution n'est point encore formée, elles ne deviennent pas enceintes pendant cette époque. Il en est de même, moins l'espérance toutefois, pour les femmes qui approchent de l'âge critique, lorsque la menstruation s'affaiblit, devient irrégulière, ou a tout-à-fait cessé. Il arrive quelquefois que chez les femmes mariées prématurément la stérilité persiste, et que celles qui ont été mariées tardivement, à un âge toutefois encore éloigné de l'époque critique, n'obtiennent jamais le bonheur de la maternité. Mais, dans ces cas comme dans la plupart des autres, il y a autant d'exceptions que de faits confirmatifs.

Quant aux causes de stérilité, chez l'homme et chez la femme, qui consistent dans une disposition anomale ou dans des lésions morbides des organes génitaux, nous en avons traité à l'article IMPUISSANCE; nous devons y renvoyer pour les considérations de pathologie et de médecine légale. Sous le rapport de la médecine légale, la stérilité, telle que nous l'avons comprise, ne peut être le sujet d'aucune discussion. Les caractères par lesquels on chercherait à la constater sont trop incertains pour en former la base d'une décision juridique.

Il ne nous reste plus qu'à parler du traitement de la stérilité. Si l'on considère qu'elle s'observe dans une foule de conditions diverses et même opposées, on concevra l'incertitude et l'inefficacité des moyens employés pour la combattre. Le succès apparent de ces moyens, dans quelques cas, ne peut même servir à démontrer leur utilité, puisqu'on a vu souvent la stérilité cesser spontanément, sans pouvoir apprécier les circonstances qui ont amené ce changement. Nous nous bornerons donc à tracer succinctement quelques règles banales prescrites dans ces occasions.

Lorsqu'on suppose qu'une ardeur excessive dans l'acte conjugal est la cause de la stérilité, on doit prescrire un régime adoucissant, des bains, des demi-bains; on conseillera de s'adonner à des occupations qui exercent le corps plus que l'esprit, d'éviter tout ce qui peut exciter l'imagination, tels que la lecture de romans, la fréquentation des bals, des spectacles, etc. Des promenades prolongées et même des voyages pourront être utiles. Dans les circonstances opposées, chez les femmes lymphatiques, chez celles qui restent froides aux embrassemens de leurs époux, on a coutume de recommander l'usage d'alimens et de médicamens toniques, et même excitans sous le nom d'aphrodisiaques. C'est dans ces cas surtout qu'on a prescrit les eaux minérales sulfureuses et ferrugineuses en bains et en boissons. Si ces bains et ces boissons n'ont pas l'honneur des succès qu'on leur a attribués, on peut croire que la dissipation produite par le voyage, par le séjour dans un lieu agréable, ne soient pas toujours sans une influence avantageuse. On a encore recommandé de ne se livrer au coït que sur la fin de l'époque menstruelle, ou immédiatement après que la menstruation a cessé, temps que l'on a cru remarquer être le plus favorable à la fécondation. Une séparation momentanée des époux a également paru être utile. Je ne m'étendrai pas d'avantage sur ce sujet. Les détails donnés dans le cours de cet article suffiront pour faire apprécier et modifier les moyens susceptibles d'être conseillés pour combattre la stérilité. (RAIGE DELORME.)

STERNAL, ALE, adj., *sternalis*, qui a rapport au sternum.

On donne assez communément cette épithète, d'après M. Chaussier, aux côtes qui s'articulent immédiatement avec le sternum, tandis qu'on nomme, par opposition, *asternales* les plus inférieures qui n'ont pas un rapport immédiat avec cet os.

STERNALE (la région) fait partie de la paroi antérieure de la poitrine; elle est plus longue que large, et offre bien plus d'épaisseur supérieurement qu'inférieurement où le sternum et les tégumens la composent presque seuls; elle est bornée en haut et en bas par les deux extrémités du sternum, et latéralement par les bords de cet os qu'on peut aisément distinguer par la pression exercée dans les espaces intercostaux. Cette région, oblique en bas et en avant, présente deux faces, l'une extérieure, et l'autre profonde : la première, déprimée longitudinalement dans la direction du raphé médian qui règne sur le tronc, est recouverte de poils chez l'homme adulte, et chez les individus dont l'embonpoint n'est pas considérable il est facile d'y sentir et d'y voir des saillies légères et transversales correspondant à celles qui existent sur la face antérieure du STERNUM. Quelquefois il existe au milieu de cette région une dépression très-prononcée : dans sa partie supérieure les deux articulations sterno-claviculaires forment deux saillies plus ou moins marquées sur les différens sujets. La face profonde de la région sternale est unie au médiastin.

Parmi les parties qui entrent dans la composition de cette région, le sternum est celle qui en fait pour ainsi dire la base; cet os se trouve assujéti et fixé par ses articulations avec les clavicules et les cartilages des côtes. Au devant de lui existent les muscles pectoraux qui s'entrecroisent sur la ligne médiane; plus haut les portions sternales des deux muscles sterno-mastoïdiens, et inférieurement les fibres supérieures du muscle droit abdominal. A la face postérieure du sternum sont appliquées d'abord en haut l'extrémité inférieure des muscles sterno-thyroïdiens et sterno-hyoïdiens; en bas et latéralement une partie des muscles triangulaires; les branches artérielles de cette région viennent de la mammaire interne, de la thyroïdienne inférieure, et quelques-unes des thoraciques. Les veines qui les accompagnent se rendent de proche en proche dans les jugulaires, et les vaisseaux lymphatiques aboutissent dans les ganglions cervicaux, axillaires et mammaires internes. Le tissu cellulaire qui unit toutes ces parties est dense et serré, surtout sur la ligne médiane: aussi la peau adhère-t-elle beaucoup dans ce point; elle renferme beaucoup de follicules sébacés.

Chez le fœtus, la région sternale a très-peu d'étendue en longueur; mais elle s'alonge insensiblement avec l'âge à mesure que les dimensions du thorax s'agrandissent; cette période d'accroissement est à peu près terminée à l'époque de la puberté. Elle est beaucoup moins grande proportionnellement chez la femme que chez l'homme. Il n'est pas très-rare de voir cette région très-bombée chez certains sujets, disposition qui dépend souvent d'une inflexion anormale des cartilages costaux; cette difformité peut résulter aussi de la conformation vicieuse du sternum qui forme dans quelques cas un angle plus ou moins prononcé dans un point de sa longueur. Chez d'autres individus, au contraire, la disposition inverse a lieu, c'est-à-dire, comme nous l'avons déjà indiqué, il existe une dépression parfois considérable due à l'angle rentrant que forme le sternum, et qu'on a vue être assez prononcée pour gêner les mouvemens du cœur. Dans certains cas de monstruosités, la région sternale manque, et la paroi antérieure du thorax, largement ouverte, laisse à nu l'intérieur de cette cavité. L'appendice xyphoïde forme quelquefois une saillie considérable en avant, d'autres fois il est recourbé en arrière; mais cette dernière disposition ne peut guère être portée au point d'irriter l'estomac, ainsi qu'on l'a prétendu. Les plaies superficielles de cette région sont peu graves; celles, au contraire, qui sont profondes ont souvent des suites funestes quand elles intéressent les gros troncs vasculaires situés en arrière du sternum. Cet os est assez fréquemment le siége d'exostoses vénériennes, et sa trépanation a été faite avec succès dans certaines caries de cet os, et pour donner issue à des abcès formés dans le médiastin.

STERNALGIE, s. f., *sternalgia*; nom employé par M. Baumes, et adopté par quelques auteurs pour désigner l'angine de poitrine, à cause de la douleur violente qui se fait particulièrement ressentir sous le sternum. *Voyez* ANGINE DE POITRINE.

STERNO-CLAVICULAIRE, adj., *sterno-clavicularis*, qui est relatif à la fois au sternum et à la clavicule.

STERNO-CLAVICULAIRE (l'articulation) résulte de la jonction de la clavicule et du sternum qui se correspondent par deux surfaces articulaires revêtues de cartilage, et maintenues par quatre ligamens. Le premier est antérieur, et se fixe d'une part au devant de l'extrémité articulaire de la clavicule, et d'une autre part sur le bord antérieur de la cavité articulaire du sternum; le second est postérieur, et fixé aux parties correspondantes en arrière de l'articulation. Le troisième, qu'on nomme *costo-claviculaire*, s'étend du cartilage de la première côte à une saillie de la clavicule qui avoisine l'extrémité sternale de cet os dont il borne les mouvemens d'ascension. Le quatrième ligament est appelé *inter-claviculaire*, et situé transversalement en arrière du sternum entre les extrémités des deux clavicules qu'il empêche de s'écarter l'une de l'autre, et se fixe à la partie supérieure de chacune de ces extrémités. Quant à la cavité articulaire, elle est le plus souvent divisée par un fibro-cartilage arrondi, uni par sa circonférence à la symphyse de l'articulation, et assez fréquemment percé d'un trou à son centre; ses deux faces sont tapissées, ainsi que les cartilages articulaires correspondans, par une membrane synoviale double quand le fibro-cartilage n'est pas percé à son centre, et qui forme alors deux capsules séparées.

Cette articulation est une arthrodie; les mouvemens qui s'y passent sont ordinairement consécutifs à ceux imprimés à l'omoplate.

STERNO-CLÉIDO-MASTOIDIEN ou STERNO-MASTOÏDIEN. *Voyez* ce dernier mot.

STERNO-HYOIDIEN, adj. et s. m., *sterno-hyoïdeus* ou *hyoïdes*, qui a rapport au sternum et à l'hyoïde.

STERNO-HYOÏDIEN (le muscle) est mince, aplati, alongé, fixé au sternum, derrière l'articulation de la clavicule, et quelquefois sur le cartilage de la première côte : de cette insertion il monte obliquement en dedans, et va s'attacher au bord inférieur du corps de l'os hyoïde, en dedans de l'omoplato-hyoïdien : ses fibres charnues sont interrompues en partie vers le milieu de leur longueur par une intersection aponévrotique plus ou moins marquée suivant les différens sujets.

Le muscle sterno-hyoïdien correspond antérieurement à la peau et aux muscles peaucier et sterno-mastoïdien : en arrière il est en rapport avec le sterno-thyroïdien, la glande thyroïde, les vaisseaux thyroïdiens supérieurs, les muscles crico et thyro-hyoïdiens, et la membrane thyro-hyoïdienne. Ce muscle abaisse l'os hyoïde, et peut aussi concourir un peu à l'élévation du sternum quand l'os hyoïde devient son point fixe.

STERNO-MASTOIDIEN, adj. et s. m., *sterno-mastoïdien*, qui a rapport au sternum et à l'apophyse mastoïde du temporal.

STERNO-MASTOÏDIEN (le muscle) situé à la partie antérieure et latérale du cou, est alongé, aplati, simple en haut, divisé inférieurement en deux portions, dont l'une est interne, et s'attache au devant de l'extrémité supérieure du sternum, tandis que l'autre est externe, et s'insère au tiers interne du bord interne de la clavicule. Ces deux faisceaux charnus se portent obliquement en haut, se réunissent de manière que la portion interne monte devant, et couvre la portion externe; le corps charnu qui en résulte se fixe par l'intermédiaire d'une aponévrose commune à la face externe de l'apophyse mastoïde du temporal, et à la ligne courbe occipitale supérieure.

Le muscle sterno-mastoïdien est recouvert par la peau, la parotide, le peaucier, la veine jugulaire externe, et des filets du plexus cervical superficiel. Il correspond en arrière à l'articulation sterno-claviculaire, aux muscles sterno-thyroïdien, sterno-hyoïdien, omoplat-hyoïdien, à la jugulaire interne, à la carotide primitive, au pneumo-gastrique, au grand sympathique, au nerf spinal qui le traverse supérieurement, et aux muscles angulaire, splénius et digastrique. Quand le sterno-mastoïdien prend son point fixe sur la tête, il devient un des muscles inspirateurs : c'est ce qui a lieu surtout dans les inspirations difficiles; s'il prend son point fixe sur le sternum et la clavicule, et qu'il se contracte seul, il imprime à la tête un mouvement de rotation qui fait tourner la face du côté opposé au muscle en action; s'il agit conjointement avec son congénère, la tête est directement fléchie, disent la plupart des anatomistes, tandis que, d'après la remarque de Béclard, ces muscles, en agissant ainsi, renversent la tête sur le cou, et celui-ci sur le tronc.

STERNO-MASTOÏDIENNE (la région) est bornée en avant et en arrière par la saillie des bords antérieur et postérieur du muscle précédent, en haut par l'apophyse mastoïde, et inférieurement par le sternum et la clavicule. Elle a la forme d'un rectangle alongé, et dirigé obliquement de haut en bas et d'arrière en avant. Les organes qui s'y rencontrent sont ceux que nous venons d'énumérer en indiquant les rapports des deux faces du muscle sterno-mastoïdien, et les reliefs qu'elle présente sont fournis par ce muscle, dont la direction est quelquefois croisée a angle aigu par une saillie étroite, formée par la veine jugulaire externe. Étudiée de l'extérieur à l'intérieur, on voit que la région sterno-mastoïdienne est composée de parties qui, dans leur superposition, sont antérieures et postérieures au muscle sterno-mastoïdien.

Au-desssous de la peau très-fine du cou, on trouve successivement un tissu cellulaire assez extensible contenant peu de tissu adipeux, les fibres musculaires du peaucier, le feuillet superficiel de l'aponévrose cervicale, supérieurement du tissu cellulaire très-dense, qui plus bas l'est beaucoup moins, qui ne contient jamais de vésicules adipeuses, et que traversent la veine jugulaire externe, et les filets du plexus cervical; ces dernières parties sont appliquées sur le muscle sterno-mastoïdien au-dessous duquel on observe : 1° inférieurement une couche épaisse de tissu cellulaire très-lâche sans tissu graisseux, traversée par le tronc de la veine jugulaire; derrière elle, le feuillet profond de l'aponévrose cervicale, le muscle omoplat-hyoïdien, la veine sous-clavière, les artères sus-scapulaire et cervicale transverse entourées de ganglions lymphatiques, le muscle scalène antérieur croisé par le nerf diaphragmatique et côtoyé par l'artère thyroïdienne inférieure; plus profondement, l'artère sous-clavière et les branches qu'elle fournit, plus superficielle à droite qu'à gauche où elle est croisée en arrière par le canal thoracique; 2° vis-à-vis sa partie moyenne, le plexus cervical superficiel entremêlé de ganglions lymphatiques plus ou moins nombreux, la branche cervicale ascendante de la thyroïdienne inférieure, les attaches vertébrales des muscles grand droit antérieur de la tête, scalènes, angulaire de l'omoplate, et splénius du col, les masses apophysaires des vertèbres cervicales dont la base est traversée par l'artère vertébrale; 3° enfin, dans la partie supérieure, le splénius, l'extrémité postérieure du digastrique, le petit complexus, l'artère et la veine occipitales, l'extrémité atloïdienne des deux muscles obliques de la tête, le bord externe du grand complexus, le droit latéral de la tête, l'artère vertébrale, et les deux premières vertèbres cervicales.

On conçoit d'après l'importance et la multiplicité des parties qui composent cette région, toute la gravité des plaies qui peuvent l'intéresser dans sa profondeur (*voyez* PLAIES). Néanmoins, c'est dans sa partie inférieure qu'on a conseillé de pratiquer la ligature de l'artère sous-clavière; dans un cas de ce genre, M. Dupuytren lia plus facilement ce vaisseau en coupant d'abord le muscle scalène antérieur.

STERNO-THYROIDIEN, adj. et s. m., qui a rapport au sternum et au cartilage thyroïde.

STERNO-THYROÏDIEN (le muscle), situé à la partie antérieure du cou, est long, mince, étroit, s'attache supérieurement à la ligne oblique que l'on voit sur la face externe du cartilage thyroïde, et se portant directement en bas, il va se fixer par son autre extrémité à la partie supérieure de la face postérieure du sternum, et au cartilage de la seconde côte. — Ce muscle correspond en avant au sterno-hyoïdien et à l'omoplat-hyoïdien, en arrière à la veine sous-clavière, à la carotide primitive, à la jugulaire interne, à la trachée artère, au corps thyroïde et aux vaisseaux thyroïdiens. Les usages du sterno-thyroïdien sont d'abaisser le cartilage, et consécutivement l'os hyoïde par l'intermédiaire de la membrane thyro-hyoïdienne; il peut aussi concourir, quoique faiblement, aux mouvemens d'inspiration, quand il prend son point fixe sur le cartilage thyroïde.

STERNUM, s. m., *os pectoris*, στερνον des Grecs. Tel est le nom de l'os impair, symétrique, qui est placé à la partie antérieure, moyenne et supérieure du thorax. Le sternum est alongé, aplati d'avant en arrière, rétréci à sa partie moyenne, dirigé obliquement en bas et en avant. Sa face antérieure est inégale, convexe, divisée par quatre lignes saillantes et horizontales, traces de l'union des cinq pièces qui forment primitivement cet os; dans sa partie supérieure existent des inégalités qui donnent attache aux tendons des muscles sterno-mastoïdiens et aux ligamens antérieurs de l'une et l'autre articulations sterno-claviculaires. Plus bas, d'autres inégalités auxquelles se fixent les fibres des grands pectoraux et les fibres ligamenteuses qui affermissent la jonction des cartilages costaux avec le sternum : enfin la partie inférieure de cette même face est recouverte par les muscles droits et grands obliques. La face postérieure du sternum est concave, correspond au médiastin, présente aussi quatre lignes transversales, donne attache supérieurement et latéralement aux muscles sterno-hyoïdiens et sterno-thyroïdiens, aux ligamens postérieurs des deux articulations sterno-claviculaires; à sa partie moyenne et un peu à gauche au bord antérieur du médiastin, sur les côtés aux muscles triangulaires et aux ligamens sterno-costaux; enfin, tout-à-fait inférieurement aux fibres antérieures du diaphragme. L'extrémité supérieure du sternum est inclinée en arrière, échancrée à sa partie moyenne, et remplie par le ligament inter-claviculaire; elle donne insertion à l'aponévrose cervicale, et sur les côtés existe une surface articulaire encroûtée de cartilage, qui reçoit l'extrémité sternale de la clavicule. L'extrémité inférieure du sternum, qu'on nomme encore *appendice xyphoïde*, est long-temps cartilagineuse, mince, rétrécie en bas, de forme variable, quelquefois percée d'un trou arrondi; ses côtés donnent attache au muscle transverse et aux aponévroses des muscles abdominaux, et sa face antérieure au ligament costo-xyphoïdien. Sur les bords du sternum sont creusées sept cavités articulaires qui reçoivent les cartilages de prolongement des sept côtes sternales : leur grand diamètre, qui est vertical, diminue progressivement à mesure qu'elles deviennent plus inférieures. Ces cavités articulaires sont séparées par des échancrures arrondies qui diminuent elles-mêmes de profondeur successivement de haut en bas.

Le sternum du fœtus et de l'enfant est formé de plusieurs os dont le nombre, qui paraît variable, peut être ramené à six principaux, ainsi que le prouvent les recherches importantes de Béclard: 1° Un primi-sternal ou clavi-sternal, qui occupe la partie supérieure et le premier espace intercostal qui paraît se développer à peu près constamment par deux points d'ossification placés sur la ligne médiane, et l'un au-dessus de l'autre; 2° un duo-sternal, qui se développe ordinairement par un seul point d'ossification d'abord arrondi, et qui devient à peu près carré avec l'âge : très-rarement on y trouve deux points latéraux d'ossification; 3° un tri-sternal, un quarti-sternal et un quinti-sternal qui se développent quelquefois chacun par deux points latéraux, plus ou moins symétriques en position ou en grandeur, quelquefois par un seul point; 4° enfin, l'ultimi-sternal ou ensi-ternel, en un mot l'appendice xyphoïde, qui s'ossifie toujours par un seul point qui s'étend et l'envahit seulement de haut en bas. De sorte que dans le développement ordinaire et normal du sternum, il y a, 1° souvent et peut-être toujours deux points médians d'ossification dans le clavi-sternal; 2° presque constamment un point médian dans le duo-sternal; 3° tantôt un point médian, tantôt deux points latéraux dans les troisième, quatrième et cinquième os sternaux; 4° et enfin toujours un point unique dans l'ultimi-sternal. Le sternum est cartilagineux jusque vers le milieu de la vie intrà-utérine; après cette époque, il commence à s'ossifier par l'un ou l'autre des trois premiers os sternaux : l'ossification est ordinairement commencée dans les trois, de cinq mois à six mois; le quatrième paraît ordinairement de six à sept mois et demi; le cinquième, tantôt de huit à neuf mois après la naissance, tantôt quelques années après; le sixième enfin commence à s'ossifier à une époque plus variable encore, comprise entre deux ou trois ans, et quinze ou dix-huit. Ces os partiels se réunissent entre eux à un âge plus avancé : de vingt à vingt-cinq ans on voit s'opérer la réunion du quatrième et du troisième, puis de ce dernier avec le second, et vers quarante à quarante-cinq ans, celle de l'appendice ensiforme avec la cinquième pièce : quant à la première, elle ne se soude avec la seconde que vers soixante ans, et quelquefois même leur jonction de s'effectue que plus tard et même jamais. (MARJOLIN.)

STERNUTATOIRE, adj. m. pris quelquefois substantivement *sternutatorius*. On donne ce nom aux moyens irritans qui ont la propriété de solliciter l'éternuement. Les médicamens dont on fait usages dans ce but, sont tous pris dans la classe des substances végétales. Les principaux sternutatoires sont les poudres de muguet, de bétoine, de ptarmique, d'iris, de cabaret, de tabac, d'euphorbe et d'ellébore. On emploie quelquefois ces substances simples; mais on prépare souvent avec elles des poudres composées, comme celle dite *de Saint-Ange*, du nom de l'empirique qui l'a le premier employée. Celle-ci se prépare avec une once de poudre de feuilles de cabaret et un scrupule de racine d'ellébore blanc. Quelquefois on aromatise ces poudres plus ou moins mitigées avec l'huile de girofle ou la poudre d'iris, qui leur communiquent une odeur analogue à celle de l'œillet ou de la violette. On peut aussi employer comme sternutatoires plusieurs de ces substances réduites en vapeurs, comme le tabac et la bétoine.

Dans quelques cas on a recours à des moyens mécaniques

pour déterminer l'éternuement, en introduisant dans les narines des pinceaux de crin ou des barbes de plumes.

Les poudres sternutatoires provoquent une irritation plus ou moins vive sur les narines dont elles augmentent la sécrétion, en même temps qu'elles déterminent un ébranlement remarquable vers les organes de la respiration et l'encéphale. Ce moyen révulsif n'est pas à dédaigner dans les céphalalgies essentielles, qui ne sont point accompagnées de congestions cérébrales, et dans quelques cas de surdité, sans lésion organique. On en fait usage avec succès dans certains coryzas chroniques, quand les symptômes inflammatoires ont complétement disparu. Mais les sternutatoires les plus irritans, tels que la poudre de Saint-Ange, sont souvent dangereux par les secousses violentes qu'ils impriment à l'encéphale, et par les épistaxis opiniâtres auxquelles ils donnent souvent lieu. Les sternutatoires les plus doux, tels que le tabac, sont en général préférables. Lorsqu'on croit utile de recourir aux sternutatoires chez les très-jeunes enfans, soit pour expulser quelques membranes développées dans les fosses nasales, soit pour débarrasser le larynx des mucosités qui pourraient y être accumulées, il vaut mieux employer des sternutatoires mécaniques que des poudres irritantes qui pourraient provoquer des convulsions. Peut-être devrait-on recourir dans quelques cas aux sternutatoires, comme moyen d'explorations et de diagnostic, lorsqu'on veut s'assurer si quelques parties de l'encéphale, et même du poumon, sont le siége d'une douleur obscure. Les secousses répétées que l'éternuement imprime à ces organes doit nécessairement rendre plus manifeste des douleurs peu appréciables dans la plupart des phlegmasies latentes. (GUERSENT.)

STERTOREUX, adj., de *sterto*, ronfler en dormant. On a donné le nom de *stertoreuse* à la respiration, lorsque les mouvemens qui la constituent sont gênés et accompagnés d'un ronflement considérable, comme dans quelques affections cérébrales, l'apoplexie en particulier. Cet état a même été désigné sous le nom latin francisé de *stertor*, que quelques auteurs ont traduit par le mot *sterteur*. *Voyez* RESPIRATION.

STÉTHOSCOPE, s. m. de στῆθος, *pectus*, et de κόπτω, *cœdo*, *scindo*; nom que Laennec a donné à un cylindre en bois d'une longueur variable de six pouces à un pied; d'un diamètre de vingt lignes environ ; percé dans son axe longitudinal d'un trou de cinq à six lignes, divisé quelquefois vers son milieu au moyen d'une vis ; évasé à l'une de ses extrémités, laquelle contient un embout mobile qui s'ôte et se replace à volonté. Cet instrument est destiné à explorer la respiration, le râle, la circulation, la voix ; enfin, à éclairer le diagnostic des affections thoraciques. *Voyez* AUSCULTATION, RESPIRATION, et tous les mots qui ont rapport aux affections du thorax, à propos desquels on a exposé les signes fournis par le stéthoscope. (ROSTAN.)

STHÉNIE, s. f., *sthenia*; de σθένος, force, état de force, de rigidité, de tonicité augmentée; exaltation de l'action organique; état opposé à l'asthénie ou atonie, et qui paraît être analogue à ce qu'on désigne actuellement sous le nom général d'*irritation*. Le terme de *sthénie* est consacré par la doctrine de Brown. *Voyez* BROWNISME.

STHÉNIQUE, adj., *sthenicus ;* qui est produit par la sthénie, qui a rapport à la sthénie ; *maladie sthénique, état sthénique.*

STIBIÉ, adj., *stibinus*, de *stibium*, antimoine; par l'expression *tartre stibié*, on désigne quelquefois le tartrate d'antimoine et de potasse. On caractérise aussi de cette manière les préparations pharmaceutiques dont ce dernier médicament forme la base : *potion, boisson, pommade stibiée.*

STIMULANT, adj. pris quelquefois substantivement, *Stimulans ;* ce mot, synonyme d'*excitant*, s'applique d'une manière générale à tout ce qui augmente promptement l'activité organique, et sous ce rapport les agens diffusibles et les irritans appartiennent à la classe des stimulans. Mais on a plus particulièrement réservé cette épithète aux agens thérapeutiques qui accroissent brusquement les mouvemens organiques, sans déterminer primitivement de la douleur comme les irritans, et sans agir directement sur les fonctions nerveuses à la manière des diffusibles. L'exposition des effets des stimulans fera au reste beaucoup mieux connaître l'idée que l'on doit se faire de leur manière d'agir, que toutes les définitions qui, en thérapeutique, se ressentent toujours du vague de cette partie de la médecine.

Les substances qu'on range ordinairement parmi les stimulans appartiennent soit aux minéraux, soit aux végétaux, soit aux animaux. Parmi les premiers se remarquent surtout le soufre, l'iode, les préparations mercurielles, la plupart des composés métalliques connus anciennement sous le nom d'*alcalis*, et en particulier la potasse, la baryte, l'ammoniaque et plusieurs des sels qu'ils forment avec les différens acides. Dans cette même section doivent se ranger toutes les eaux minérales naturelles ou factices, salines ou hydrosulfureuses.

Les substances végétales excitantes sont encore beaucoup plus nombreuses, et se subdivisent en plusieurs sections principales, d'après la prédominance de leurs divers principes immédiats. Ces principes sont le camphre, la résine, la gomme-résine, l'acide benzoïque, l'huile volatile. Ces principes, isolés ou réunis, sont souvent associés à des extractifs amers ou à des substances d'autre nature. La famille des labiées nous présente un groupe de plantes bien distinctes dans lequel la propriété excitante paraît principalement résider dans la combinaison d'une huile essentielle très-odorante, tenant du camphre en suspension avec un principe extractif amer plus ou moins abondant. Dans un autre groupe, qui comprend la plus grande partie des ombellifères, les résines et la gomme-résine constituent la partie active du médicament; c'est ce qu'on remarque surtout dans la gomme ammoniaque, l'opoponax, l'assa-fœtida. Une troisième section renferme la famille naturelle des crucifères et une partie de celle des alliacées. Ces deux familles, quoique très-distinctes sous le rapport de la classification botanique, se rapprochent, par la présence d'un principe volatil âcre stimulant, de la nature des huiles volatiles, associé ordinairement à un mucilage et dans quelques cas particuliers à des substances différentes, comme la scillitine. Une huile volatile essentielle plus ou moins abondante, unie à un principe amer, caractérise spécialement la propriété excitante des *anthémis*, des armoïses et de la plupart des corymbifères. Les baumes, comme ceux de Tolu, du Pérou, de benjoin, forment un groupe bien distinct, qui diffère essentiellement de tous les autres excitans par l'association de l'acide benzoïque à des huiles essentielles concrètes. Les conifères se remarquent au contraire par la présence de la résine presque pure. Enfin un grand nombre de végétaux disséminés dans différentes familles, et renfermant des principes immédiats analogues à ceux que nous venons d'énumérer, tels que les cannelles, le sassafras, la cascarille, la serpentaire de Virginie, la valériane, les fleurs d'oranger et de tilleul, le girofle, la badiane, le café, le thé, les vanilles, etc., appartiennent encore par leurs propriétés à la classe très-nombreuse des stimulans.

Parmi les substances animales qui jouissent de la propriété stimulante, se rencontre d'abord l'osmazôme, qui se retrouve en plus ou moins grande quantité dans la chair de tous les animaux à sang rouge et chaud, le phosphore, le castoréum et le musc.

Les différens agens thérapeutiques que nous venons d'énumérer sommairement s'emploient seuls à l'état de simplicité, ou diversement préparés et combinés. Les alcalis se donnent en solution dans l'eau ou en teintures, ou à l'état de sulfures et de chlorures, ou à l'état salin. Les végétaux excitans comprenent presque tous des substances très-volatiles, qui se décomposent ou s'évaporent facilement par l'action du calorique, ne peuvent être employés qu'en simple infusion dans l'eau, l'alcohol ou le vin, et ces deux dernières menstrues ajoutent la propriété diffusible aux substances qu'on a laissé macérer. La plupart des plantes labiées, crucifères, ombellifères et autres, fournissent ainsi au pharmacologiste des infusions vineuses et des alcoholats qui sont très-généralement mis en usage. On retire aussi par la distillation, de la plupart des substances excitantes, et en particulier par celle des cannelles, des fleurs d'oranger, tilleul, etc., des eaux aromatiques qu'on emploie d'une manière presque banale. On retire des plantes crucifères et alliacées, seules ou associées avec quelques amers, des sucs, qu'on donne purs ou qu'on combine avec le sucre, afin de mitiger leur activité. On administre les excitans tantôt à l'état solide, sous la forme de poudres, d'extraits, d'électuaires, de pilules; tantôt intérieurement à l'état liquide, en tisanes, en potions, en teintures, vins sucrés et sirops; tantôt à l'extérieur, sous forme de linimens ou de teintures.

Les agens thérapeutiques excitans, très-différens dans leurs principes immédiats, et modifiés encore dans les préparations pharmaceutiques, ne sont sans doute pas absolument comparables quant à leurs effets sur l'économie animale; mais cependant ils jouissent de quelques propriétés communes, qui constituent les caractères de la médication excitante. Les stimulans appliqués sur un organe vivant déterminent plus ou moins promptement une sensation de chaleur qui se propage bientôt aux parties environnantes, et cet effet est d'autant plus remarquable que l'organe est plus impressionnable. C'est surtout dans l'estomac et le canal intestinal que cette sensation est plus évidente; en même temps qu'elle se manifeste, l'organe reçoit un accroissement notable d'énergie vitale et de contractilité, mais beaucoup moins durable que dans l'action des toniques. Cet effet est surtout très-passager sous l'influence des excitans très-odorans, particulièrement sous celle du camphre, du castoréum, du musc, parce que ces substances se rapprochent, par la volatilité de leurs principes et la manière dont ils pénètrent nos tissus, de la propriété diffusible : aussi forment-elles une section presque intermédiaire entre les excitans et les diffusibles. Les stimulans plus fixes, qui ont une action plus soutenue et plus durable, accroissent notablement la contractilité de l'estomac, provoquent l'appétit, déterminent souvent de la soif et de la sécheresse dans la bouche : presque toujours ils augmentent la fréquence des battemens du cœur et du pouls, développent par conséquent la chaleur animale et excitent la transpiration insensible et même la sueur. Les organes génitaux participent souvent d'une manière remarquable à l'excitation générale, d'où résulte consécutivement un accroissement dans la sécrétion du sperme et du flux menstruel. C'est en raison de ces effets locaux des stimulans sur tel ou tel appareil, qu'ils ont été successivement décorés des noms pompeux de cordiaux, de carminatifs, d'aphrosidiaques, d'utérins, etc. Mais dans toutes ces actions locales, c'est principalement le système nerveux qui est d'abord mis en jeu; tous les organes cérébro-spinaux et leurs dépendances sont plus spécialement impressionnés que les autres organes par les agens stimulans : en effet, sous l'influence de ces agens thérapeutiques, l'innervation s'opère d'une manière plus égale, plus rapide, et la contractilité musculaire qui en dépend est beaucoup plus énergique. Tous les sens sont plus exquis, plus parfaits, et les facultés intellectuelles elles-mêmes semblent acquérir plus d'activité et de développement.

L'administration des excitans mérite une attention particulière : s'ils triomphent dans un grand état de débilité, lorsque tous les organes et particulièrement ceux de la digestion ne sont affectés d'aucune inflammation, leur emploi imprudent dans la prostration apparente, qui n'est souvent que le résultat d'une altération profonde du conduit digestif, peut être suivi des effets secondaires les plus fâcheux; ils augmentent alors l'état inflammatoire, et exaspèrent tous les symptômes qui en dépendent. Les stimulans conviennent seulement dans les syncopes, dans les faiblesses, suite d'hémorrhagies abondantes, dans les adynamies franches, les anémies, les chloroses et les cachexies sans phlegmasies locales : ils sont également indiqués, tant à l'intérieur qu'à l'extérieur, dans la plupart des asphyxies qui frappent le système nerveux à la manière des poisons, comme dans l'asphyxie par l'acide carbonique; enfin, on a quelquefois recours aux excitans dans le dernier degré des maladies graves, lorsqu'il n'est plus possible de les combattre, et que la vie est près de s'éteindre; mais alors même pour remplir le but qu'on se propose, il ne faut pas recourir dans tous les cas, comme on le fait trop souvent d'une manière routinière et banale, aux cordiaux; car si l'estomac était, par exemple, le siége d'une inflammation vive, il serait inconsidéré de diriger les stimulans précisément sur cet organe; on augmenterait alors les douleurs du moribond, et loin de prolonger son existence de quelques heures, on accélérerait évidemment sa perte : c'est alors que les stimulans doivent être préférés à l'extérieur.

Ces agens thérapeutiques sont presque toujours nuisibles dans toutes les phlegmasies; ils ne doivent cependant pas être repoussés dans tous les cas de phlegmasie chronique : l'observation prouve qu'ils conviennent quelquefois dans le dernier degré de plusieurs ophthalmies, et quelquefois même dès le début, comme le témoignent les succès nombreux qu'on obtient avec les collyres stimulans et les pommades excitantes. Quelques angines et quelques affections gastro-intestinales chroniques ont aussi entièrement cédé à un traitement stimulant lorsque les sujets affectés de ces maladies étaient très-peu irritables et affaiblies depuis long-temps par un régime austère et des moyens antiphlogistiques répétés. Les excitans conviennent également dans beaucoup de cas de scrofules, mais plus particulièrement pour combattre la maladie générale; car les phlegmasies locales chez les scrofuleux, à quelques exceptions près, doivent être combattus par la méthode antiphlogistique. J'ai vu des ophthalmies scrofuleuses, rebelles à tous les traitemens stimulans, céder à des saignées générales et locales abondantes. En général on a beaucoup trop abusé de la médication excitante. Les bons patriciens la resserrent maintenant dans de justes bornes, et on peut dire que relativement au grand nombre de maladies connues, cette espèce de médication est rarement utile, et n'est seulement applicable qu'à un petit nombre de cas. (GUERSENT.)

STIMULUS, mot latin francisé, qui signifie aiguillon. On comprend sous ce nom tout ce qui est capable de produire une excitation, une augmentation d'action dans l'organisme.

STOMACAL, STOMACHIQUE, adj., *stomachicus.* On a caractérisé ainsi les médicamens qui sont regardés comme bons pour l'estomac, qui sont supposés propres à exciter les fonctions de cet organe, à combattre son atonie, sa faiblesse; tels sont les toniques amers ou excitans, parmi lesquels sont choisis les prétendus stomachiques. Dans les théories actuelles de médecine, cette expression doit être rejetée, puisqu'une seule classe de médicamens ne peut pas produire un effet qui tient à des causes différentes ou même opposées. *Voyez* AMER, STIMULANT, TONIQUE.

STOMATITE, s. f., *stomatitis* du grec, *στόμα*, bouche. Cette expression, employée depuis quelques années seulement pour désigner l'inflammation de la membrane muqueuse de la bouche, ne se trouve dans presque aucun traité ou dictionnaire de médecine. C'est en vain que nous l'avons cherchée dans Hippocrate, Hoffmann, Boërhaave, Sauvages, Cullen, etc., et dans plusieurs ouvrages plus modernes; néanmoins, comme cette dénomination n'est en rien défectueuse, et qu'elle évite une assez longue périphrase, nous croyons devoir l'adopter ici.

La stomatite offre plusieurs espèces très-distinctes, mais qui ont été généralement confondues par les auteurs.

On peut les rapporter, suivant nous, aux cinq divisions principales suivantes : 1° *Stomatite simple*; 2° *stomatite aphtheuse* (*voyez* APHTHES); 3° *stomatite crémeuse* ou *pultacée* (*voyez* MUGUET); 4° *stomatite pseudo-membraneuse* ou *couenneuse*; 5° enfin, *stomatite gangréneuse*. Voyez GANGRÈNE DE LA BOUCHE.

La plupart de ces affections ayant été déjà décrites dans ce dictionnaire, nous n'avons à nous occuper maintenant que de la *stomatite simple* et de la *stomatite couenneuse*.

§ I. *Stomatite simple.* — Cette affection est caractérisée par la rougeur, la sensibilité et la tuméfaction d'une partie ou de la totalité de la membrane muqueuse de la bouche, avec gêne dans l'action de parler, de manger ou de boire.

Le plus ordinairement bornée aux gencives ou à la voûte

palatine; cette inflammation peut occuper aussi d'autres points de la membrane muqueuse buccale; il est assez rare qu'elle soit générale.

La douleur, souvent très-vive, augmente encore par le passage de l'air froid, par le contact des corps étrangers, et même par celui de la langue seule. Presque toujours les malades accusent un sentiment de chaleur plus ou moins incommode. Rarement la rougeur est distribuée d'une manière uniforme, plus souvent elle est pointillée et disséminée par plaques. Le gonflement, quelquefois peu considérable, est toujours bien plus prononcé aux gencives qu'ailleurs. Les fonctions de la bouche sont troublées : la mastication, la parole et la déglutition s'exécutent avec douleur, le goût même est parfois altéré, et il s'établit un ptyalisme plus ou moins abondant.

A moins que l'inflammation ne soit très-intense, ou qu'il n'existe en même temps une angine des voies aériennes ou digestives, il est rare qu'on observe des symptômes généraux. Quelques malades se plaignent de céphalalgie, de soif, d'inappétence, la chaleur générale est augmentée, et le pouls notablement accéléré.

La marche de cette phlegmasie est ordinairement aiguë; après trois, quatre, six ou huit jours au plus, on voit tous les symptômes diminuer peu à peu, et la maladie se terminer par résolution. Quelquefois l'épithélium se détache, se roule et s'enlève dans les endroits où l'inflammation était la plus vive. C'est surtout lorsqu'elle a été produite par quelque caustique ou par un corps chaud que cette exfoliation de l'épiderme a lieu. Dans quelques cas la stomatite se termine par des ulcérations souvent très-rebelles, mais qui d'autrefois se guérissent assez rapidement d'elles-mêmes. Enfin, chez certains individus, et en particulier chez ceux qui sont affectés d'éruptions dartreuses, elle suit une marche chronique, et persiste alors pour l'ordinaire pendant un temps fort long.

Les causes qui peuvent donner lieu à cette maladie sont les boissons chaudes, l'introduction dans la bouche de substances âcres, vénéneuses ou caustiques, les contusions, les plaies, diverses opérations qui se pratiquent sur les dents, l'accumulation du tartre sur ces organes, leur éruption, et surtout le travail souvent pénible de la première dentition. La stomatite peut être aussi le résultat du développement de pustules varioliques dans l'intérieur de la bouche, ou bien tenir seulement à l'extension d'une phlegmasie plus profondément située.

Traitement de la stomatite simple. — L'usage de liquides tièdes et mucilagineux, comme les décoctions de guimauve, de figues grasses, seules ou coupées avec le lait, etc., retenues dans la bouche sans les agiter, et prises en boissons; quelques pédiluves simples ou sinapisés, et des lavemens émolliens ou légèrement laxatifs, tels sont les moyens à l'aide desquels on obtient presque toujours facilement la guérison de la stomatite simple. Quelquefois la sensibilité de la bouche est tellement exquise, que le contact des substances même les plus douces est insupportable. On se trouve bien alors d'avoir recours aux fumigations émollientes; et si la réaction générale est très-vive, on conseille une saignée générale, ou l'application de quelques sangsues au-dessous de la mâchoire inférieure ou sur les gencives mêmes. Il faut en outre recommander aux malades de n'exercer aucune succion avec la langue. Quant au régime, on le varie à raison de l'intensité de l'inflammation et des phénomènes généraux qui l'accompagnent.

Si la maladie suit une marche chronique, et qu'on puisse l'attribuer à des erreurs de régime, à l'habitude des liqueurs spiritueuses, ou qu'elle paraisse être sous la dépendance d'autres affections, comme des dartres, etc., ce sera contre ces causes qu'il faudra surtout agir. On pourrait essayer aussi les collutoires acidulés, astringens ou légèrement excitans.

§ 2. *Stomatite pseudomembraneuse, stomacacée, gangrène scorbutique des gencives, ulcères scorbutiques de la bouche, gangrène de la bouche, chancre aquatique* (Water Kanker), *fégar ou fégarite des Espagnols.* — La plupart des auteurs anciens ou modernes qui ont parlé de cette affection, l'ont confondue avec la gangrène proprement dite, ou l'ont regardée comme étant de nature scorbutique. Malgré cette erreur que partageait Van Swiéten, il est difficile de rien lire de plus exact et plus précis que la description qu'il en a donnée dans ses commentaires sur Boerhaave.

Les gencives, les commissures des lèvres, leur face postérieure et la paroi interne des joues, sont, avec la pointe et le pourtour de la langue, les parties sur lesquelles siége ordinairement la stomatite pseudomembraneuse. Le plus communément elle est bornée à un seul côté, mais sans qu'il en soit toujours ainsi comme on l'a prétendu à tort.

On peut admettre quatre périodes distinctes dans la marche de cette affection. Dans la première, on voit apparaître à l'intérieur de la bouche de petites plaques d'un blanc grisâtre, oblongues ou irrégulièrement arrondies, quelquefois tout-à-fait rondes et ressemblant alors à des aphthes, dont elles diffèrent d'ailleurs par l'absence des petites vésicules qui caractérisent ces derniers, et qu'on n'observe à aucune époque de la maladie qui nous occupe.

Dès le début il existe de la rougeur, une chaleur incommode et une douleur plus ou moins cuisante qu'exaspèrent le contact des corps étrangers et l'introduction de substances excitantes. En même temps l'haleine contracte une odeur fétide, et les ganglions sous-maxillaires commencent à s'engorger et à devenir un peu douloureux.

Ce dernier symptôme mérite d'autant plus d'importance qu'il est chez beaucoup d'enfans le premier et pour ainsi dire le seul indice de la maladie. En effet, soit frayeur des remèdes, ou peur d'être privés d'alimens, soit enfin véritablement absence de douleur, les malades ne se plaignent de rien, et c'est fréquemment, comme nous le disions tout à l'heure, le gonflement des ganglions sous-maxillaires qui nous annonce seulement l'existence d'une stomatite pseudomembraneuse.

Dans la deuxième période, les plaques s'étendent et s'agrandissent, elles deviennent grisâtres, noirâtres ou livides; un cercle rouge les entoure et forme une espèce de bourrelet saillant qui les fait paraître enfoncées. Des lambeaux plus ou moins considérables de fausses membranes se détachent et sont remplacées par d'autres. La langue est gonflée, et elle offre à son pourtour un liseré grisâtre, sinueux, inégal, qui reçoit et conserve l'impression des dents; la même chose a lieu à la face interne des joues, à l'endroit où les dents supérieures et inférieures se réunissent. Des lèvres, la maladie a bientôt atteint les gencives quand celles-ci n'en ont pas été primitivement le siége; elle gagne la sertissure des dents, et, détruisant les moyens d'adhérence, en détermine l'ébranlement et la chute consécutive; les lèvres et les gencives sont boursouflées et saignent au plus léger attouchement; la bouche, constamment entrouverte, laisse écouler une salive abondante et sanieuse, l'haleine exhale une odeur excessivement fétide et des plus repoussantes, le gonflement des ganglions circonvoisins augmente, la face se tuméfie et devient quelquefois très-rouge du côté malade, le pouls s'accélère; il existe de la céphalalgie, une anxiété plus ou moins vive, et les malades sont ordinairement privés de sommeil.

Dans la troisième période, l'affection ne fait pas communément de progrès, la rougeur s'étend un peu plus il est vrai; mais le gonflement est moins considérable, les fausses membranes commencent à se résorber, ou bien elles restent stationnaires et passent à l'état chronique.

Dans la quatrième et dernière période, l'état des parties varie suivant que la maladie se termine par résolution ou qu'elle passe à l'état de gangrène. Dans le premier cas, c'est par le centre des plaques ou par leurs bords que commence la résorption, bientôt il ne reste plus qu'un simple liseré blanchâtre, qui disparaît peu à peu lui-même; l'épithélium se reproduit alors, et la maladie ne laisse absolument aucune trace dans les points où elle existait. La terminaison par gangrène est assez rare; mais dans certains cas l'inflammation couenneuse se termine par résorption dans un point, à la joue ou la lèvre, par exemple, tandis qu'ailleurs elle est suivie de la mortification complète des tissus. *Voyez* GANGRÈNE.

Caractères anatomiques de la stomatite pseudomembraneuse. — Lorsque les malades viennent à succomber à une autre affection, avant que la stomatite soit passée à l'état de gangrène, on retrouve la fausse membrane sur les gencives ou pénétrant dans les alvéoles, à la face postérieure des lèvres, sur les bords de la langue ou sur les parois des joues, comme une bande étendue parallèlement à la direction des dents, et ne s'arrêtant que vers les dernières molaires; dans aucun cas je ne l'ai vue s'étendre au pharynx ou dans les voies aériennes. Cette concrétion pseudomembraneuse est presque toujours à nu, l'épithélium ayant été détruit peu après l'apparition des plaques. Son adhérence, sa consistance et son épaisseur varient suivant l'époque de son développement. Elle est blanche ou d'un gris noirâtre. Au-dessous d'elle la membrane muqueuse buccale est ordinairement rouge ou livide, mais parfaitement intacte. Le tissu sous-muqueux est quelquefois gonflé et gorgé de sang. Quant à l'analyse chimique, elle fournirait probablement les mêmes résultats que pour les autres fausses membranes, je ne sache pas qu'elle ait été faite.

La stomatite pseudo-membraneuse peut être simple ou compliquée : ses complications les plus fréquentes sont la bronchite, la pneumonie et les phlegmasies gastro-intestinales. Presque toujours alors, la maladie de la bouche marche rapidement, et se termine souvent d'une manière fâcheuse. Nous pensons qu'il faut admettre comme une variété de cette maladie, l'inflammation couenneuse qui survient quelquefois pendant l'emploi des mercuriaux, et qu'on peut à peine en distinguer dans la plupart des cas, au moins à une certaine période.

Étiologie. — La stomatite couenneuse peut survenir à tout âge, mais on remarque qu'elle affecte le plus ordinairement l'enfance. Elle n'est particulière à aucune température ni à aucune saison, quoique plus fréquente dans les temps froids et humides. Ses causes les plus ordinaires sont, la malpropreté, la réunion d'individus et surtout d'enfans sains ou malades dans des salles peu spacieuses, mal aérées ou humides, l'insalubrité et l'uniformité du régime. C'est dans les hospices consacrés aux orphelins, dans les hôpitaux d'enfans, dans les camps, dans certaines casernes et dans les écoles, qu'on l'observe le plus fréquemment. C'est aussi dans ces lieux qu'on la voit régner épidémiquement, à des intervalles plus ou moins éloignées. Il ne paraît pas qu'elle soit contagieuse.

Nous avons dit que l'usage du mercure déterminait une inflammation couenneuse absolument analogue.

Thérapeutique de la stomatite couenneuse. — Le traitement local est ici le plus important et pour ainsi dire le seul qu'on doive employer. Dans la première période et tant qu'il existe une vive irritation à la bouche, on s'en tient ordinairement aux moyens conseillés dans la stomatite simple; tels que les collutoires adoucissans, les lavemens légèrement laxatifs, les pédiluves chauds, etc. On oppose à la tuméfaction des ganglions sous-maxillaires, les cataplasmes émolliens placés autour du cou, et les sangsues appliquées en plus ou moins grand nombre au-dessous des angles de la mâchoire inférieure ou le long de sa branche horizontale. Mais du moment que la douleur s'apaise et que l'engorgement extérieur et intérieur domine, il faut se hâter de recourir à des topiques plus énergiques. L'un des meilleurs qu'on puisse employer alors est le mélange d'acide hydrochlorique et de miel, recommandé depuis long-temps par Van-Swiéten, qui avait en même temps reconnu l'insuffisance et le danger des antiscorbutiques usités dans cette affection. La proportion d'acide varie suivant l'activité de l'inflammation couenneuse et la sensibilité des parties malades, depuis un quart ou un tiers jusqu'à la moitié ou les trois quarts : quelquefois même il est bon que l'acide soit pur et très-concentré. On trempe un petit pinceau de charpie dans ce collutoire, et l'on s'en sert pour aller toucher les plaques pseudo-membraneuses. Ces applications doivent être plus ou moins répétées, suivant l'exigence des cas; en général on n'y revient guère plus d'une fois en vingt-quatre ou quarante-huit heures; mais on est obligé de les continuer pendant plusieurs jours. Lorsque l'inflammation occupe les gencives et la sertissure des dents, il faut, comme le conseille M. Bretonneau, à l'aide de petites touches de bois ou de morceaux de papier roulé, faire pénétrer l'acide dans chaque interstice, et le mettre en contact avec tous les points affectés.

Depuis un an nous avons essayé plusieurs fois, à l'hôpital des enfans, de remplacer l'acide hydrochlorique par l'alun réduit en poudre et délayé dans un peu d'eau ou de salive, puis appliqué comme une espèce de mortier sur le siége du mal. Préconisé par les anciens, et plus particulièrement par Aretée et par Lind, ce moyen a été de nouveau employé par M. Bretonneau, qui paraît en avoir obtenu les meilleurs effets. Nous n'avons pas vu, quant à nous, qu'il ait été jusqu'ici plus avantageux que l'acide hydrochlorique; dans certains cas, à la vérité, il a guéri rapidement la maladie qui avait résisté à plusieurs applications d'acide hydrochlorique; mais dans d'autres au contraire l'alun ayant échoué, ce dernier moyen a seul réussi.

On peut en dire à peu près autant du nitrate d'argent dont nous nous servons avec succès à défaut des deux autres, et qui est particulièrement propre à réprimer le boursouflement indolent des gencives. On se trouve quelquefois très-bien d'un collutoire préparé avec un tiers ou un quart de liqueur de la barraque pour corriger la fétidité de l'haleine. Je n'ai jamais essayé le chlorure d'oxyde de sodium pur, et comme moyen curatif. Peut-être pourrait-il remplacer avec avantage l'acide hydrochlorique? Lorsque la maladie tend à se terminer par gangrène, on se sert des gargarismes de décoction de quinquina fortement acidulée avec l'acide muriatique ou le chlorure de soude; on touche aussi les parties avec l'acide pur : si malgré ces moyens on aperçoit un commencement de mortification, il faut se hâter d'appliquer le fer rouge, seul moyen de guérison quand la situation des parties permet d'en faire usage. *Voy.* GANGRÈNE.

La stomatite couenneuse mercurielle ne nécessite point l'emploi de l'acide hydrochlorique; l'un des collutoires qui réussit le mieux alors, est celui qu'on prépare avec le borate de soude, à la dose d'un gros et demi, à deux gros pour six à huit onces d'eau. On se trouve bien aussi des laxatifs portés sur le canal intestinal. Nous n'avons pas besoin de dire qu'il faut suspendre l'usage des mercuriaux dès l'instant qu'on s'aperçoit de cet effet fâcheux. S'il existait quelque complication du côté de la poitrine ou des organes digestifs, on devrait les combattre énergiquement, mais sans négliger les moyens locaux.

Traitement prophylactique de la stomatite pseudo-membraneuse. — Il se compose principalement des moyens tirés de l'hygiène : l'agrandissement et l'assainissement des lieux où se trouvent réunis un grand nombre d'individus sains ou malades; une alimentation saine et variée; les soins de propreté et l'usage de gargarismes acidulés, ainsi que des masticatoires légèrement aromatiques, telles sont en général les précautions à l'aide desquelles on peut espérer de s'opposer au développement de cette affection ou d'en prévenir le retour. (GUERSENT.)

STOMATORRHAGIE, s. f., *stomatorrhagia*, de στόμα, bouche, et de ῥήγνυμι, je romps; nom donné par Frank à l'hémorrhagie qui a eu lieu par un ou plusieurs points de la cavité de la bouche, tels que la face interne des joues ou des lèvres, les gencives, le voile du palais, les piliers, la luette, la langue et même la partie du pharynx qui concourt à former l'arrière-bouche.

L'hémorrhagie de la bouche est le plus souvent due à la lésion de quelques points de sa surface, pressés entre les dents pendant la mastication ou pendant des convulsions, blessés par un corps étranger introduit dans sa cavité, ou intéressés dans une opération chirurgicale, telle que la division du filet de la langue ou l'extraction d'une dent. Elle est rarement le résultat d'une simple exhalation de sang sans division des parties; toutefois on a observé quelquefois cette espèce de stomatorrhagie dans le scorbut, dans la fièvre jaune, et chez les femmes dans le cas de déviation des règles. On voit aussi quelques sujets chez qui la bouche et particulièrement les gencives sont le siége d'une hémorrhagie qui se reproduit à des intervalles déterminés, est annoncée par une turgescence et une rougeur très-marquée de la membrane muqueuse, des maux de tête, des étourdissemens, phénomènes qui ne cessent que lorsque le sang commence à être versé dans la bouche. Quelquefois pour hâter ce moment les malades divisent avec un corps pointu, un cure-dent, par exemple, la membrane des gencives, et en provoquent ainsi le *dégorgement*. Zacutus Lusitanus avait observé plusieurs faits de ce genre.

Le sang versé dans la bouche y produit une sensation particulière qui engage à cracher; au lieu de le rejeter, les enfans a la mamelle avalent ce liquide; on a dit qu'il en était quelquefois de même chez les adultes, lorsque l'hémorrhagie avait lieu pendant le sommeil et dans le voisinage du pharynx. Lorsque le sang est exhalé très-lentement, il peut se coaguler : dans ces hémorrhagies, qui, d'après quelques auteurs, auraient été produites par une sangsue attachée au pharynx, la sangsue pourrait bien n'avoir pas été autre chose qu'un caillot de sang.

L'hémorrhagie de la bouche n'est presque jamais considérable lorsqu'elle dépend d'une simple exhalation de sang. Mais il n'en est pas de même lorsqu'elle est due à la section du filet ou à l'arrachement d'une dent; dans ces cas elle peut devenir assez forte ou durer assez long-temps pour produire un affaiblissement effrayant et même entraîner la mort.

Il est facile de distinguer l'hémorrhagie de la bouche lorsqu'elle est peu abondante. Il n'en est pas toujours de même lorsque le sang s'échappe en grande quantité; une partie de ce liquide peut retomber en arrière dans le pharynx, dans la glotte elle-même, donner ainsi lieu à des vomituritions, à de la toux, et faire croire à une hémorrhagie de l'estomac ou des voies aériennes. Mais en faisant incliner la tête en avant, le sang cesse de refluer en arrière, et l'on reconnait que c'est de la bouche seulement qu'il s'échappe. Quand l'hémorrhagie est moins abondante, il suffit de faire laver au malade la bouche avec de l'eau, pour reconnaître le point de cette cavité d'où le sang s'écoule. Il faut ajouter que le sang qui vient de la bouche est vermeil, pur et liquide; que celui qui vient des bronches ou de l'estomac est mêlé plus ou moins intimement à de l'air, à du mucus, à des alimens.

Le traitement de la stomatorrhagie rentre dans celui de

hémorrhagies en général. Lorsqu'elle est accidentelle, on peut la combattre par des astringens employés localement, tels que l'eau très-froide, les collutoires composés avec le vinaigre, l'acide sulfurique, l'acétate de plomb, l'alcohol. Lorsqu'elle succède à l'extraction d'une dent, à la section du filet, il peut devenir nécessaire de boucher l'alvéole avec de la cire dans un cas, ou de cautériser avec le fer incandescent dans l'autre. Celle qui est liée à la déviation des menstrues, doit être combattue par les moyens propres à rappeler celles-ci vers l'organe qui en est naturellement le siége. Quand l'hémorrhagie buccale s'est reproduite un grand nombre de fois, elle rentre dans la série des hémorrhagies habituelles; elle cesse d'être une maladie, son interruption en deviendrait une; il faut donc s'abstenir alors des astringens de toute espèce, favoriser l'exhalation du sang ou même y suppléer par des applications de sangsues dans la bouche elle-même, s'il survient des accidens qu'on doive attribuer à cette interruption. (CHOMEL.)

STORAX. *Voyez* STYRAX.

STRABISME, s. m., *strabismus, strabositas*, στραφος, louche, de στρεφω, je tourne. Disposition vicieuse qui fait que ces organes ne sont pas dirigés simultanément vers le même objet.

On a prétendu que le strabisme pouvait affecter les deux yeux à la fois. Buffon, qui a prêté à cette question une grande attention, s'est convaincu qu'il n'en est pas ainsi. On peut bien, en regardant un objet très-rapproché, le nez, par exemple, loucher des deux yeux pendant quelque temps; mais cette mauvaise direction, imprimée volontairement aux globes oculaires, ne subsiste pas; et si, répétée fréquemment, elle donne au muscle adducteur une force plus grande que celle de son antagoniste, ce n'est jamais ainsi pour les deux yeux à la fois. Cela est si vrai que le strabisme s'est plusieurs fois porté chez la même personne alternativement de l'œil droit à l'œil gauche, et réciproquement, sans que jamais les deux yeux en fussent affectés simultanément.

On peut, d'après les causes du strabisme, distinguer cette affection en symptomatique et en essentielle, en passagère et en permanente.

Quelquefois, en effet, le regard louche n'est que le symptôme d'une affection du cerveau ou de l'orbite. C'est ainsi que l'apoplexie, l'épilepsie, les convulsions, l'ivresse, la frayeur, l'exophthalmie, l'impression subite d'une lumière très-éclatante, donnent souvent au globe de l'œil une direction vicieuse, qui tantôt n'est que passagère et cesse avec la cause qui lui a donné naissance, et tantôt, au contraire, reste permanente. D'autres fois le strabisme est essentiel et dépend soit d'une inégalité dans la force des muscles moteurs des yeux, soit d'une différence dans la faculté visuelle de ces organes. Cette dernière cause est de beaucoup la plus fréquente; et Buffon, avec sa sagacité accoutumée, a prouvé mathématiquement que quand la différence est médiocre, il en doit résulter la déviation de l'œil le plus faible qui s'opposerait à ce que la vision fût distincte. La première provient de l'habitude de regarder les objets de très-près, habitude qui donne aux adducteurs une prédominance d'action; on l'a vue l'effet de l'imitation, et du jeu que les enfans se font souvent de loucher volontairement. Je connais une demoiselle affectée d'un strabisme qui n'a pas d'autre origine. Enfin elle dépend assez fréquemment de la direction vicieuse dans laquelle la lumière frappe les yeux de l'enfant au berceau. A toutes ces causes faut-il ajouter la situation vicieuse de la cornée, par rapport à l'axe de l'œil, et le défaut de concordance entre les points d'insertion des nerfs optiques? Ces deux opinions de Maître-Jean et de Lahire sont généralement abandonnées aujourd'hui. Le strabisme serait toujours congénial, s'il tenait à la conformation vicieuse de la cornée; et les expériences ont fait voir que le point d'insertion du nerf optique, loin d'être un centre de perception, ne transmet pas au cerveau l'impression des images.

Le strabisme essentiel, quelquefois congénital, est beaucoup plus souvent acquis. Il se développe ordinairement dans l'enfance, sous l'influence des causes que nous avons signalées, et d'autant plus facilement à cet âge, que, comme l'ont très-bien fait remarquer Buffon et le professeur Roux, chez l'enfant il n'y a qu'un petit intervalle de vue distincte, circonstance qui fait qu'une inégalité même assez légère dans la force visuelle des deux yeux est néanmoins capable de produire la déviation du plus faible. Le plus souvent lent dans sa marche, le strabisme est quelquefois alors produit subitement pendant les douleurs de la dentition, dans les convulsions et les attaques d'épilepsie. Dans l'âge adulte, il naît quelquefois instantanément sous l'influence d'une sensation ou d'une émotion très-vive.

M. le professeur Boyer cite l'exemple d'un homme qui en fut affecté subitement pour avoir été effrayé et ébloui par un éclair pendant qu'il regardait les nuages.

La théorie conduit à distinguer trois espèces de strabisme, un *vertical*, un *convergent* et un *divergent*; mais on ne connaît aucun exemple de la première espèce. Cette extrême rareté, comparée à la fréquence des deux autres espèces, s'explique facilement; elle tient à ce que les mouvemens d'élévation et d'abaissement sont produits par des muscles semblables dans les deux yeux, tandis que les mouvements latéraux dépendent de l'action combinée et simultanée de l'abducteur d'un côté et de l'adducteur de l'autre.

Les symptômes du strabisme varient suivant son ancienneté et son intensité. Un affaiblissement plus ou moins considérable de la vue, une espèce d'embarras et de maladresse, la diplopie, surtout quand l'affection est récente et peu marquée, quelquefois une douleur dans l'orbite ou à la tête, enfin l'action de détourner l'œil affecté et la tête elle-même des objets qu'on regarde, tels sont les effets du strabisme. Mais il est rare qu'ils s'observent réunis chez le même individu, ce qui fait distinguer plusieurs degrés à cette affection. Nous avons décrit le strabisme *complet*. Le strabisme *incomplet* n'a lieu que dans certains mouvemens des yeux; ainsi il est des personnes qui n'éprouvent aucun dérangement dans la vue, lorsqu'elles regardent à droite par exemple, et qui ne peuvent diriger qu'un seul œil sur un objet situé à gauche, etc. Cette espèce de strabisme dépend presque toujours de l'inégalité de force des muscles moteurs des yeux. Buffon a nommé *faux trait de la vue* le vice des muscles adducteurs, qui consiste dans l'impossibilité de rapprocher les axes oculaires, quand il s'agit de regarder un objet placé à une petite distance. Il résulte de cette incommodité une discordance choquante dans l'expression des yeux et celle des traits de la physionomie.

On rencontre des adultes qui n'ont qu'un strabisme passager, qui cesse pendant quelques jours et qui reparaît sous l'influence de causes débilitantes. Cette variété, pour ainsi dire volontaire, mérite à peine de nous arrêter. Mais il est des personnes chez lesquelles le strabisme permanent est tellement fort, qu'il rend la vue très-imparfaite, outre qu'il est une difformité extrêmement désagréable. Il est difficile de guérir cette affection quand elle a atteint ce degré, et, en général, le pronostic qu'il faut porter du strabisme est d'autant moins favorable, qu'il dure depuis plus long-temps, et que le sujet est moins jeune. Buffon a trouvé dans l'agrandissement progressif de l'intervalle de point de vue distincte chez l'enfant, à mesure qu'il avance en âge, la raison des guérisons spontanées de cette affection et des succès plus grands des moyens de l'art qu'on observe à cette époque de la vie ; mais si cet agrandissement augmente avec les années, il en doit résulter, comme l'a très-bien prouvé le professeur Roux, que l'espèce de strabisme qui dépend de l'inégalité de force entre les deux yeux, doit guérir plus facilement chez l'adulte que chez l'enfant, puisque dans le premier l'étendue du point de vue distincte étant plus considérable que dans le dernier, il faut lui supposer une plus grande inégalité dans la force visuelle des yeux, pour que l'un d'eux doive être détourné de l'objet qu'il regarde. C'est en effet ce que l'expérience a démontré, et M. Roux lui-même, à l'âge de trente-cinq ans, a été la preuve de la justesse de ses espérances. Les moyens qu'il mit en usage furent de s'efforcer de faire concourir les deux yeux sur les objets de son travail, ou de couvrir l'œil le plus fort pour exercer exclusivement le plus faible. Pendant les premiers exercices, les impressions furent confuses et il éprouva une très-grande fatigue d'esprit, qui le fit un moment renoncer à son entreprise, mais il y revint, et en peu de jours ses tentatives furent couronnées de succès. Des deux moyens mis en usage par M. Roux, l'un s'emploie surtout en face d'une glace, et se répète plusieurs fois le jour ; il consiste à fixer chacun des yeux sur l'image de la pupille, ce qui ne peut se faire sans que l'œil dévié change sa direction vicieuse; l'autre, qui a très-souvent réussi à Buffon, était appliqué par lui de plusieurs manières : tantôt, en effet, il se bornait à faire couvrir l'œil le plus fort; tantôt il faisait porter des lunettes dont l'un des verres était plane, et se plaçait devant l'œil strabique, et l'autre, convexe, se plaçait devant l'œil sain; d'autres fois, enfin, il faisait succéder les lunettes au bandeau, dans l'intention de fortifier d'abord l'œil faible et d'affaiblir l'œil fort. L'observation de M. Roux prouve qu'on peut quelquefois se dispenser de l'usage des lunettes.

Les autres moyens proposés contre le strabisme essentiel sont : le masque, les hémisphères concaves, les tubes noircis et les miroirs en forme de bésicles. Le masque et les hémisphères concaves agissent de la même manière; ces instrumens consistent en un corps opaque, percé à l'endroit qui correspond aux pupilles, de telle sorte, que les yeux ne peuvent recevoir simultanément la lumière qu'en se dirigeant vers la ligne droite. Il faut les porter pendant un temps proportionné à la durée du strabisme, afin de rompre l'habitude vicieuse que l'organe faible a contractée. On a renoncé aux tubes noircis, parce qu'ils agissent de la même manière et qu'ils sont beaucoup plus incommodes.

Verduc avait fait construire, contre le strabisme convergent qui est le plus fréquent, un appareil en forme de bésicles, composé de deux petits miroirs inclinés à angles droits et soutenus par une tige transversale. Les miroirs avaient pour but de réfléchir la lumière sur l'œil affecté, et de produire une sensation pénible qui obligeât le sujet à diriger l'œil en dehors. Verduc ne dit pas si son instrument lui a réussi.

Quelle que fût la force du strabisme et le peu de succès que l'on pût espérer des tentatives de guérison, il ne faudrait pas, après l'exemple de M. Roux, balancer de mettre en usage les divers moyens que nous venons d'indiquer, d'autant qu'il ne peut résulter de leur emploi que de la gêne. Seulement, le chirurgien aurait soin de prévenir le malade du plus ou moins d'espoir qu'il faut avoir, et après s'être efforcé de reconnaître l'origine du strabisme essentiel qu'il a à traiter, il insisterait particulièrement sur ceux de ces moyens qui seraient le mieux adaptés à la nature de la cause de l'affection.

On a soumis le strabisme au traitement des paralysies; ainsi, on a vanté les bons effets des vapeurs excitantes sur l'œil, l'électricité, les exutoires à la nuque, les dérivatifs sur le canal intestinal, etc. C'est surtout contre l'espèce de strabisme qui dépend d'une faiblesse musculaire, que ces moyens pourront avoir quelque succès.

Quant au strabisme symptomatique et récent, qui paraît pendant la durée d'une fièvre ataxique, ou sous l'influence d'une des affections énumérées plus haut, il n'exige presque jamais de traitement particulier et il guérit avec la maladie principale.

(J. CLOQUET.)

STRAMOINE, s. f., *datura stramonium*, L. Rich., *Bot. méd.*, t. I, p. 300. Cette plante est aussi connue sous le nom vulgaire de *pomme épineuse ;* elle appartient à la famille des solanées et à la pentandrie monogynie, et on la trouve très-abondamment dans les lieux cultivés, au voisinage des habitations dans les villages. C'est une plante annuelle, dont la tige herbacée et cylindrique, très-rameuse et dichotome, peut s'élever à une hauteur de trois à quatre pieds; elle porte des feuilles alternes ou géminées vers la partie supérieure des rameaux, pétiolées, ovales, aiguës, sinuées et anguleuses sur leurs bords, et légérement pubescentes. Les fleurs sont très-grandes, solitaires, extraaxillaires, portées sur un pédoncule court et velu; elles sont blanches ou légèrement violacées, ayant le calice monosépale, tubuleux, un peu renflé à sa partie inférieure, à cinq dents et comme à cinq angles; la corolle est monopétale, infondibuliforme, également à cinq angles, terminée par un limbe évasé, plissé longitudinalement. Les fruits sont des capsules ovoïdes, tout hérissées de pointes raides et épineuses; elles offrent intérieurement quatre loges, communiquant ensemble deux par deux à leur sommet par l'imperfection d'une des deux cloisons; elles s'ouvrent en quatre valves, et contiennent un grand nombre de petites graines, brunâtres, presque reniformes, à surface chagrinée.

Toutes les parties de cette plante répandent une odeur vireuse et désagréable, qui devient encore plus forte lorsqu'on la froisse entre les doigts. Analysée par M. Brande, ce chimiste y a trouvé, entre autres principes, une matière particulière blanche, cristalline, qu'il a nommée *daturine*, mais dont on n'a pas encore constaté convenablement le mode d'action sur l'économie animale. *Voyez* DATURINE.

On emploie particulièrement les feuilles de la pomme épineuse, que l'on administre, soit en poudre, soit en extrait. Cette dernière préparation peut également se faire avec le suc exprimé des tiges ou des capsules encore vertes, toutes les parties de la plante jouissant des mêmes propriétés. Lorsque l'on administre la pomme épineuse à faible dose, comme un à deux grains de la poudre, ou un grain de l'extrait, elle ne provoque aucun phénomène sensible; mais si cette première dose est doublée, il se manifeste les effets suivans : sécheresse dans l'arrière-bouche, soif; augmentation de l'appétit, souvent coliques, quelquefois suivies de déjections plus abondantes, ou d'un état contraire. Le pouls devient très-irrégulier, le sang se porte en plus grande abondance vers le cerveau; de là, la rougeur de la face, les yeux plus brillans, une céphalalgie plus ou moins vive, et la perturbation des sens de la vue, de l'ouïe, etc. A la suite de ces phénomènes, il survient du sommeil, mais avec agitation et sans véritable repos. C'est donc à tort que l'on a assimilé l'action de la pomme épineuse à celle de l'opium; si la dose est encore plus forte, la pomme épineuse devient un véritable poison (*voyez* ce mot). On s'est néanmoins servi de ce végétal, dans plusieurs circonstances où l'on emploie aussi l'opium : ainsi, dans les névroses, les convulsions, certaines espèces de paralysie, dans quelques cas de manie, la poudre ou l'extrait de stramoine a été quelquefois employé avec avantage. On l'a vu quelquefois réussir dans ces céphalalgies violentes qui ne sont pas dues à une altération matérielle de l'encéphale, ainsi que M. Orfila en rapporte un cas remarquable dans le nouveau Journal de Médecine pour novembre 1819; mais en général on fait assez peu usage de ce médicament.

(A. RICHARD.)

STRANGULATION, s. f. *strangulatio.* Quelques auteurs de pathologie entendent par cette expression l'état d'une partie soumise à une compression quelconque, considérant ce mot comme synonyme d'étranglement. D'autres désignent sous ce nom la suffocation résultant d'un obstacle mécanique à la respiration, siégeant à la partie du cou, et rattachent mal à propos à l'histoire de la strangulation les diverses angines, les corps étrangers dans les voies aériennes, quelques affections hystériques, les tumeurs placées au voisinage du larynx ou de la trachée artère, etc. D'autres enfin faisant dériver strangulation de *stringere gulam*, n'ont égard qu'à la constriction exercée extérieurement sur le cou à l'aide d'un lien. C'est d'après cette dernière idée que nous traiterons de la *strangulation*, sans accorder cependant aucune importance à l'étymologie qu'on a donnée à ce mot. Nous nous occuperons successivement, 1° de la recherche du genre de mort auquel succombe un individu étranglé, 2° des moyens les plus propres à le rappeler à la vie, 3° enfin (et ce point sera plus longuement discuté), des questions médico-légales relatives à la strangulation.

§ I. *De la cause de la mort pendant la strangulation.* — Le lien dont la gorge est entourée peut dans quelques cas se borner à exercer une constriction sur les organes qui occupent la région antérieure du cou, dans d'autres circonstances, il soutient de plus le poids du corps; la strangulation est alors compliquée de la suspension. Il ne paraît pas que dans le second cas la mort arrive toujours absolument de la même manière que dans le premier; il faut donc les examiner séparément.

Étranglement sans suspension. — Si les progrès de la physiologie ne permettent plus de conserver de doutes relativement à la cause de la mort dans le cas qui nous occupe, il n'en était pas de même lorsque l'anatomie naissante démontrait déjà la structure complexe de la région antérieure du cou, sans que l'observation ou les expériences eussent suffisamment éclairé sur le degré d'importance de chacun des organes qu'on y rencontre, et sur les accidens plus ou moins prochains que pouvait entraîner leur lésion. Les artères carotides, la veine jugulaire, les nerfs pneumo-gastriques occupant la région cervicale antérieure, on rechercha d'abord dans leur compression la cause de la mort par strangulation. On peut voir dans la dix-neuvième lettre de Morgagni, la compilation savante, mais un peu diffuse, que cet auteur offre à ce sujet. Aristote avait dit en parlant des *veines* qui marchent le long de l'artère des poumons (le long de la trachée artère) que *quand elles sont saisies au dehors, les hommes tombent privés de leurs sens et les paupières fermées.* Cette phrase fut diversement interprétée, les uns entendant par *veines* les artères carotides, et s'appuyant 1° sur ce que les anciens donnaient le nom de *veines* à tous les vaisseaux, excepté la trachée. 2° Sur ce que le mot carotide, qui signifie somnifère avait dû être donné aux vaisseaux dont, suivant la remarque d'Aristote, la compression entraînait le sommeil et la perte de la voix, attribuèrent la mort à la compression des carotides. Les autres pensèrent que les veines jugulaires internes étaient désignées par ce passage. Cependant des expériences faites par Galien, tantôt sur les carotides, tantôt sur les veines jugulaires, l'avaient conduit à affirmer que l'interception du cours du sang dans ces vaisseaux n'entraînait pas de troubles notables, et que la perte de la voix était due à la lésion du nerf pneumo-gastrique intéressé dans ces expériences; il ajoutait qu'aucune autre fonction n'était lésée. Malgré des expériences si positives répétées par une foule d'auteurs, on continua à attribuer la mort des personnes soumises à la strangulation, à la pression exercée sur les jugulaires, se fondant sur cette idée, que l'abord continuel du sang au cerveau par les artères vertébrales logées dans un canal osseux incompressible, et même par les carotides que le larynx et la trachée mettent à l'abri de l'action du lien, devaient donner naissance à un état apoplectique promptement mortel, puisque les veines jugulaires comprimées ne lui donnaient plus passage pour son retour au cœur. Morgagni lui-même, quoiqu'ébranlé par les écrits de Galien, dit que, si la compression isolée d'une des veines ou d'un des nerfs ne détermine pas d'accidens promptement mortels, il n'en est pas de même lorsque toutes ces parties éprouvent à la fois la constriction par un lien placé circulairement autour du cou. Il entrevoit cependant un peu plus loin la véritable cause lorsqu'il dit en parlant de la compression de la trachée : *Pourquoi ne croirions-nous pas que cette cause doit surtout être ajoutée aux autres*. Il est évident que cette dernière cause est si promptement mortelle que les autres ont à peine le temps de *s'y ajouter*. Nous ne doutons pas qu'il ne se fasse une congestion sanguine dans les vaisseaux de l'encéphale, mais la mort serait plus lente si elle reconnaissait l'apoplexie pour cause; d'ailleurs on ne trouve point ordinairement chez les pendus d'hémorrhagie cérébrale, et ceux qui sont rappelés à la vie ne restent pas paralytiques. C'est donc à l'interruption de la respiration qu'il faut attribuer la mort qui survient pendant la strangulation. Cette interruption de l'entrée de l'air dans les poumons devient funeste, non comme on l'a écrit, en arrêtant la circulation pulmonaire, mais en supprimant le travail de l'hématose. (*Voyez* SUBMERSION, ASPHYXIE.)

Strangulation avec suspension. — La mort arrive encore ici le plus souvent de la même manière que dans le cas précédent. Cependant, comme l'a fait remarquer M. Deslandes, l'obstacle à l'entrée de l'air occupe un siége différent lorsque la corde presse l'espace compris entre le larynx et la mâchoire inférieure, les parties molles de cette région repoussées en arrière avec la base de la langue, déprimant l'épiglotte qui bouche ainsi l'ouverture gutturale du larynx. Peut-être ce refoulement a-t-il aussi pour effet d'obstruer complétement la partie inférieure du pharynx. La suspension s'accompagne en outre de phénomènes particuliers, et la pesanteur du corps, l'élévation du lieu dont on s'élance pour se suspendre, quelques manœuvres particulières exercées par les bourreaux ou par les assassins, peuvent causer médiatement ou immédiatement des lésions de la partie supérieure de la moelle épinière, ce qui doit modifier la succession des accidens par lesquels la mort est amenée.

L'érection du pénis, l'excrétion du sperme, qu'on observe si souvent chez les pendus, ont de tout temps paru assez difficiles à expliquer. Lancisi attribue l'érection, *aux convulsions des fibres qui empêchent le retour du sang à travers les veines de la verge*, explication qui ne paraîtra pas satisfaisante aujourd'hui. Morgagni ajoute à cette cause, 1° la position verticale qui fait que le sang séjourne dans les parties inférieures; 2° la difficulté qu'a le sang d'aborder à la tête, à cause de la constriction exercée sur le cou, ce qui doit contribuer encore à son accumulation dans les parties déclives du tronc. A l'appui de son opinion, il cite des expériences de Valsalva qui a vu la verge tendue chez les chiens auxquels il avait pratiqué la ligature des carotides. Il attribue également à ces deux causes la dilatation et la réplétion excessives des veines du vagin observées par Columbus sur une femme pendue, et la couleur brune de l'urètre qu'il eut lui-même l'occasion de constater sur un homme qui s'était pendu dans sa prison. On pourrait faire beaucoup d'objections à cette explication, mais nos lecteurs les feront sans doute, quoique les corps caverneux du pénis soient comme tous les tissus érectiles, composés de veines larges et fréquemment anastomosées, quoiqu'on puisse démontrer des communications entre ces veines et le système veineux si compliqué qui appartiennent au rachis et à la moelle, nous ne pensons pas que la stagnation du sang dans ces derniers vaisseaux, détermine de proche en proche la réplétion du pénis. Les moyens de dérivation à l'aide des veines azygos, lombaires, iléo lombaires, sacrées latérales, etc., sont trop nombreux, pour permettre cet engouement des corps caverneux. Toutes ces explications, d'ailleurs, pèchent en ce qu'elles ne sont applicables qu'à l'érection, et qu'elles ne rendent nullement compte de l'excrétion du sperme. Or, ces deux effets reconnaissent sans doute une cause analogue, et comme l'éjaculation ne peut guère être expliquée par les raisons physiques que nous venons d'indiquer, il s'ensuit qu'on doit l'attribuer ainsi que l'érection à un état particulier du système nerveux. Si maintenant nous remarquons que la strangulation seule sans suspension ne les détermine pas, nous serons conduits à rechercher dans la légère traction à laquelle la moelle est soumise la cause de ces phénomènes: Nous pourrions appuyer notre opinion sur cette remarque, que l'érection est un phénomène assez fréquent dans les affections traumatiques de la moelle, sur ce qu'on l'a observée encore dernièrement dans un cas de luxation de la cinquième vertèbre cervicale (voyez *Bulletin de la Société anatomique*). Nous ne tenons cependant nullement à cette explication, car il est clair que nous n'y sommes parvenus que par voie d'exclusion, et qu'il peut exister quelques conditions qui nous échappent. Quoique nous fassions dériver l'érection et l'éjaculation du sperme d'une même cause, nous ne devons pas laisser ignorer que souvent on voit l'érection sans éjaculation, et qu'il n'est pas rare de trouver le linge des pendus encore mouillé par le sperme quoique le pénis ne soit pas tendu, soit que l'érection n'ait pas eu lieu, soit qu'elle ait déjà disparu.

Cette traction exercée sur la moelle peut-elle être portée au point que toute communication vitale soit anéantie de suite entre cette partie et l'encéphale, sans luxation complète des vertèbres et sans fracture? Cette question est facile à résoudre chez certains animaux, comme les lapins, les chats, dont l'articulation atloïdo-axoïdienne est assez faible pour que tirés en sens inverse par la tête et la queue, ces animaux succombent de suite à la suspension des fonctions de la moelle. Béclard avait l'habitude de citer dans ses cours cette conformation de la colonne vertébrale, et les expériences dont nous venons de parler. Aucun fait analogue n'avait, je crois, été constaté dans l'espèce humaine, lorsque M. le docteur Ansiaux, professeur à l'Université de Liége, recueillit les détails anatomiques suivans sur le cadavre d'une femme qui s'était pendue dans son grenier. Les larges facettes articulaires par lesquelles l'atlas et l'axis se correspondent étaient distantes l'une de l'autre dans le sens vertical, d'environ une ligne et demie, mais sans cesser d'être superposées et sans que la tête eût éprouvé de rotation. Le ligament postérieur était rompu, le ligament transverse un peu remonté et très-tendu, maintenait l'apophyse odontoïde fortement serrée contre la surface articulaire correspondante de l'atlas; *les ligamens odontoïdiens étaient demeurés intacts*. Dans ce cas, M. le professeur Ansiaux attribue la mort à la lésion de la moelle épinière : il a bien voulu ajouter au manuscrit qu'il nous a adressé, la pièce qui représente l'état des parties que nous venons de décrire. Mais une seule chose nous paraît difficile à concevoir dans cette observation, c'est que les ligamens odontoïdiens aient pu permettre, sans se rompre, cette déduction dans le sens vertical des facettes par lesquelles les masses latérales de l'atlas s'appuyent sur celles de l'axis. Il est à regretter aussi que M. Ansiaux n'ait pas parlé de l'état de la moelle. Nous reviendrons plus loin sur cette observation importante.

Si la dissection des pendus n'avait jamais offert de fait analogue à celui que nous venons de rapporter, elle avait démontré la possibilité de la luxation de l'apophyse odontoïde sur l'arc antérieur de l'atlas. Beaucoup d'auteurs cités par Palfyn (*Anatomie du corps humain*) disaient avoir trouvé sur presque tous ceux qui étaient morts du supplice de la corde, la première vertèbre du cou entièrement séparée de la deuxième. D'autres soutenaient avec Columbus que la deuxième vertèbre peut plus facilement se fracturer que se luxer. Ce point de pathologie a été éclairé par les recherches du célèbre Louis qui, frappé de la rapidité avec laquelle le bourreau de Paris faisait périr les individus qu'il pendait, apprit de lui, et constata par la dissection qu'il déterminait la luxation des vertèbres cervicales en faisant exécuter au tronc des mouvemens de rotation tandis que la tête était fixe; on peut voir dans le traité de chirurgie de M. le professeur Boyer, par quel mécanisme s'opérait alors la luxation.

Il est démontré enfin que l'assertion de Columbus ne pèche que par sa trop grande exclusion, et que si les ligamens transverses et odontoïdiens résistent, si l'apophyse odontoïde est un peu grêle à son collet, cette éminence peut se fracturer. C'est ce qui arrivait dans certaines provinces de la France où l'exécuteur montait avec les pieds sur la tête du patient pour opérer une flexion violente de cette partie.

Qu'il y ait diduction, luxation complète, ou fracture, la lésion de la partie supérieure de la moelle en est le résultat immédiat. De là, la résolution générale, et par conséquent l'immobilité des muscles inspirateurs, d'où naît encore l'asphyxie. La mort est cependant plus prompte dans le cas de lésion de la moelle que dans celui où il y a suspension sans luxation ou fracture. Cela provient sans doute de ce que la moelle n'a pas pour unique fonction de transmettre l'irritabilité au système musculaire, et de ce qu'elle exerce immédiatement, ou transmet aux viscères thoraciques, une influence quelconque. On a dit qu'alors la force du cœur est toujours diminuée, peut-être a-t-on mal interprété les expériences de Legallois relativement à l'influence qu'a la moelle sur les contractions du cœur. Ce physiologiste dit expressément que la section de la moelle n'est pas suffisante pour les diminuer considérablement, et que la destruction de cet organe est nécessaire.

Les lésions que nous venons d'examiner ne sont pas les seules que puissent déterminer la présence de la corde, le poids du corps, la chute d'un lieu un peu élevé pour se suspendre, et les manœuvres violentes exercées sur les pendus. 1° La rupture de quelques vaisseaux peut donner lieu à l'effusion d'une quantité plus ou moins considérable de sang sous la peau, dans les muscles ou leurs interstices; de là des ecchymoses dont la situation et l'étendue varient; 2° Valsalva a vu la rupture des muscles qui unissent l'os hyoïde au larynx et aux parties voisines, de sorte que cet os était séparé du larynx. Dans un autre cas les muscles sterno-thyroïdiens et hyo-thyroïdiens étaient déchirés, et le cartilage cricoïde était rompu; 3° Weiss a trouvé le cartilage cricoïde, brisé en plusieurs petits morceaux, et la partie supérieure de la trachée entièrement détachée du larynx; 4° Morgagni et Valsalva ont observé la rupture du *larynx*. Morgagni note qu'ils ne l'ont jamais vue sur de jeunes sujets dont le larynx est plus flexible et moins cassant; 5° nous avons rencontré sur un homme de 60 ans environ, qui s'était pendu, la fracture de la grande corne droite de l'os hyoïde à son insertion au corps de cet os; 6° Cornélius cité par Morgagni dit que la veine-cave supérieure se rompt quelquefois sur les animaux étranglés; 7° Littre a trouvé du sang épanché à la base du crâne, et dans les ventricules cérébraux, sur une femme que deux hommes avaient étranglée en lui serrant le cou avec les mains; le même auteur a vu la membrane du tympan déchirée, et beaucoup de sang épanché dans l'oreille; 8° Nanni, disséquant un voleur qui avait été pendu, vit le sinus longitudinal supérieur déchiré. Nous avons rassemblé ces faits, parce qu'il est assez rare de rencontrer de semblables lésions. Le plus souvent, comme nous le dirons plus loin, on ne trouve aucune trace que l'impression de la corde. Nous décrirons dans la partie médico-légale de cet article l'état extérieur et intérieur du corps des personnes mortes par strangulation ou suspension. Nous nous bornerons à ajouter ici deux remarques importantes: 1° On trouve souvent après ce genre de mort de l'écume sanguinolente dans la trachée et les bronches; 2° le sang conserve souvent sa liquidité, mais moins constamment que chez les noyés.

La mort par strangulation et par suspension n'est pas très-pénible, si l'on en croit les rapports de ceux qu'on a pu rappeler à la vie. La perte de connaissance survient très-promptement, et il paraît que l'état qui la précède n'a rien de douloureux. La plupart ont vu d'abord des étincelles ou des apparences de feu, et sont tombés ensuite dans l'assoupissement. Il est bien probable que la compression du cerveau hâte cet assoupissement; mais elle ne causerait la mort qu'au bout d'un temps assez prolongé si l'asphyxie ne hâtait cette terminaison fatale. Nous ne doutons pas que dans un cas de suspension sans lésion de la moelle épinière, la trachéotomie ne fût un excellent moyen pour prévenir la mort.

Traitement de l'asphyxie par strangulation ou suspension.—Si l'on en excepte la congestion cérébrale plus marquée chez les pendus que chez les noyés, et l'absence, chez les premiers, de liquide dans les voies aériennes, les uns et les autres se trouvent absolument dans les mêmes conditions physiologiques et pathologiques. Dans les deux cas il y a un obstacle mécanique à l'entrée de l'air dans les poumons, dans les deux cas le sang après avoir traversé la poitrine sans s'y être vivifié, est allé stupéfier par son contact les organes les plus essentiels à la vie; dans les deux cas, le sang est resté liquide, moins constamment cependant chez les pendus.

Dans les deux cas aussi les indications sont de solliciter le rétablissement des contractions du cœur et des mouvemens respiratoires. Nous avons exposé à l'article submersion, comment on doit employer les *frictions*, l'*insufflation pulmonaire*, l'*électricité* : comment on doit chercher à irriter la membrane muqueuse du canal digestif, ou celles des fosses nasales et du voile du palais, etc. Nous avons apprécié la valeur de chacun des moyens proposés. Nous renvoyons donc à cet article pour éviter les répétitions. Nous n'exposerons ici que les modifications qu'on doit apporter dans ce traitement.

1° La saignée, assez rarement indiquée chez les noyés, l'est presque toujours chez les pendus; on peut ouvrir la veine jugulaire externe, si elle est assez apparente; dans le cas contraire on choisira une des veines du bras ou même du pied. On cite plusieurs exemples de succès obtenus par les évacuations sanguines.

2° Il est inutile de s'attacher à aspirer ce que renferme la trachée, nous avons vu qu'on n'y trouve pas de liquide. L'écume qu'on y rencontre quelquefois ne peut guères apporter d'obstacle au rétablissement de la respiration.

3° La tête sera tenue plus élevée que chez les noyés.

4° Il n'est pas aussi important d'insister sur les topiques chauds, vu que le corps n'a pas été plongé dans un milieu susceptible de lui enlever rapidement du calorique, comme cela a lieu chez les noyés.

5° Enfin, il est à peine nécessaire de dire que la première chose à faire en arrivant près d'une personne pendue ou étranglée, est d'enlever avec précaution et rapidité le lien qui a intercepté l'entrée de l'air dans les poumons. On conçoit l'inutilité des secours si la suspension avait été accompagnée d'une lésion de la moelle épinière. Hippocrate a dit : *Celui que l'on a retiré de la corde avec la bouche écumeuse, ne revient pas à la vie.* Morgagni cite un fait qui prouve la fausseté de cette assertion.

§ II. *Questions médico-légales relatives à la strangulation.* — Elles paraissent très-nombreuses et fort difficiles à résoudre si l'on réfléchit à la multiplicité des événemens sur lesquels on peut être appelé à donner son avis; en effet : 1° un individu peut avoir été étranglé avec les mains sans le secours d'aucun lien, comme dans le cas rapporté par Distre; 2° des assassins après s'être servis d'un lien ont pu l'enlever, de sorte qu'il n'en reste que la trace; 3° dans le cas où l'on trouve un cadavre non suspendu, et ayant le cou entouré d'un lien, tantôt il y a eu homicide, tantôt la mort est due au suicide, ou bien le lien a été appliqué après la mort; 4° un individu a pu se pendre lui-même; 5° il a pu être pendu par surprise ou violence; 6° il a pu être étranglé d'abord, et ensuite suspendu; 7° il a pu être assassiné d'une autre manière, et ensuite suspendu; 8° le désir de susciter des soupçons contre des personnes innocentes peut, dans quelques cas, engager à suspendre le cadavre d'un individu qui a succombé à quelque maladie, etc. Cependant on voit en y réfléchissant bien que, dans ces cas si compliqués au premier abord, on peut réduire le rôle du médecin à la solution des deux problèmes suivans : 1° *Des traces de constriction ou un lien existant à la région du cou, déterminer si la strangulation a été exécutée, ou non, du vivant de l'individu ; 2° si la strangulation a eu lieu du vivant de l'individu, rechercher si elle est le résultat de l'homicide ou du suicide.*

Première question. — *Des traces de constriction ou un lien existant à la région du cou, déterminer si la strangulation a été exécutée ou non du vivant de l'individu.* Tous les auteurs de médecine légale ont, à l'exemple de Michel Alberti de Halle, donné les caractères suivans comme signes de la strangulation, et surtout de la strangulation par suspension, du vivant de l'individu : lividité et gonflement de la face, et surtout des lèvres, qui sont comme tordues, paupières tuméfiées, à demi fermées et bleuâtres; rougeur, proéminence, et quelquefois déplacement des yeux; langue gonflée, livide, repliée ou passant entre les dents qui la serrent, et sortant souvent de la bouche; écume sanguinolente dans le gosier, les narines et autour de la bouche. *Impression de la corde, livide ou noire et ecchymosée.* Peau enfoncée, et même quelquefois excoriée dans un des points de la circonférence du cou, ecchymoses des bras et des cuisses, lividités des doigts, qui sont contractés comme pour serrer fortement un corps que l'on tiendrait dans la main; contusions et ecchymoses des poignets et de toutes les parties du corps sur lesquelles on aurait appliqué des liens; raideur et lividité du tronc, accumulation du sang dans les poumons, le cœur et le cerveau. Ces auteurs ont encore indiqué comme à peu près constantes, les diverses lésions du larynx, de ses muscles ou de la trachée, dont nous avons fait précédemment l'énumération.

En opposant cette description aux résultats qu'on obtient aujourd'hui par l'examen et la dissection attentive des cadavres d'individus morts par strangulation, on reconnaît une différence si tranchée, qu'on s'étonne à bon droit que les auteurs se soient ainsi répétés sur la foi les uns des autres. L'erreur est venue probablement de ce qu'à une époque où la suspension était le mode de supplice le plus usité, et où l'on avait l'occasion d'observer les corps plusieurs jours après l'exécution, les auteurs auront pris pour effets constans et primitifs de la strangulation, des phénomènes qui ne se montrent qu'autant que le lien est conservé en place pendant un certain temps : il faut ajouter à cette cause le défaut d'ouvertures faites avec soin. Le mémoire de M. Esquirol a fait justice de plusieurs des erreurs accréditées au sujet de la strangulation, et nos propres observations s'accordent presqu'entièrement avec celles dont il a rendu compte. Nous allons reprendre les principaux signes indiqués par les auteurs de médecine légale, et les apprécier autant que nous le pourrons à leur juste valeur. Nous le ferons avec d'autant plus de sévérité, que quelques savans distingués, entre lesquels il suffira de citer M. le professeur Chaussier (*Recueil de mémoires, etc., sur divers objets de médecine légale*), paraissent encore attacher de l'importance à l'absence d'ecchymose ou de gonflement de la face, comme preuve certaine que la strangulation n'a pas eu lieu pendant la vie.

1° La lividité et le gonflement de la face, la couleur violette des lèvres et des extrémités, etc., ne se remarquent presque jamais chez les individus suspendus depuis peu de temps et dont le corps n'est pas refroidi. M. Esquirol annonce que cette congestion est un résultat de la conservation du lien, et qu'on ne l'observe pas si celui-ci a été enlevé immédiatement ou même plusieurs heures après la mort. Nous avons constaté nous-mêmes que la face peut être encore pâle après sept ou huit heures de suspension; mais nous ferons remarquer qu'une des observations de M. Esquirol prouve que chez un individu *mort par suspension*, le gonflement de la face peut se manifester après plusieurs heures, quoique le lien ne soit resté en place que quelques instans. La remarque de M. Esquirol n'en a pas moins d'importance, puisque sur des cadavres suspendus pendant vingt-quatre heures et plus, nous n'avons pas vu la tuméfaction de la face se prononcer. Le dernier fait, si on pouvait le considérer comme constant, donnerait une grande valeur aux caractères que nous examinons. Le médecin appelé dans un cas de suspension devrait s'informer du laps de temps écoulé depuis la mort, et attendre quelques heures pour voir si le gonflement de la face se manifesterait ou non. Mais beaucoup de circonstances peuvent rendre cet examen impossible ou illusoire. 1° Le cadavre a pu être détaché très-peu de temps après la mort; 2° le gonflement a pu exister, et disparaître après qu'on a enlevé le lien, si le tronc a été placé verticalement, la tête un peu élevée. Morgagni avait déjà noté que dans ce cas, comme dans celui où on ouvre les veines jugulaires pendant la dissection, les veines de la tête se désemplissent considérablement, parce que le sang est resté liquide, en sorte qu'on trouve les sinus ainsi que les veines des méninges presque vides : nous avons eu l'occasion de constater la vérité de cette assertion relativement aux veines de l'encéphale; 3° une position déclive de la tête, ou la putréfaction commençante, détermine promptement des congestions de la face, des lèvres et des vaisseaux des méninges, sans qu'il y ait eu strangulation pendant la vie. Il resterait donc comme signes, la présence ou l'absence de cette tuméfaction, le corps étant resté suspendu; mais nous n'oserions affirmer qu'elle ne puisse se montrer sur un cadavre dont on eût serré le cou avec un lien ou qu'on eût pendu. D'ailleurs, qui pourrait affirmer que la face du cadavre n'était pas déjà tuméfiée par une cause quelconque au moment où l'on a effectué la suspension ? On conçoit de quelle importance il serait de tenir compte de la température, de l'absence ou de la présence du commencement de putréfaction, et surtout du temps écoulé depuis la mort.

2° Plusieurs auteurs ont déjà fait remarquer l'absence de l'écume à la bouche dans plusieurs cas de suspension pendant la vie. Le séjour du lien, dit M. Esquirol, contribue aussi à sa formation. On sait que beaucoup d'autres causes prévues peuvent concourir à sa formation sans qu'il y ait eu strangulation. L'écume dans la trachée se forme pendant l'asphyxie même : sous ce rapport ce caractère a plus de valeur. Mais on peut voir à l'article *submersion*, que cette écume existe dans d'autres maladies. En outre, on n'en trouve pas chez tous les pendus.

3° C'est probablement d'après l'assertion de Garmann (*De Miraculis mortuorum*) qu'on a dit que les paupières étaient closes ou presque closes : tel auteur donne effectivement la clôture des paupières comme un des signes de mort violente, mais souvent le contraire a lieu. Quant à la saillie de l'œil, il paraît qu'elle se présentait souvent lorsque le cadavre restait long-temps suspendu. Morgagni cite à ce sujet l'exemple d'*un chimiste pendu*, dont les yeux s'étaient alongés comme deux cornes; mais on ne voit que rarement cette saillie de l'œil dans les suspensions récentes, la putréfaction peut la produire, etc.

4° Les auteurs de médecine légale ont surtout montré la plus grande légèreté dans la description des effets locaux de la constriction à laquelle le cou a été soumis. Qu'il y ait suspension du vivant de l'individu ou après sa mort, la peau offre presque toujours la même altération au niveau du sillon; elle est jaunâtre, desséchée, translucide, semblable à du parchemin; le tissu cellulaire sous-cutané est sec, blanchâtre, filamenteux, *rarement ecchymosé* dans le premier cas, jamais dans le second. Le peaucier, les muscles sus et sous-hyoïdiens, s'offrent ordinairement dans l'état normal. L'absence d'ecchymose est donc, comme l'a déjà fait observer M. Esquirol, une circonstance beaucoup plus fréquente que l'état opposé, et on n'en peut nullement conclure que la strangulation n'a pas eu lieu pendant la vie. Mais la présence de ce signe, *lorsqu'il n'existe aucune trace de putréfaction*, démontre qu'une violence a été exercée sur le cou du vivant de l'individu; et lorsque l'ecchymose coexiste avec les traces extérieures d'une constriction ou la présence d'un lien, on ne peut guère refuser de croire qu'il y a eu strangulation pendant la vie. Nous ferons remarquer à l'occasion de l'ecchymose, qu'il ne faut pas se borner à la chercher sous la peau ou dans les muscles antérieurs du cou. Sur le cadavre d'un homme assez vigoureux, qui s'était pendu, nous ne trouvâmes aucune ecchymose en avant, quoiqu'il existât une rupture de la grande corne droite de l'os hyoïde; mais la dissection des muscles postérieurs nous montra beaucoup de sang épanché sous les trapèzes, sous les splénius, et même dans l'épaisseur de ces muscles ainsi que des *complexus*.

5° La position de la langue présente beaucoup de variétés, et on n'en peut tirer aucun parti pour éclairer la question proposée. Belloc a fait remarquer que si la corde comprime l'os hyoïde la langue ne sort pas, et qu'elle est au contraire poussée en avant si le lien est placé au-dessous du cartilage cricoïde.

6° La luxation de la deuxième vertèbre cervicale, son *diastasis*, la fracture de l'apophyse odontoïde, ne peuvent rien démontrer par eux-mêmes relativement au problème qui nous occupe, puisque ces lésions peuvent être opérées sur le cadavre comme sur le vivant. Il faut donc rechercher s'il y a ou non ecchymose dans les muscles voisins, s'il y a du sang répandu dans le canal vértébral; et ici nous renvoyons à ce que nous venons de dire relativement à l'ecchymose. Il est vrai que la mort reconnaissant pour cause, dans ce cas, la lésion de la moelle épinière, on a prétendu que l'apparition tardive de la rigidité et quelques autres signes que nous passons sous silence à cause de leur peu d'importance, annonceraient que la lésion de la moelle épinière a eu lieu pendant la vie. Mais nous ne pensons pas qu'on puisse s'en rapporter à aucun autre caractère qu'à l'effusion du sang. Il est à peine nécessaire de faire observer que la luxation ou fracture avec ecchymose prouve seulement, comme l'ecchymose seule, que le cou a été soumis à une violence avant la mort, et qu'il ne s'ensuit pas nécessairement qu'il y ait eu strangulation avant la mort.

7° La réplétion des poumons et du cœur sont des phénomènes communs à plusieurs espèces d'asphyxie; on peut les rencontrer dans d'autres genres de mort, et ils peuvent manquer chez les pendus. Nous noterons ici que les cavités droites du cœur, quoique très-distendues au moment où l'on commence l'ouverture du cadavre, peuvent se vider en grande partie pendant la dissection du cou.

8° M. Piorry a constaté que pendant la suspension comme pendant la submersion, chez les chiens, la vessie expulsait les urines, et qu'elle se remplissait de nouveau chez les noyés, tandis qu'elle restait vide chez les pendus. Mais on ne peut tirer aucun avantage de l'état de la vessie chez l'homme, puisqu'il ne paraît pas que l'urine soit expulsée pendant la strangulation.

9° L'érection du pénis et l'éjaculation du sperme, ou simplement l'éjaculation sans érection, quoique fréquemment observées chez les individus qui ont été étranglés et pendus vivans, ne suffisent cependant pas pour affirmer que la suspension a eu lieu pendant la vie, parce que, comme nous l'avons déjà dit, on remarque souvent ce phénomène dans les affections traumatiques de la moelle; toutefois, la suspension pendant la vie est rendue probable, quand il est reconnu que l'érection et l'éjaculation, ou simplement l'éjaculation, ne tiennent à aucune des causes désignées, pourvu que l'on s'assure aussi que le sperme qui tache le linge et les parties génitales n'a pas été déposé sur ces parties après la mort. L'absence d'érection et d'éjaculation ne saurait établir que la suspension a eu lieu après la mort, puisqu'on n'observe pas ces phénomènes chez tous les individus qui ont été pendus vivans.

En se résumant sur la question qui nous occupe, on voit 1° que des ecchymoses à la région cervicale, antérieure ou postérieure, coïncidant avec la présence d'un lien ou d'un sillon dans cette région permettent d'affirmer (lorsqu'il n'existe aucune trace de putréfaction) qu'une violence a été exercée sur cette partie pendant la vie, et donne presque la certitude qu'il y a eu strangulation, surtout s'il s'y joint l'état de la face que nous avons décrit précédemment, de l'écume dans les voies aériennes, et des traces d'une éjaculation récente : malheureusement il n'est pas commun de rencontrer des ecchymoses ; 2° que l'absence de ces signes ne permet pas d'affirmer que l'individu avait cessé d'exister au moment de la suspension, à moins qu'on ne trouve sur lui des blessures nécessairement et promptement mortelles, encore pourrait-on soupçonner qu'elles ont été faites pour accélérer la mort.

Deuxième question. — *Si la strangulation a eu lieu du vivant de l'individu, rechercher si elle est le résultat du suicide ou de l'homicide.* — Il faut ici considérer les cas où il y a simple strangulation sans suspension, ceux où le cadavre est suspendu sans lésion de la colonne vertébrale, et ceux enfin où il y a à la fois suspension et lésion de la colonne vertébrale.

PREMIER CAS. — Plusieurs auteurs ont affirmé que la rencontre d'un cadavre dont le cou est comprimé par un lien qui a été appliqué avant la mort était toujours une preuve d'homicide, se fondant sur ce que l'individu qui essaie de terminer ainsi ses jours perd ses forces avant d'avoir pu déterminer un degré de constriction suffisant pour anéantir la vie. Mais il est prouvé qu'on peut s'étrangler soit en attachant une cravate ou une corde à un arbre devant lequel on est assis, soit en employant un corps quelconque pour servir de garrot ou de tourniquet. Quel sera donc le caractère auquel on pourra distinguer le suicide de l'homicide? La direction circulaire du sillon ne peut, d'après ce qui précède, être pris en considération, puisqu'il peut offrir un trajet horizontal dans l'un comme dans l'autre cas. Le caractère suivant, donné par M. Fodéré, ne paraît pas plus concluant. « On observera presque toujours dans le suicide, dit cet auteur, la portion de corde qui entoure le cou relativement plus longue que dans l'assassinat où la constriction a été violente. Dans le premier cas, la tuméfaction des parties au-dessus de la corde sera simple, unie; au lieu que dans l'assassinat il y a plusieurs plis à la peau, surtout auprès de l'impression circulaire faite par la corde. Le cou est quelquefois retiré dans cette impression, au point que le diamètre du cercle décrit par la corde est à peine de deux pouces et demi, de trois pouces tout au plus. » Ce serait manquer de circonspection que de juger la question sur de semblables caractères, l'expérience ayant démontré que souvent la constriction était plus forte et la corde moins longue dans le cas de suicide que lorsqu'il y avait eu homicide. Il existe quelquefois certaines circonstances propres à éclairer sur le sujet que nous traitons; mais comme elles ne sont pas plus particulièrement applicables au premier cas qu'au deuxième ou au troisième, nous les exposerons plus loin.

DEUXIÈME CAS. — *Suspension sans lésion de la colonne vertébrale.* — Des assassins, après avoir tué un individu par strangulation, peuvent le suspendre dans le dessein de faire prendre le change. On a cherché s'il n'existait pas quelques signes propres à faire reconnaître les manœuvres. L'existence d'un double sillon, dont l'un plus profond, placé plus bas, horizontal et ecchymosé, indiquerait la violence exercée pendant la vie; l'autre, supérieur, moins profond, non ecchymosé, remontant obliquement vers les apophyses mastoïdes, serait le résultat de la suspension après la mort, et ainsi un indice certain d'homicide. Mais on peut faire plusieurs objections à cette opinion. 1° Nous avons vu qu'il n'existe aucune différence entre le sillon tracé pendant la vie et celui qui a été fait après la mort; 2° on a vu deux sillons, l'un horizontal, l'autre oblique, dans des cas de suicide; 3° le sillon résultant de la suspension n'est pas toujours oblique : nous l'avons vu parfaitement horizontal dans un cas de suicide; la corde formait un nœud coulant à partir duquel le lien suspenseur remontait sur le côté de la mâchoire. Il doit en être ainsi toutes les fois que le nœud est en avant au lieu d'être en arrière. M. Deslandes a prétendu récemment que la pendaison *volontaire* ne pouvait être accompagnée ni de fracture, ni d'altération de forme du larynx ou de la trachée, ni de contusions au cou; que lorsqu'on trouve ces altérations on est en droit de penser qu'il y a eu strangulation préalable, ou que la suspension n'a pas été le fait du pendu. Nous sommes loin de partager sa manière de voir. L'individu dont nous avons déjà parlé, et qui offrait une fracture de la grande corne droite de l'os hyoïde, ainsi que des ecchymoses nombreuses dans les muscles postérieurs du cou, s'était pendu lui-même.

Troisième cas. — *Suspension avec luxation, ou fracture, ou diastasis de la deuxième vertèbre.* — On n'est pas encore bien assuré que la luxation de la deuxième vertèbre, ou la fracture de l'apophyse odontoïde puissent être l'effet du suicide. Les auteurs qui penchent vers la négative prétendent qu'une force quelconque doit toujours être ajoutée au poids du corps pour produire des lésions aussi graves. Ceux qui adoptent l'opinion contraire soutiennent que chez un individu faible, lymphatique, chez une personne ivre et dont le corps a cependant une pesanteur considérable, la chute d'un lieu élevé pour se suspendre peut déterminer la luxation : ces derniers se fondent en outre sur l'observation devenue célèbre du Sabotier de Liége, et dont nous ne pouvons nous dispenser de donner un extrait. Cet homme fut trouvé pendu à une poutre d'environ quatre pouces et demi de large, de manière que la corde formait une anse, qui par une de ses extrémités embrassait cette poutre, tandis que l'autre extrémité, placée au-dessous du menton, passait derrière les oreilles, pour aller se terminer vers le haut de l'occiput. Le docteur Pfeffer, qui examina le cadavre *peu de temps* après la mort, trouva le visage pâle et sans bouffissures, la langue dans la bouche, les yeux dans l'état naturel, la tête prodigieusement renversée en arrière, et il sortait beaucoup de fumée de la bouche. L'autorité n'ayant pas permis que l'ouverture du cadavre fût faite, le docteur Pfeffer regarda les données qui précèdent comme suffisantes pour établir que la mort avait eu lieu depuis quelques instans, que les vertèbres n'étaient pas dans leur emplacement naturel, et que la moelle épinière avait subi quelque compression. Antoine Petit, chargé de rédiger une consultation sur ce point, adopta les conclusions de Pfeffer, ajoutant que la lésion de la moelle expliquait et la rapidité de la mort, *et l'absence des signes propres à la suspension avant la mort.* Nous pensons, au contraire, avec M. Esquirol, qu'on ne peut tenir aucun compte de l'absence de ces prétendus signes, puisque nous avons vu précédemment qu'ils n'existent presque jamais pendant la suspension, dans les premières heures qui la suivent.

Il n'existe donc pas d'observation imprimée, servant à établir la possibilité de la luxation dans le cas de suicide. Nous avons, il est vrai, entendu dire à M. le professeur Chaussier qu'il avait été témoin d'un fait semblable à celui que Pfeffer nous a transmis; mais cette observation n'a point été publiée.

Tel était l'état de la science, lorsque M. Ansiaux nous fit part de l'observation que nous avons citée au commencement de cet article. La femme dont il est question s'était pendue elle-même; elle n'était ni ivre, ni faible, ni lymphatique, mais, au contraire, assez robuste, et s'était élancée d'une chaise que l'on trouva renversée sur le plancher. Peut-être pourrait-on contester qu'il y ait eu lésion de la moelle épinière dans ce cas, vu la faculté qu'a cet organe de s'étendre sans se rompre; mais le fait n'en est pas moins important, puisque nous discutons ici sur la possibilité des déplacemens de la deuxième vertèbre pendant le suicide. Nous admettons donc complétement que l'espèce de *diastasis* décrit par M. Ansiaux peut se rencontrer dans le cas de suicide, et nous ne nous prononçons pas sur la luxation complète de la fracture de l'apophyse odontoïde; nous penchons néanmoins vers son admission.

Ceci posé, il reste à savoir par quels signes on reconnaîtra qu'il y a eu suicide et non homicide. M. Richard s'exprime ainsi à ce sujet dans sa dissertation inaugurale : « Si le cadavre est pesant, fort, si ses ligamens sont relâchés; si la figure est décolorée, les yeux ternes et les membres ballottans; si on ne trouve pas de fracture des autres vertèbres, et si les organes inférieurs sont engorgés, il est évident que la luxation a occasioné la mort, et on a de grandes probabilités de suicide. Si au contraire on trouve une altération étendue de la colonne vertébrale, si la trachée artère est dilacérée, et si en même temps on trouve lividité de la face, injection de la langue, des yeux, on doit rester à peu près sûr que la luxation n'aura été que consécutive à l'asphyxie, et qu'elle a été le résultat des violences employées pour accélérer la mort. L'homicide dans ce cas serait très-probable : toutefois, le médecin devrait se borner à décider si la luxation a été faite avant ou après la mort, et laisser à la sagacité des juges la détermination de la cause de la luxation. Nous adoptons surtout cette dernière conclusion.

Enfin, nous avons annoncé qu'on pouvait s'aider, pour les trois cas que nous venons d'examiner, de quelques considérations qui leur sont communes; nous allons les indiquer sommairement.

Le désordre des vêtemens et de la coiffure, l'état des portes et des fenêtres, qui étaient ouvertes ou fermées en dedans ou en dehors; les déclarations écrites de l'individu qui annonçait l'intention de se suicider; un état de démence antérieur, etc. sont autant de considérations propres à éclairer la justice, mais qui ne sont pas de la compétence du médecin.

En examinant le cadavre d'un individu suspendu à une branche d'arbre assez élevée, sur une promenade d'Angers, M. Berard observa qu'outre les fragmens d'écorce et de mousse qui étaient attachés aux vêtemens, vis-à-vis la partie interne des cuisses et des jambes, il existait des écorchures aux malléoles internes, qui étaient un peu ensanglantées; circonstances qui annonçaient évidemment que l'individu avait grimpé lui-même pour se pendre. On pourrait dans un cas semblable tirer parti de cette remarque.

Nous devons nous attacher à découvrir si la personne que l'on a trouvée pendue n'aurait pas été empoisonnée ou blessée. On lit en effet, dans Vévaux, que dans un cas de ce genre, le cadavre ne présentant aucun des caractères qui indiquent la suspension avant la mort, on avait aperçu une forte petite plaie à la partie latérale droite et antérieure du thorax, cachée sous l'affaissement du corps de la mamelle, dans laquelle une petite sonde avait eu peine à s'insinuer; que cependant, l'ayant dilatée, on reçonnut qu'elle pénétrait dans la cavité de la poitrine, entre la cinquième et la sixième des vraies côtes, ce qui porta à faire l'ouverture de la poitrine, pour reconnaître le trajet de cette plaie. On vit alors qu'elle avait été faite par un instrument rond, poignant et très-étroit; qu'elle traversait le cœur de part en part, et qu'elle avait occasioné un épanchement de sang dans la poitrine; d'où il fut permis de conclure que c'était la plaie qui était cause de la mort, et que l'individu n'avait été pendu qu'après (*Rapports en chirurgie*, page 519). En supposant que l'on parvienne à décider que la mort est le résultat d'une blessure ou de l'empoisonnement, et que la suspension n'a été que postérieure, il faudrait avant de conclure qu'il y a eu homicide, s'assurer si la blessure n'aurait pas été faite par l'individu, si elle était de nature à lui laisser assez de force pour se pendre, si l'empoisonnement n'aurait pas été volontaire (*voyez* BLESSURES ET EMPOISONNEMENT). Les meurtrissures, contusions sur différens points de la surface du corps, annoncent bien en général que l'individu s'est défendu, et forment une présomption en faveur de l'homicide. Mais elles sont insuffisantes dès qu'il est avéré que des personnes mélancoliques ont commencé par se maltraiter avant de se pendre. De Haen parle en effet d'un suicide qui s'était meurtri la face avant de s'étrangler, et M. Ollivier (d'Angers) a rapporté l'observation d'un homme qui se fit de nombreuses plaies à la tête avant de se pendre (*Archiv. gén. de Méd.*, t. VI). L'homme de l'art peu encore éclairer le magistrat dans certains cas, en prouvant que l'individu qui fait l'objet du rapport était atteint d'une de ces maladies qui portent avec elles l'ennui de la vie. *Voyez* SUICIDE. (ORFILA.)

STRANGURIE, s. f., *stranguria*; de στράγξ, goutte, et de οὖρον, urine; *urinæ stillicidium vel substillum*: difficulté extrême d'évacuer l'urine, l'émission de ce liquide qui ne sort que goutte à goutte, étant accompagnée d'ardeur et de douleur, de ténesme au col de la vessie. *Voyez* RÉTENTION D'URINE.

STRIÉ, ÉE, adj., *striatus*, qui présente des stries. On donne ce nom à deux renflemens nerveux situés dans les ventricules latéraux de l'ENCÉPHALE. *Voyez* ce mot. (MARJOLIN.)

STROPHULUS, s. m. Le strophulus est une inflammation cutanée, fréquente chez les enfans à la mamelle, caractérisée par des papules prurigineuses, rouges ou blanches, d'un volume variable, apparaissant d'une manière successive, le plus souvent sur la face et les membres, disparaissant et se reproduisant quelquefois d'une manière intermittente, et se terminant par résolution ou par une desquamation furfuracée.

§ 1. Le strophulus se développe chez les enfans à la mamelle, surtout pendant les deux premiers mois de l'allaitement et a l'époque du travail de la première dentition. Cette inflammation papuleuse est quelquefois produite par une irritation directement exercée sur la peau, par des vêtemens de laine un peu rudes, par l'exposition du corps à une chaleur trop ardente, par la malpropreté; mais le plus ordinairement le strophulus est symptomatique d'une inflammation gastro-intestinale, provoquée par une alimentation trop abondante ou d'une mauvaise qualité, par le travail de la dentition, etc.

§ 2. Les papules du strophulus offrent dans leur couleur, leur nombre et leur arrangement, une assez grande variété de formes que Willan a cru devoir désigner par des noms particuliers : 1° les unes sont d'un *rouge animé*, proéminentes, éparses sur les joues, les avant-bras et la face dorsale des mains, et entremêlées de taches érythémateuses d'une étendue plus ou moins considérable (*strophulus intertinctus* Willan). Ces papules et ces taches rouges persistent quelquefois plusieurs jours sans qu'il survienne de changement remarquable dans la santé générale des enfans qui en sont affectés. Souvent elles disparaissent le matin, pour se reproduire le soir. Enfin lorsque ces papulus sont persistantes, leur surface, après un ou deux septénaires, présente une légère desquamation furfuracée; 2° les autres sont de petites papules *blanches* (*strophulus albidus* Willan), proéminentes, parfois entourées d'une légère rougeur, et qui se montrent principalement sur la face, le col et la poitrine. En général elles sont plus permanentes que celles de la variété précédente; 3° les papules blanches du strophulus peuvent présenter de plus grandes dimensions, sans inflammation à leur base (*strophulus candidus* Willan). Leur surface est unie, luisante, d'un blanc plus mat que la peau qui les entoure. Ces larges papules sont ordinairement éparses çà et là, à une grande distance les unes des autres, sur les lombes, les épaules et la partie supérieure des bras; 4°. indépendamment de ces nuances dans leur *couleur* et leurs dimensions, les papules du strophulus offrent encore deux dispositions particulières : ainsi l'éruption des papules peut être très-considérable sur la face, sur le tronc et sur les membres (*strophulus confertus* Willan). Les papules situées sur la face sont plus petites et plus confluentes que dans le strophulus *intertinctus*. Leur couleur n'est pas aussi animée; mais elles sont généralement plus permanentes. Dans l'espace d'un ou deux septénaires, elles se terminent par une desquamation furfuracée. Les papules développées sur le *tronc* sont spécialement situées sur le dos et les lombes; elles sont plus larges et moins rapprochées que celles de la face : si on les pique profondément avec une aiguille, on peut en exprimer une gouttelette d'un fluide séreux et transparent, qui est résorbé lorsque l'inflammation diminue. Sur les membres supérieurs, le col et les épaules, les papules forment ordinairement des groupes irréguliers; elles sont persistantes et se terminent par une desquamation furfuracée. Les papules développées sur les *membres inférieurs* sont toujours le siége d'une très-vive démangeaison. Elles se montrent spécialement sur les mollets, les cuisses, les fesses et les lombes, à la suite d'éruptions successives, qui ont souvent lieu pendant plusieurs mois; 5° enfin les papules du strophulus peuvent apparaître sur diverses régions de la peau, sous la forme de petits groupes circulaires (*strophulus volaticus* Willan). Dans chaque groupe, le nombre des papules est ordinairement de six à dix; ces élevures et leurs interstices sont d'un rouge animé : au bout de quatre à cinq jours, elles deviennent ternes et se terminent par une desquamation furfuracée, comme celles qui sont éparses ou confluentes. Ces groupes se développent d'une manière successive sur la face, le tronc et les membres; et cette éruption peut se prolonger ainsi pendant plusieurs septénaires.

§ 3. Ces diverses nuances du strophulus sont souvent réunies sur un même enfant. Les papules blanches du strophulus *albidus* sont mélangées avec les papules rouges du strophulus *intertinctus*. Enfin les papules peuvent être confluentes sur certains points, comme dans le strophulus *confertus*, tandis qu'on remarque sur quelques autres les papules volumineuses et éparses du strophulus *candidus*.

§ 4. Quelle que soit la forme de l'éruption, le strophulus est toujours accompagné d'une très-vive démangeaison. Souvent aussi on trouve bon nombre de papules étêtées, où dont le sommet est couvert d'une croûte formée par du sang desséché. La démangeaison augmente par la chaleur du lit; l'agacement qu'elle produit inquiète les enfans, dont le sommeil est interrompu et agité. Divers symptômes produits par une inflammation gastro-intestinale, ou par le travail de la dentition, s'associent souvent à ceux du strophulus.

§ 5. Les papules du strophulus sont plus blanches ou plus rouges que la peau saine qui les entoure; celles du prurigo, lorsqu'elles sont intactes, ont à peu près la même couleur que cette membrane. En outre chacune des éruptions successives dont se compose le strophulus a toujours la marche d'une affection aiguë; le prurigo se rapproche davantage des maladies chroniques. Il est difficile, au contraire, d'établir une ligne de démarcation bien tranchée entre le strophulus et le lichen. Les nuances qu'on observe entre ces deux maladies sont très-probablement le résultat de la différence des âges et des conditions des individus qui en sont affectés. En effet les papules du lichen sont quelquefois rouges, enflammées, éparses ou disposées en groupe comme celle du strophulus; mais ce dernier offre plus souvent que le premier des intermittences et des exacerbations périodiques, tandis que d'un autre côté on ne voit jamais le strophulus se terminer par des excoriations semblables au lichen *agrius*. Enfin on distingue le strophulus *confertus* de l'érythème tacheté, en ce que les taches de ce dernier sont unies, non proéminentes et sans papules.

§ 6. Le strophulus n'offre par lui-même aucun danger; lorsqu'il est symptomatique d'une inflammation gastro-intestinale, elle seule constitue le degré de gravité de la maladie, et c'est elle aussi qu'il importe de combattre. Ces deux inflammations alternent quelquefois l'une avec l'autre, et les désordres fonctionnels des organes digestifs cessent alors après le développement des papules du strophulus. Leur durée varie entre quelques heures et plusieurs jours; celle de l'éruption peut être de plusieurs semaines, suivant que les causes qui l'ont produite sont intermittentes et passagères, ou persistantes.

§ 7. Lorsque chez un enfant bien constitué le strophulus a été produit par l'action de causes stimulantes qui ont agi directement sur la peau, la première et la principale indication est de préserver la surface du corps de leur influence. On calme momentanément le prurit en frottant légèrement les papules avec de l'eau fraîche, salée ou vinaigrée; ces applications sont même utiles lorsque le strophulus est symptomatique d'une inflammation des organes digestifs : mais, dans ce dernier cas, ce qu'il importe avant tout, c'est de combattre cette affection intérieure par une alimentation appropriée à l'état des organes digestifs et par des bains journaliers de décoction de son, administrés à une douce température.

Les bains froids diminuent et font même avorter très-rapidement cette inflammation papuleuse, mais ils exaspèrent quelquefois les phlegmasies des organes digestifs qui la compliquent très-fréquemment. Les purgatifs employés contre le strophulus sont également nuisibles. Il y a peu d'années qu'on les prescrivait encore, dans de semblables circonstances, pour détruire l'acidité des premières voies; ils produisaient souvent des vomissemens et des diarrhées rebelles. Il faut aussi éviter de recourir à l'émétique et aux toniques, recommandés par Willan; car il importe de ne pas fatiguer les organes digestifs des enfans par ces médications irritantes et intempestives.

§ 8. Le strophulus est une éruption plus généralement connue des mères et des nourrices que des médecins. La plupart des auteurs qui ont traité *ex professo* des maladies de la peau, se sont bornés à parler d'une manière générale de cette inflammation papuleuse, ou à faire mention des *boutons*, des *rougeurs*, des *feux de dents*, qu'ils avaient observés à la peau, comme d'un symptôme fréquent des inflammations gastro-intestinales. Willan et Bateman ont décrit avec une minutieuse exactitude les diverses apparences que le strophulus peut revêtir. J'ai cru devoir faire remarquer, dans un autre ouvrage, que le strophulus ne paraissait être qu'une modification du lichen, chez les enfans à la mamelle, et que, s'il importait d'étudier toutes les nuances de cette inflammation papuleuse pour en rendre les descriptions plus frappantes, il n'importait pas moins de ne pas trop les isoler les unes des autres, puisqu'elles pouvaient se montrer tour à tour et successivement, sur un même enfant, pendant un laps de temps plus ou moins considérable. (P. RAYER.)

STRUCTURE, s. f., *structura.* Nom sous lequel on désigne d'une manière générale l'arrangement, la disposition des parties ou des élémens organiques qui constituent les différens tissus du corps des animaux. (MARJOLIN.)

STRUMES, s. f. plur., STRUMEUX, adj. de *strumæ*, écrouelles, gibbosité; mots peu usités, et synonymes de *scrofules*, *scrofuleux*.

STRYCHNÉES, s. f. pl., le genre *strychnos*, placé par presque tous les auteurs dans la famille des apocynées, a néanmoins été considéré par quelques botanistes, et entre autres par MM. de Jussieu et de Candolle, comme pouvant former le type d'une famille naturelle, distincte, quoique très-rapprochée des apocynées. Mais les caractères des genres qui composeraient ce nouveau groupe sont encore trop imparfaitement connus pour que nous croyions nécessaire de les exposer ici. Aux articles FÈVE DE SAINT-IGNACE, NOIX VOMIQUE, etc. Nous avons déjà parlé des espèces de strychnos les plus généralement employées en médecine; pour compléter l'histoire médicale de ce genre, nous devons dire ici quelques mots d'une espèce nouvelle fort intéressante qui a été observée au Brésil par M. Auguste de Saint-Hilaire, et que cet excellent botaniste a fait connaître sous le nom de *strychnos pseudo-quina*.

STRYCHNOS FAUX QUINQUINA, *strychnos pseudo-quina*, Auguste Saint-Hilaire. (*Pl. usuelles des Brésil*, Ier livr., pl. 1.) C'est un petit arbre qui croît en général dans les pâturages de la province des mines. Son écorce est épaisse, subéreuse, d'un jaune d'ocre; ses feuilles sont opposées, entières, coriaces, très-courtement pétiolées, ovales, aiguës ou obtuses; les fleurs forment des espèces de grappes multiflores et axillaires; à ces fleurs succèdent des barres globuleuses de sept à huit lignes de diamètre, glabres, jaunes, luisantes, renfermant sous une écorce coriace une à quatre graines, plongées dans une pulpe douceâtre, d'une saveur assez agréable. Les graines sont plates, discoïdes, déprimées, attachées par le milieu d'une de leurs faces.

L'écorce de cet arbre est connue au Brésil, où elle est très-fréquemment employée sous le nom de *quina do campo*. D'après les échantillons qui m'ont été donnés par M. Auguste Saint-Hilaire, elle est en morceaux ou fragmens irréguliers, d'une longueur variable, demi-roulés, d'environ deux à trois lignes d'épaisseur, d'une texture comme subéreuse extérieurement, d'un brun clair, plus dense intérieurement et d'une teinte encore plus claire; son odeur est nulle, mais sa saveur est d'une amertume assez intense, toutefois sans aucune trace d'âcreté ou d'astringence. Toutes les autres parties de la plante, à l'exception de la pulpe des baies, que les enfans mangent avec plaisir, ont une saveur plus ou moins amère et quelquefois un peu astringente. Mais c'est de l'écorce seulement qu'on fait usage dans les diverses parties du Brésil. Par l'énergie de ses propriétés, les médecins les plus éclairés du Brésil la placent sur la même ligne que l'écorce du Pérou; ils l'emploient dans les mêmes circonstances et à peu près aux mêmes doses, soit comme tonique, soit comme fébrifuge, dans les fièvres périodiques, si communes dans cette partie du nouveau monde. On la donne en décoction ou en poudre.

C'est un fait fort remarquable qu'une espèce du genre strychnos, dont aucune partie n'est dangereuse. Nous savons en effet que la plupart des autres espèces de ce genre sont redoutables par leurs qualités éminemment vénéneuses; ce que prouvent les autres médicamens empruntés à ce genre, comme la noix vomique, la fausse angusture, le bois de couleuvre, la fève de Saint-Ignace. Mais l'analyse chimique nous donne l'explication de cette espèce d'anomalie. M. le professeur Vauquelin a fait une analyse de l'écorce du *quina do campo*, et y a trouvé les matériaux suivans : 1° une matière amère qui forme la plus grande partie de ses principes solubles, et qui paraît être celle en qui résident les propriétés fébrifuges; 2° une substance résineuse particulière, très-soluble dans l'alcohol à 36°, et peu soluble dans l'alcohol absolu; 3° une matière gommeuse, colorée et unie à un principe animalisé, qui modifie ses propriétés physiques; 4° un acide particulier qui, comme l'infusion de noix de galles, précipite le sulfate de fer et la colle forte, mais avec des modifications qui ne permettent pas de le regarder comme de l'acide gallique; mais ce qu'il y a de plus remarquable dans cette analyse, c'est que l'habile chimiste n'y a trouvé aucune trace de ces principes vénéneux qui rendent si redoutables pour l'homme et les animaux les autres médicamens empruntés au genre strychnos. Ainsi donc, c'est par l'absence de la strychnine, de la brucine et de l'acide igasurique, que l'on peut se rendre raison du mode d'action de l'écorce du *strychnos pseudoquina*. Quelques médecins français, et entre autres MM. Guilbert et Ségalas, ont tenté avec cette écorce quelques essais, soit sur l'homme, soit sur les animaux, et leurs résultats ont été les mêmes que ceux des médecins brasiliens. Il serait donc bien à souhaiter que ce médicament nous arrivât par la voie du commerce et que les médecins en répandissent l'usage. (A. RICHARD.)

STRYCHNINE, s. f. La strychnine, principe immédiat et base salifiable organique, est une substance qui n'a été trouvée que dans les végétaux vénéneux de la famille des strychnos. Elle a été découverte en 1818 par M. Caventou et par moi dans la fève de Saint-Ignace (*strychnos Ignatia*), et dans la noix vomique (*strychnos nux vomica*). Depuis nous l'avons trouvé dans le trop fameux poison de Java, l'*upas tieuté*, que l'on regarde généralement comme le suc d'un strychnos.

Dans la noix vomique la strychnine est accompagnée, entre autres matières, de brucine, autre base salifiable organique, substance vénéneuse, quoiqu'à un moindre degré; elle en est moins mélangée dans la fève de Saint-Ignace; et l'upas tieuté, encore plus actif que l'extrait de ces deux semences, contient la strichnyne exempte de toute trace de Brucine.

Par la date de sa découverte, la strychnine est la seconde base salifiable végétale; la première a été la morphine, qui pendant 13 années a été une anomalie parmi les principes immédiats des végétaux.

La strychnine est blanche, transparente lorsqu'elle a pu cristalliser lentement. Les cristaux sont généralement très-petits et paraissent être des prismes tétraèdres terminés par des pyramides à quatre faces surbaissées. La strychnine n'a pas d'odeur, mais sa saveur est d'une amertume extrême : on peut même assurer que rien n'en approche, puisque de l'eau qui en contient un $\frac{1}{600000}$ est sensiblement amère.

Au dessous de 300 degrés du thermomètre centigrade, elle n'éprouve aucune action de la part du calorique, et reste sans se fondre ni se volatiser; à une température plus élevée elle se décompose, se boursoufle, et donne les produits propres aux substances végétales azotées qu'on décompose par le feu.

La strychnine est extrêmement peu soluble dans l'eau; il faut 6000 parties d'eau tiède, et 2500 p. d'eau bouillante pour la dissoudre. Elle s'unit aux acides, et peut former avec la plupart des sels neutres plus ou moins solubles et cristallisables. Le sulfate neutre de strychnine cristallise en cube, est soluble dans environ 10 parties d'eau; un excès d'acide le rend plus soluble et susceptible de cristalliser en aiguilles.

Le nitrate de strychnine cristallise aussi en aiguilles; celles-ci sont aplaties, divergentes, et remarquables par leur éclat nacré.

Lorsqu'on unit l'acide sulfurique et l'acide nitrique à la strychnine, il faut étendre d'eau ces acides et les saturer avant de procéder à l'évaporation, car lorsqu'ils sont concentrés ils exercent sur cette substance une action élémentaire qui détermine une altération dans sa nature. Lorsque la strychnine retient de la brucine en telle petite quantité qu'elle soit, elle devient rouge par l'action de l'acide nitrique concentré.

La strychnine est très-soluble dans l'alcohol, surtout à chaud et cristallise par refroidissement.

L'action de la strychnine et de ses sels sur l'économie animale est des plus violentes. Après l'acide hydrocyanique anhydre et quelques virus animaux dont la nature n'est pas encore connue, c'est le plus terrible des poisons. Ces effets sont ceux que produisent l'extrait alcoholique de noix vomique avec un degré d'intensité infiniment supérieur pour la strychnine; l'upas tieuté seul s'en rapproche parce qu'il en est presque entièrement composé. $\frac{1}{4}$ de grain de strychnine suffit pour faire périr un chien d'assez forte taille dans des attaques violentes de tétanos. Il serait dangereux d'en administrer un grain à un homme : toutefois dans des cas de paralysie, et généralement dans tous ceux où les préparations de noix vomique peuvent convenir, on emploie avec avantage la strychnine, dont les effets sont plus constans, et peuvent être plus facilement appréciés. On peut d'ailleurs graduer les quantités par fraction de grain en l'administrant sous forme de pilules, dans de la mie de pain ou dans une conserve. Les pilules de strychnine indiquées dans le Formulaire de M. Magendie ont pour excipient la conserve de Cynorrhodon, et contiennent $\frac{1}{12}$ de grain de strychnine.

Pour obtenir la strychnine, il faut d'abord préparer un extrait alcoholique avec la fève de Saint-Ignace ou la noix vomique; dissoudre cet extrait dans une assez grande quantité d'eau froide, pour séparer la matière grasse, traiter la solution par la magnésie pure et en excès; la strychnine abandonne alors l'acide qui la rendait soluble et se précipite avec la magnésie; on lave le précipité magnésien avec de l'eau froide, on le dessèche à l'étuve ou au bain-marie, et on le traite à plusieurs reprises par de l'alcohol très fort, qui dissout la strychnine; il suffit alors de distiller l'alcohol pour obtenir la strychnine, qui reste dans le bain-marie; mais, pour l'avoir très-pure, il faut la faire redissoudre et cristalliser deux ou trois fois dans l'alcohol : les eaux mères alcoholiques retiennent la brucine.

On a proposé d'autres procédés pour obtenir la strychnine ; je crois préférable celui que je viens de donner.

Pour purifier la strychnine, on a proposé l'emploi des acides et particulièrement de l'acide nitrique ; on en forme des sels que l'on obtient très-blancs à l'aide du charbon animal et de cristallisations répétées ; on décompose alors ces sels par l'ammoniaque, et l'on obtient ainsi la strychnine en poudre très-blanche : mais cette strychnine, qu'on désigne sous le nom de *strychnine par précipitation*, retient toujours beaucoup de brucine lorsqu'elle provient de la noix vomique, et est alors moins active que la strychnine cristallisée, qui n'en contient toujours que des quantités très-faibles.

L'analyse élémentaire a fait connaître que la strychnine était formée de carbone 78,22, azote 8,92, hydrogène 6,54, oxygène 6,38, d'après M. Dumas et moi. (J. PELLETIER.)

STRYCHNIQUE ou IGASURIQUE (acide), s. m. Acide composé d'oxygène, d'hydrogène et de carbone, découvert en 1818 par MM. Pelletier et Caventou dans la noix vomique et la fève de Saint-Ignace, où ils croient qu'il existe combiné avec la strychnine et la brucine. Il est blanc, sous forme de petites aiguilles, très-légères, solubles dans l'eau et dans l'alcohol ; il forme avec les alcalis minéraux des sels solubles. Le strychnate d'ammoniaque, qui est également soluble, donne une belle couleur verte émeraude, lorsqu'on le mêle au sulfate de cuivre dissous, et il se dépose un précipité grenu cristallin. Il n'a point d'usages ; il fait partie des extraits alcoholiques de noix vomique et de fève de S.-Ignace. (ORFILA.)

STUPEUR, s. f., *stupor*. On donne ce nom à un état particulier de l'entendement, à une sorte d'engourdissement des facultés intellectuelles et morales, caractérisé par l'abattement des traits de la face, par l'expression d'étonnement ou d'indifférence dans la physionomie, par la difficulté ou la lenteur à comprendre ce qui est dit, et à répondre aux questions ; enfin, par une insensibilité pour tout ce qui entoure le malade. Cet état s'observe particulièrement dans les maladies primitives de l'encéphale, telles que le ramollissement, l'apoplexie, la méningite, et dans le cours des affections qu'on a désignées sous le nom de *fièvres adynamiques*, *ataxiques*, *fièvres graves*, *typhus*, *gastro-entérites*, *dothinenterie*, dans lesquelles le cerveau est attaqué, soit simultanément, soit secondairement. La stupeur est toujours un signe fâcheux, surtout lorsqu'il s'y joint des symptômes graves. *Voyez* ENCÉPHALITE, etc.

STYLET, s. m., *stylus*, de στύλος, sorte de poinçon dont les anciens se servaient pour écrire sur leurs tablettes. On donne ce nom à une longue tige en acier ou en argent, très-grêle, flexible, terminée à l'une de ses extrémités par un petit bouton olivaire, et quelquefois à l'autre par un chas. Cet instrument est destiné à sonder les plaies, les fistules, à passer des mèches de séton, etc.

STYLO-GLOSSE, s. m., *stylo-glossus*, qui a rapport à la fois à l'apophyse styloïde et à la langue.

STYLO-GLOSSE (le muscle), situé à la partie antérieure et supérieure du cou, est alongé, étroit en arrière, beaucoup plus large en avant, fixé d'une part sur la base de l'apophyse styloïde et au ligament stylo-maxillaire qui sert à multiplier les points d'insertion de ce muscle; il se dirige obliquement de haut en bas, d'arrière en avant, et de dehors en devant, se divise en deux faisceaux, dont l'un croise le muscle hyo-glosse et se porte à la pointe de la langue, tandis que l'autre gagne la base de cet organe, et se réunit sur la ligne médiane avec celui du côté opposé.

Le muscle stylo-glosse correspond antérieurement au digastrique, au nerf lingual et à la glande sous-maxillaire; postérieurement aux muscles constricteur supérieur du pharynx, hyoglosse et lingual. Ce muscle porte la langue en haut, en arrière et de côté; s'ils se contractent tous les deux ensemble, ils portent la langue directement en haut et en arrière.

STYLO-HYOIDIEN, adj. et s. m., *stylo-hyoïdæus*, qui appartient à l'apophyse styloïde et à l'os hyoïde.

STYLO-HYOÏDIEN (le ligament) est une corde fibreuse, aplatie, qui se porte de l'apophyse styloïde à la petite corne de l'os hyoïde.

STYLO-HYOÏDIEN (le muscle), situé à la partie supérieure, antérieure et latérale du cou, est alongé, mince, étroit, surtout en arrière; attaché supérieurement à l'apophyse styloïde par un tendon dont les premières fibres s'insèrent près de la base de cette apophyse, ce muscle se porte obliquement en bas et en dedans, et va se fixer sur les côtés de l'os hyoïde par de courtes fibres aponévrotiques qui terminent ses fibres charnues, lesquelles offrent ordinairement un écartement dans lequel passe le tendon du muscle digastrique; il est plus rare que le stylo-hyoïdien passe simplement au devant de ce tendon.

Les rapports du muscle stylo-hyoïdien sont, en avant avec le peaucier, le digastrique, et la partie inférieure de la glande parotide; en arrière avec le muscle hyo-glosse, le nerf hypoglosse, les artères linguale et maxillaire externe, les muscles stylo-pharyngien, stylo-glosse, la veine jugulaire interne, et l'artère carotide externe. Le stylo-hyoïdien élève l'os hyoïde quand il prend son point fixe sur l'apophyse styloïde, et quand les deux muscles se contractent en même temps, l'os hyoïde est porté en arrière.

STYLOIDE, adj., *styloïdes*, qui ressemble à un stylet. On a donné ce nom à une longue apophyse que présente l'os TEMPORAL (*voyez* ce mot), et à une saillie analogue qu'on remarque a l'extrémité inférieure du RADIUS et à celle du CUBITUS. *Voyez* ces mots.

STYLO-MASTOIDIEN, adj. et s. m., *stylo-mastoïdeus*, qui est relatif aux apophyses styloïde et mastoïde.

STYLO-MASTOÏDIENNE (l'artère) est une branche de l'auriculaire postérieure, et qui provient chez quelques sujets de l'artère occipitale : elle s'engage par le trou stylo-mastoïdien dans l'aqueduc de Fallope, et se distribue dans la membrane muqueuse du tympan, dans les cellules mastoïdiennes, les canaux demi-circulaires, et se termine en s'anastomosant avec un rameau de l'artère meningée moyenne qui pénètre ordinairement par l'*hyatus* de Fallope.

STYLO-MASTOÏDIEN (le trou), situé à la face inférieure du rocher, termine l'aqueduc de Fallope, et donne passage au nerf de la septième paire. *Voyez* TEMPORAL (os).

STYLO-MAXILLAIRE, adj., *stylo-maxillaris*, qui a rapport à l'apophyse styloïde et à l'os maxillaire.

STYLO-MAXILLAIRE (le ligament) est un faisceau fibreux, aplati, qui s'étend de l'apophyse styloïde à l'angle de l'os maxillaire inférieur.

STYLO-PHARYNGIEN, adj. et s. m., *stylo-pharyngeus*, qui est relatif à l'apophyse styloïde et au pharynx.

STYLO-PHARYNGIEN (le muscle), situé à la partie antérieure et latérale du cou, sur les côtés du pharynx, est alongé, arrondi, aplati inférieurement; fixé par de courtes fibres aponévrotiques à la face interne et au bord inférieur de l'apophyse styloïde, ce muscle descend en dedans et en arrière, et passe sous la partie inférieure du muscle constricteur moyen; une partie de ses fibres se confondent dans le pharynx avec celles des constricteurs et du pharyngo-staphylin, tandis que d'autres viennent s'attacher au bord postérieur du cartilage thyroïde.

Le muscle stylo-pharyngien correspond en dedans à la veine jugulaire et à l'artère carotide internes, à la membrane interne du pharynx, au constricteur supérieur et au pharyngo-staphylin; en dehors, il se trouve en rapport avec l'artère carotide externe, et les muscles stylo-hyoïdien et constricteur moyen. Ce muscle élève le pharynx et le porte en arrière. (MARJOLIN.)

STYPTIQUE, adj., *stypticus*, de στύφω, resserrer. On désigne ainsi les médicamens qui ont la propriété de resserrer les tissus organiques; c'est un synonyme d'*astringent*. *Voy.* ce mot.

STYRAX, s. m. C'est une des espèces de baumes naturels. On n'est pas encore parfaitement fixé sur l'arbre qui le produit. La plupart des naturalistes croient que c'est l'aliboufier ou *styrax officinale*, L. qui appartient à la famille des ébénacées; d'autres au contraire pensent qu'il est produit par le *liquidambar orientale*, Lamkc. de la grande tribu des Amentacées. On distingue dans le commerce de la droguerie deux espèces principales de styrax, qui chacune présente plusieurs variétés, savoir : le styrax solide et le styrax liquide.

Le styrax solide est aussi désigné sous les noms de *storax* ou de *styrax calamite*. Il nous vient d'Orient. M. Guibourt en distingue trois sortes principales, savoir : le *storax blanc*, composé de larmes blanches opaques, molles, et finissant par se réunir en une masse plus ou moins volumineuse, qui prend la forme du vase qui le contient : son odeur est forte, mais cependant suave; sa saveur douce, aromatique et légèrement amère. La seconde sorte, ou le *storax amygdaloïde*, diffère du précédent parce qu'il est formé de larmes sèches, dures, opaques, blanches, cassantes, réunies et agglutinées par une matière brunâtre, et formant alors des masses qui, avec le temps, finissent par se mouler sur les parois des vases dans lesquels on les renferme. Ce baume est sans contredit celui dont l'odeur est la plus suave et la plus agréable : elle rappelle tout-à-fait celle de la vanille. Sa saveur est douce et également agréable.

Enfin une troisième sorte de storax solide est celle que l'on nomme *storax rouge brun*. Il est en masse d'un rouge brun, qui paraît mélangée de matières étrangères, et entre autres de sciure de bois. Néanmoins son odeur et sa saveur sont encore fort agréables.

La seconde espèce de styrax est le styrax liquide. Il a la consistance du miel, une teinte grise, brunâtre, opaque, une odeur forte et désagréable, et une saveur aromatique assez agréable. Quand on le conserve pendant long-temps dans un vase, sa surface se couvre d'une efflorescence blanchâtre formée par des cristaux d'acide benzoïque.

Ces deux espèces de baumes sont produits par le même végétal, et leurs différences ne proviennent probablement que de la différence de leur extraction. Le storax solide découle naturellement d'incisions qu'on pratique à l'écorce de la tige, d'abord sous la forme d'un liquide onctueux qui, par son exposition à l'air, se concrète en larmes; le styrax liquide, au contraire, paraît être préparé par l'expression et peut-être la distillation des mêmes écorces; en sorte qu'il existe entre ces deux baumes la même différence qu'entre le baume du Pérou solide ou blanc, et le baume du Pérou noir ou liquide.

Le styrax présente la même composition et possède les mêmes propriétés chimiques que les autres substances balsamiques. Il jouit aussi des mêmes propriétés médicales. Ainsi il est excitant; néanmoins on en fait rarement usage à l'intérieur. Mais il fait partie de plusieurs emplâtres ou onguens, et entre autres de l'emplâtre de Vigo et de l'onguent styrax qui en a tiré son nom. (A. RICHARD.)

FIN DU DIX-NEUVIÈME VOLUME.

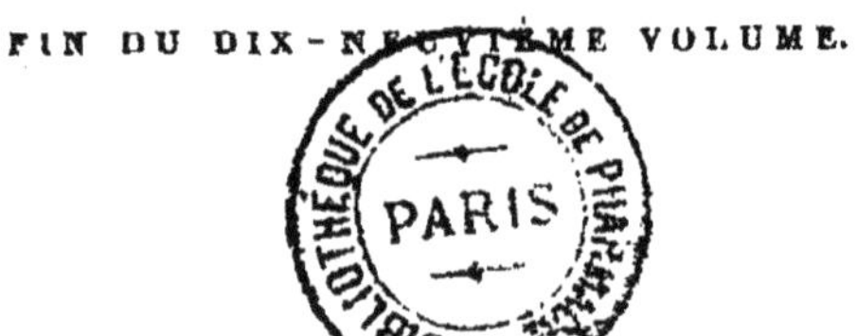

TABLE

DES PRINCIPAUX ARTICLES

CONTENUS DANS LE DIX-NEUVIÈME VOLUME.

DISTRIBUTION DES MATIÈRES.

	MM.
Anatomie.	MARJOLIN, professeur de la Faculté de méd., H. CLOQUET, OLLIVIER, doct. en méd.
Physiologie	ADELON, profess. de la Fac. de médec., COUTANCEAU, RULLIER, docteurs en méd.
Anatomie pathologique	BRESCHET, chef des travaux anatomiques de la Fac. de méd., ANDRAL *fils*, doct. en méd.
Pathologies générale et interne.	CHOMEL, COUTANCEAU, LANDRÉ-BEAUVAIS, RAYER, ROCHOUX, ANDRAL *fils*, docteurs en méd.
Pathologie externe et opérations chirurgicales	J. CLOQUET, chir. de l'hôpital Saint-Louis; MARJOLIN, ROUX, prof. de la Fac. de méd., MURAT, chirurgien en chef de la maison royale de Bicêtre, OLLIVIER, doct. en méd.
Accouchemens, Maladies des femmes et des nouveau-nés	DESORMEAUX, professeur de la Fac. de méd.
Maladies des enfans.	GUERSENT, médecin de l'hôpital des Enfans.
Maladies des vieillards	FERRUS et ROSTAN, méd. de l'hospice de la Salpêtrière.
Maladies mentales.	GEORGET, docteur en méd.
Maladies cutanées.	BIETT, méd. de l'hôpital Saint-Louis, et RAYER, doct. en méd.
Maladies syphilitiques.	LAGNEAU, docteur en médecine.
Maladies des pays chauds.	ROCHOUX, doct. en méd.
Thérapeutique générale	GUERSENT, médecin de l'hôpital des Enfans.
Histoire naturelle médicale.	H. CLOQUET, docteur en méd., ORFILA, prof. de la Fac. de méd., et A. RICHARD, démonstrateur de botan. de la Faculté de méd.
Chimie médicale et pharmacie.	ORFILA, et PELLETIER, professeur de l'École de pharmacie.
Physique médicale et hygiène.	ROSTAN.
Médecine légale et police médicale	MARC, doct. méd., ORFILA, et RAIGE-DELORME, docteur en médecine, qui est aussi chargé des articles de vocabulaire.

www.ingramcontent.com/pod-product-compliance
Ingram Content Group UK Ltd.
Pitfield, Milton Keynes, MK11 3LW, UK
UKHW020254230726
13925UKWH00001B/50